国家古籍整理出版专项经费资助项目

近代针灸名著校注丛刊

（第一辑） 下

纪　军　邴守兰　主编

复旦大学出版社

增订中国针灸治疗学

承淡安　著

肖梅华　校注

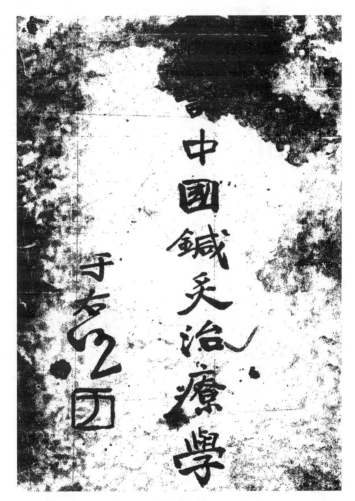

于右任题签

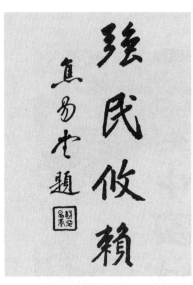

焦易堂题字

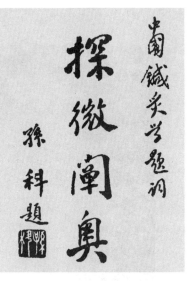

孙科题字

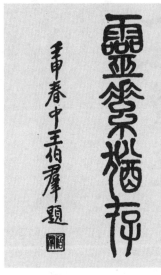

王伯群题字

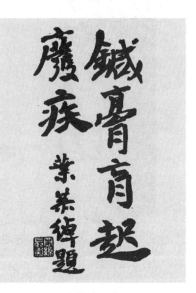

叶恭绰题字

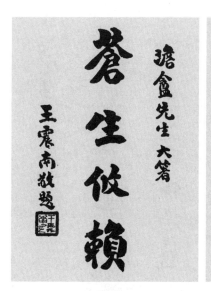

王震南题字

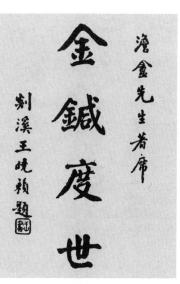

王晓籁题字

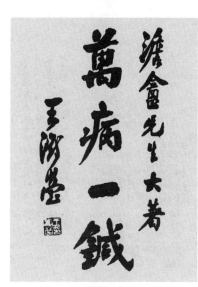

王澍莹题字

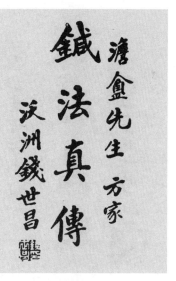

钱世昌题字

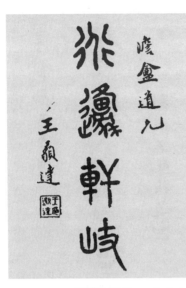

王邈达题字

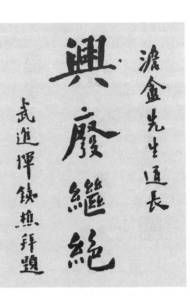

恽铁樵题字

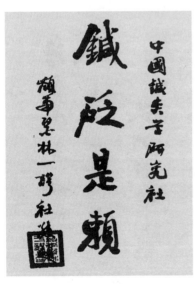

岭南医林一谔社题字

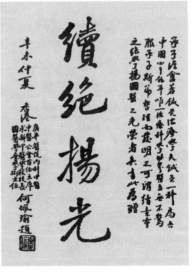

何佩瑜题字

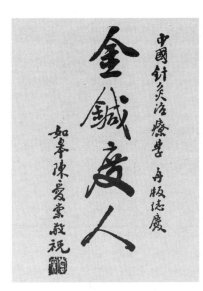
陈爱棠题字

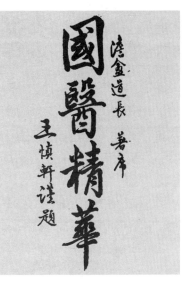
王慎轩题字

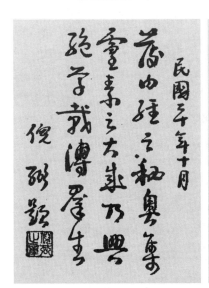
倪弼题词

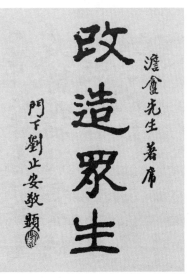
刘止安题字

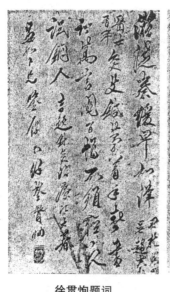
徐贯恂题词

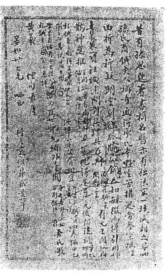
袁绍昂题词

钱□题词

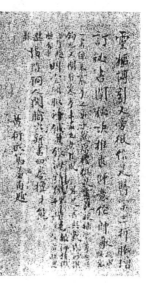
黄衍熙题词

編者承澹盦近影

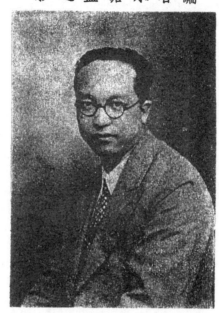

敬題

澹盦先生 大著

中國鍼灸治療學再版

一、錫山隱跡自年年。救世異於丹鼎緣。別有名山事業在。鍼經一卷渡無邊。

二、茫茫醫海苦無邊。名世誰能紹古賢。爲羨君家方術異。金鍼度處亦延年。

上海醫界春秋社張贊臣

编者承淡安近影附张赞臣题诗

校注说明

1. 本书以民国二十六年(1937)第八版中国针灸学研究社铅印本为底本，本次点校以尽量保存底本原样为原则，存疑之处加以注释说明。为突出主体框架，使排版简洁，题字及四级目录不予列出。

2. 采用现代标点方法，对原书进行重新标点，并对部分字词加以注释。

3. 凡原书中的繁体字，均改为规范简化字。

4. 凡底本中因刊刻致误的明显错别字，如"灸"误作"炙"、"踝"误作"颗"、"韭"误作"菲"等予以径改，不再出注。

5. 俗写字、异体字、古今字等均以正体字律齐。

6. 凡底本与校本互异，若显系底本脱衍倒者，予以勘正，不出注。

7. 对中医专业术语，如"实症""虚症"等保持原貌。

8. 本书引证大量古籍文献，如"序二"中所引经文见于《灵枢·脉度》《灵枢·邪气藏府病形》《素问·离合真邪论篇》等多个篇章，与原书略有出入，请相互参阅不作繁琐出注。第二编"经穴之考正"足少阴肾经经穴分寸歌与原歌诀亦有较大出入，疑刊录有误。

9. 第二编"经穴之考正"有关穴位"摘要"中所引歌赋，并未全部标注出处。

10. 第二编后"经穴异名表"，所列之异名与历代文献有所出入，可参见日本文献。现仅将明显错字更正，其余不作改动，以存旧貌，望读者谅解。

增订中国针灸治疗学目录

序一/曹炳章 …………… 1063
序二/叶劲秋 …………… 1066
序三/顾侣基 …………… 1070
序四/张左军 …………… 1071
序五/金久之 …………… 1073
序六/周小农 …………… 1075
序七/黄彦昇 …………… 1076
序八/李健颐 …………… 1078
序九/缪俊德 …………… 1080
序十/姚嘉燕 …………… 1082
序十一/孙晏如 ………… 1084
自叙 …………………… 1085
编辑大意 ……………… 1086
生理解剖图（骨骼图·
　血管图·筋肉图·
　神经图）……… 1090～1093

第一编　总论………… 1095
　一、针灸术之沿革
　　　……………… 1095
　二、针灸在治疗上之
　　　价值 …………… 1096
　三、针刺治效之研究
　　　……………… 1098
　四、艾灸治效之研究
　　　……………… 1101
　五、奇经八脉之研究
　　　……………… 1102

第二编　经穴之考正… 1104
　一、人身度量标准
　　　……………… 1104
　二、人身骨度（附图）
　　　……………… 1105
　三、手太阴肺经（附
　　　铜版图）……… 1108
　四、手阳明大肠经
　　　（附铜版图）…… 1116
　五、足阳明胃经
　　　（附铜版图）…… 1126

六、足太阴脾经
（附铜版图）…… 1143
七、手少阴心经
（附铜版图）…… 1152
八、手太阳小肠经
（附铜版图）…… 1156
九、足太阳膀胱经
（附铜版图）…… 1164
十、足少阴肾经
（附铜版图）…… 1188
十一、手厥阴心包络
经（附铜版图）
…………… 1199
十二、手少阳三焦经
（附铜版图）
…………… 1204
十三、足少阳胆经
（附铜版图）
…………… 1213
十四、足厥阴肝经
（附铜版图）
…………… 1228
十五、奇经八脉之一／
任脉（附铜版图）
…………… 1235
十六、奇经八脉之二／
督脉（附铜版图）

…………… 1245
十七、奇经八脉之三／
冲脉………… 1255
十八、奇经八脉之四／
带脉………… 1256
十九、奇经八脉之五／
阳跷脉……… 1256
二十、奇经八脉之六／
阴跷脉……… 1256
二十一、奇经八脉之七／
阳维脉…… 1257
二十二、奇经八脉之八／
阴维脉…… 1258
二十三、经外奇穴摘要
…………… 1258

第三编　手术………… 1268
　第一章　针灸之施用法
　　………………… 1268
　　第一节　针之制造
　　　……… 1268
　　第二节　针之形式
　　　……… 1268
　　第三节　施针运气
　　　法……… 1269
　　第四节　施针手法
　　　……… 1269

第五节　补泻手法
　　………… 1271
第六节　藏针法
　　………… 1272
第七节　艾之选择
　　………… 1274
第八节　艾绒之制造
　　………… 1275
第九节　艾炷之大
　　小与灸法
　　………… 1275
第十节　艾灸之善
　　后…… 1275
第十一节　灸之种类
　　…… 1276
第十二节　现代灸法
　　之误谬
　　…… 1277

第四编　治疗………… 1279
　第一章　针灸治疗
　　总诀……… 1279
　第二章　针灸治疗
　　各论……… 1296
　　第一节　伤寒门
　　　　……… 1296
　　第二节　温热病门
　　　　……… 1302
　　第三节　暑病门
　　　　……… 1305
　　第四节　霍乱门
　　　　……… 1306
　　第五节　中风门
　　　　……… 1309
　　第六节　惊风门
　　　　……… 1315
　　第七节　痉厥门
　　　　……… 1318
　　第八节　癫狂门
　　　　……… 1321
　　第九节　疟疾门
　　　　……… 1327
　　第十节　泻痢门
　　　　……… 1329
　　第十一节　咳嗽门
　　　　…… 1333
　　第十二节　痰饮门
　　　　…… 1336
　　第十三节　哮喘门
　　　　…… 1340
　　第十四节　虚劳门
　　　　…… 1343
　　第十五节　吐衄门
　　　　…… 1345

第十六节 呕吐门 …… 1347
第十七节 噎嗝门 …… 1349
第十八节 鼓胀门 …… 1352
第十九节 癥瘕门 …… 1355
第二十节 五积门 …… 1358
第二十一节 三消门 …… 1360
第二十二节 黄疸门 …… 1362
第二十三节 汗病门 …… 1364
第二十四节 瘖痱门 …… 1367
第二十五节 脚气门 …… 1368
第二十六节 痿痹门 …… 1370
第二十七节 疝气门 …… 1373
第二十八节 遗精门 …… 1377
第二十九节 淋浊门 …… 1378
第三十节 癃闭门 …… 1380
第三十一节 便血门 …… 1381
第三十二节 痔漏门 …… 1383
第三十三节 头部病门（头痛、眩晕、头肿胀） …… 1384
第三十四节 目疾门 …… 1389
第三十五节 耳疾门 …… 1396
第三十六节 鼻疾门 …… 1399
第三十七节 牙齿门（牙痛） …… 1402
第三十八节 口舌门 …… 1403
第三十九节 咽喉门（喉风、乳蛾） …… 1405
第四十节 手足病门（手足不能

屈伸、行立、疼痛、酸麻）
.... 1408

第四十一节　胸腹门（胸胁痛、痞胀满、腹疼、膜胀）
.... 1414

第四十二节　腰背门（背痛、背强、腰酸痛）
.... 1416

第三章　针灸治疗分类
摘要......... 1418
第一节　内景篇
.... 1418
第二节　外景篇
.... 1421
第三节　杂病篇
.... 1430

《增订中国针灸治疗学》跋 1440

序一/曹炳章
中国针灸治疗学绪言

尝读《山海经》有云：高氏之山，有石如玉，可以为针。《史记·扁鹊传》"镵石"，《索隐》注："谓石针也。"《素问》："其治宜砭石"。王冰注："谓以石为针。"《说文》："砭，以石刺病也。"《汉书》："用度箴石。"颜师古注："石，为砭石，即石箴也。古者攻病则有砭，今其术绝矣。"是古之针治，皆用石之证。《春秋传》："美疢不如恶石"。汉服虔云："石，砭石也。季世无复佳石，故以铁针代之。"是季汉始用铁针之证。《周礼》医师不详其术。《汉志》有汤液经法，而无针砭之方，经传但言药石而已。自《素问》创九针之名，辨补泻之用。方家依托，乃有《黄帝针经》。皇甫谧《甲乙经》序以为在《七略》"内经"中者，亦无征也。窃谓其书果出于上古三代之时，何以独详针而不及砭？按《扁鹊传》，厉针砥石，仓公教高期、王禹，镵石砭灸，郭玉自言针石之间，毫芒即乖。可知秦汉之世，针砭并行。隋唐以后，单传针法。至宋王惟德纂《铜人腧穴针灸图经》，铸铜人为式，区分十二经络，旁注腧穴所会，刻题其名，别为图法，并附主疗之术，纂集旧闻，订正讹误，以刊版传世。承其技者，专门名家，几废药饵。至嘉定中，王执中著《资生经》，合《明堂》《铜人》《千金》《外台》而一之，亦可以为法程。元窦汉卿针术名世，著《标幽赋》及《针经指南》。而后至明正统时，经四百余年，石刻磨灭，铜人昏暗，更命医臣重加修正，以复旧观。帝亲叙其由，所谓《徐氏针灸经》者是也。他如杨氏继洲，汇辑众论集为针灸之大成。汪氏石山，撰著《针灸问对》，其论以针刺病，能治有余，而不能治不足，详辨《内经》虚实补泻之说，又言误针误灸之害与巧立名目之诬，皆术家所讳，其说至为精笃。夫针灸之法，古圣人教谕，精微神妙而至矣尽矣，然只论梗概，以作规矩而已。盖人身有长短肥瘦，骨肉有小大高低，或皮肤腠理，有疏密之不齐，亦犹人面人心，各个不同。寇宗奭亦云：惟其心不同，藏府亦异。夫尺寸虽起人身，而医家别建同身之寸法。后之学者，欲无毫厘之差，殊感困难。古人有言云，寸寸量之，至尺而差。《外台》引《小品》云：黄帝云：灸不过三分，是谓从穴。此言作艾炷，欲令根下阔三分也。若减此则不覆孔穴，不中经脉，火气不行，不能治病也。若夫灸炳之方，但依《图经》，尚无大失。今人灼艾炷姜片，按孔穴灸之，以治痹疾多验，但壮炷率不如法耳。古者蓄艾，本以疗疾。孟子云：求三年之艾。《论衡》："布一丸之艾，于血脉之蹊"，是灼艾即灸之证。古法多针灸并言，而以之佐汤液，乃易为理。今《千金方》中可考见其例，自唐王焘力言针害，凡针法针穴，俱删不录，惟立灸法为一门。其后西方子撰《明堂灸经》，仍其义例。后世又有熨法，意近于灸。今医家烫药，承以绢布熨体上下，得气则舒。《说文》："熨"，曰从上按下也。《扁鹊传》言毒熨，《索隐》谓毒病之处，以药物熨帖。扁鹊又云："疾在腠理，烫熨所及；在血脉，针石所及。"其论皆谓异方疗治。今之外科，亦有斯术。至于暑月，人患痧证，辄延剃工①妄刺血脉，阴阳失理，为害尤多，不可不察也。

余友承君淡安，精针灸术，博览群书，汇集众论，删繁节要。去粕存精，著有《中国针灸治疗学》一书。去年刊行，已风行海内。蒙惠赠一部，披读一过，其首编先述大意，并附全身骨骼、筋肉、血络、

---

① 剃工：以剃头为职业者。

铜人诸图。第一编"经穴"：第一章，论针灸之沿革；第二章，列经穴之考正，每穴分手术、解剖、部位、主治、摘要。第二编"手术"：第一章，论针灸施用及设制，分针之制造及形式，施针之手法，用针补泻之各法，艾灸之各法及善后，灸之种类，现代灸法之谬误。第三编"治疗"：第一章，论针灸治疗总诀；第二章，论针灸治疗各论（分四十二节）；第三章，论针灸治疗分类摘要（分内景、外景、难病）。其书中经穴各图依据人身，点准孔穴，注明穴名，摄影制版，无模糊不准确之弊。以历圣内功积验之气化哲学，参核生理解剖之实质科学，得成为新时代之国粹医学可，而谓近世科学医学亦无不可。其再版已经重印，爰志其著书之志趣，及有益后起之本原，是为序。

中华民国二十一年二月四日
四明曹炳章序于绍兴和济药局之寄庐

序二 /叶劲秋
中国针灸治疗学序

中医,古医也。针灸,古医之尤古法也。厥后汤液盛行,几夺其余各法。今承子尝恐针灸法之淹没不彰,因有是编之作,故鄙亦将申其古意以置之端。

《针经》云:"经脉为里,支而横者为络,络之别者为孙。盛而血者疾诛之,盛者泻之,虚者饮药以补之。""诸小者(指脉而言)阴阳形气俱不足,勿取以针,而调以甘药也。"

"形气不足,病气不足,此阴阳行气俱不足也,不可刺之。刺之则重不足,重不足则阴阳俱竭,血气皆尽,五藏空虚,筋骨髓枯,老者绝灭,壮者不复矣。形气有余,病气有余,此为阴阳俱有余也,急泻其邪,调其虚实。"

针既非虚者所宜,则其效用自有不同者。

"勿使被毒药,无用砭石。欲以微针通其经脉,调其血气,营其顺逆出入之会。"

针之为用,仅通经脉,调血气,营顺逆出入,则其所谓补泻者,自非衰者补之之义可知矣。

"吸则内针,无令气忤,静以久留,无令邪布,吸则转针,以得气为故,候呼引针,呼尽乃去,大气乃出,故命曰泻。"

"泻实者,气盛乃内针,针与气俱内,以开其门,如利其户;针与气俱出,精气不伤,邪气乃下,外门不闭,以出其疾,摇大其道,如利其路,是谓大泻。必切而出,大气乃出。"

"必先扪而循之,切而散之,推而按之,弹而怒之,抓而下之,通而取之,外引其门,以闭其神。呼尽内针,静以久留,以气至为故,如待所贵,不知日暮,其气以至,适而自护。候吸引针,气不得出,各在其处,推阖其门,令神气存,大气留止,故命曰补。"

"补虚奈何?"曰:"持针勿置,以定其意。候呼内针,气出针入。针空四塞,精无从出。方实而疾出针,气入针出,热不得还。闭塞其门,邪气布散,精气乃得存。动气候时。近气不失,远气乃来。"

其谓补者,舍"气不得出""闭塞其门"外无余义。夫善用针者,本取其疾也。

"今夫五藏之有疾也,譬犹刺也、犹污也、犹结也、犹闭也。刺虽久犹可拔也,污虽久犹可雪也,结虽久犹可解也,闭虽久犹可决也。或言久疾之不可取者,非其说也。夫善用针者,取其疾也,犹拔刺也,犹雪污也,犹解结也,犹决闭也,疾虽久犹可毕也,言不可治者,未得其治也。"

膏粱与菽藿①之体,年壮气盛与婴儿肉脆,各不同形,其刺之徐疾浅深多少,亦有不同也。

"夫王公大人,血食之君,身体柔脆,肌肉软弱,血气剽悍滑利,其刺之徐疾浅深多少,可得而同之乎?"曰:"膏粱菽藿之味,何可同也? 气滑即出疾,气涩则出迟。气悍则针小而入浅,气涩则针大而入深。深则欲留,浅则欲疾。以此观之,刺布衣者,深以留之,刺大人者,微以徐之,此皆因气剽悍滑利也。""年质壮大,血气充盈,肤革坚固,因加以邪,刺此者深以留之,此肥人也。广肩腋,项肉薄,厚皮而黑色,唇临临然,其血黑以浊,其气涩以迟,其为人也,贪而取与,刺此者深以留之,多益之数也。""瘦人者,皮薄色少,肉廉廉

---

① 膏粱与菽藿:指养尊处优与生活困苦。

然,薄唇轻言,其血清气滑,易脱于气,易损于血,刺此者,浅而疾之。"刺常人者,"视其白黑,各为调之。其端正敦厚者,其血气和调,刺此者,无失常数也。""刺壮士真骨,坚肉缓节,监监然。此人重则气涩血浊,刺此者深而留之,多益其数;轻则气滑血清,刺此者浅而疾之。""婴儿者,其肉脆,血少气弱,刺此者以毫针浅刺而疾发针,日再可也。""血清气浊,疾泻之,则气竭焉;""血浊气涩,疾泻之,则经可通也。"

持针之道。

"持针之道,坚者为宝,正指直刺,无针左右,神在秋毫。属意病者,审视血脉,刺之无殆。"

"久病者,邪气入深,刺此病者,深内而久留之,间日而后刺之,必先调其左右,去其血气,刺道毕矣。"

刺之而气不至(邪气来也紧而疾,谷气来也徐而和),"无问其数,刺之而气至乃去之,勿复针。针各有所宜,各不同形,各任其所为刺之要,气至而有效,效之信,若风之吹云,明乎若见苍天。刺之道毕矣。"

凡刺之禁。

"凡刺之禁:新内勿刺,新刺勿内;已醉勿刺,已刺勿醉;新怒勿刺,已刺勿怒;新劳勿刺,已刺勿劳;已饱勿刺,已刺勿饱;已饥勿刺,已刺勿饥;已渴勿刺,已刺勿渴。大惊大恐,必定其气乃刺之。乘车来者,卧而休之,如食顷乃刺之。出行来者,坐而休之,如行十里顷乃刺之。凡此十二禁者,其脉乱气散,逆其营卫,经气不足,因而刺之,则阳病入于阴,阴病出于阳,则邪气复生。粗工勿察,是谓伐身。"

《素问·五运行大论》曰:其臭燔焫。《异法方宜论》曰:治宜灸焫。曰燔、曰焫,皆以艾焫火而熏之,即今之灸法也。古来论灸之专籍殊鲜,今宜录日人原志免太郎大古法一节于右以存参。

艾灸一法，能增进结核之抵抗力，而盛于古，弃于今。

艾灸施行既久，至一定时日后，血色素量能增加，且可长期持续。赤血球数亦可多生。如是，则体内之新陈代谢旺盛，食欲亢进，营养佳良。其有益于保健也固无待论，即扫除病毒也功亦有余。

施灸后，白血球数能增加，其主因初起于中性多核白血球之增率。而至一定时间后，淋巴细胞亦能增加。如连续施灸，较为明显，且可长期持续淋巴细胞之增加，对于结核治疗上有伟大之力。早为中外医界所公认。西洋学者或以汤剂注入，以鼓起淋巴细胞加增，而期达到结核治疗之目的。艾灸之治结核，其理由乃因其能增加淋巴细胞也。

施灸后人体白血球之食菌力能增长，补体力亦能增加。换言之，即免疫性及抵抗力，皆得因之而助长。

中华民国二十年辛未岁潮诞日
叶劲秋识于江浙交界之枫泾

序三 /顾侣基

序　言

　　孙君晏如，以世家子从其尊人学为医，尤精针灸之学。自十五六岁时，即勤求其法，寻绎古籍，心领神悟。近数年来，就师江南，所业大进。归而济世，活人无算。前客苏门，晤承君淡安，倾盖定交，与语悉合，出示《针灸治疗学》一书。晏如为序而行之，其书绘图立说，博引旁征，亦既言之详矣。晏如复为逐节补订，参以己所经验者，而证之前贤之所闻。缕述至万有余言，厘为四卷，将附刊此书之后，而请序于余。余见世之号为医家者矣，略解方书，或撷拾一二禁方，诩为神奇，秘不示人。及询以古义所在，懵然罔觉，适以盗名而欺世耳。此二君者，孟晋于学，殚精竭虑，集成斯编，以津逮后来，则诚以学人而后为医之学者也，欲传之人人而学其所学者也。视空疏无术者，迥①不侔②矣。值兹国粹沦亡之日，存绝学于几希。闻近来西人，颇有研究此术者，惊叹为西学所未有，他日由中及外，推衍于无穷。其救世之功，岂出俞扁下哉？余故乐书其缘起，且为不学而为医者告也。

辛未嘉平望日崇川方宧耒子
顾侣基耒杭撰序时年七十三

---

① 迥：远。
② 侔：相等，等同。

序四 /张左军
增订中国针灸治疗学弁言

昔黄帝与岐伯问难而作《内经》，为生民造福。凡民有疾，假针灸以治其外，汤液以疗其内，并以砭石按跷，辅其不足，是为针灸之原始。三代以来，奉为圭臬，递相传习。秦汉而还，凡学医者，必先谙明堂流注十二经络、三部九候、五运六气、表里孔穴，洞察病源。诊有定法，刺有定穴。是以能通神明，出入玄妙，不可方物。越人得其余绪，演述《难经》。西汉仓公传其旧学，东汉仲景撰其遗论，晋皇甫谧著为《甲乙》，隋杨上善纂为《太素》。汉晋之间，去古未远，遗法犹存，然已不及三代之精矣，故仲景著《伤寒卒病论》，独重汤液，仍以针刺佐之，同时复指斥烧针之误。方有大小奇偶，药有君臣佐使，后世宗之。而针灸一道，沿及宋明，又等而下之矣。迨至清代，则方药盛行，医案大备，而《内经》十八卷、《难经》八十一章，词奥旨远，于焉益晦，而针灸更成绝学矣。夫医之为道，至精至微。非洞明阴阳五行，消息衰旺，不足以察病机；非烛①乎表里脏腑，虚实寒热，不能以识传变。其求如《史记·扁鹊传》、洞垣一方，灼然无惑，渺不可得。呜呼！古法之不讲也久矣。方今医学日趋简易，只求以术应世，初未尝研究病理、诊断、治法之源，如五脏、六腑、经脉流注、孔穴分寸、浮沉、涩滑、九针、八法之类，又安能谊造

---

① 烛：洞悉，明了。

上工，十愈八九乎？洎欧风东渐，群炫于西法之精良，几欲夺中国数千年之学术经验，而代以百余年进步之新学说。人民疾苦所望于医家之诊救者，不愈减少乎？良可慨也。惟针灸之学习，必先了然于人身之脏腑、经脉、孔穴，不似方剂之但凭脉证。其治一病也，多则须费数小时之久，少须一小时之工作。不似切脉处方之易，故习者日少。间有一二知斯术者，已如凤毛麟角。然三百六十五穴，多不完全。彼精伤科者，亦只有一百零八穴，余则仅六十六穴而已。是又不无遗憾也。澄江承君淡安，医界巨擘，提倡针灸，继往开来，为现世纪之导师，空前绝后之教本。博综典籍各家之言，参以历年之实验。去肤存髓，独抒心得。以科学生理之统系，最新式法编制，手辑是编，名曰《中国针灸治疗学》。绘图点穴，务期准确，治疗方案，应针应灸，分析精详。此书一出，海内风行，得者如获至宝，愿学者众。不负鸳鸯绣出与君看，尽把金针度与人。今承君锐意改良，力求进步，重印是编，版片字样放大，增入人身分部照片，古今验案多则，以资引证而供参考，更为完善。甫将杀青，以此篇见示，而索序于下走。细阅数通，深叹从前之神秘，悉布无遗，从此按图寻穴，探骊得珠，确有一定把握。行见起沉疴、疗废疾，如操左券，俾中医四千六百余年固有之绝学，一旦大放光彩，不让东西新术喧宾夺主，其嘉惠后学者，正无涯涘。是编岂仅为患病之明星，亦即行道者之津梁也。爰不揣谫陋而乐为之序。

民国二十一年夏六月前南洋考取最优等第一医士
安徽省中医学会正会长江宁张钺左军氏拜撰

序五 /金久之
增订中国针灸治疗学序

《中国针灸治疗学》，同志承子淡安为普及中国针灸术而作也。夫针灸治病，本我国最捷之古法，已开汤药之先。《素问》《灵枢》，详哉言之。仲圣《伤寒论》，亦尝以针灸辅助汤药所不及矣。《唐书·职官志》云：置针博士掌教针生，以经脉孔穴，使识浮沉涩滑之候，又以九针为补泻之法。且《千金》能通针，《外台》能用灸，《铜人》著有图经，斯为大备。迨至明万历中，杨继洲乃有《针灸大成》之著。而满清以来，习者寥寥。大都方剂家，知有汤药而不知有针灸，即其学术较高明者，亦仅偏重汤药。至病势危急之时，乃或以艾焫济其穷。若夫针灸专科，则又墨守旧法，不明生理。其精于补泻，凡病能针治者，已等于麟角凤毛。而以灸代针，借以欺世而盗名者，则所在皆是。他如掐惊婆、剃头匠之妄用针治，则更无论矣。嘻！我国针灸神术之存亡，固已不绝如缕。久幼承庭训，始知疡医之有针灸。后读《内经》《甲乙经》《圣济总录》《针灸病理学》诸书，又知针灸实可与汤药并进。及受上海国医学院之聘，承乏针灸专科教授，则又知中国针灸之学，亦亟须为科学的改进，于是订为课程，先授以生理概要，然后按经点穴，对证治疗，为种种手法之实习（详拙编《中国针灸学讲义》《中国针灸疗病法》《中国针灸法考证》《针灸医典》），甚虑见闻有限，挂陋之贻讥也。承子学贯中西，兼长针灸，精心结撰而成是书，其先得我心，益我新知者乎。爰乐为绍介，以告夫世之研究斯科者。

中华民国二十年春兴化金久之谨序于上海国医学院

序六 /周小农
中国针灸治疗学叙

针灸一道，肇自《灵》《素》。古之医家，兼而习之，猝遇急恙，顷刻挽救。拈针捻艾，捷于汤剂。只以经隧腧穴，前籍率不详述，而图象亦欠准确。师授弟习，谬误不免。澄江承君淡安，邃于针灸，研究数年，远稽古籍，近访明师，以最新式之编法，成《中国针灸治疗学》一书。为图二十，星罗棋列；篇章分节，有条不紊。采用科学方法而整理之。曰经穴，每穴注明解剖、部位、主治、摘要、手术五种；曰手术，论针灸之施用，艾品之选择，制造艾炷之大小，均列之；曰治疗，集针灸治疗总诀、古贤经验、外感杂症，详载靡遗，源源本本，殚见洽闻。针经集为大成，学校可列教科，将见炎黄之道，炳耀于中外。今南京中央图书馆成立，而是书告成，人备一编。研究探讨，临症助治，着手成春矣。余尤钦承君宣幽搜秘，一洗世俗隐奇专利之私见，是又足以陶冶群伦，警顽砭愚也已。

中华民国二十年六月三十日无锡
周镇小农叙于惜分阴轩

序七 /黄彦昇

序　言

孙生晏如，余同学在兹兄哲嗣也。在兹从事教育有年，旁及医，得盛名于时，遂专业焉。性好客，座上常满。余时造其庐，剧谈过午夜。恒见晏如篝一灯居小阁中，左右拥书册，手不停披，目不他瞩。窃叹其志之专而学之勤也。既有所得，复自慊，乃求师于吴，习针灸之学。吴中医林名宿，率与之游。推为杂志编辑，时有著述，咸大惊叹。承君淡安因之订交，称莫逆焉。近承君著有《针灸治疗学》一书，已出而问世，复嘱晏如为之增订。晏如乃本其研究之素得，临床之实验，缕析条分，都为四卷，乃问序于余。余非知医者，将何以达其旨乎？然尝任职南通医科大学，诸学子自海外归，或名人莅坛讲演，得闻其绪论，而略有所识别，故不辞进一言也。今医界中新旧之争亟矣，喜新者嗤旧医迂缓而重神秘，守旧者目新医操切而忽本原。入主出奴，莫衷一是。要之旧医之失，《灵》《素》诸书，苦难句读，义理鲜通，剽窃一二者，贸然治病，于是以五运六气之说，遁于虚无，令人莫从究诘。或得一先生之学说，姝姝而悦之，虽无当，勿顾也。下此者则读书数卷，抄胥若干方，不学无术，聊资糊口，更无论矣。新医之得，学有系统，分科立制，病菌组织，讲若划一，绝无影响之谈。苟有疑问，不但一国之中，大师老儒，互相研究，且旁及他国，以求证明。一有所获，载诸报章杂志，互通消息，此事业所以日盛也。今欲救旧医之失者，厥惟研读古书,博访通人,泯骄戒吝,弃虚崇实,庶有得也。矧针灸一道,肇兴最古,其治疾之敏速,诚驾西医刀圭而上之,以其内外兼治,不拘一格而乞灵于药物也。然从事于此者寡,何哉?盖墨守者或泥古失效,有志者或畏难中止,是以代无闻人也。兹得承君与孙生,董而理之,勒成一书,用诏当世,不其懿与?且用科学剖解,发前人之所未发,固可间执新医之口,而使读者有轨辙可寻。合吾国人人之心思脑力,群注于是,其道未有不大明者。语曰:一夫善射,百夫拾决。理所然也。然则绍千古之绝学,炳一代之薪传者,其在斯乎,其在斯乎!是为序。

民国二十一年一月二十三日
南通黄彦昇序于惜秋华馆

序八 /李健颐

中国针灸治疗学序

欲疗人疾病者，端赖汤药也；欲补救汤药所不及者，尤资针灸也。盖针灸实为医学之基础，急救危症之良术也。考吾国针灸学，系黄帝、扁鹊先后发明，已将四千余年。在斯四千余年中，亦有名家，如华佗、郭玉等。或针或灸，均能立起沉疴。奈皆视为不传之秘，终不示人。降至今日，虽有专门针灸，类多不学无术之徒，未窥堂奥，略识门径，不谙经穴，妄施治疗，殊堪浩叹。迩来欧化东输，百度维新，注射是尚。而我国旧传针灸，无人继起研究，诚为憾事。幸我淡安先生，医界巨子，学殖宏富，著作等身。数年来提倡医学，不遗余力，真救世婆心也。兹又视针灸学术之式微，出为整顿，不辞劳瘁，编著是书。宜于古，尤合于今。万无一失，中外无不共钦。不徒百发百中，为后学津梁已也。书成之日，惠赠一卷。命余为序，余固不文，何敢着粪佛头。然既承殷殷嘱咐，不得不书数语，并做七绝四首，以鸣谢悃而志景仰，工拙所不计也。是为序。

先生针灸著成书，学问咸推富五车。有此一编传世上，应教万病尽消除。

功效如神灸与针，此书一字值千金。良医毕竟同良相，放眼庐山满杏林。

善医到底论精神，秦缓前身汝后身。起死回生只顷刻，果然着手便成春。

济世婆心尽在兹,条分缕析合时宜。病人五脏浑如见,百代名医百代师。

民国二十年蒲节①日李健颐梦仙谨序于平潭医室

---

① 蒲节:端午节。

序九 /缪俊德

中国针灸治疗学序

针灸之学，肇自我国，绝学相承，至今历数千年矣。自晋皇甫谧撰《甲乙经》以启其范，后之作家，不可枚举。虽精理蕴义，代有发明，徒以无科学为之改造，而其道晦，试叩今之揭橥而号称针灸专家，其能脱古说之藩篱，而与科学相印证者，寥寥有几人哉？然自今日之眼光观之，针灸之道，自非不经之谈。经穴云者，实包括生理学、医化学、内分泌学、神经系诸端。其基础建筑于人体形态，其成功不知历几何年月，积成千百万病人之经验，而成极有价值之妙术。惜乎后之学者，故步自封，不为所以然之探讨。迄今五行之说，为世诟病；十二经络，与科学格不相入。遂欲破坏之、摧残之，靡所不用其极。迩者承君淡安，著《中国针灸治疗学》，拜而读之，觉其抉奥阐微，条理井然，其说新颖，其法如神。谁谓十二经络，不值一顾哉，则其书为砭时之作矣。吾知斯书，为后此学者之先河，抱疴痼疾之福音。盖本以伟大的精神，砥磨琢砺，得根本之探讨，为国学新声，为医界明灯。岂止补于针灸，光大中国医学已哉！

今后中医之治病，聆音辨色，问症切脉，表里洞然，虚实不爽。宜药液，宜针灸。得心应手，吻合无间。俾数十年沉疴痼疾，如醉得醒，如绊得脱，蹶然而起，划然①而酥，使碧眼儿亦不知其奏效之

---

① 划然：忽然。

神，何至于此，而相顾失色。东亚病夫，亦雪百年沉痛，一振而强种强国。

中华民国二十年夏月缪俊德序于如皋拼茶涅阳学社

序十 / 姚嘉燕

中国针灸治疗学序

针灸之学，由来尚矣。发源于岐黄，散见于经史。如《内经》所载，姑不具论，他若《山海经》有言高氏之山多针石，《左氏传》亦载秦缓之言曰：攻之不可，达之不及。攻即灸也，达即针也。《前汉·广川王传》以铁针针之，《后汉·方术传》有老父自号涪翁，见有疾者，时下针石，应手而效，乃著针经传于世。是知古圣贤之对于此术，代有专家。然数千年来，染疾者皆注意汤药而忽视针砭，故虽纤介之疾，以致酿成痼疾，而挽回乏术者，比比皆然，良可慨已。犹忆壬子冬季，先君子胃脘生痈，服药数十剂，幸未溃决。然去疾未尽，明春偶啖海味，旧恙复发，且大剧。诸医束手，坐以待毙。忽念及针灸尚未尝试，乃延陈君才先生来家疗治，应手奏效，转危为安，不数日而霍然。余乃叹针灸之神乎技矣。窃愿世之为造化小儿所苦者，不必造轩光之灶，饮苦口之汤，但凭斯术以驱逐病魔，捷于影响。其妙术不可思议，其速效亦不可思议也。余因私心向往，稍稍研究之，然坊间绝少善本，故不得其门而入，徒望洋而叹耳。吾乡承君梦琴，与余为至戚，曾就学于君才先生，其哲嗣淡安尤称跨灶，手编《针灸治疗学》一书。去秋持其书示余，余取而读之，其每穴之解剖之部位，了如指掌。而其主治与手术，尤要言不烦，亲切不肤，且分门别类，开卷了然。至于五行八法禁忌诸说，则略而不陈，恐涉虚诞也。今复详加校正，尽量增辑，重付剞劂，以广流传。由是后之学者，必能心领神会，升堂入室。且可以拯百世之恫瘝，跻万民于仁寿。此书可操左券也。是为序。

民国二十一年岁次壬申仲夏同里姚嘉燕拜序

序十一/孙晏如
中国针灸治疗学序

观夫《内经》治病，汤液与针灸并重，降及后世，方剂盛行，而针灸失传矣。虽偶有成书遗留今世，然多庞杂无纲，难探其奥，使昧昧者如入五里雾中，势不能起黄帝、仲圣于九原而问其津梁何在也。顷者东西各国，医学昌明，一日千里，而吾国医学日就沦亡，其固有之针灸神术，更无人过问矣。晏幼承庭训，研究岐黄，涉猎四家，偶窥史籍，每叹针灸绝学，遽尔失传，有怀提倡，无时或已。今春旅苏，便谒承子淡安，得瞻此篇，循览再四，惊为奇著，有哲学之脑力，科学之眼光，将四千余年之国粹，分条缕晰，纲举目张。至于经穴之准确，补泻之精详，非于此三折肱者，不足道及也。从此后学得南针，医界又添辅助，行看此书一出，不胫而走，洛阳纸贵，可预卜焉。先得我心，钦羡何似，因书此以为之序。

中华民国二十年孟春月南通孙晏如序

自　叙
中国针灸治疗学序

尝读名医列传，至秦越人刺维会，起虢太子之尸厥，汉华佗针脑空，疗魏武帝脑痛于片时，心焉奇之。以是关于针灸诸书，无不搜求探讨，请益名师，寝馈数载。于以知针灸之学，实能起沉疴，疗痼疾，药力之所不逮者，无不奏效神奇。惜乎经络穴邃，文多不详，图案注释，更为错谬。且也治疗方案，若者宜针，若者宜灸，绝不分析。针书虽多，不啻千篇一律，故无名师指授，决难得其真传。后之学者，每以其经穴难明，治疗不详，而惮于穷究。数千年古圣相传之心法，行将湮没不彰，可慨也夫。鄙人不敏，爰将搜集各书，参以心得，益以最新生理，互为考证，删繁节要，辑成《中国针灸治疗学》一书，借便学者之探讨，或拯斯道于不替。幸积学之士，予以匡正。俾我国数千年独特之医术，得标扬于世界。岂个人之私幸也哉？

中华民国二十年一月二十日编者识

编辑大意

（一）针灸乃我国绝学，古昔医家，莫不熟谙之。以其沉疴宿痼，汤药所不能愈者，每能起之；卒暴厥逆，汤药所不能及者，每能生之。神效奇速，远胜药石。嗣以书籍记载，经邃未能详明；刊刻图案，穴法尤多误谬。学者苦于穷究。因是习者渐少，行将失传。愚虽不敏，心焉忧之。爰搜集有关针灸诸书，去芜存菁，删繁节要，再本平素经验，用最新式之编制法，纂成是书。复由同志孙君晏如，增入古今验案考正，名曰《增订中国针灸治疗学》。前人针灸之精义，其将由此编为之阐扬而保存之乎。

（二）前人所注穴道，大都不详。穴道内容，更无记载。本书用科学方法整理之，每穴必注明解剖。可知穴道之内容，藉知经穴之构成。

（三）前人所注穴道，部位互有异同。谁为准确，未可定论。盖人身"寸寸是穴"。试观之解剖，实属神经枝干。虽亦有动脉，然动脉之外，仍为神经缠绕。前人按穴，虽就动脉处针刺，仍是针刺该部之神经，并不刺破动脉。读"冲阳血出赴幽冥"句，可见动脉不可刺破，而刺之目则在该处之神经。夫神经随处多有，故曰"寸寸是穴"。试观穴之相近数穴，其主治大都相同。即可知该一部分之神经，能治几项病症。前人多本其手术与经验，乃定某穴在某处，于是异同之见乃生。吾人不必评断谁为错误，谁为准确。盖前人定穴，各本其经验。吾人但本一家言而一贯之可也，故本编对于部位，并不博采众说，仅依铜人图经之说而编次之。

（四）前人穴图，悉属平面，绝不准确。针术之不进步，良由于此。因是力矫其弊，点穴人身而摄影之。学者可以一索即得矣。

（五）穴之手术条，注明针几分、灸几壮，系指示大概，并非限定只能针入几分深。人身有肥瘦，时间有寒暖。肥者较瘦者深，寒时较暖时深。故书载五分深者，往往越过寸余，间亦有不能及五分者，是在人之活用而已。宗其要，头部、胸部、上背部，宜避脑、肺、心、肝、肾之刺着，余部深浅，可以自由，以己意消息之可也。

（六）前人用针，必得气而始行补泻手法。往往一针入穴，医者即饮酒下棋，逾时不顾。谓每经主何时之气，必待其时至。针书有十二经合十二时之歌，如"肺寅大卯胃辰通，脾巳心午小未中"等歌句，荒谬绝伦。闻今之北方针医，尚有依从之者。曾阅某医学杂志，有某医论针下候气之种种，竟如脉诀分沉、涩、紧、滑、缓、和、迟、数等名称。以沉紧为邪气，缓和为正气，迟涩者难治，数滑者易疗。洋洋千余言，颇费周章。其苦心孤诣，未可厚非。然犹未知气之从何发生，仍本前人遗意，以针入穴，坐待其气至为大缺憾耳。书曰"气之至也，如鱼吞钩饵之状"。又曰"气至则针下沉紧"。此盖明明针下刺着神经，神经起反射性之痉挛收缩，因是觉针下沉紧。当神经起痉挛之反射，乃有吸引之状，故有如鱼吞钩饵之象，病者亦觉针下酸重。此即针下得气之原理也。当刺下即觉酸重，即谓之数，足见神经尚活泼，故病易疗。若久久而得酸重，即谓之迟，神经已麻痹，反射性弱，故病难治。某部神经原因太兴奋而成病，再刺激之，反射性更强，故观针下沉紧，前人乃名之曰邪气。邪气者，病态也。若针无病之神经，则反射性活泼而缓和，乃和平之态，前人则美名之曰正气。内部筋肉受营养足则针着而觉滑利，若缺乏营养而干枯，刺着乃如涩象。营养足与否，固可判治疗之难易。此理极浅而易明，何用盈篇累牍眩人之耳目之文哉？

（七）前人针刺，每有尻神禁忌，每日每时不能刺某穴。然其下则注，如遇急症则不忌。可见矛盾之极。盖前人笃信谶纬之说，无往而不支离牵涉也。本编废除之不载。

（八）杨继洲氏用针十八法，名称陋俗。既无说理，叙述手法亦不明，更不注明每种手法宜于何种病症。徒巧立名目，矜奇炫异。使初学者目乱心移耳。虽有小效，实不足取法。本编特删而去之。

（九）前人对于捻针手法，分阳日阴日、午前午后、男左女右之说，极为荒谬。夫男女生理上除生殖器微有不同外，余皆相同。时日除阴晴寒暑，及骤时起剧烈变化外，其气压无甚差异。何必分阴日阳日、午前午后、男左女右而异其法也？徒惑人心而已，本编亦废除之。

（十）前人于用针补泻手法，著书立说，各述其详，颇不一致，且理论超过实施。每使学者目眩心惑，无所适从。愚本临证经验所得，于补泻手法意义，简略说明之。不涉浮泛之理论，便于学者之实施。

（十一）前人用灸，必使之有灸疮，谓病无灸疮不愈。闻浙省尚有行之者。炮烙惨酷，徒使人多受痛苦。盖病有灸疮，表示艾火之力已足。实则灸之目的，在使内部得温煦，神经缓和，血液畅行而已。吾人不必顺从古人之说，宜加以改善。减轻炮烙之苦，其法维何？即以艾绒中加入乳、麝、丁、桂、香窜温热之品，助艾火直入内部，发展其伟力。自然可减少壮数，免其痛苦。

（十二）前人有"针则不灸，灸则不针"之说，亦前人技术之不精，所制之针甚粗，灸又固执必须有灸疮乃已。灸而再针，势必使皮外之败坏组织及污物带入内部，而发生红肿溃烂之危。或针而再灸，因针粗劣，留有针孔。若灸之，或有污物染入，亦足发生危险，故有上述之禁忌。今之针灸即改善，尽堪针灸并施也。

（十三）本书为提倡针灸学术普遍起见，文字求其浅显，不尚空言理论，切实指示经穴治疗。于每穴之下，摘录前人之治效；于每病之下，穴之应针应灸者，特别注明。知医者，临症上多一助治；不知医者，可检症之同者依法自治之。手续简便，稳妥无弊，诚治疗界之简易无险疗法也。

（十四）十二奇经八脉，就研究观察所得，其为血管、淋巴管、神经等所构成。前人之说，实不成立，宜校正其误。惟为便于记忆计，提纲挈领，当有系统，易于遵循，故仍以旧说为假定之系统，暂不易名更改，盖为初学便利计也。

（十五）本书初版，以时间仓卒①，校对草率，鲁鱼亥豕，随页都有，深为遗憾。今再版增订，悉皆校正，复倩南通学友孙君晏如，重加改订。上篇由编者增入杂论数则，于针灸学理，微启其范。第二章治疗各论篇，由孙君晏如于每条之下，增加古今验案，以资引证。盖便利读者参考之微意，亦示针灸治疗效果之伟大云尔。

民国二十二年岁癸酉春二月淡安重订于锡社

---

① 卒：通"猝"。

骨骼圖

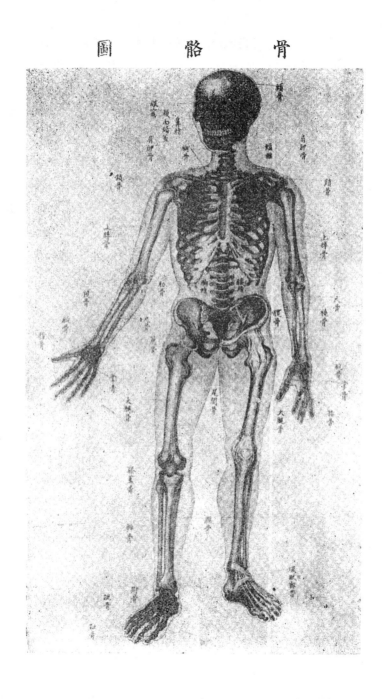

血 管 圖

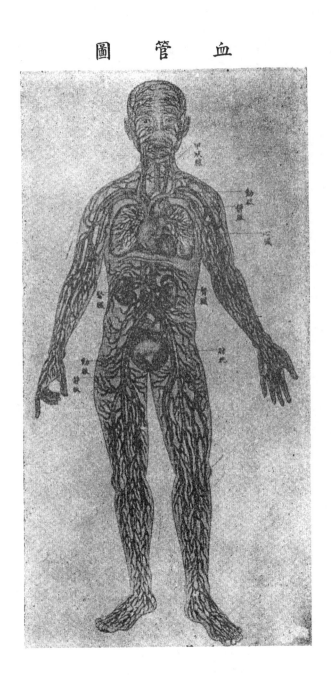

筋肉圖

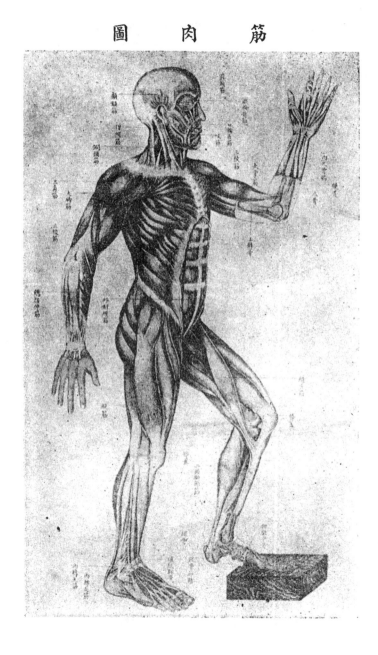

神 經 圖

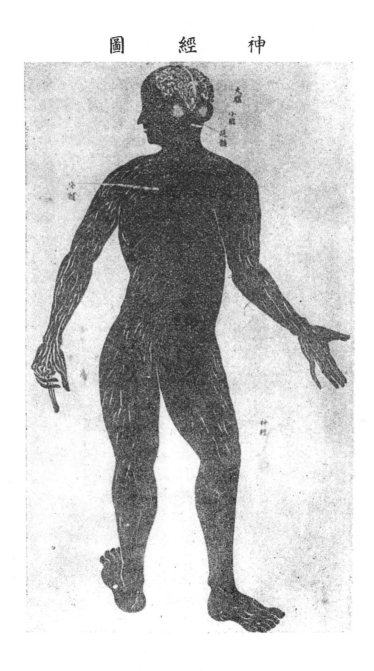

第一编 总 论

一、针灸术之沿革

古代治病,始为祝由,继乃砭石导引,而汤药在于砭石之后。砭石迄已失传,今之针灸术,殆即砭石之遗意。《内经》(《素问》《灵枢》),中医界奉为医科圣经、必读之书,而《灵枢》九卷,特详脏腑经俞,针家尊为"针经",故亦有《针经》《九卷》之名,而《素问》"刺热""刺疟"诸篇,实开针灸治疗之源。越人扁鹊,刺维会,起虢太子之尸厥,可谓针家之鼻祖。自后载诸史乘,代有传人。汉之华佗、郭玉,其最著者也。他如魏之崔氏彧、李氏潭元,皆以针名。至晋有皇甫谧著《甲乙针经》,齐有徐文伯、马嗣香,为针灸之著者;隋之北山黄公,唐之名臣狄公仁杰,皆精于针灸。而孙氏思邈、王超、王焘、甄权诸贤,更复著作等身。及至宋代,仁宗诏王惟德考次针灸,铸为铜人,于是经穴始有标准可循,针灸一科,研者遂多,丘经历、王纂、许希、王尧明等,皆名闻朝野,而王氏执中,复著有《针灸资生经》七卷,刘氏元宾,著有《洞天针灸经》行世,至金元而仍不稍衰,太师窦汉卿,宦而精针术,著有《标幽赋》;张氏洁古,医学著作尤多,亦精针灸;滑寿伯仁,得东平高洞阳之传,名噪遐迩,著作尤多;元臣忽必烈,著作《金兰循经》;王镜泽得窦氏之传,重注《标幽赋》,传其子国瑞,国瑞传廷玉,廷玉传宗泽,世克其业。降之明季,有过龙之《针灸要览》,吴嘉言之《针灸原枢》,汪机之《针灸问对》,姚亮之《针灸图经》,陈会之《神应针经》,高武之《针灸节要》与《聚英》,

杨继洲之《大成》，长篇巨著，各有发明，而黄良佑、陈光远、李成章等，专以针鸣世。元明两季，为中国针灸学最盛时代。清季之世，欧风东渐，此学遂衰，叶、徐、王、陈诸大医家，虽都熟谙经穴，特偏重汤药治疗，针灸一科，遂不为世所重，甚有一般医家，以经穴难明、手术不谙，谰言①针能泄气，或宜于藜藿壮体，遂使人皆畏避。且也穷乡僻壤、挑夫走卒，每得前贤一得之传，针刺痧疫，屡收捷效。士君子但以其学都贱役，遂不屑研究之。我中国特独之绝学、起痼治疴之神术，坐是而不彰。而东西各国，近年来视针灸为特独之器械疗法、唯一之物理疗法，竟有设专科研究之。嗟乎，发明针灸术之我国，竟敝屣视之，乌乎可！方今提倡保存国粹之时，能不起而研究振兴之哉！

二、针灸在治疗上之价值

二十世纪中国之医疗家，大别分为中、西二派。中医侧重汤液治疗，历千载如一日，无其他之改进；西医则由药物内服疗法，进而行注射治疗，近今又趋重于紫光电、太阳灯等之电气与物理疗法。彼医疗锐进，尚感治疗之穷，未能应付万病。而功效万能之中国针灸学术，中医界明知其有伟大功能而不与提倡，中国之西医界追逐欧美医之后，步趋未遑，固无暇顾及祖国之精粹。大好学术湮没不彰，良深可惜。今摘述针灸在治疗上之功能，以见其价值之一斑。

伤寒　西医名为肠窒扶斯，至今尚未发明特效疗法。中医则自诩善治伤寒，每引以自傲者，仲景《伤寒论》一书，为治外感六淫之专书，医者奉为金科玉律之圣经，为汤剂之圭臬。然书中有当刺期门，与先刺风池、风府等之明文，足见针刺能助汤药之不及，仲景亦曾言之矣。昔许叔微治妇人伤寒热入血室，如结胸状，谵语者，

---

① 谰言：妄言。

处以小柴胡汤,不应,而叹曰:"若有能针刺者,病当愈。"观此针灸之于伤寒,其重要为何如?治伤寒不外汗、吐、下、和四法,针灸无不能之,其功效之迅捷远非药石所能及。往往一针甫下,沉疴立起,呈不可思议之奇迹。有令人惊叹不止焉。

中风　西医谓为脑充血,中医则为厥阳暴逆,或肝阳上升,俱认为险恶之症。西医除安静其神经外无治疗方法。中医虽有镇逆、熄风、填窍诸治法,效果盖亦迟缓,若施以针灸,往往得获神效。百会一穴,实为治中风之捷径,一针甫下,其疾若失者有之。

肺痨　中医名曰传尸,西医名曰肺结核,亦为医界束手之坏症。苟初起有善灸者于膏肓、肺俞、鬼眼、三里等穴频施之,较之汤药、注射、人工气胸术之效多多焉。

痹痛　一切五痹疼痛,施以汤药,功效迟缓,西医注射、电疗,功力稍佳,总不如针刺之有捷效,故民间患是症者,仍多就针医受治之。

外疡　外疡之险恶者莫如疔,灵台、合谷等穴能平之。外疡之难愈者莫如痔漏,局部灸法能愈之,远非药物与其他手术能及其万一也。

霍乱　霍乱,急症也,亦危症也,善针者竟能十全,固无须乎盐水之注射,与樟脑针之强心,故针灸之于霍乱,中国民众殆无不知之。

其他如迎香出血之治目疾,少商之治喉症,合谷之治齿痛,大椎之治疟疾,三里疗脚气,中脘疗胃病,期门治胸胁痛,阴交、至阴治难产,皆应手奏效,捷于桴鼓者。若秦越人刺维会,起虢太子之尸厥;徐文伯刺合谷、阴交,下妇人之胞胎;狄仁杰刺脑空而坠鼻瘤;甄权刺臂臑祛臂痛。史册所载,医家传为美谈。至若散见于历代各大名医之治案者,更不胜举矣。

针灸之治效,已略如上述,则其在医疗上之价值,远胜于汤药无疑,亦更非紫光电、太阳灯之迂缓治疗所能企及,毋怪东西各国,有设专科而研究之也。

三、针刺治效之研究

药物治疗,某药只适应某病,而不能统治百病,中西皆同,而一针一艾之微,竟有可疗治百病者,甚至效如桴鼓,其学理之安在,至今日尚未有正确之发明。前贤有言:经脉者,所以能决死生,处百病,调虚实。所谓经脉者,指人身之十二经脉,与任督诸脉,谓人身之气血,俱循此经脉以流行。《内经》有云:"营气之道,纳谷为宝,谷入于胃,乃传之肺,流溢于中,布散于外,精专者,行于经隧,常营无已,终而复始,是为天地之纪。"故气从太阴,出注手阳明,上行注足阳明,下行至跗上,注大指间,与太阴合;上行抵髀,从髀注心中,循手少阴出腋,下臂,注小指,合手太阳。上行乘腋出颐内,注目内眦,上巅下项,合足太阳,循脊下尻;下行注小指之端,循足心,注足少阴,上行注肾,从肾注心,外散于胸中。循心之脉,出腋下臂,出两筋之间,入掌中,出中指之端,还注小指次指之端,合手少阳;上行注膻中,散于三焦,从三焦注胆,出胁注足少阳,下行之跗上,复从跗注大指间,合足厥阴。上行至肝,从肝上注肺,上循喉咙,入颃颡之窍。其支别者,上额循巅,下项中,循脊入骶,是督脉也。络阴器,上过毛中,入脐中,上循腹里,入缺盆,下注肺中,复出太阴,此营气之所行也,逆顺之常也。又曰:卫气之行,一日一夜,五十周于身,昼日行于阳二十五周,夜行于阴二十五周(中略),故五十度而复大会于手太阴矣。其谓人身之病也,手太阴肺脉是动则病肺胀满,膨膨而喘咳,缺盆中痛,甚则交两手而瞀,咳,上气喘渴烦心,胸满,臑臂内前廉痛,厥掌中热。气盛有余则肩背痛,风寒汗出中风,小便数而欠,气虚则肩背痛、寒,少气不足以息,溺色变。手阳明大肠脉是动则病齿痛、颈肿、目黄、鼽衄、喉痹、肩前臑痛、大指次指痛不用。气有余则当脉所过者热肿，虚则寒栗不复。足阳明胃脉，是动则病洒洒振寒、善呻、数欠、颜黑。病至则恶人与火，闻木声，则惕然而惊心欲动，独闭户塞牖而处，甚则欲上高而歌，弃衣而走，贲响腹胀，狂疟温淫，汗出，衄䘐，口渴唇胗，颈肿喉痹，大腹水肿，膝膑肿痛，循膺、乳、气街、股、伏兔、骭外廉、足跗上皆痛，中指不用。气盛，则身以前皆热，其有余则消谷善饥，溺色黄。气不足，则身以前皆寒栗，胃中寒则胀满。足太阴脾脉，是动则病舌本强，食则呕，胃脘痛，腹胀，善噫，身体重，舌本痛，体不能动摇，食不下，烦心，心下急痛，瘕泄，水闭，黄疸，不能卧，强立，股膝内肿，厥，足大指不用。手少阴心脉，是动则病咽干，心痛，渴而欲饮，目黄胁痛，臑臂内后廉痛，厥，掌中热痛。手太阳小肠脉，是动则病嗌痛，颔肿不可以顾，肩似拔，臑似折，耳聋，目黄，颊肿，颈、颔、颌、肩、臑、肘、臂外后廉痛。足太阳膀胱脉，是动则病冲头痛，目似脱，项似拔，脊痛，腰似折，髀不可以曲，腘如结，腨①如裂，痔、疟、狂癫疾，头颅项痛，目黄泪出，衄䘐、项背、腰、尻、腘、腨、脚皆痛，小指不用。足少阴肾脉，是动则病饥不欲食，面如漆柴，咳吐则有血，喝喝而喘，坐而欲起，目䀮䀮如无所见，心如悬若饥状，气不足，则善恐，心惕惕如人将捕之。口热，舌干，咽肿，上气，嗌干及痛，烦心，心痛，黄疸，肠澼，脊股内后廉痛，痿，厥，嗜卧，足下热而痛。手厥阴心包络脉，是动则病手心热，臂肘挛急，腋肿，胸胁支满，心中憺憺大动，面赤目黄，喜笑不休，烦心，心痛，掌中热。手少阳三焦脉，是动则病耳聋，浑浑焞焞，嗌肿，喉痹，汗出，目锐眦痛，颊肿，耳后、肩、臑、肘臂外皆痛，小指、次指不用。足少阳胆脉，是动则病口苦，善太息，心胁痛，不能转侧，甚则面微有尘，体无膏泽，足外反热，头痛，颔痛，目锐眦痛，缺盆中肿痛，胁下肿，马刀侠瘿，汗出，振寒，

---

① 腨：小腿肚子。

疟,胸胁、肋、髀,膝外至胫绝骨,外踝前及诸节皆痛。足厥阴肝脉,是动则病腰痛,不可以俯仰,丈夫㿉疝,妇人少腹肿,嗌干,面尘脱色,胸满呕逆,飧泄,狐疝,遗溺,闭癃。任脉为病,男子内结七疝,女子带下瘕聚;督脉为病,脊强反折。又曰:邪之客于形也,必先舍于皮毛,留而不去,入于孙脉,留而不去,入于络脉,留而不去,入于经络,内连五脏,散于肠胃,阴阳俱盛,五脏乃伤。

综上前贤所述,人身之生活运用,无不系乎十二经气血之流行。凡百疾病,亦无不系乎十二经脉气血太过或不及。即外感六淫之侵袭,亦无不由皮毛而入孙络而脉络而经络也。读"经刺""缪刺""巨刺"诸论,迎随补泻诸法,即可得刺法之大要,而知治十二经脉太过不及发生诸病之总纲矣。观乎此,针刺之有特殊功效者,其即流通十二经脉气血之流行欤。然窃有疑焉,每见残手断足者,其运动虽失自由,而精神气魄依然不变,并不以经脉之残绝,致气血之流行不能衔接而危其生命。且也二十世纪科学昌明,学术锐进,西医擅解剖,绝不得十二经之痕迹,然则前人之十二经络之说已根本动摇,而针之能流通十二经脉气血之说则亦不能成立矣。因是旁考生理解剖新识,谓吾人之意识、举止、运动,无不系乎神经之作用,其总枢悉统于脑。考脑分大小二枚,大脑主意识作用,小脑司运动总键。脑有神经十二对,举凡声色香味触法,无不系乎十二对脑神经之作用,苟损其一,则五官之官能即受应响。脑之下为延髓,内脏官能之神经系焉,如肺之呼吸,心之输血,肝之制胆汁,肾之主分泌,脾之主造白血球,肠胃之蠕动,汗分泌,血流行,二便排泄,在在属于内脏神经之官能作用也。延髓之下为脊髓,有脊椎神经三十一对,人身筋肉之触觉,四肢之活动系焉。于是知我中医认为人身之生活运用系于十二经之气血运用者,即西医所谓神经也。而针刺效用之理,或可得而知矣。神经密布周身,有似电网,四通八达,无不相连,苟一经偶受阻滞,病态立即发生。针刺者,即所以刺激神经,兴奋神经,促进或减缓血液之运行,亢进或制止内脏之分泌与蠕动,及排除神经之障碍,而恢复其常态也。故一针之微,万百疾病皆得而治焉。同道孙君晏如曾告我曰,昔者某西医博士,谓人身有电,针为金制,传电最易,针丝与肌肉摩擦,即发生轻微之电流,疏通神经,复其常度,病态于是乎消矣。是说也,则针刺效用之理,更进一解矣。

四、艾灸治效之研究

针之治效,为刺激神经,兴奋神经,排除障碍,具三种功能,已如上述矣。艾灸治效之理,亦当一伸其说焉。稽夫艾之功用,药物考谓其性温热,味苦无毒,宣理气血,利阴气,温中逐冷,除湮开郁,生肌,安胎,暖子宫,杀蛔虫,灸百病,能通十二经血气,能回垂绝之元阳。然则艾灸之功用,前贤已明示矣。今就其上列之功用,以新学理方式解释之。其性温热,有鼓舞神经之功能;宣理气血,即促进血液之循环;利阴气,温中逐冷,暖子宫,有补助体温之伟效;除湮开郁,乃增加白血球杀灭细菌,及促进淋巴发挥新陈代谢之功用;生肌安胎,为增进荣养之机能;灸百病,通十二经气血,回垂绝之元阳,无一非活动人身诸关节及促进各组织之细胞生活力也。日本原田次郎研究灸之功用,曾发表实验报告曰:灸之主要作用为一种温热性与化学性之刺激,有亢进细胞之生活力,调节各种之内分泌,诱导生理起紧张作用或反射作用,使血压上升,白血球倍增,荣养旺盛。原之勉大郎研究灸之结果曰:能使赤白血球繁殖而增加,赤血球沉降速度增进,血液凝固性流通,局部血管充血恢复疲劳。由此以观,其功用是不亚于针刺,夫以古今医家于针灸成效之辨别,针利于急性病,灸则宜于慢性症,针效速而灸功缓,各有其长,苟善用之,则相得益彰矣。

五、奇经八脉之研究

奇经八脉者,任脉、督脉、冲脉、带脉、阳跷、阴跷、阳维、阴维,别于十二经正经之外者也。然任行身之前,督行身之背,此二经外,冲隶阳明,带隶少阳,阴阳跷维,亦隶于十二经中,仍不能越于十二经之外。《内经》"本藏论"曰:"经脉者,所以行血气,而行阴阳。"又曰:经脉者,血气之道路也。由是以观,经为神经,脉为血管,二者交相附丽,各尽其造化运行之妙。盖血之行也,由于心脏之鼓动,心鼓动之发生点,则属于心脏神经丛扩张性与收缩性之机能作用,即血管所布之处,亦有此种机能性之神经纤维附绕之,以发挥其输血之作用。《内经》所谓气主输之者是也。神经系统之营养,则全恃血行之活泼,《内经》所谓血主濡之①者是也。然则十二经者,固不但属神经,亦包括一部分之血管于内也。督脉云者,《内经》谓起于下极,贯脊而络脑,统主一身之阳气。考生理解剖,脊髓神经上连于脑,下达尾闾,发出神经三十一对,通达周身四肢,吾人周身之知觉与运动,俱本于此。阳气者,指人身意识、筋肉机关之活动力也。阳气旺者,即活动力强,强则神充体健;弱即活动力弱,弱者意志萎靡也。《内经》之所谓督脉统一身之阳者,与脊髓神经系统人身知觉,与运动之神经适相符合,则其为脊髓神经也无疑矣。任脉起于中极之下,循少腹直上,而至咽喉之上。《内经》谓,任主血,起于胞中,为血之海。其为病也,男子内结七疝,女子带下瘕聚。今就生理上观察之,心脏为血行器,动静二大脉管俱联于此。静脉名回血管,血液之新鲜者,由动脉输出,复由静脉而回入。静脉有上大静脉与下大静脉,俱在人身之正中线,汇集人身之静脉血,而输入于心脏。万流同归,不啻为血之海。又有名淋巴管者,

---

① 血主濡之:见《难经·二十二难》。原作"气主煦之,血主濡之。"本节经文宜参《难经》。

为养生要素之一(淋巴液)而联介于静脉之重要管囊也,其系统则附属于血管。沿上下大静脉而行者,有左右总淋巴干,在腹腔者为肠淋巴干,在胸腔者为气管纵膈淋巴干、颈淋巴干等。其名称固不止是,但其统系之淋巴管、淋巴腺,因淋巴液壅滞而发生淋巴管腺肿胀、结核疝瘕等病,与任病疝瘕相符合。是则《内经》之所谓任脉,为大静脉与淋巴干也无疑矣。冲脉云者,《内经》谓冲脉血海,又谓冲脉者,起于气街,并少阴之经,挟脐上行,至胸中而散。是则冲脉者,亦为下大静脉也。带脉起于季胁之下,当十四腰椎之间。《内经》谓如束带,回绕一周,约束诸经。就生理言,此处为腰动脉,与腰淋巴干,是则带脉当为动脉与淋巴干矣。阳跷、阴跷、阳维、阴维,就《内经》所载而观之,俱附丽于十二经之中。阳跷为病,阴缓而阳急;阴跷为病,阳缓而阴急;阳维为病,腰溶溶不能自收持;阴维为病,苦心痛。是皆属于神经性之病态,则阴阳跷维,其为一部分之神经也无疑义矣。奇经八脉之观察如上述,今再重复而归纳之。经脉者,包括人身之神经、血管、淋巴管三种重要器官也。苟许此说为未误。若再一步分析而研究之,我四千年久守不变之十二经络之学理,不难立得其真义而破其谜矣。

第二编　经穴之考正

一、人身度量标准

经穴度量尺寸,与各种制尺裁尺不同,普通以患者中指弯曲,取其第一节与其第二节之横纹尖,与第二节、第三节之横纹尖,两尖相去为一寸计算之,作量四肢之标准。头部以前发际至后发际作为一尺二寸计算之;前发际不明者,以眉心上行至后发际作为一尺五寸;后发际不明者,取大椎骨上行至前发际作为一尺五寸;前后不明者,以大椎直上行至眉心作为一尺八寸计算。此量头部直行尺寸之标准。头部横寸,以眼之内眦角至外眦角做一寸为标准。胸腹部之量法,以两乳相去作八寸计算,为胸腹横寸之标准;鸠尾尖(胸剑骨)至脐心作八寸计算之,如无鸠尾尖,以胸歧骨量至脐心作九寸计算之,为胸腹直行寸之标准。背部以大椎至尾骶骨作三尺计算之,为背部分寸之标准。

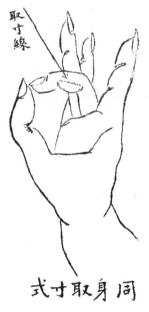

同身取寸式

二、人身骨度(附图)

头部

头发以下至背骨长二寸半(自后发际以至大椎项骨三节处也)。

按：头部折法，以前发际至后发际，折为一尺二寸，如发际不明，则取眉心直上后至大椎骨折作一尺八寸，此为直寸。横寸法以眼内角至外角，折为一寸。头部横、直寸法并依此。

胸腹部

结喉以下至缺盆中长四寸(此以巨骨上陷中而言，即天突穴处)。

缺盆以下髑骭之中长九寸(髑骭之中即鸠尾尖)。

胸围四尺五寸

两乳之间广九寸半(当折作八寸)。

髑骭中下至天枢长八寸(指平脐而言)。

天枢以下至横骨长六寸半。

横骨横长六寸(毛际之骨曰横骨)。

按：此古数也，以今用上下穴法参校，多有未合，宜从胸腹折法为当。胸腹折法，直寸以中行为之，自缺盆中天突穴起至歧骨际上中庭穴止，折做八寸四分；自髑骭上歧骨际下至脐心，折作八寸；脐心至毛际曲骨穴，折作五寸。横寸以两乳相去折作八寸。胸腹横、直寸法依此。

背部

脊骨以下至尾骶二十一节长三尺。

腰围四尺二寸。

按：背部折法，自大椎至尾骶通折三尺。上七节各长一寸四分一厘，共九寸八分七厘；中七节各一寸六分一厘，共一尺一寸二分七厘；第十四节与脐平，下七节各一寸二分六厘，共八寸八分二厘。共二尺九寸九分六厘。不足四厘者，有零未尽也，直寸依此。横寸用中指同身寸法。

侧部

自柱骨下行腋中不见者长四寸（柱骨，头颈项根骨也）。

腋以下至季胁长一尺二寸（季胁，小肋也）。

季胁以下至髀枢长六寸（大腿曰股，股上曰髀。楗骨之下，大腿之上，两骨合缝之所，曰髀枢，当足少阳环跳穴处也）。

髀枢下至膝中长一尺九寸。

横骨上廉以下至内辅之上廉长一尺八寸（骨际曰廉。膝旁之骨，突出者曰辅骨，内曰内辅，外曰外辅）。

内辅之上廉以下至下廉长三寸半。

内辅下廉下至内踝长一尺二寸。

内踝以下至地长三寸。

四肢部

肩至肘长一尺七寸。

肘至腕长一尺二寸半。

腕至中指本节长四寸（臂掌之交曰腕，指之后节曰本节）。

本节至末长四寸半。

膝以下至外踝长一尺六寸。

膝腘以下至跗属长一尺二寸（腘，腿湾也。跗，足面也。膝在前，腘在后。跗属者，凡两踝前后胫掌所交之处，皆为跗之属也）。

跗属以下至地长三寸。

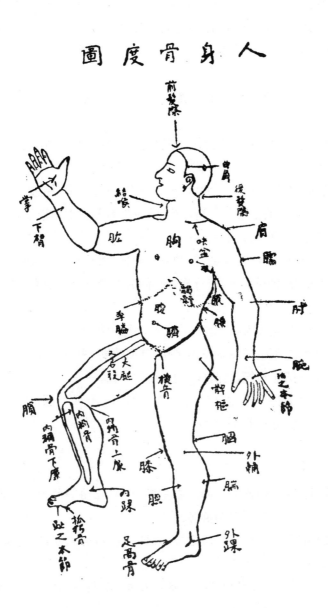

按：骨度，《灵枢经·骨度篇》文所论之长短，皆古数也。然骨之大者太过，小者不及，此亦但言其则耳。至于周身手足折量之法，当用前中指同身寸法为是。

三、手太阴肺经　凡十一穴，共二十二穴（附铜版图）

中府

【解剖】在第一肋骨之下，外层为大胸筋，内层为小胸筋，有前胸神经、中膊皮下神经，有腋窝动脉与静脉。

【部位】在云门下一寸六分，与任脉华盖穴平，相去六寸。又按：乳头往上数至第三肋间，有动脉应手者是。普通取法，由乳头直上三寸，外开一寸，肋骨罅间。

【主治】伤寒，肺急胸满，喘逆，善噫，食不下，肺胆寒热，咳嗽上气不得卧，肺风面肿，肩背痛，流稀涕，喉痹，少气，肩息，汗出，瘿瘤，尸注。

【摘要】此穴为肺之募（注十二），手足太阴之会也，主泻胸中之热及身体之烦热。《百症赋》：胸满更加噎塞，中府意舍所行。《千金》：上气咳逆短气，气满食不下，灸五十壮。

【手术】仰卧取之。针三分至五分深，不可太深，留五呼（注一）。灸五壮至五十壮（注二）。

云门

【解剖】在锁骨下窝部之后上端，内有三角筋及锁骨下神经、前胸神经，胸肩峰动脉与静脉。

【部位】在巨骨（锁骨）之下，离任脉璇玑旁六寸，中府微斜上一寸六分余，气户旁二寸。

【主治】伤寒，喉痹，咳逆，喘不得息，四肢热不已，胸胁烦满，肩痛不举，胸胁彻背痛。

【摘要】此穴主泻四肢之热。《千金》：治病瘿上气胸满，灸百壮。

【手术】本穴以手举平，坐而取之。针三分至四分深，太深令人气短促。灸五壮。

天府

【解剖】在腋下上膊部，有二头膊筋，腋窝动脉、静脉及正中神经，其深处即上膊骨之上部。

【部位】在腋下三寸，动脉中，直对尺泽穴，相距七寸。

【主治】暴痹，中风中恶，口鼻衄血，寒热痎疟，目眩，善忘，喘息不得卧，瘿气。

【摘要】《百症赋》：天府、合谷，鼻中衄血宜追。《千金》：治身重嗜卧不自觉，灸百十壮，针三分补之。《素问·至真要大论》：天府绝，死不治。绝者，腋窝动脉不搏动也。

【手术】以手举平，用鼻尖涂墨，俯首点到处取之。针三分。禁灸。

侠白

【解剖】此处有三头膊筋，上膊动脉、头静脉，内膊皮下神经、桡骨神经支。

【部位】在天府下二寸，动脉中，尺泽上五寸。

【主治】心痛，短气，呕逆，烦满。

【摘要】与内关合针，能开胸满。

【手术】针三分至五分深，举臂行之。留三呼。灸五壮。

尺泽

【解剖】为前膊与上膊之关节部，适当二头膊筋腱(韧带)部之外面。

【部位】在肘中约纹之中心,筋骨罅中。

【主治】汗出中风,寒热痎疟,喉痹鼓颔,呕吐上气,心烦身痛,口干喘满,咳嗽,唾浊,心痛气短,肺胀,息贲,心疼,腹痛,风痹肘挛,四肢肿痛不举,溺数遗矢①,面白善嚏,悲愁不乐。

【摘要】此穴为手太阴之脉所入,为合水(注三)。《千金》:治邪病四肢重痛诸杂候,尺泽主之。《席弘赋》:五般肘痛寻尺泽。《杂病穴法歌》:吐血尺泽功无比。《玉龙歌》:筋急不开手难伸,尺泽从来要认真。又:两肘拘挛筋骨连,艰难动作欠安然,只将曲池针泻动,尺泽见行是圣传。

【手术】以手平举取之。针三分。不宜灸。

孔最

【解剖】有长回后筋、膊桡骨筋及桡骨动脉与静脉支,有外膊皮下神经、桡骨神经之皮下支。

【部位】在尺泽下三寸,腕侧横纹上七寸。

【主治】伤寒发热汗不出,咳逆,肘臂痛,屈伸难,吐血失音,头疼咽痛。

【摘要】此穴为手太阴之郄(注四)。热病汗不出,灸三壮即汗出。

【手术】侧取之。针三分。灸五壮。

列缺

【解剖】此处为桡骨近关节处之上侧,有桡骨动脉支,外膊皮下神经、桡骨神经之皮下支。

---

① 矢:同"屎"。

【部位】去腕侧一寸五分。

【主治】偏风口眼㖞斜,手肘痛无力,半身不遂,口噤不开,疟疾寒热,烦躁,咳嗽,喉痹,呕沫,纵唇,健忘,惊痫,善笑,妄言妄见,面目四肢疼肿,小便热痛,实则肩背暴肿汗出,虚则肩背寒栗,少气不足以息。

【摘要】此穴为手太阴之络(注五),别走阳明之络。《千金》:治男子阴中疼痛、尿血精出,灸五十壮。《玉龙歌》:寒痰咳嗽更兼风,列缺二穴最堪攻。先把太渊一穴泻,多加艾火即收功。《席弘赋》:气刺两乳求太渊,未应之时泻列缺。又:头痛及偏正,重泻太渊无不应。《四总穴》:头项寻列缺。《马丹阳十二诀》:善疗偏头患,遍身风痹麻,痰涎频壅上,口噤不开牙。

【手术】以两手之大食二指之虎口交叉,食指尽处筋骨罅中。针二分,留三呼。灸三壮。

经渠

【解剖】有长外转托筋、桡骨神经之皮下支、桡骨动脉。

【部位】在腕后五分,寸口脉上。

【主治】伤寒热病汗不出,心痛呕吐,疟疾寒热,胸背拘急,胸满胀,喉痹,咳逆上气,掌中热。

【摘要】此穴为手太阴脉之所行,为经金(注六)。《百症赋》:热病汗不出,大都更接于经渠。

【手术】针二分至三分,留三呼。禁灸,灸则伤神明(注七)。

太渊

【解剖】有外转托筋、桡骨动脉支、桡骨神经之皮下支。

【部位】在寸口前横纹上,紧接经渠。

【主治】乍寒乍热,烦躁狂言,胸痹气逆,肺胀喘息,呕哕,噫气,咳嗽咳血,咽干心痛,目痛生翳赤筋,口㖞,缺盆痛,肩背痛引臂,溺色变,遗矢,烦闷不得眠。

【摘要】此穴为手太阴脉之所注,为俞土(注八)。《席弘赋》:气刺两乳求太渊,未应之时泻列缺。又:列缺头痛及偏正,重泻太渊无不应。又:五般肘痛寻尺泽,太渊针后却收功。《玉龙歌》:寒痰咳嗽更兼风,列缺二穴最堪攻,此时太渊一穴泻,多加艾火即收功。《神农经》:治牙疼及手腕无力疼痛,可灸七壮。

【手术】在腕骨上陷中,掐之甚酸楚。针二分,留二呼。灸三壮。

鱼际

【解剖】有拇指对向筋、短屈拇筋,有桡骨动脉之背支动脉及桡骨神经支。

【部位】在大指本节后内侧白肉际散纹中。

【主治】酒病身恶风,寒热,舌上黄,头痛咳哕,伤寒汗不出,痹走胸背痛,不得息,目眩烦心,少气寒栗,喉燥咽干,咳引尻痛,吐血,心痹悲恐,腹痛食不下,乳痈。

【摘要】此穴为手太阴脉之所流,为荥火(注九)。《席弘赋》:转筋目眩针鱼际,承山昆仑立便消。《百症赋》:喉痛兮,液门鱼际去疗。一传:汗不出者,针太渊、经渠、通里,便得淋漓,更兼二间、三里,便得汗至遍身。《千金》:齿痛不能饮食,左患灸右,右患灸左。

【手术】针二分至四分深,留三呼。灸五壮。

少商

【解剖】此处为长屈拇筋与拇指内转筋,分布桡骨神经支。

【部位】在拇指内侧之第一节,去爪甲角如韭叶(约二三分)。

【主治】颔肿,喉痹,乳蛾,咽肿,喉闭,咳逆,痎疟,烦心,呕吐,腹胀,肠鸣,寒栗,鼓颔,手挛指痛,掌中热,口干引饮,食不下。

【摘要】此穴为手太阴脉之所出,为井木(注十)。微刺出血,能泄诸脏之热。《乾坤生意》:此为十井穴之一,凡初中风卒暴昏沉,痰涎壅盛,不省人事,牙关紧闭,药水不下,急以三棱针刺此穴与诸井穴,使气血流行,乃起死回生急救之妙穴。《百症赋》:少商、曲泽,血虚口渴同施。《太乙歌》:男子痃癖取少商。《天星秘诀》:指痛挛急少商好。《资生》:咽中肿塞,水粒不下,针之立愈。《肘后歌》:刚柔二痓最乖张,口噤眼合面红妆,热血流入心肺府,须要金针刺少商。《胜玉歌》:颔肿喉闭少商前。《杂病穴法歌》:小儿惊风刺少商,人中涌泉泻莫深。

【手术】针入一分,留三呼,泻热宜以三棱针刺出血。不可灸,然治鬼魅邪祟,有灸之者。

附　手太阴肺经穴歌

手太阴肺十一穴,中府云门天府诀,侠白尺泽孔最存,列缺经渠太渊涉,鱼际少商如韭叶。

手太阴肺经经穴分寸歌

太阴中府三肋间,上行云门寸六许,云在璇玑旁六寸,天府腋三动脉求,侠白肘上五寸主,尺泽肘中约纹是,孔最腕侧七寸拟,列缺腕上一寸半,经渠寸口陷中取,太渊掌后横纹头,鱼际节后散脉里,少商大指内侧端,鼻衄喉痹刺可已。

注一:留五呼者,指针在穴内,留捻五呼吸之时间也。前人无时计,乃以呼吸计算其久暂,以下二呼、三呼、七呼等,意皆同。

注二:壮,前人以艾绒作丸,丸如小麦籽,置于穴上燃之,一丸曰一炷,亦曰一壮。五十壮者,继续燃五十枚之艾丸也,三壮、五壮意同。

注三：合水,《灵枢经》曰：二十七气（注十一）所入为合。《素问》曰："治府者,治其合。"又曰：阳气在合,取合以虚阳邪。前贤注"合"字之意曰,合者如水之会也。所入为合者,言经络之衔接处也,亦此经与彼经相应之处也。所谓水者,乃前人以五行中之水,配经之合穴,无甚意义（在脏经配水,在腑经配土）。以下有简称合水、合土,意皆同。

注四：郄,与"卻"同,闭也,亦还也。言所入之经气,由此而还出。

注五：络,支而横出者为络,十二经各有别络。别络者,由此经分支而与别经相配连属之路也。

注六：经金,血脉之直行者为经。又曰："经者,如水之行也。"《灵枢经》曰：二十七气之所行为经。言经脉之气,由此处通行。《素问》："循上及下,何必守经?"经金者,以五行之金配经也（在脏经配金,腑配火）。以下简称经金、经火同。

注七：神明,《内经》曰："心者,君主之官,神明出焉。"指心机健全,血行有序,则精神充而智慧强,故曰神明。伤神明者,殆伤血也。

注八：俞土,《灵枢经》曰：二十七气之所注为俞。俞者,输也,如水之注也。言经气由此而输注也。俞土者,以五行之土配也（在脏经配土,腑经配木）。以下简称俞土、俞木,意皆同。

注九：荥火,《灵枢经》曰：二十七气之所溜为荥。溜者,流也,如水之流也。言经脉之气,由此处急流而过也。荥火者,以五行之火配之也（在脏经配火,在腑经配水）。以下简称荥火、荥水,意皆同。

注十：井木,《灵枢经》曰：二十七气之所出为井。井者,泉也,水源之所出也。主经脉之气由此起源发出也。井木者,以五行之木配之也（在脏经配木,腑经配金）。以下简称井木、井金,意皆同。

注十一：二十七气,《内经》分十二经、十五络（十二经各有络,再加任督二络与脾之大络,合为十五络）,共为经络二十七也。

注十二：募,募者,聚也,言经气之结聚也。凡募穴皆在胸腹。《难经》曰：募在阴而俞在阳。

手太陰肺經穴圖

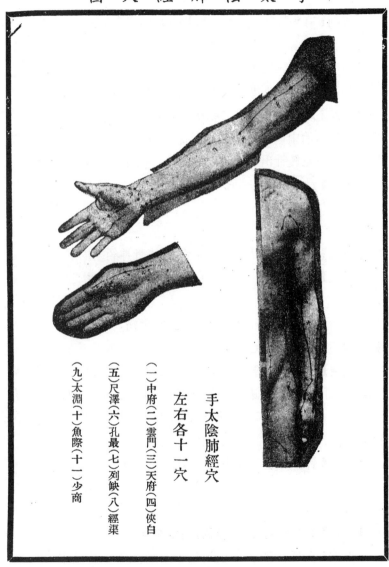

手太陰肺經穴
左右各十一穴

（一）中府（二）雲門（三）天府（四）俠白
（五）尺澤（六）孔最（七）列缺（八）經渠
（九）太淵（十）魚際（十一）少商

四、手阳明大肠经 凡二十穴，共四十穴（附铜版图）

商阳

【解剖】有头静脉、指背动脉，桡骨神经之皮下支。

【部位】食指端内侧，去爪甲角如韭叶（约二三分许）。

【主治】伤寒热病汗不出，耳鸣耳聋，痃疟，胸中气满，喘咳，口干，颐肿齿痛，目盲，恶寒，肩背肢臂痛肿，急引缺盆中痛。

【摘要】此穴为手阳明之脉所出，为井金。《乾坤生意》：此为十井穴之一，治中风猝倒，卒暴昏沉，痰盛不省人事，牙关紧闭，药水不下，急以三棱针出血之。《百症赋》：寒疟兮，商阳、太溪验。

【手术】针一分，留一呼。灸三壮。

二间

【解剖】同上，有头静脉、指背动脉，桡骨神经之皮下支。

【部位】在食指第三节之关节前内侧，当食指之旁面近关节处。

【主治】颔肿，喉痹，肩背臑痛，衄衊，齿痛，舌黄，口干，口眼歪斜，饮食不思，振寒，伤寒水结。

【摘要】此穴为手阳明之所流，为荥水。《席弘赋》：牙疼腰痛并咽痹，二间阳溪疾怎逃。《百症赋》：寒栗、恶寒，二间疏通阴郄谙。《天星秘诀》：牙疼头痛兼喉痹，先刺二间后三里。《玉龙歌》：牙疼阵阵苦相煎，穴在二间要得传。

【手术】针二分至三分深，留六呼。灸三壮。

三间

【解剖】有指掌动脉、头静脉，桡骨神经。

【部位】在第二掌骨端之凹陷处，即食指本节后陷中，去二间约一寸。

【主治】鼽衄，热病，喉痹咽塞，气喘多吐，唇焦口干，下齿龋痛，目眦急痛，吐舌戾颈，嗜卧，腹满，肠鸣洞泄，寒热疟，急食不通，伤寒气热，身寒善惊。

【摘要】此穴为手阳明脉之所注，为腧木。《席弘赋》：更有三间肾俞妙，善治肩背浮风劳。《百症赋》：目中漠漠，即寻攒竹三间。《捷径》：治身热气喘、口干目急。

【手术】针三分深，留三呼。灸二壮。

合谷

【解剖】此处为第一手背侧骨间筋，有桡骨动脉、桡骨神经。

【部位】在食指、拇指凹骨间陷中，即第一掌骨与第二掌骨中间之陷凹处。

【主治】伤寒大渴，脉浮在表，发热恶寒，头痛脊强，风疹寒热，痃疟，热病汗不出，偏正头痛，面肿，目翳，唇吻不收，瘖不能言，口噤不开，腰脊引痛，痿躄，小儿乳蛾，一切齿痛。

【摘要】此穴为手阳明脉之所过，为原穴（注十三）。《千金》：产后脉绝不还，针合谷入三分，急补之。《神农经》：鼻衄、目痛不明、牙疼喉痹、疥疮，可灸三壮至七壮。《兰江赋》：伤寒无汗，泻合谷，补复溜，若汗多不止，补合谷，泻复溜。《席弘赋》：手连肩脊痛难忍，合谷太冲随手取。又：曲池两手不如意，合谷下针宜仔细。又：睛明治眼未效时，合谷光明安可缺。又：冷嗽先宜补合谷，又须针泻三阴交。《百症赋》：天府、合谷，鼻中衄血宜追。《天星秘诀》：寒疟面肿及肠鸣，先取合谷后内庭。《四总穴》：面口合谷收。《马丹阳十二诀》：头疼并面肿，疟病热还寒，齿龋及衄血，口噤不开言。《千金》：曲池兼合谷，可彻头疼。《肘后歌》：口噤合眼药不下，合谷一针效甚奇。又：伤寒不汗合谷泻。《胜玉歌》：两手酸重难执物，曲池合谷共肩髃。《杂病穴法歌》：头面耳目口鼻病，曲池合谷为之主。又：赤眼迎香出血奇，临泣太冲合谷侣。又：耳聋临泣与金门，合谷针后听人语。又：鼻塞鼻痔及鼻渊，合谷太冲随手取。又：舌上生苔合谷当。又：牙风面肿颊车神，合谷临泣泻不数。又：手指连肩相引疼，合谷太冲能救苦。又：冷嗽先宜补合谷。又：痢疾合谷三里宜。又：妇人通经泻合谷。

【手术】针三分至五分，留六呼。灸三壮。孕妇禁针。

阳溪

【解剖】穴在舟状骨与桡骨两关节之中，有头静脉、桡骨动脉支，有外膊皮下神经、桡骨神经。

【部位】在手腕横纹之上侧，两筋间陷中，与合谷直。

【主治】热病狂言，喜笑，见鬼，烦心，掌中热，目赤翳烂，厥逆头痛，胸满不得息，寒热疟疾，呕沫喉痹，耳鸣齿痛，惊瘛，肘臂不举，痂疥。

【摘要】此穴为手阳明脉之所行，为经火。《席弘赋》：牙疼腰痛兼喉痹，二间阳溪疾怎逃？《百症赋》：肩髃、阳溪，消阴中之热极。

【手术】针二分，留七呼。灸三壮。

偏历

【解剖】此处为短伸拇筋，头静脉、桡骨动脉支，后下膊皮下神经、桡骨神经。

【部位】在腕后三寸。

【主治】疟疾寒热，癫疾，多言，目视䀮䀮，耳鸣，喉痹，口渴咽干，鼻衄齿痛，汗不出。

【摘要】此穴为手阳明之络，别走太阴。《标幽赋》：利小便，治大人水蛊，针偏历。

【手术】针三分,留七呼。灸三壮。

温溜

【解剖】有长外转拇筋,头静脉、桡骨动脉三分支与后膊之皮下神经。

【部位】去偏历二寸余,去腕五寸余。

【主治】伤寒寒热头痛,喜笑狂言见鬼,哕逆吐沫,噎膈气闭,口舌肿痛喉痹,四肢肿,肠鸣腹痛,肩不得举,肘腕酸痛。

【摘要】此穴为手阳明郄。《百症赋》:伤寒项强,温溜、期门而主之。

【手术】针三分,留三呼。灸三壮。

下廉

【解剖】有长屈拇筋,头动脉、桡骨动脉支,后膊皮下神经、桡骨神经。

【部位】腕后六寸余,微向外斜,去曲池四寸余。

【主治】劳瘵狂言,头风痹痛,飧泄,小腹满,小便血,小肠气,面无颜色,痃癖,腹痛不可忍,食不化,气喘涎出,乳痛。

【摘要】此穴与巨虚、三里、气冲、上廉,主泻胃中之热。

【手术】针三分至五分。灸五壮。

上廉

【解剖】有长屈拇筋,中头静脉、桡骨动脉,外膊皮下神经、桡骨神经。

【部位】下廉上一寸微向外,斜曲池下三寸余。

【主治】脑风头痛,咽痛,喘息,半身不遂,肠鸣,小便涩,大肠气滞,手足不仁。

【摘要】此穴主泻胃中之热,与气冲、三里、巨虚、下廉同。

【手术】针五分至七分深。灸五壮。

三里

【解剖】有长屈拇筋、桡骨动脉、中头静脉,外膊皮下神经、桡骨神经。

【部位】曲池下二寸,按之肉起,锐肉之端。

【主治】中风口癣,手足不遂,五劳虚乏,羸瘦,霍乱,遗矢,失音,齿痛颊肿,瘰疬,手痹不仁,肘挛不伸。

【摘要】《席弘赋》:腰背痛连脐不休,手中三里便须求,下针麻重即须泻。又:手足上下针三里,食癖气块凭此取。《百症赋》:两臂顽麻,少海就傍于三里。《通玄赋》:肩背通治三里宜。《胜玉歌》:臂痛背疼针三里。《杂病穴法歌》:头风目眩项捩强,申脉金门手三里。又:手三里治肩连脐。又:手三里治舌风舞。

【手术】针三分深。灸五壮。

曲池

【解剖】在肘弯合尖处,为长回后筋、内膊筋之间,有桡骨动脉、桡骨神经。

【部位】在肘外辅骨之陷中,屈肘横纹头。

【主治】伤寒振寒,余热不尽,胸中烦满,热渴,目眩耳痛,瘰疬,喉痹不能言,瘈疭癫疾,绕踝风,手臂红肿。

【摘要】肘中痛,偏风,半身不遂,风邪泣出,臂膊痛,筋缓无力,屈伸不便,皮肤干燥,痂疥,妇人经水不行。此穴为手阳明之所入,为合土。《神农经》:治手肘臂膊疼细无力、半身不遂、发热、胸前烦满,灸十四壮。《玉龙歌》:伛补曲池泻人中。《百症赋》:半身不遂,阳陵远达于曲池。又:发热仗少冲、曲池之津。《标幽赋》:

曲池、肩井、甄权针臂痛而复射。《席弘赋》：曲池两手不如意，合谷下针宜仔细。《秦承祖》：主大人小儿遍身风疹痂疥，灸之。《马丹阳十二诀》：善治肘中痛，偏风手不收，挽弓开不得，筋缓莫梳头，喉闭促欲死，发热更无休，遍身风癣癞，针着即时瘥。《千金》：为十三鬼穴之一，名曰鬼臣，治百邪癫狂、鬼魅。《肘后歌》：鹤膝肿劳难移步，尺泽能舒筋骨疼，更有一穴曲池妙。又：腰背若患挛急风，曲池一寸五分攻。《胜玉歌》：两手酸重难执物，曲池合谷共肩髃。《杂病穴法歌》：头面耳目口鼻病，曲池合谷为之主。

【手术】取此穴，以手拱至胸前取之。针五分至一寸深。灸三壮至数十壮。

肘髎

【解剖】在三头膊筋部，有回反桡骨动脉、头静脉，桡骨神经。

【部位】在曲池上稍外斜一寸，大骨外廉陷中。

【主治】肘节风痹，臂痛不举，麻木不仁，嗜卧。

【摘要】手臂痛麻木。

【手术】针三分至五分深。灸三壮。

五里

【解剖】在二头膊筋之旁，桡骨副动脉、头静脉及内膊皮下神经。

【部位】在肘上三寸，行向里大脉中央。

【主治】风劳惊恐，吐血咳嗽，嗜卧，肘臂疼痛难动，胀满气逆，寒热，瘰疬，目视𥇀𥇀，痃疟。

【摘要】《百症赋》：五里、臂臑，生疬疮而能治。

【手术】此穴禁针。灸三壮至十壮。

臂臑

【解剖】此处为三角筋部,头静脉后,有回旋上膊动脉、腋窝神经。

【部位】在臂外侧,去肘七寸,肩髃下三寸。

【主治】臂痛无力,寒热,瘰疬,颈项拘急。

【摘要】《百症赋》:五里、臂臑,生疬疮而能治。《千金》:治瘿气灸随年壮。

【手术】此穴宜以手举平取之。禁不可针,但灸自七壮至百壮。

肩髃

【解剖】有三角筋,回转上膊动脉、头静脉支,锁骨神经支。

【部位】在肩尖下寸许,罅陷中,举臂有空陷。

【主治】中风,偏风,半身不遂,肩臂筋骨酸痛,不能仰头,伤寒作热不已,劳气泄精,憔悴,四肢热,诸瘿气,瘰疬。

【摘要】此穴主泻四肢之热。《千金》:灸瘿气须十七八壮。《玉龙歌》:肩端红肿痛难当,寒湿相争气血狂。若向肩髃明补泻,管君多灸自安康。《天星秘诀》:手臂挛痹取肩髃。《百症赋》:肩髃、阳溪,消阴中之热极。《甄权》:唐臣狄钦患风痹,手不得伸,甄权针此穴立愈。《胜玉歌》:两手酸重难执物,曲池合谷共肩髃。

【手术】灸偏风不遂,自七壮至七七壮,不可过多,多则使臂细。针六分,留六呼。

巨骨

【解剖】有三角筋,肩峰动脉支、腋下静脉支,前胸廓神经。

【部位】在肩髃上,肩胛关节前下陷中。

【主治】惊痫,吐血,胸中有瘀血,臂痛不得屈伸。

【摘要】此穴不宜针。

【手术】灸三壮至七壮。

天鼎

【解剖】有前项之不正筋,分布横肩胛动脉、锁骨上神经。

【部位】离甲状软骨(即喉结)三寸五分,再下一寸,即颈筋下肩井内。

【主治】喉痹咽肿,不得食,暴瘖气哽。

【摘要】《百症赋》:天鼎、间使,失音嗫嚅①而休迟。

【手术】针三分。灸三壮。

扶突

【解剖】为胸锁乳头筋部,有横颈动脉及第三颈椎神经。

【部位】去喉结(甲状软骨)三寸,天鼎上前一寸,人迎后一寸五分。

【主治】咳嗽多唾,上气喘息,喉中如水鸡声,暴瘖气哽。

【手术】仰而取之。针三分。灸三壮。

禾髎

【解剖】为上颚骨犬齿窝部,有下眼窝动脉、深部颜面静脉,下眼窝神经支之分布。

【部位】在人中旁五分,直对鼻孔下。

【主治】尸厥,口不可开,鼻疮息肉,鼻塞衄䶊。

【摘要】《灵光赋》:两鼽鼻䶊针禾髎。《杂病穴法歌》:䶊血上星与禾髎。

---

① 嗫嚅:指想说而又吞吞吐吐不敢说的样子。

【手术】针二分至三分。禁灸。

迎香

【解剖】为颜面方筋，有下眼窝动脉、深部颜面静脉及下眼窝神经。

【部位】在眼下一寸五分，禾髎斜上一寸，鼻洼外五分。

【主治】鼻塞不闻香臭，息肉，多涕有疮，鼽衄喘息不利，偏风喎斜，浮肿，风动面痒，状如虫行。

【摘要】《玉龙歌》：不闻香臭从何治，迎香二穴可堪攻。《席弘赋》：耳聋气闭听会针，迎香穴泻功如神。

【手术】针二分至三分。此穴禁灸。

附 手阳明大肠经穴歌

手阳明穴起商阳，二间三间合谷藏，阳溪偏历温溜长，下廉上廉手三里，曲池肘髎五里近，臂臑肩髃巨骨当，天鼎扶突禾髎接，鼻旁五分号迎香。

手阳明大肠经经穴分寸歌

商阳食指内侧边，二间寻来本节前，三间节后陷中取，合谷虎口歧骨间，阳溪腕上筋间是，偏历交叉中指端（原作"腕后三寸安"），温溜腕后去五寸，池前四寸下廉看，池前三寸上廉中，池前二寸三里逢，曲池屈肘纹头尽，肘髎大骨外廉近，大筋中央寻五里，肘上三寸行向里，臂臑肘上七寸量，肩髃肩端举臂取，巨骨肩尖端上行，天鼎扶下一寸真（原作"喉旁四寸"），扶突人迎后五寸（原作"天突旁五寸"），禾髎水沟旁五分，迎香禾髎上一寸，大肠经穴是分明。

注十三：原，脉之所过为原，原者，如水之源也。《经》曰：泻必针其原。言泻该经之气则针其原穴。考六腑之经有原，五脏之经无原穴，以俞穴作原穴。

手陽明大腸經穴圖

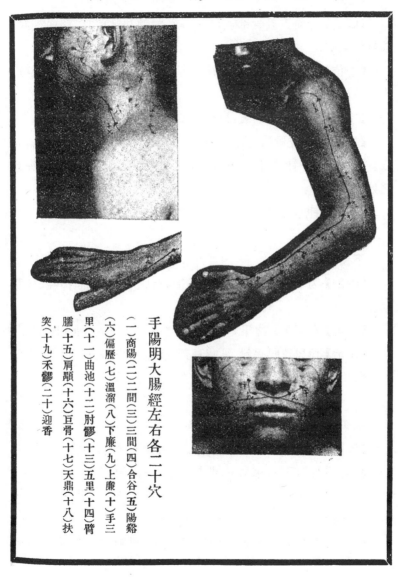

手陽明大腸經左右各二十穴
(一)商陽(二)二間(三)三間(四)合谷(五)陽谿(六)偏歷(七)溫溜(八)下廉(九)上廉(十)手三里(十一)曲池(十二)肘髎(十三)五里(十四)臂臑(十五)肩髃(十六)巨骨(十七)天鼎(十八)扶突(十九)禾髎(二十)迎香

五、足阳明胃经　　凡四十五穴,共九十穴(附铜版图)

头维

【解剖】为前头盖骨部,有前头筋,颞颥动脉前支,颜面神经、前颌颞颥支。

【部位】在额角入发际,去神庭旁四寸五分,本神旁一寸五分,直率谷微高些。

【主治】头风疼痛如破,目痛如脱,泪出不明。

【摘要】《玉龙歌》：眉间疼痛苦难当,攒竹沿皮刺不妨。若是眼昏皆可治,更针头维即安康。《百症赋》：泪出刺临泣、头维之处。

【手术】针三分,沿皮下针。此穴禁灸。

下关

【解剖】为下颚骨之髁①状突起部,有咀嚼筋、颜面神经、外颚动脉。

【部位】在客主人之下,耳前动脉之下,合口有空,张口则闭。

【主治】偏风口眼㖞斜,耳鸣耳聋,痛痒出脓,失欠牙关脱臼。

【手术】针三分,不可久留针。亦不可灸。

颊车

【解剖】为下颚骨部,有咬嚼筋、颜面神经、外颚动脉。

【部位】在耳下一寸左右,曲颊上端近前陷中。

【主治】中风牙关不开,失音不语,口眼歪斜,颊肿牙痛,不可嚼物,颈强不得回顾。

【摘要】凡口眼㖞斜者,㖞则左泻右补,斜则左补右泻。《百症

---

① 髁：原作"颗",据理改。下同。

赋》：颊车、地仓穴，正口㖞于片时。《玉龙歌》：口眼㖞斜最可嗟，地仓妙穴连颊车。《胜玉歌》：泻却人中及颊车，治疗中风口吐沫。《杂病穴法歌》：口禁㖞斜流涎多，地仓颊车仍可举。又：牙风面肿颊车神。

【手术】针三分。灸三壮至七七壮，灶如小麦大。

承泣

【解剖】为上颚骨部，有上唇固有举筋，下侧有半月状骨（颧骨），有下眼窠动脉、下眼窠神经。

【部位】在目下七分，与瞳子相直。

【主治】冷泪出，瞳子痒，远视䀮䀮，昏夜无见，口眼㖞斜。

【摘要】此穴针、灸两忌。

【手术】欲针此穴，可以针四白穴代之。

四白

【解剖】亦为上颚骨部，有下眼窠动脉、下眼窠神经。

【部位】在承泣下三分，去目一寸，直对瞳子。

【主治】头痛目眩，目赤生翳，䀺动流泪，眼眩痒，口眼㖞僻不能言。

【手术】针二分深。若深，即令人目乌色。禁灸。

巨髎

【解剖】亦为上颚骨部，有下眼窠动脉与下眼窠神经。

【部位】在四白之下，距鼻孔旁七八分之间，适在颧骨之下。

【主治】瘛疭，唇颊肿痛，口㖞，目障青盲无见，远视䀮䀮，面风鼻肿，脚气，膝胫肿痛。

【摘要】《百症赋》：胸膈停留瘀血，肾俞、巨髎宜遵。

【手术】针三分。禁灸。

地仓

【解剖】此处为口轮匝部之筋,有颜面神经、三叉神经,上下口唇冠状动脉。

【部位】在口吻旁四分。

【主治】偏风口眼歪斜,牙关不开,齿痛颊肿,目不得闭,失音不语,饮食不收,水浆漏落,眼睏动,远视𥇀𥇀,昏夜无见。

【摘要】《玉龙歌》:颊车、地仓穴,正口喎于片时。《灵光赋》:地仓能止两流涎。《肘后歌》:虫在脏腑食肌肉,须要神针刺地仓。《杂病穴法歌》:口噤喎斜流涎多,地仓颊车仍可举。

【手术】针三分。灸七壮至七七壮。病左治右,病右治左。艾炷宜小,过大则口反喎,却灸承浆即愈。

大迎

【解剖】为下颚骨部,有咬嚼筋、外颚动脉、颜面神经。

【部位】在曲颔前一寸三分,居颏下。

【主治】风痉口瘖,口噤不开,唇吻睏动,颊肿牙痛,舌强不能言,目痛不能闭,口喎数欠,风壅面肿,寒热瘰疬。

【摘要】《百症赋》:目眩兮,颧髎、大迎。《胜玉歌》:牙腮疼紧大迎前。

【手术】针三分。灸三壮。

人迎

【解剖】当胸锁乳嘴筋之内缘,有外颈动脉,上颈皮下神经、舌下神经之下行支。

【部位】在颈部大动脉应手之处,去结喉旁一寸五分。

【主治】吐逆,霍乱,胸中满,喘呼不得息,咽喉痛肿。

【手术】此穴仰而取之。针二三分,过深则杀人。禁灸。

水突

【解剖】此处亦属胸锁乳嘴筋,有上颈皮神经、舌下神经之下行支,外颈动脉。

【部位】在人迎下,气舍上。

【主治】咳逆上气,咽喉痈肿,短气喘息不得卧。

【手术】仰而取之。针三分。灸三壮。

气舍

【解剖】在胸骨把柄(亦称"剑柄")端之上,锁骨上窝之内面,有内乳动脉、锁骨上神经。

【部位】在人迎之直下近陷凹中,旁为天突穴。

【主治】咳逆上气,喉痹哽咽,食不下,手肿项强,不能回顾。

【手术】针三分。灸三壮。

缺盆

【解剖】是处为锁骨上窝,有阔颈筋,适当肺尖之部,有锁骨下动脉、锁骨神经。

【部位】在结喉旁横骨(锁骨)上部之陷凹中。

【主治】伤寒胸中热不已,喘急息奔,咳嗽胸满,水肿,瘰疬,缺盆中肿外溃,喉痹汗出。

【摘要】主泻胸中之热,与大杼、中府同。

【手术】针三分,过深则令人逆息。孕妇禁针。灸三壮。

气户

【解剖】是处为乳腺部,即第一肋间,有大胸筋、小胸筋、内外肋间筋,上胸动脉,胸廓神经,中包肺脏。

【部位】在锁骨下一寸,去中行璇玑旁四寸,去俞府二寸。

【主治】咳逆上气,胸背痛,支满喘急不得息,不知味。

【摘要】《席弘赋》:气户攻噎只管住,噎不住时气海灸。《百症赋》:胁肋疼痛,气户、华盖有灵。

【手术】针三分。灸三壮。仰而取之。

库房

【解剖】在第二肋间,亦有大胸筋、小胸筋、内外肋间筋,上胸动脉,胸廓神经。

【部位】在气户下一寸六分陷中。

【主治】胸胁满,咳逆上气,呼吸不利,唾脓血浊沫。

【手术】针三分。灸三壮。仰而取之。

屋翳

【解剖】在第三肋间部,有大小胸筋、内外肋间筋,上胸动脉,胸廓神经。

【部位】在库房下一寸六分陷中。

【主治】咳逆上气,唾脓血浊痰,身肿,皮肤痛,不可近衣。

【摘要】《百症赋》:至阴、屋翳,疗痒疾之疼多。

【手术】仰而取之。针三分。灸五壮。

膺窗

【解剖】此处为第四肋间,内为心脏部。

【部位】在屋翳下一寸六分,去中行四寸。

【主治】胸满短气不得卧,肠鸣注泄,乳痈寒热。

【手术】仰而取之。针三分。灸五壮。

乳中

【解剖】在第四、五肋间,内为心脏部,外为前横胸筋。

【部位】适当乳之正中。此穴不可针,亦不可灸,故不注主治与手术。

乳根
【解剖】在第六肋间。
【部位】去乳中一寸六分陷中。
【主治】咳逆,膈气不下食,噎病,四厥胸痛,胸下满闷,臂痛肿,乳痛,乳痈,凄惨寒痛,霍乱转筋。
【摘要】主噎食膈气,食不下。
【手术】仰而取之。针三分。灸五壮。

不容
【解剖】当肋骨下,通副胸骨线,有直腹筋、上腹动脉、肋间神经,中为胃腑。
【部位】去中行二寸,傍幽门一寸五分,傍巨阙二寸。
【主治】腹满痃癖,胸背肩胁引痛,心痛唾血,喘嗽呕吐,痰癖,腹虚鸣,不嗜食,疝瘕。
【手术】针五分。灸五壮。

承满
【解剖】通副胸骨线,有直腹筋、肋间神经、上腹动脉。
【部位】在不容下一寸,去中行二寸,对上脘。
【主治】腹胀肠鸣,胁下坚痛,上气喘急,食饮不下,肩息,膈气,唾血。
【摘要】《千金》:肠中雷鸣相逐,痢下,灸五十壮。
【手术】针三分至八分。灸五壮。

梁门

【解剖】有直腹筋、肋间神经、上腹动脉。

【部位】在承满下一寸,去中行二寸,对中脘。

【主治】胸胁积气,饮食不思,气块疼痛,大肠滑泄。

【手术】针三分至八分。灸七壮至二十一壮。孕妇禁灸。

关门

【解剖】此处为横行结肠部,有直腹筋、上腹动脉、肋间神经。

【部位】在梁门下一寸,去中行二寸,对建里。

【主治】积气胀满,肠鸣切痛,泄痢不食,侠脐急痛,痎疟振寒遗溺。

【手术】针五分至八分。灸五壮。

太乙

【解剖】此处小肠部,有直腹筋①、上腹动脉。

【部位】在关门下一寸,去中行二寸,对下脘。

【主治】心烦,癫狂吐舌。

【手术】针五分至八分。灸五壮。

滑肉门

【解剖】此处方小肠部,有直腹筋、上腹动脉。

【部位】在太乙下一寸,去中行二寸,对水分。

【主治】癫疾狂走,呕逆吐血,重舌舌强。

【手术】针五分至八分。灸三壮。

---

① 筋:原作"及",疑为"筋"之误。

天枢

【解剖】此处为小肠部，有直腹筋、上腹动脉。

【部位】在脐旁二寸，去肓俞一寸五分。

【主治】奔豚，泄泻，赤白痢，下痢不止，食不化，水肿腹胀，肠鸣，上气冲胸，不能久立，久积冷气，绕脐切痛，时上冲心，烦满呕吐，霍乱，寒疟不嗜食，身黄瘦；女人癥瘕，血结成块，漏下，月水不调，淋浊带下。

【摘要】此穴为手阳明大肠之募，主治肠鸣泻痢、腹痛气块、虚损劳弱，可灸之，自二七壮至百壮。《百症赋》：月潮违限，天枢、水泉须详。《胜玉歌》：肠鸣大便时泄泻，脐旁两寸灸天枢。

【手术】针五分。灸五壮至百壮。孕妇不可针。

外陵

【解剖】亦属小肠部，有直腹筋、下腹动脉。

【部位】在天枢下一寸，去中行二寸，对阴交。

【主治】腹痛，心下如悬，下引腹痛。

【手术】针三分至八分。灸五壮。

大巨

【解剖】有直腹筋、下腹动脉。

【部位】在外陵下一寸，去中行二寸，对石门。

【主治】小腹胀满，烦渴，小便难，㿗疝，四肢不收，惊悸不眠。

【手术】针五分至八分。灸五壮。

水道

【解剖】有直腹筋、下腹动脉。

【部位】在大巨下一寸，去中行二寸。

【主治】肩背强急酸痛,三焦膀胱肾气热结,大小便不利,疝气偏坠;妇人小腹胀,痛引阴中,月经至则腰腹胀痛,胞中瘕,子门寒。

【摘要】主三焦、膀胱、肾中热气。《百症赋》:脊强兮,水道、筋缩。

【手术】针三分半至八分半深。灸五壮。

归来

【解剖】是处为直腹筋之下部,有下腹动脉。

【部位】在水道下一寸,去中行二寸。

【主治】奔豚七疝,阴丸上缩入腹,痛引茎中;妇人血脏积冷。

【摘要】《胜玉歌》:小肠气痛归来治。

【手术】针五分至八分。灸五壮。

气冲

【解剖】为直腹筋之下部,有肠骨下腹神经、下腹动脉。

【部位】在归来下,鼠蹊上一寸。

【主治】逆气上攻,心腹胀满,不得正卧,奔豚癞疝,大肠中热,身热腹痛,阴肿茎痛;妇人月水不利,小腹痛无子,妊娠子上冲心,产难,胞衣不下。

【摘要】此穴主泻胃中之热。《千金》:治石水,灸然谷、气冲、四满、章门。《百症赋》:带下产崩,冲门、气冲宜审。注:主血多诸证,以三棱针刺此穴出血立愈。

【手术】针三分。灸七壮。

髀关

【解剖】此处为外大股筋部,内有大腿骨、股动脉、股神经。

【部位】在伏兔之上斜行向里些,去膝一尺二寸。

【主治】腰痛膝寒,足麻木不仁,黄疸痿痹,股内筋络急,小腹引喉痛。

【手术】针六分。灸三壮。

伏兔

【解剖】为外大股筋部,有股动脉关节筋支、股神经。

【部位】在膝上六寸。

【主治】脚气膝冷不得温,风痹。

【手术】此穴正跪坐而取之。针五分。禁灸。

阴市

【解剖】为外大股筋部,有股动脉关节筋支、股神经。

【部位】在膝上三寸。

【主治】腰膝寒如注水,痿痹不仁,不得屈伸,寒疝小腹痛满,少气。

【摘要】《玉龙歌》:腿足无力身立难,原因风湿致伤残,倘知二市穴能灸,步履悠然渐自安。《千金》:水肿大腹,灸随年壮。《席弘赋》:心疼手颤少海间,若要除根觅阴市。《通玄赋》:膝胻痛,阴市能治。《灵光赋》:两足拘挛觅阴市。《胜玉歌》:腿股转酸难移步,环跳风市及阴市。

【手术】此穴屈膝取之。针三分。一说不可灸。

梁丘

【解剖】有外大股筋、股动脉关节筋支、股神经。

【部位】在膝上二寸,阴市下一寸,两筋间。

【主治】脚膝痛,冷痹不仁,不可屈伸,足寒,大惊,乳肿痛。

【摘要】此穴为足阳明之郄。《神农经》:治膝痛不得屈伸。

【手术】针三分。灸三壮。

犊鼻

【解剖】为膝盖骨之外侧,有膝盖固有韧带,中通关节动脉,分布上腿皮神经、腓骨神经。

【部位】在膝眼外侧之陷凹处。

【主治】膝痛不仁,难跪起,脚气。若膝髌痈肿,溃者不可治,不溃者可治。

【摘要】善治风湿邪郁之膝痛及脚气。

【手术】针三分至六分。禁灸。

三里

【解剖】为前胫骨筋部,分布回反胫骨动脉及深腓骨神经。

【部位】在膝眼下三寸,胻骨外廉。

【主治】胃中寒,心腹胀痛,逆气上攻,脏气虚惫,胃气不足,恶闻食臭,腹痛肠鸣,食不化,大便不通,腰痛膝弱,不得俯仰,小肠气。

【摘要】此穴为足阳明之所入,为合穴。主泻胃中之热,与气冲、巨虚、上下廉同。秦承祖:治食气水气,蛊毒痃癖,四肢肿满,膝胻酸痛,目不明。华佗:疗五劳七伤,羸瘦虚乏,瘀血乳痈。《百症赋》:中邪霍乱,寻阴交、三里之程。《席弘赋》:手足上下针三里,食癖气块凭此取。又:虚喘须寻三里中。又:胃中有积刺璇玑,三里功多人不知。又:气海专能治五淋,更针三里随呼吸。又:耳内蝉鸣腰欲折,膝下明存三里穴。又:若针肩井须三里,不刺之时气未调。又:腰连胯痛急,便于三里攻其隘。又:脚痛膝肿针三里,悬钟二陵三阴交。又:腕骨腿疼三里泻。又:倘若膀胱气未散,更宜三里穴中寻。《天星秘诀》:耳鸣腰痛先五会,次针耳门三里内。又:若患胃中停宿食,后寻三里起璇玑。又:牙疼头痛并咽痹,先刺二间后三里。又:伤寒过经不出汗,期门三里先后看。《玉龙歌》:寒湿脚气不可熬,先针三里及阴交,再将绝骨穴兼刺,肿痛顿时立见消。又：肝家血少目昏花，宜补肝俞力便加，更把三里频泻动，还光益血是无差。又：水病之疾最难熬，腹满虚胀不肯消，先灸水分并水道，后针三里及阴交。又：伤寒过经犹未解，须向期门穴上针，忽然气喘攻胸膈，三里泻多须用心。《马丹阳十二诀》：能通心腹胀，善治胃中寒，肠鸣并泄泻，腿股膝胫酸，伤寒羸瘦损，气蛊及诸般。《胜玉歌》：两膝无端肿如斗，膝眼三里艾当施。《灵光赋》：治气上壅足三里。《杂病穴法歌》：霍乱中脘可入深，三里内庭泻几许。又：泄泻肚腹诸般疾，三里内庭功无比。又：胀满中脘三里揣。又：腰连腿疼腕骨升，三里降下随拜跪。又：脚膝诸痛羡行间，三里申脉金门侈。又：冷风湿痹针环跳，阳陵三里烧针尾。又：大便虚闭补支沟，泻足三里效可拟。又：小便不通阴陵泉，三里泻下溺如注。又：内伤食积针三里。又：喘急列缺足三里。

【手术】坐而垂膝取之。针五分，留七呼。灸三壮至百数十壮。

上巨虚

【解剖】为前胫骨筋部，循行前胫骨动脉。

【部位】在三里下三寸。

【主治】脏气不足，偏风脚气，腰腿手足不仁，足胫酸，骨髓冷疼，不能久立，侠脐腹痛，肠中切痛，飧泄食不化，喘息不能行，腹胁支满。

【摘要】此穴主泻胃中之热。

【手术】针三分至五分。灸三壮。举足取之（以足跟着地，足尖足背耸起）。

条口

【解剖】有前胫骨筋、胫骨动脉、深腓骨神经。

【部位】在三里下四寸，上巨虚下二寸。

【主治】足膝麻木,寒酸肿痛,转筋湿痹,足下热,足缓不收,不能久立。

【摘要】《天星秘诀》:足缓难行先绝骨,次寻条口及冲阳。

【手术】针三分至五六分。灸三壮。举足取之。

下巨虚

【解剖】有前胫骨筋、胫骨动脉。

【部位】在三里下五寸。

【主治】胃中热,毛焦肉脱,汗不出,少气不嗜食,暴惊狂言,喉痹,面无颜色,胸胁痛,飧泄,脓血,小肠气,偏风腿酸,足不履地,热风风湿,冷痹胕肿,足跗不收,女子乳痈。

【摘要】此穴主泻胃中之热。

【手术】此穴蹲地而举足取之。针三分。灸三壮。

丰隆

【解剖】此处亦为前胫骨筋,有胫骨动脉与神经。

【部位】在外踝上八寸,去本经约五分,与下廉相并,微上些。

【主治】头痛面肿,喉痹不能言,风逆,癫狂见鬼好笑,厥逆,胸痛如刺,大小便难,怠惰,腿膝酸痛,屈伸不便,腹痛肢肿,足清寒湿。

【摘要】此穴为足阳明络别走太阴者。《玉龙歌》:痰多须向丰隆泻。《百症赋》:强间、丰隆之际,头痛难禁。《席弘赋》:丰隆专治妇人心中痛。《肘后歌》:哮喘发来寝不得,丰隆刺入三分深。

【手术】针三分。灸三壮。

解溪

【解剖】此处为足跗关节之环状韧带部,有前内髁动脉、大蔷薇神经。

【部位】在足腕上系鞋带处,去冲阳一寸半,去内庭六寸半。

【主治】风气面浮,头痛目眩,生翳,气上冲,喘咳,腹胀,癫疾,烦心,悲泣,惊瘈,转筋,霍乱,大便下重,股膝胻肿。又泻胃热,善饥不食,食即支满腹胀,及疗痃疟寒热。

【摘要】此穴为足阳明脉之所行,为经火。《神农经》:治腹胀脚腕痛,目眩头疼,可灸七壮。《玉龙歌》:脚背疼起丘墟穴,斜针出血即时轻,解溪再与商丘识,补泻行针要辨明。《百症赋》:惊悸怔忡,治阳交、解溪弗误。(一传气发噎将死,灸之效)。又:腹虚肿,足胫虚肿,灸之效。《肘后歌》:伤寒脉洪当泻解,沉细之时补便瘳。

【手术】针三分至五分。灸五壮。

冲阳

【解剖】是处为大趾长伸筋部,有前内髁动脉与大蔷薇神经。

【部位】在足跗上五寸、足背最高之部动脉中。

【主治】偏风面肿,口眼㖞斜,齿龋,伤寒发狂,振寒汗不出,腹坚大不嗜食,发寒热足痿跗肿,或胃疟,先寒后热,喜见日月光,得火乃快然①者,于方热时针之出血,立寒。

【摘要】此穴为足阳明脉之所过,为原。此穴针之出血并不止者死。《天星秘诀》:足缓难行先绝骨,次寻条口及冲阳。

【手术】针三分,留十呼。灸三壮。

陷谷

【解剖】此处为短总趾伸筋腱部,有第一骨间背动脉、趾背神经。

【部位】在次趾外本节后,去内庭二寸。

【主治】面目浮肿,及水病善噎,肠鸣腹痛,汗不出,振寒,疟

---

① 快然:舒服的样子。

疟,疝气,少腹痛。

【摘要】此穴为足阳明脉之所注,为俞木。胃脉弦者,泻此则木平而胃气自盛。《百症赋》：腹内肠鸣,下脘陷谷能平。

【手术】针三分至五分。灸三壮。

内庭

【解剖】有短总趾伸筋、第一骨间背动脉、趾背神经。

【部位】在次趾、中趾之间,脚叉缝尽处之陷凹中。

【主治】四肢厥逆,腹满不得息,恶闻人声,振寒咽痛,齿龋口喎,鼻衄瘾疹,赤白痢,疟不嗜食。

【摘要】此穴为足阳明脉之所流,为荥水。主疗久疟不愈,并腹胀。《玉龙歌》：小腹胀满气攻心,内庭二穴要先针。《天星秘诀》：寒疟面肿及肠鸣,先取合谷后内庭。《千金》：三里、内庭,治肚腹之病妙。《捷径》：治石蛊,又大便不通,宜泻此。《马丹阳十二诀》：能治四肢厥,喜静恶闻声,瘾疹咽喉痛,数欠及牙疼,疟疾不思食,耳鸣即便清。《杂病穴法歌》：霍乱中脘可入深,三里内庭泻几许。又：泻泄肚腹诸般疾,三里内庭功无比。又：两足酸麻补太溪,仆参内庭盘根楚。

【手术】针二分至四分深,留五呼。灸三壮。

厉兑

【解剖】是处为长总趾伸筋腱附着部之外侧,分布趾背动脉、趾背神经。

【部位】在足次趾外侧爪甲角,去爪甲如韭叶。

【主治】尸厥口噤气绝,状如中恶,心腹满,水肿,热病汗不出,寒热疟,不食面肿,喉痹齿龋恶风,鼻不利,多惊,发狂,好卧,足寒,膝髌肿痛。

【摘要】此穴为足阳明脉之所出，为井金穴。《百症赋》：梦魇不宁，厉兑相谐于隐白。

【手术】针一分，留一呼。灸一壮。

附　足阳明胃经穴歌

四十五穴足阳明，头维下关颊车停，承泣四白巨髎经，地仓大迎对人迎，水突气舍连缺盆，气户库房屋翳屯，膺窗乳中延乳根，不容承满梁门起，关门太乙滑肉门，天枢外陵大巨存，水道归来气冲次，髀关伏兔走阴市，梁丘犊鼻足三里，上巨虚连条口位，下巨虚跳上丰隆，解溪冲阳陷谷中，内庭厉兑经穴终。

足阳明胃经经穴分寸歌

胃之经兮起头维，神庭旁开四五寻，下关耳前动脉经，颊车耳下曲颊询，承泣目下七分中，四白目下一寸从，巨髎鼻孔旁八分，地仓侠吻四分近，大迎颔前寸三分，人迎喉旁寸五真，水突筋前迎下在，气舍突下穴相乘，缺盆舍外横骨内（原作"舍下"），相去中行四寸明，气户璇玑旁四寸，至乳六寸又四分，库房屋翳膺窗近，乳中正在乳头心，次有乳根出乳下，各一寸六不相侵，却去中行须四寸，以前穴道与君陈，不容巨阙旁二寸，却近幽门寸五新，其下承满与梁门，关门太乙滑肉门，上下一寸无多少，共去中行二寸寻，天枢脐旁二寸间，枢下一寸外陵安，枢下二寸大巨穴，枢下三寸水道全，水下一寸归来好，气冲归来下一寸，共去中行二寸边，髀关膝上有尺二，伏兔膝上六寸是，阴市膝上方三寸，梁丘膝上二寸记，膝髌陷中犊鼻存，膝下三寸三里至，膝下六寸上廉穴，膝下七寸条口位，膝下八寸下廉看，下廉之旁丰隆系（原作"膝下九寸"），却足踝上八寸量，解溪跗上系鞋处，冲阳跗上五寸唤，陷谷庭后二寸间，内庭次趾外间陷，厉兑大次趾外端。

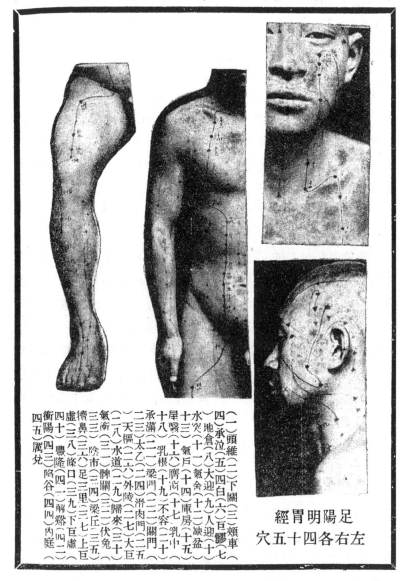

足陽明胃經穴圖

足陽明胃經
左右各四十五穴

六、足太阴脾经　凡二十一穴，共四十二穴（附铜版图）

隐白

【解剖】有足背动脉、浅腓骨神经。

【部位】在大趾内侧端，去爪甲角如韭叶。

【主治】腹胀喘满不得卧，呕吐食不下，胸中痛，烦热，暴泄，衄血，尸厥不识人，足寒不得温；妇人月事过时不止；小儿客忤惊风。

【摘要】此穴为足太阴脉之所出，为井木。妇人月事过时不止，针之立愈。《百症赋》：梦魇不宁，厉兑相谐于隐白。《杂病穴法歌》：尸厥百会一穴美，更针隐白效昭昭。

【手术】针一分，留三呼。禁灸。

大都

【解剖】有足背动脉、深在腓骨神经。

【部位】在大趾内侧本节前、第二节后，骨缝白肉际陷中。

【主治】热病汗不出，不得卧，身重骨痛，伤寒手足逆冷，腹满呕吐，闷乱，腰痛不可俯仰，四肢肿痛。

【摘要】此穴为足太阴脉之所流，为荥火。凡妇人孕后或新产未及三月不宜灸。《千金》：治大便难，灸如年壮（每一岁一壮）。霍乱下泻不止，灸七壮。《席弘赋》：气滞腰疼不能立，横骨大都宜救急。《百症赋》：热病汗不出，大都更接于经渠。《肘后歌》：腰腿疼痛十年春，服药寻方枉费金，大都引气探根本。

【手术】针三分，留七呼。灸三壮。

太白

【解剖】在第一趾骨之第二节后部与第一蹠骨之间，有当长伸拇筋、足背动脉、腓骨神经。

【部位】在大趾本节后，其内侧有如梅核之骨（孤拐①），骨下之陷凹处赤白肉际即是。

【主治】身热烦满，腹胀食不化，呕吐泻痢脓血，腰痛，大便难，气逆，霍乱腹中切痛，肠鸣，膝股胻酸，转筋身重骨痛。

【摘要】此穴为足太阴之所注，为俞土。《玉龙歌》：痔漏之疾亦可憎，表里急重最难禁，或痛或痢或下血，二白穴在掌中寻。《通玄赋》：太白一穴，能宣导于气冲。

【手术】针二分至四分深，留七呼。灸三壮。

公孙

【解剖】有长伸拇筋、足背动脉、腓骨神经。

【部位】在大趾本节后一寸，即孤拐后赤白肉际。

【主治】寒疟不食，痫气好太息，多寒热，汗出喜呕，卒面肿，心烦多饮，胆虚腹虚，水肿腹胀如鼓，脾冷胃痛。

【摘要】此穴为足太阴②之络，别走阳明者，又为八法穴之一。《神农经》：治腹胀心疼，灸七壮。《席弘赋》：肚疼须是公孙妙。《标幽赋》：脾冷胃疼，泻公孙而立愈。《杂病穴法歌》：腹痛公孙内关原。又：心胸痞满阴陵泉。

【手术】针四分。灸三壮。

商丘

【解剖】为前胫骨之筋腱部，有后内踝动脉及神经。

【部位】在内踝骨下微前陷凹中。

【主治】胃脘痛，腹胀肠鸣，不便，脾虚，令人不乐，身寒善太

---

① 孤拐：骨名。即足外踝骨。
② 足太阴：原作"足太阳"，疑误。公孙，出《灵枢》，属足太阴脾经，为本经络穴，八脉交会穴之一。

息，心悲气逆，喘呕，舌强，脾积痞气，黄疸寒疟，体重肢节痛，怠惰嗜卧，黄疸，痔疾，阴股内痛，狐疝走引，小腹疼痛，不可俯仰。

【摘要】此穴为足太阴脉之所行，为经金。《神农经》：治脾虚腹胀，胃脘痛，灸七壮。《玉龙歌》：脚背疼起丘墟穴，斜针出血即时轻，解溪再与商丘识，补泻行针要辨明。《百症赋》：商丘痔漏而最良。《胜玉歌》：脚背痛时商丘刺。

【手术】针三分，留七呼。灸三壮。

三阴交

【解剖】为长总趾屈筋之下部，有后胫骨动脉之分支及神经。

【部位】在内踝上除踝三寸。

【主治】脾胃虚弱，心腹胀满，不思饮食，脾病身重，四肢不举，飧泄血痢，痎癖，脐下痛不可忍，中风卒厥，不省人事，膝内廉痛，足痿不行。

【摘要】此穴为足太阴、厥阴、少阴之会。凡女人难产，月水不禁，赤白带下，先泻后补；小肠疝气，偏坠，木肾肿痛，小便不通，浑身浮肿，先补后泻。《玉龙歌》：寒湿脚气不可熬，先针三里及阴交。《百症赋》：针三阴于气海，专司白浊重遗精。《席弘赋》：冷嗽先宜补合谷，却须针泻三阴交。又：脚痛膝肿针三里，悬钟二陵三阴交。又：小肠气塞痛连脐，速泻阴交莫再迟。《天星秘诀》：脾病血气先合谷，后针三阴交莫迟。又：胸膈痞满先阴交，针到承山饮食美。《乾坤生意》：小肠疝气，针大敦阴交不可缓。《杂病穴法歌》：舌裂出血寻内关，太冲阴交走上部。又：冷嗽只宜补合谷，三阴交泻即时住。又：呕噎阴交不可饶。又：死胎阴交不可缓。

【手术】针三分，留七呼。灸三壮。妊娠不可针。昔有宋太子善医术，逢一妊妇，诊曰：是一女。徐文伯诊曰：此一男一女也。太子性急，欲剖视之。文伯曰：臣请针之。泻足三阴交，补手合谷,应针而落,果如文伯之言。

漏谷

【解剖】为比目鱼筋部,即腓肠筋之内端,有胫骨动脉支、胫骨神经。

【部位】在三阴交上三寸、内踝上六寸,骨下陷中。

【主治】膝痹,脚冷不仁,肠鸣腹胀,疝癖冷气,小腹痛,饮食不为肌肤,小便不利,失精。

【手术】针三分。禁灸。

地机

【解剖】为腓肠筋内端,有胫骨动脉支、胫骨神经。

【部位】在膝下五寸内侧。

【主治】腰痛不可俯仰,溏泄,腹胀,水肿,不嗜食,精不足,小便不利,足痹痛,女子癥癖。

【摘要】此穴为足太阴之郄。《百症赋》:女子经事改常,自有地机血海。

【手术】针三分。灸三壮。伸足取之。

阴陵泉

【解剖】居腓骨头之下,即二头股筋之连附处,有返回胫骨动脉及外腓肠皮下神经、浅在腓骨神经。

【部位】在膝下内辅骨下陷中,与阳陵泉相对,去膝横开一寸余。

【主治】霍乱寒热,胸中热,不嗜食,喘逆不得卧,疝瘕腹中寒,胁下满,水胀腹坚,腰痛不可俯仰,阴痛气淋,遗精,小便不利,遗尿泄泻,足膝红肿。

【摘要】此穴为足太阴之所入,为合穴。《神农经》：治小便不通、疝瘕,可灸七壮。《千金》：小便不禁,针五分,灸随年壮。又：水肿不得卧,灸百壮。《玉龙歌》：膝盖红肿鹤膝风,阳陵二穴亦可攻,阴陵针透尤收效。《太乙歌》：肠中切痛阴陵调。《席弘赋》：阴陵泉治心胸满。又：脚痛膝肿针三里,悬钟二陵三阴交。《百症赋》：阴陵、水分,治水肿之脐盈。《天星秘诀》：若是小肠连脐痛,先刺阴陵后涌泉。《通玄赋》：阴陵能开通水道。《杂病穴法歌》：小便不通阴陵泉,三里泻下溺如注。

【手术】此穴针五分,留七呼。灸三壮。伸足取之。

血海

【解剖】为内大股筋下部,有上膝关节动脉及股神经。

【部位】在膝髌上二寸,膝之内侧,白肉际。

【主治】女子崩中漏下,月事不调,带下逆气腹胀。又主肾脏风,两腿疮痒,湿不可当。

【摘要】《百症赋》：妇人经事改常,自有地机血海。又：疠癣兮,冲门、血海强。《灵光赋》：气海血海疗五淋。《胜玉歌》：热疮臁内年年发,血海寻来可治之。《杂病穴法歌》：五淋血海男女通。

【手术】针五分。灸五壮。

箕门

【解剖】此处为内大股筋部分,股上膝关节动脉及股神经。

【部位】在内股,去血海六寸,动脉应手。

【主治】五淋,小便不通,遗溺,鼠蹊肿痛。

【手术】针三分。灸三壮。一说此穴禁针。

冲门

【解剖】占耻骨地平支之直上，中斜内为直肠，有下腹动脉之耻骨支、下腹神经。

【部位】在曲骨（耻骨缝际）旁三半寸，去中行三寸半。

【主治】中寒积聚，淫泺阴疝，妊娠冲心难乳。

【摘要】带下产崩，冲门气冲宜审。又：痃癖兮，冲门血海强。

【手术】针七分。灸五壮。

府舍

【解剖】为内斜腹筋之下部，分布下腹动脉之耻骨支与肠骨下腹神经。

【部位】在腹结下三寸，去中行三寸半。

【主治】疝癖腹胁满痛，上下抢心，积聚痹痛，厥气霍乱。

【手术】针七分。灸五壮。

腹结

【解剖】有内斜腹筋、下腹动脉、肠骨下腹神经。

【部位】在大横下一寸三分。

【主治】咳逆，绕脐腹痛，中寒，泻痢心痛。

【手术】针五分。灸五壮。

大横

【解剖】为内外斜腹筋部，中脏小肠，有下腹动脉、肋间神经支、肠骨下腹神经。

【部位】去中行四寸，与脐相平。

【主治】大风逆气，四肢不举，多寒，善悲。

【摘要】《百症赋》：反张悲哭，仗天冲、大横须精。

【手术】针三分至七分。灸三壮。

腹哀
【解剖】有内外斜腹筋,上腹动脉,肋间神经支、肠骨下腹神经。
【部位】在中脘旁四寸微下些,大横上三寸半。
【主治】寒中食不化,大便脓血,腹痛。
【手术】针三分至七分。灸五壮。

食窦
【解剖】在第五肋间部,当胃之上,有大胸筋、内外肋间筋,长门动脉、肋间动脉,前胸神经。
【部位】去中庭五寸,在第五肋间部。
【主治】胸胁支满,咳吐逆气,饮不下,膈有水声。
【手术】针四分。灸五壮。举臂取之。

天溪
【解剖】在第四肋间部,有大胸筋、胸动脉、前胸神经。
【部位】在第四肋间部,去中行六寸,乳头旁二寸。
【主治】胸满喘逆,上气喉中作声,妇人乳肿賁痛。
【手术】针四分。灸五壮。仰而取之。

胸乡
【解剖】在第三肋间部,有大胸筋、长胸动脉、长胸神经。
【部位】在第三肋间,天溪上一寸六分。
【主治】胸胁支满,引背痛,不得卧,转侧。
【手术】针四分。灸五壮。仰而取之。

周荣

【解剖】在第二肋间部,有大胸筋、长胸动脉、前胸廓神经。

【部位】在胸乡上一寸六分,中府下一寸六分。

【主治】胸满不得俯仰,咳逆食不下。

【手术】针四分。灸五壮,仰而取之。

大包

【解剖】在第九肋间部,有外斜腹筋、上腹动脉、长胸神经。

【部位】腋窝下六寸,渊腋下三寸,出九肋间。

【主治】胸中喘痛,腹有大气不得息,实则身尽痛,虚则背节尽皆纵。

【摘要】此穴为脾之大络,四肢百节皆纵者补之。

【手术】针三分。灸三壮。

附　足太阴脾经穴歌

二十一穴脾中州,隐白在足大趾头,大都太白公孙盛,商丘三阴交可求,漏谷地机阴陵穴,血海箕门冲门开,府舍腹结大横排,腹哀食窦连天溪,胸乡周荣大包随。

足太阴脾经经穴分寸歌

大趾内侧端隐白,节前陷中求大都(原作"节后"),太白核前白肉际,节后一寸公孙呼,商丘踝前陷中逢(原作"内踝微前陷"),踝上三寸三阴交,踝上六寸漏谷是,膝下五寸地机朝,膝下内侧阴陵泉,血海膝髌上内廉(上二寸),箕门穴在鱼腹取,动脉应手越筋间,冲门横骨两端同,去腹中行三寸半,冲上七分府舍求,舍上三寸腹结算,结上寸三是大横,却与脐平莫胡乱,中脘之旁四寸取,便是腹哀分一段,中庭旁五食窦穴,膻中去六是天溪,再上寸六胸乡穴,周荣相去亦同然,大包腋下有六寸,渊腋之下三寸绊。

足太陰脾經穴圖

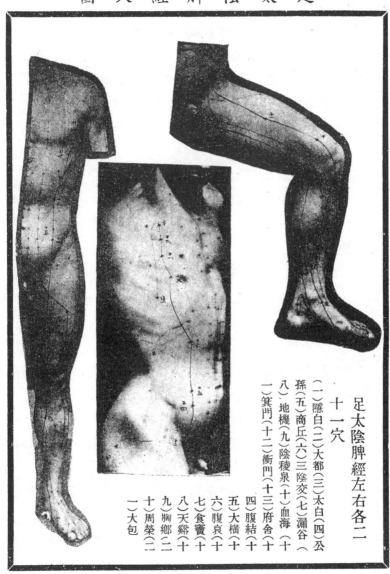

足太陰脾經左右各二十一穴

（一）隱白（二）大都（三）太白（四）公孫（五）商丘（六）三陰交（七）漏谷（八）地機（九）陰陵泉（十）血海（十一）箕門（十二）衝門（十三）府舍（十四）腹結（十五）大橫（十六）腹哀（十七）食竇（十八）天谿（十九）胸鄉（二十）周榮（二十一）大包

七、手少阴心经　凡九穴,共十八穴(附铜版图)

极泉

【解剖】在大胸筋之上膊下部,与三角筋之境界间,有腋下动脉、静脉,中膊皮下神经、尺骨神经。

【部位】在腋窝内两筋间,横直天府三寸,微高于天府八分。

【主治】心胁满痛,肘臂厥寒,四肢不收,干呕烦渴,目黄。

【手术】针三分。灸七壮。

青灵

【解剖】在肘上三头膊筋近旁,为重要静脉之一部及腋窝动脉支、正中神经。

【部位】在肘上三寸。

【主治】头痛目黄,振寒胁痛,肩臂不举。

【手术】此穴禁针。灸三壮。屈肘举臂取之。

少海

【解剖】在二头膊筋之筋腱旁,有尺骨副动脉与静脉、中膊皮下神经与正中神经。

【部位】在肘内廉,去肘端五分陷中。

【主治】寒热刺痛,目眩发狂,癫痫羊鸣,呕吐涎沫,项不得回,头风疼痛,气逆,瘰疬,肘臂腋胁痛挛不举。

【摘要】此穴为手少阴之所入,为合水。《席弘赋》:心疼手颤少海间,若要除根觅阴市。《百症赋》:两臂顽麻,少海就傍于三里(手)。《杂病穴法歌》:心痛肘颤少海求。《胜玉歌》:瘰疬少海天井边。

【手术】针三分。不宜灸。屈肘向头取之。

灵道

【解剖】为内尺骨筋部,有中静脉、尺骨动脉,中膊皮下神经、尺骨神经。

【部位】在掌后一寸五分。

【主治】心痛悲恐,干喘,瘈疭,肘挛,暴瘖不能言。

【摘要】此穴为手少阴脉之所行,为经金,主治心痛。《肘后歌》:骨寒髓冷火来烧,灵道妙穴分明记。

【手术】针三分。灸五壮。

通里

【解剖】为内尺骨筋部,有尺骨动脉,中膊皮下神经、尺骨神经。

【部位】在腕侧后一寸,灵道下半寸陷中。

【主治】热病头痛,目眩面热,无汗,懊憹,暴瘖,心悸,悲恐畏人,喉痹,苦呕,虚损数欠,少气遗溺,肘臂肿痛,妇人经血过多,崩漏。

【摘要】此穴为手少阴络,别走太阳者。《神农经》:治目眩头疼,可灸七壮。《玉龙歌》:连日虚烦面赤妆,心中惊悸亦难当,若须通里穴能得,一用金针体便康。《百症赋》:倦言嗜卧,往通里、大钟而明。《马丹阳十二诀》:欲言声不出,懊憹及怔忡,实则四肢重,头腮面颊红,虚则不能食,暴瘖面无容。

【手术】针三分。灸三壮。

阴郄

【解剖】有尺骨动脉,中膊皮下神经、尺骨神经。

【部位】在通里下半寸,去腕五分。

【主治】鼻衄吐血,失音不能言,霍乱胸中满,洒淅恶寒,厥逆,惊恐心痛。

【摘要】此穴为手少阴郄。《百症赋》:寒栗恶寒,二间疏通阴郄谙。又：阴郄、后溪,治盗汗之多出。《标幽赋》：泻阴郄止盗汗。

【手术】针三分。灸三壮。

神门

【解剖】在豌豆骨之下,有深掌侧动脉与中静脉、尺骨神经。

【部位】在掌后锐骨(豌豆骨)之端陷中,阴郄下五分。

【主治】疟疾心烦,欲得冷饮,恶寒则欲就温,咽干不嗜食,惊悸心痛,少气身热,面赤发狂,喜笑上气,呕血吐血,遗溺,失音,健忘,心积伏梁,大人小儿五痫症,手臂挛掣。

【摘要】此穴为手少阴之脉所注,为俞土。《百症赋》：发狂奔走,上脘同起于神门。《玉龙歌》：痴呆之症不堪亲,不识尊卑枉骂人,神门独治痴呆病。《杂病穴法歌》：神门专治心痴呆。《胜玉歌》：后溪鸠尾及神门,治疗五痫立便瘥。

【手术】针三分。灸三壮。

少府

【解剖】有指掌动脉与尺骨神经指掌支。

【部位】在手小指本节后,骨缝陷中,直劳宫。

【主治】痃疟久不愈,振寒烦满,少气,胸中痛,悲恐畏人,臂酸肘腋挛急,阴挺出,阴痒,阴痛,遗尿,偏坠,小便不利。

【摘要】此穴为手少阴脉之所流,为荥火。主治心胸痛。《肘后歌》：心胸有病少府泻。

【手术】针二分。灸三壮。

少冲

【解剖】有指掌动脉与尺骨神经之指掌支。

【部位】在小指内廉之端,去爪甲角如韭叶许。

手少陰心經穴圖

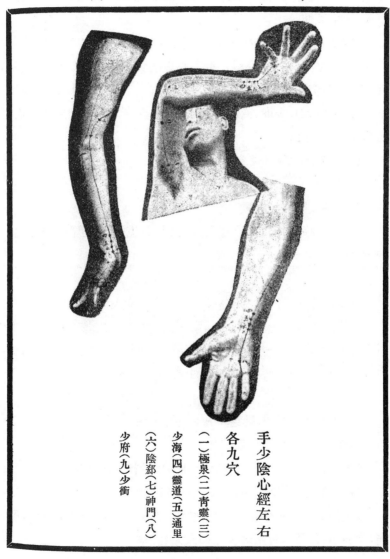

手少陰心經左右
各九穴
（一）極泉（二）青靈（三）
少海（四）靈道（五）通里
（六）陰郄（七）神門（八）
少府（九）少衝

【主治】热病烦满,上气,心火炎上,眼赤血少,呕吐血沫及心痛,冷痰,少气悲恐,善惊口热,咽酸,胸胁痛,乍寒乍热,臑臂内后廉痛,手挛不伸。

【摘要】此穴为手少阴脉之所出,为井木。《百症赋》:发热仗少冲、曲池之津。《玉龙歌》:胆寒心虚病如何,少冲二穴最功多。凡①初中风猝倒,暴昏沉,痰涎壅盛,不省人事,牙关紧闭,水药不下,亟以三棱针刺少商、商阳、中冲、关冲、少冲、少泽,以流通气血,乃起死回生之妙穴。

【手术】针一分。灸二壮。

附　手少阴心经穴歌

九穴午时手少阴,极泉青灵少海深,灵道通里阴郄遂,神门少冲少府寻。

手少阴心经经穴分寸歌

少阴心起极泉中,腋下筋间动引胸,青灵肘上三寸觅,少海肘后五分充,灵道掌后一寸半,通里腕后一寸同,阴郄去腕五分的,神门掌后锐骨逢,少府小指本节末,小指内侧是少冲。

八、手太阳小肠经　凡十九穴,共三十八穴(附铜版图)

少泽

【解剖】在手小指尖,有指背动脉、尺骨神经之分支。

【部位】在小指端甲侧,去爪甲角如韭叶。

【主治】痎疟寒热,汗不出,喉痹,舌强,心烦,咳嗽,瘈疭,臂痛,项痛不可回顾,目生翳及疗妇人无乳。

---

① 凡:据后之少泽,"凡"字前应加"注"。所注参见《乾坤生意》。

【摘要】此穴为手太阳脉所出，为井。《千金》：治耳聋不得眠，补之。《玉龙歌》：妇人吹乳痛难消，吐血风痰稠似胶，少泽穴内明补泻。《百症赋》：攀睛攻肝俞、少泽之所。《灵光赋》：少泽应除心下寒。注：凡初中风，暴卒、昏沉、痰涎壅盛、不省人事，急以三棱针刺少商、商阳、中冲、少冲、少泽出血，使气血流通，乃起死回生救急之妙穴。《杂病穴法歌》：心痛翻胃刺劳宫，寒者少泽灸手指。

【手术】针一分，留三呼。灸一壮。

前谷

【解剖】有外转小指筋、指背动脉、尺骨神经支。

【部位】在小指外侧本节前之陷凹处。

【主治】热病汗不出，痃疟，癫疾，耳鸣，喉痹，颈项颊肿引耳后，咳嗽，目翳，鼻塞，吐乳，臂痛不举，妇人乳痈。

【摘要】此穴为手太阳脉之所流，为荥水。主治热病无汗，补之。

【手术】针一分。灸一壮。

后溪

【解剖】此处为外转小指筋，有重要静脉、指背动脉、尺骨神经支。

【部位】在小指外侧本节后陷中，第五掌骨之前外端。

【主治】痃疟寒热，目翳，鼻衄，耳聋胸满，项强，癫痫，臂挛急，五指尽痛。

【摘要】此穴为手太阳所注，为俞木。《神农经》：治项颈不得回顾，髀寒肘疼，灸七壮。《玉龙歌》：时行疟疾最难禁，穴法由来未审明，若把后溪穴寻得，多加艾火即时轻。《兰江赋》：后溪专治督脉病，癫狂此穴治还轻。《百症赋》：阴郄、后溪，治盗汗之多出。又：后溪、环跳，腿疼刺即轻。又：治疸消黄，谐后溪、劳宫而看。《通玄赋》：痫发癫狂兮，凭后溪而疗理。《千金》：后溪、列缺，治胸项之痛。《肘后歌》：胁肋腿痛后溪妙。《胜玉歌》：后溪鸠尾及神门，治疗五痫立便瘥。

【手术】针三分，留二呼。灸一壮。握拳取之，适当掌尖。

腕骨

【解剖】此处为小指外转筋，有腕骨背侧动脉与静脉、尺骨神经。

【部位】在豌豆骨侧之旁侧，即手外侧腕前起骨下陷中。

【主治】热病汗不出，胁下痛不得息，颈项肿，寒热，耳鸣，目出冷泪生翳，狂惕，偏枯，臂肘不得屈伸，疟疾烦闷，头痛，惊风瘈疭，五指掣挛。

【摘要】此穴为手太阳脉之所过，为原。《通玄赋》：固知腕骨祛黄。《玉龙歌》：腕中无力痛艰难，握物难移体不安，腕骨一针虽见效，莫将补泻等闲看。又：脾疾之症有多般，致成翻胃吐食难，黄疸亦须寻腕骨，金针必定夺中脘。《杂病穴法歌》：腰连腿疼腕骨升，三里降下随拜跪。

【手术】针二分，留三呼。灸三壮。握掌向内取之。

阳谷

【解剖】有回前方筋、深屈指筋，腕骨背侧动脉，内髆皮下神经、尺骨神经。

【部位】在手腕侧之两髁间，去腕骨穴一寸二分，即手外侧腕中锐骨之下陷中。

【主治】癫疾发狂，妄言左右顾，热病汗不出，胁痛项肿，寒热耳聋耳鸣，齿痛臂不举，小儿瘈疭舌强。

【摘要】此穴为手太阳脉之所行，为经火。《百症赋》：阳谷、侠溪，颔肿口噤并治。

【手术】针二分，留三呼。灸三壮。

养老

【解剖】当外尺骨筋腱之侧,有尺骨动脉之背支及尺骨神经。

【部位】去阳谷斜向外,腕后一寸,手髁骨上。

【主治】肩臂酸疼,肩欲折,臂如拔,手不能自上下,目视不明。

【摘要】此穴为手太阳郄。《百症赋》:目觉䀮䀮,急取养老、天柱。注:疗腰重痛不可转侧,起坐艰难及筋挛脚痹,不可屈伸。

【手术】此穴宜屈手取之,则骨开而孔露。针二分至三分。灸三壮。

支正

【解剖】此处为总指伸筋,歧出前膊骨间动脉之分支。

【部位】去腕后五寸。

【主治】五劳癫狂,惊风寒热,颔肿项强,头痛目眩,风虚惊恐悲愁,腰背酸,四肢乏力,肘臂不能屈伸,指痛不能握。

【摘要】此穴为手太阳之络脉别走少阴者。《百症赋》:目眩兮,支正、飞扬。

【手术】针三分。灸三壮。

小海

【解剖】在三头膊筋间,有下尺骨副动脉、桡骨神经支。

【部位】在尺骨鹰嘴突起之上端,去肘尖五分陷中,即肘内侧大骨外,去肘端五分。

【主治】肘臂肩臑颈项痛,寒热,齿根肿痛,风眩,疡肿,小腹痛,五痫瘛疭。

【摘要】此穴为手太阳脉所入,为合土。主肘臂痛。

【手术】以手屈肘向头取之。针三分。灸三壮。

肩贞

【解剖】有小圆筋,回旋肩胛动脉,腋下神经、肩胛上神经。

【部位】在肩峰突起后侧之下,去脊横开八寸,下直腋缝。

【主治】伤寒寒热,颔肿,耳鸣耳聋,缺盆肩中热痛,风痹手足不举。

【手术】针五分。灸三壮。

臑俞

【解剖】有肩胛骨棘下筋、横肩胛动脉、肩胛上神经。

【部位】肩贞上一寸,横外开八分。

【主治】臂酸无力,肩痛引胛,寒热气肿酸痛。

【摘要】此穴为手太阳、阳维、阳跷三脉之会。

【手术】针五分至八分。灸三壮。举臂取之。

天宗

【解剖】有僧帽筋、肩胛骨棘下筋、肩胛动脉与神经。

【部位】在肩贞斜上一寸七分,横内开一寸。

【主治】肩臂酸疼,肩外后廉痛,颊颔肿。

【手术】针五分至八分深。灸三壮。

秉风

【解剖】有僧帽筋、肩胛骨动脉与神经。

【部位】在肩上小髃后,举臂有空。

【主治】肩痛不可举。

【手术】针五分。

曲垣

【解剖】有僧帽筋、肩胛横举筋,颈动脉,肩胛骨神经。

【部位】在肩之中央,曲胛陷中,按之应手痛。

【主治】肩臂热痛,拘急周痹。

【手术】针五分。灸十壮。

肩外俞

【解剖】有僧帽筋、肩胛横举筋,肩胛神经,颈动脉。

【部位】在肩胛上廉,去脊三寸。

【主治】肩胛痛,发寒热,引项挛急,周痹寒至肘。

【手术】针五分。灸三壮。

肩中俞

【解剖】有小方棱筋、肩胛动脉、肩胛神经。

【部位】在肩外俞斜上五分,去脊二寸,大椎旁。

【主治】咳嗽上气,吐血寒热,目视不明。

【手术】针三分。灸十壮。

天窗

【解剖】此处当胸锁乳头筋之前,有内外颈之两动脉、中颈皮下神经。

【部位】在耳下二寸,大筋间,即曲颊下扶突后动脉中。

【主治】颈瘿肿痛,肩胛引项不得回顾,颊肿,齿噤,耳聋,喉痛,暴瘖。

【手术】针三分。灸三壮。

天容

【解剖】有耳下腺,内颚动脉、颈静脉、颜面神经。

【部位】在耳下,颊车后二寸颈筋间。

【主治】瘰气，颈肿不可回顾，不能言，齿噤耳鸣，耳聋喉痹，咽中如梗，寒热胸满，呕逆吐沫。
【手术】针五分至八分。灸三壮。

颧髎
【解剖】此处有下眼窝动脉、三叉神经第二支之下眼窝神经。
【部位】在面鸠骨下廉锐骨端，即颧骨下陷凹处。
【主治】口㖞，面赤，目黄，眼睏不止，颔肿齿痛。
【摘要】《百症赋》：目眩兮，颧髎、大迎。
【手术】针三分。禁灸。

听宫
【解剖】此处为咀嚼筋，有上颚动脉、颜面神经。
【部位】在耳前珠子旁。
【主治】失音癫疾，心腹痛，耳内蝉鸣耳聋。
【摘要】《百症赋》：听宫、脾俞，祛尽心下之悲凄。
【手术】针三分。灸三壮。

附　手太阳小肠经穴歌
手太阳穴一十九，少泽前谷后溪薮，腕骨阳谷养老绳，支正小海外辅肘，肩贞臑俞接天宗，髎外秉风曲垣首，肩外俞连肩中俞，天窗乃与天容偶，锐骨之端上颧髎，听宫耳前珠上走。

手太阳小肠经经穴分寸歌
小指端外为少泽，前谷外侧节前觅，节后捏拳取后溪，腕骨腕前骨陷侧，锐骨下陷阳谷讨，腕后锐上觅养老，支正腕后五寸量，小海肘端五分好，肩贞胛下两筋解，臑俞大骨下陷保，天宗秉风后骨

手太陽小腸經穴圖

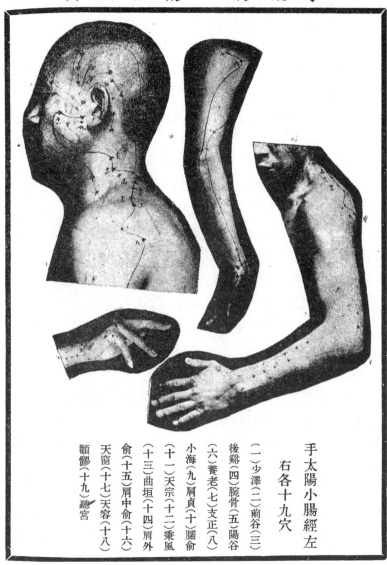

手太陽小腸經左右各十九穴

(一)少澤(二)前谷(三)後谿(四)腕骨(五)陽谷(六)養老(七)支正(八)小海(九)肩貞(十)臑俞(十一)天宗(十二)秉風(十三)曲垣(十四)肩外俞(十五)肩中俞(十六)天窗(十七)天容(十八)顴髎(十九)聽宮

中,秉风髎外举有空,曲垣肩中曲胛陷,外俞去脊三寸从,中俞二寸大椎旁,天窗扶突后陷详,天容耳下曲颊后,颧髎面鸠锐端量,听宫耳中大如菽,此为小肠手太阳。

九、足太阳膀胱经　　凡六十七穴,共百三十四穴(附铜版图)

睛明

【解剖】为前头骨鼻上棘部,有鼻翼与上唇举筋、鼻背动脉、滑车神经。

【部位】在目内眦角外一分,宛宛中。

【主治】目痛视不明,迎风流泪,胬肉攀睛,白翳,眦痒疳眼,头痛目眩。

【摘要】此穴为手足太阳、足阳明、阴跷、阳跷五脉之会。凡治雀目者,可久留针而速出之。《百症赋》:雀目肝气,睛明、行间而须推。《灵光赋》:睛明治眼胬肉攀。《席弘赋》:睛明治眼未效时,合谷光明安可缺。

【手术】针一分半。不可灸。

攒竹

【解剖】此处为前头骨部,有眉头筋、前额动脉及前额神经。

【部位】在眉头之陷凹中。

【主治】目视眈眈,泪出目眩,瞳子痒,眼中赤痛,腮睑瞤动,不得卧,烦热面痛。

【摘要】《玉龙歌》:眉间疼痛苦难当,攒竹沿皮刺不妨。若是眼昏皆可治,更针头维即安康。《通玄赋》:脑昏目赤,泻攒竹以偏宜。《胜玉歌》:目内红肿苦皱眉,丝竹攒竹亦堪医。《百症赋》:目中漠漠,即寻攒竹三间。

【手术】针一分至三分。禁灸。

眉冲
【解剖】有前头筋、前额动脉、颜面神经之颞颥支。
【部位】在攒竹直上,入发际五分,去神庭旁五分。
【主治】头痛,目眩,目重,鼻塞不闻香臭。
【手术】针二分。灸三壮。

曲差
【解剖】为前头额骨部,有前头筋、前额动脉、颜面神经之颞颥支。
【部位】在眉头直上,入发际约五分,去神庭旁一寸五分。
【主治】目不明,头痛鼻塞,鼽衄臭涕,顶巅痛,心烦身热,汗不出。
【手术】针二分。灸三壮。

五处
【解剖】有前头筋、前额动脉、额神经。
【部位】在曲差后五分,上星旁一寸五分。
【主治】脊强反折,瘛疭癫疾,头痛戴眼,眩晕,目视不明。
【手术】针二三分。禁灸。

承光
【解剖】为帽状腱膜部,有颅顶骨、颞颥动脉、颞颥神经。
【部位】在五处后一寸五分。
【主治】头风,风眩呕吐,心烦,鼻塞不利,目翳口㖞。
【手术】针二三分。禁灸。

通天
【解剖】为后头筋之上部,有颅顶骨、颞颥动脉、大后头神经。

【部位】在承光后一寸五分。

【主治】头旋项痛,不能转侧,鼻塞偏风,口㖞衄血,头重耳鸣,狂走瘈疭,恍惚,目青盲内障。

【摘要】《百症赋》:通天去鼻内无闻之苦。《千金》:瘿气面肿灸五十壮。

【手术】针三分。灸三壮。

络却

【解剖】此处为后头骨部,有后头筋、后头动脉、大后头神经。

【部位】在通天后一寸五分。

【主治】头旋口㖞,鼻塞,项肿瘿瘤,内障,耳鸣。

【手术】针三分。灸三壮。

玉枕

【解剖】有后头筋、后头动脉、大后头神经。

【部位】在络却后一寸五分,去脑户旁一寸三分。

【主治】目痛如脱,不能远视,脑风头项痛,鼻塞无闻。

【摘要】《百症赋》:囟会连于玉枕,头风疗以金针。

【手术】针二三分。灸三壮。

天柱

【解剖】为后头骨,项内侧有僧帽筋,有后头动脉与神经。

【部位】在项之后部发际,大筋外廉之陷凹中,去中行风府七分。

【主治】头旋脑痛,鼻塞泪出,项强肩背痛,足不任身,目瞑不欲视。

【摘要】《百症赋》:目觉䀮䀮,亟取养老、天柱。又:项强多恶风,束骨相连骨天柱。

【手术】针二分。灸三壮。

大杼

【解剖】有僧帽筋、大方棱筋,肩胛背侧之动脉,脊髓神经之后支,并第十二对神经。

【部位】在第一胸椎(大椎)之下,横开各一寸五分。

【主治】伤寒汗不出,腰脊项背强痛不得卧,喉痹,烦满,痃疟,头痛,咳嗽身热,目眩癫疾,筋挛瘈疭,膝痛不可屈伸。

【摘要】《席弘赋》:大杼若连长强寻,小肠气痛即行针。《胜玉歌》:五疟寒多热更多,间使大杼真妙穴。《肘后歌》:风痹痿厥如何治,大杼曲泉真是妙。

【手术】针三分。不宜灸。

风门

【解剖】有僧帽筋、背长筋、肩胛背神经。

【部位】在第二胸椎下之旁一寸五分,大杼之下。

【主治】伤寒头痛项强目瞑,鼽嚏,胸中热,呕逆上气,喘卧不安,身热,黄疸,痈疽发背。

【摘要】此穴能泻一身热气。《神农经》:伤风咳嗽头痛,鼻流清涕,可灸十四壮。及治头疼风眩,鼻衄不止。

【手术】针五分。灸五壮。

肺俞

【解剖】有背长筋、上锯筋、肩胛背神经。

【部位】在第三胸椎之下,去脊旁一寸五分,风门之下。

【主治】五劳传尸骨蒸,肺风肺痿,咳嗽呕吐,上气喘满,虚烦口干,目眩支满,汗不出,腰脊强痛,背偻如龟,寒热瘿气黄疸。

【摘要】此穴主泻五脏之热。《神农经》:治咳嗽吐血,唾红骨蒸虚劳,可灸十四壮。《乾坤生意》:同陶道、身柱、膏肓,治五劳七伤虚损。《百症赋》:咳嗽连声,肺俞须临天突穴。《玉龙歌》:伤风不解嗽频频,久不医时痨便成。咳嗽须针肺俞穴,痰多宜向丰隆行。《胜玉歌》:若是痰涎并咳嗽,治却须当灸肺俞。

【手术】针三分。灸三壮至数十壮。

厥阴俞

【解剖】有背长筋、后上锯筋。
【部位】在第四胸椎之下,去脊旁一寸五分。
【主治】咳逆牙痛,心痛结胸,呕吐烦闷。
【摘要】主治胸中膈气,积聚好吐。
【手术】针三分。灸七壮。

心俞

【解剖】有背长筋、后上锯筋。
【部位】在第五胸椎之下,各开一寸五分。
【主治】偏风,半身不遂,食噎积结,寒热,心气闷乱,烦满,恍惚心惊,汗不出,中风偃卧不得,发痫悲泣,呕吐咯血,发狂健忘。
【摘要】此穴主泻五脏之热。《神农经》:小儿气不足者,数岁不能语,可灸五壮,艾炷如麦粒。《胜玉歌》:遗精白浊心俞治。《百症赋》:风痫常发,神道还须心俞宁。《捷径》:治忧噎。

【手术】针三分。正坐取之。灸三壮。

督俞

【解剖】有背长筋。

【部位】在第六胸椎之下,去脊一寸五分。

【主治】寒热,心痛,腹痛,雷鸣气逆。

【手术】针三分至五分深。灸三壮。

膈俞

【解剖】有背长筋。

【部位】在第七胸椎之下,去脊一寸五分。

【主治】心痛周痹,膈胃寒痰,暴痛心满气急,吐食翻胃,痃癖五积,气块血块,咳逆,四肢肿痛,怠惰嗜卧,骨蒸喉痹,热病汗不出,食不下,腹胁胀满。

【摘要】此穴血之会也,凡属血证均宜针之、灸之。《千金》:治吐逆翻胃,灸百壮。

【手术】针三分至五分。灸三壮。

肝俞

【解剖】有背长筋。

【部位】有第九胸椎之下,去脊一寸五分。

【主治】气短咳血,多怒,胁肋满闷,咳引两胁,脊背急痛不得息,转侧难反折,上视惊狂,衄䘐眩晕,痛循眉头,黄疸,鼻酸;热病后,目中出泪,眼目诸疾,热痛生翳;或热瘥后,因食五辛,患目,呕血;或疝气筋瘈相引,转筋入腹。

【摘要】此穴主泻五脏之热。《千金》:胸满心腹积聚疼痛,灸百壮。又:气短不语,灸百壮。《玉龙歌》:肝家血少目昏花,宜补肝俞力便加,更把三里频泻动,还光益血自无差。《胜玉歌》:肝血盛兮肝俞泻。《标幽赋》:取肝俞于命门,使瞽士视秋毫之末。《百症赋》:攀睛攻肝俞、少泽之所。

【手术】针三分。灸三壮。

胆俞

【解剖】为阔背筋部，有胸背动脉。

【部位】在第十胸椎之下，去脊一寸五分。

【主治】头痛振寒，汗不出，腋下肿，心腹胀满，口干苦，咽痛呕吐，翻胃食不下，骨蒸劳热，目黄，胸胁不能转侧。

【摘要】《百症赋》：目黄兮，阳纲、胆俞。《捷径》：胆俞、膈俞，可治劳噎。

【手术】针三分。灸三壮。

脾俞

【解剖】有阔背筋、胸背动脉。

【部位】在第十一胸椎之下，去脊一寸五分。

【主治】痃癖积聚，胁下满，痎疟寒热，黄疸，腹胀痛，吐食，不食，饮食不化，或食饮倍多，烦热嗜卧，身体羸瘦，泄痢善欠，体重四肢不收。

【摘要】此穴主泻五脏之热。《百症赋》：听宫、脾俞，祛残心下之悲凄。又：脾虚谷食不消，脾俞、膀胱俞觅。《捷径》：治思噎食噎。《千金》：治食不消化，泄痢不作，肌肤胀满水肿，灸随年壮。

【手术】针三分。灸三壮。

胃俞

【解剖】有阔背筋。

【部位】在第十二胸椎之下，去脊一寸五分。

【主治】胃寒吐逆，翻胃霍乱，腹胀支满，肌肤疲瘦，肠鸣腹痛，不嗜食，脊痛筋挛，小儿羸瘦，食少不生肌肉，小儿痢下赤白，秋末脱肛，肚疼不可忍。艾炷如大麦。

【摘要】《百症赋》：胃冷食不化，魂门、胃俞堪责。

【手术】针三分。灸三壮。

三焦俞

【解剖】有阔背筋、腰背筋膜、肋间动脉、脊椎神经之后支。

【部位】在第一腰椎下（即第十三椎下），去脊一寸五分。

【主治】伤寒身热头痛，吐逆，肩背急，腰脊强，不得俯仰，脏腑积聚，胀满膈塞不通，饮食不化，羸瘦水谷不分，腹痛下痢，肠鸣目眩。

【摘要】《千金》：少腹坚，大如盘盂，胸腹胀满，饮食不消，妇人症聚，同气海各灸百壮。

【手术】针五分。灸三壮。

肾俞

【解剖】有阔背筋、腰背筋膜、长背筋、后下锯筋、肋间动脉、脊椎神经。

【部位】在第二腰椎下（即第十四椎下），与脐眼并行。

【主治】虚劳羸瘦，面目黄黑，耳聋肾虚，水脏久冷，腰痛梦遗，精滑精冷，膝脚拘急，身热头痛，振寒，心腹䐜胀，两胁满，痛引少腹，少气溺血，便浊淫泺，赤白带下，月经不调，阴中痛，五劳七伤，虚惫无力，足寒如冰，洞泄食不化，身肿如水，男女久积气痛，变成痨疾。

【摘要】此穴主泻五脏之热。《千金》：梦遗失精，五脏虚劳，少腹强急，各灸百壮。《玉龙歌》：肾败腰虚小便频，夜间起止苦劳神，命门若得金针助，肾俞艾灸起遭迍。《胜玉歌》：肾败腰疼小便频，督脉两旁肾俞除。

【手术】针三分。灸三壮。

气海俞

【解剖】有长背筋、腰背筋膜、荐骨脊柱筋。

【部位】在第三腰椎之下（第十五椎下），去脊一寸五分。

【主治】腰痛痔漏。

【手术】针三分。灸三壮。

大肠俞

【解剖】有长背筋、腰背筋、荐骨脊柱筋。

【部位】在第四腰椎之下（第十六椎下），去脊一寸五分。

【主治】脊强不得俯仰，腰痛腹胀，绕脐切痛，肠鸣泻痢，食不化，大小便不利。

【摘要】《千金》：胀满雷鸣灸百壮。《灵光赋》：大小肠俞大小便。

【手术】针三分。灸三壮。伏而取之。

关元俞

【解剖】有长背筋、腰背筋膜，肋间动脉，荐骨神经之后支。

【部位】在第五腰椎之下（第十七椎之下），去脊一寸五分。

【主治】风劳腰痛，泄痢虚胀，小便难，妇人瘕癖。

【手术】针三分。灸三壮。伏而取之。

小肠俞

【解剖】有腰背筋膜、肋间动脉、荐骨神经支。

【部位】在荐骨上部（即第十八椎之下），去脊一寸五分。

【主治】膀胱三焦津液少，小便赤不利，淋沥遗尿，小腹胀满，腹痛泻痢脓血，脚肿，心烦，短气，五痔疼痛，妇人带下。

【摘要】《千金》：泄注五痢，便脓血，腹痛，灸百壮。《灵光赋》：

大小肠俞大小便。

【手术】针三分。灸三壮。

膀胱俞

【解剖】有大臀筋、中臀筋，上臀动脉，上臀神经。

【部位】在第十九椎下，去中行一寸五分。

【主治】小便赤涩，遗尿泄痢，腰脊腹痛，阴疮，脚膝寒冷无力，女子癥瘕。

【摘要】《百症赋》：脾虚谷食不消，脾俞、膀胱俞觅。

【手术】针三分。灸三壮。

中膂俞

【解剖】有大臀筋、上臀动脉、上臀神经。

【部位】在第二十椎之下，去中行一寸五分。

【主治】肾虚消渴，腰脊强痛，不得俯仰，肠泄赤白痢，疝痛，汗不出，胁腹胀肿。

【摘要】《杂病穴法歌》：痢疾合谷三里宜，甚者必须兼中膂。

【手术】针三分。灸三壮。伏而取之。

白环俞

【解剖】为尾闾骨部，有大臀筋，下臀动脉，阴部神经、下臀神经。

【部位】在第二十一椎之下，相去一寸五分。

【主治】腰脊痛不得坐卧，疝痛手足不仁，二便不利，温疟筋挛痹缩，虚热闭塞。

【摘要】《百症赋》：背连腰痛，白环、委中曾经。

【手术】针三分至五分。灸三壮。

上髎

【解剖】是处有肠腰筋、肋间动脉、荐骨神经后支。

【部位】在第十八椎下,直小肠俞,去中行一寸。

【主治】大小便不利,呕逆,腰膝冷痛,寒热疟,鼻衄,妇人绝嗣,阴中痒痛,阴挺出,赤白带下。

【手术】针三分至八分。灸三壮。注:此穴为足太阳、少阳之络。

次髎

【解剖】有臀筋与中臀筋、上臀动脉、上臀神经。

【部位】在第十九椎下,直膀胱俞,去中行一寸少。

【主治】大小便淋赤不利,心下坚胀,腰痛足肿,疝气下坠,引阴痛不可忍,肠鸣泄泻,赤白带下。

【手术】针三分。灸三壮。

中髎

【解剖】有大臀筋、上臀动脉、上臀神经。

【部位】在第二十椎之下,直中膂俞,去中行一寸少。

【主治】五劳七伤,二便不利,腹胀飧泄;妇人少子,带下月经不调。

【手术】针三分。灸三壮。注:此穴为足厥阴、少阳之会。

下髎

【解剖】有大臀筋,下臀动脉,阴部神经、下臀神经。

【部位】在第二十一椎之下,侠脊陷中。

【主治】肠鸣泄泻,二便不利,下血,腰痛引小腹急痛,女子淋浊不禁。

【摘要】《百症赋》：湿寒湿热下髎定。

【手术】针三分。灸三壮。

会阳

【解剖】有大臀筋，下臀动脉，阴部神经、下臀神经。

【部位】在尾闾骨下部之旁侧陷中（《医学入门》谓外开一寸五分）。

【主治】腹中寒气泄泻，肠澼便血，久痔，阳气虚乏，阴汗湿痒。

【手术】针三分。灸三壮。

附分

【解剖】有僧帽筋、后上锯筋、小方棱筋，横颈动脉，副神经、脊椎神经后支、肩胛背神经。

【部位】在第二椎之下，去脊三寸。

【主治】肘肩不仁，肩背拘急，风客腠理，颈痛不得回顾。

【手术】针三分。灸三壮。

魄户

【解剖】有僧帽筋、大方棱筋，肩胛背神经。

【部位】在第三椎下，去脊三寸。

【主治】虚劳肺痿，肩膊胸背痛，三尸走注，项强喘逆，烦满呕吐。

【摘要】此穴主泻五脏之热。《神农经》：治虚劳发热，灸十四壮。《百症赋》：痨瘵传尸，取魄户、膏肓之路。《标幽赋》：体热劳嗽而泻魄户。

【手术】针三分至五分。灸五壮。

膏肓俞

【解剖】有僧帽筋、大方棱筋,脊椎神经后支、肩胛背神经。

【部位】在四椎下五椎上,去脊中三寸。

【主治】百病皆疗,虚羸瘦损,五劳七伤,梦遗失精,上气咳逆,痰火发狂,健忘。

【摘要】《百症赋》：痨瘵传尸,趋魄户、膏肓之路。《灵光赋》：膏肓穴灸治百病。《乾坤生意》：膏肓、陶道、身柱、肺俞,为治虚损、五劳、七伤紧要之穴。

【手术】取此穴令病人正坐,曲脊,伸两手之臂着膝前,令正直,手大指与膝头齐,从肩胛骨上角摸索至肩胛骨下角,其间有四肋三间,依胛骨之际按其中空处,自觉牵引肩中者是。针三分。灸三壮至百数十壮。注：灸此穴可治痨瘵,惟须补灸三里。

神堂

【解剖】有僧帽筋,脊椎神经后支、肩胛背神经。

【部位】在第五椎下去脊三寸。

【主治】腰脊强痛,不可俯仰,洒洒恶寒,胸腹满逆,时噎。

【手术】针三分。灸五壮。

譩譆

【解剖】有僧帽筋,脊椎神经后支、肩胛背神经。

【部位】在第六椎之下,去脊三寸。

【主治】大风热病汗不出,劳损不得卧,温疟久不愈,胸腹胀闷气噎,肩背胁肋痛急,目痛,咳逆鼻衄。

【摘要】《千金》：多汗疟病,灸五十壮。

【手术】针六分。灸五壮。

膈关

【解剖】有僧帽筋、脊椎神经支。

【部位】在第七椎下,去脊三寸。

【主治】背痛,恶寒脊强,呕吐饮食不下,胸中噎闷,大小便不利。

【摘要】此穴亦血会,治诸血病。

【手术】针五分。灸五壮。

魂门

【解剖】有阔背筋、胸背动脉、肩胛下神经。

【部位】在第九椎下,去脊三寸。

【主治】尸厥,胸背连心痛,食不下,腹中雷鸣,大便不节,小便黄赤。

【摘要】此穴主泻五脏之热。《百症赋》:胃冷食而难化,魂门、胃俞堪责。《标幽赋》:筋挛背痛而补魂门。

【手术】针五分。灸三壮。

阳纲

【解剖】有阔背筋、胸背动脉、脊椎神经。

【部位】在第十椎下,去脊三寸。

【主治】肠鸣腹痛,食不下,小便涩,身热消渴,目黄,腹胀泄泻。

【摘要】《百症赋》:目黄兮,阳纲、胆俞。

【手术】针五分。灸五壮

意舍

【解剖】有阔背筋、胸背动脉、脊椎神经。

【部位】在十一椎下,去脊三寸。

【主治】背痛腹胀,大便泄,小便黄,呕吐,恶风寒,饮食不下,消渴目黄。

【摘要】此穴主泻五脏之热。《百症赋》:胸满更加噎塞,中府、意舍所行。

【手术】针五分。灸七壮。

胃仓

【解剖】有胸背动脉、脊椎神经。

【部位】在第十二椎下,去脊三寸。

【主治】腹满,水肿,食不下,恶寒,背脊痛,不可俯仰。

【手术】针五分。灸五壮。

肓门

【解剖】有阔背筋、方形腰筋,肋间动脉,肩胛下神经、脊髓神经。

【部位】在第十三椎下,去脊三寸。

【主治】心下痛,大便坚,妇人乳疾。

【手术】针五分。灸五壮。

志室

【解剖】有阔背筋、方形腰筋,肋间动脉,肩胛下神经、脊髓神经。

【部位】在第十四椎下,去脊三寸。

【主治】阴肿阴痛,失精,小便淋沥,脊背强,腰胁痛,腹中坚满,霍乱吐逆,不食,大便难。

【摘要】此穴主泻五脏之热。

【手术】针五分。灸三壮。

胞肓

【解剖】即髋骨部，有大臀筋、中臀筋，上臀动脉，下臀神经。

【部位】在第十九椎下，去脊三寸。

【主治】腰脊痛，恶寒，小腹坚，肠鸣，大小便不利。

【手术】针五分。灸七壮。

秩边

【解剖】有大臀筋、中臀筋、上臀动脉、下臀神经。

【部位】在二十椎下，去脊三寸。

【主治】腰痛，五痔，小便赤涩。

【手术】针五分。灸三壮。伏而取之

承扶

【解剖】在大臀筋之下部，大肉转股筋之间，有坐骨动脉、下臀神经。

【部位】直立之时，在臀部高肉下垂之横纹中，委中之直上。

【主治】腰脊相引如解，久痔臀肿，大便难，胞寒，小便不利。

【手术】针五分。不宜灸。

殷门

【解剖】为二头股筋部，有股动脉、坐骨神经。

【部位】在承扶下六寸。

【主治】腰脊不可俯仰，恶血流注，外股肿。

【手术】针五分。不宜灸。

浮郄

【解剖】为二头股筋腱部，有膝腘动脉、坐骨神经。

【部位】在殷门下斜向外,委阳上一寸。

【主治】霍乱转筋,小腹膀胱热,大肠结,股外筋急,髀枢不仁。

【手术】针五分。灸三壮。

委阳

【解剖】在膝腘窝之外侧,二头股筋腱之间,有膝腘动脉、腓骨神经。

【部位】由委中向外之两筋间,去承扶一尺二寸。

【主治】腰脊腋下肿痛,不可俯仰,引阴中不得小便,胸满身热,瘈疭癫疾,小腹满,飞尸遁注,痿厥不仁。

【摘要】此穴为足太阳之别络。《百症赋》:委阳、天池,腋肿针而速散。

【手术】针七分。灸三壮。

委中

【解剖】有膝腘动、静脉,胫骨神经。

【部位】当膝腘窝之正中。

【主治】大风眉发脱落,太阳疟从背起,先寒后热,熇熇然汗出难已,头重转筋,腰脊背痛,半身不遂,遗溺,小腹坚,髀枢风痛,膝痛足软无力。

【摘要】此穴为足太阳脉之所入,为合土。主泻四肢之热。委中者,血郄也,凡热病汗不出,小便难,衄血不止,脊强反折,瘈疭癫疾,足热厥逆,不得屈伸,取其经出血立愈。《太乙歌》:虚汗盗汗补委中。《玉龙歌》:环跳能除腿股风,居髎二穴亦相同,委中毒血更出尽,愈见医科神圣功。又:强痛脊背泻人中,挫闪腰酸亦可攻,更有委中之一穴,腰间诸疾任君攻。《百症赋》:背连腰痛,白环、委中曾经。《胜玉歌》:委中驱疗脚风缠。《千金》:委中昆仑,治腰相连。《四总穴》：腰背委中求。《马丹阳十二诀》：腰痛不能举，沉沉引脊梁，酸疼筋莫转，风痹复无常，膝头难伸屈，针入即安康。《肘后歌》：腰软如何去得根，神妙委中立见效。《杂病穴法歌》：腰痛环跳委中求，若连背痛昆仑试。

【手术】针一寸五分。禁灸。

合阳

【解剖】有腓肠筋、环行后胫骨动脉、胫骨神经。

【部位】委中下二寸。

【主治】腰脊强引腹痛，阴股热，胻酸肿，寒疝偏坠，女子崩带不止。

【摘要】《百症赋》：女子少气漏血，不无交信、合阳。

【手术】针五分。灸五壮。

承筋

【解剖】有腓肠筋、环行后胫骨动脉、胫骨神经。

【部位】在合阳与承山之中间，即腨肠之中央。

【主治】寒痹，腰背拘急，腋肿大便闭，五痔腨酸，脚跟痛引少腹，转筋霍乱，胻䯒。

【摘要】霍乱转筋，灸五十壮。

【手术】灸三壮。禁针。

承山

【解剖】有腓肠筋、胫骨动脉、胫骨神经。

【部位】在委中下八寸，腨肉之间。

【主治】头热鼻䯒，寒热癫疾，疝气腹痛，痔肿便血，腰背痛，膝肿痉酸痞痛，霍乱转筋战栗不能行立。

【摘要】《千金》：灸转筋随年壮，神验。《玉龙歌》：九般痔漏最伤人，必刺承山效若神，更有长强一穴刺，呻吟大痛穴为宜。《胜玉歌》：两股转筋承山刺。《席弘赋》：阴陵泉治心胸满，针到承山饮食思。又：转筋目眩针鱼际，承山昆仑立便消。《百症赋》：针长强于承山，善治肠风新下血。《灵光赋》：承山转筋并久痔。《天星秘诀》：脚若转筋并眼花，先针承山次内踝。又：胸膈痞满先阴交，针到承山饮食美。《马丹阳十二诀》：善治腰疼痛，痔疾大便难，脚气并膝肿，辗转战疼酸，霍乱及转筋，穴中刺便安。《肘后歌》：五痔原因热血作，承山针下病无踪。又：打扑伤损破伤风，须于痛处下针攻，又向承山立作效。《杂病穴法歌》：心胸痞满阴陵泉，针到承山饮食美。脚若转筋眼发花，然谷承山法自古。

【手术】针七分。灸五壮。以足趾履地，两手按壁上取之。

飞扬

【解剖】有胫骨动脉、胫骨神经。

【部位】在外踝上七寸，骨后廉。

【主治】痔痛不得起坐，脚酸肿，不能立，历节风不得屈伸，癫疾，寒疟，头晕目眩，逆气。

【摘要】《百症赋》：目眩兮，支正、飞扬。

【手术】针三分。灸三壮。

跗阳

【解剖】有长腓筋、前腓骨动脉、浅腓骨神经。

【部位】在外踝上三寸。

【主治】霍乱转筋，腰痛不能立，髀枢股胻痛，痿厥风痹不仁，头重频痛，时有寒热，四肢不举，屈伸不能。

【手术】针三分。灸三壮。

昆仑

【解剖】此处为长腓骨筋腱,有后腓骨动脉、胫骨神经。

【部位】足外踝后五分,跟骨上陷中。

【主治】腰尻脚气足踝肿痛,不能步立,头痛齞衄,肩背拘急,咳喘目眩,阴肿痛,产难,胞衣不下,小儿发痫,瘈疭。

【摘要】此穴为足太阳脉之所行,为经火。《玉龙歌》:红肿腿足草鞋风,须把昆仑两穴攻,申脉太溪如再刺,神医妙诀起疲癃①。《灵光赋》:住喘脚气昆仑愈。《席弘赋》:转筋目眩针鱼际,承山昆仑立便消。《千金》:治疟多汗,腰痛不能俯仰,目如脱,项似拔,昆仑主之。又:胞衣不出,针入四分。《捷径》:治偏风。《马丹阳十二诀》:转筋腰尻痛,暴喘满中心,举步行不得,一动即呻吟,若欲求安乐,须于此穴针。《肘后歌》:脚膝经年痛不休,内外踝边用意求,穴号昆仑并吕细。《杂病穴法歌》:腰痛环跳委中求,若连背痛昆仑试。

【手术】针三分。灸三壮。孕妇禁针。

仆参

【解剖】当外踝之下,有腓骨动脉、胫骨神经。

【部位】在昆仑直下,足跟骨下陷中,拱足取之。

【主治】腰痛,足痿不收,足跟痛,霍乱转筋,吐逆,膝痛。

【摘要】《灵光赋》:后跟痛在仆参求。《杂病穴法歌》:两足酸麻补太溪,仆参内庭盘根楚。

【手术】针三分。不宜灸。

---

① 疲癃:亦作"罢癃"。指年老多病之状。

申脉

【解剖】为跟骨之上部,有胫骨神经、腓骨动脉。

【部位】在外踝下五分陷中,可容爪甲许,赤白肉际。

【主治】风眩癫疾,腰脚痛,膝胻寒酸,不能坐立,如在舟车中,气逆,腿足不能屈伸,妇人气血痛,腓部红肿。

【摘要】此穴为阳跷脉之所生。《神农经》:治腰痛灸五壮。《玉龙歌》:红肿腿足草鞋风,须把昆仑二穴攻。申脉太溪如再刺,神医妙诀起疲癃。《标幽赋》:头风头痛,针申脉与金门。《澜江赋》[①]:申脉能治寒与热,头风偏正及心惊,耳鸣鼻衄胸中满,但遇麻木虚即补,如逢疼痛泻而迎。《灵光赋》:阴跷阳跷两踝边,脚气四穴先寻取,阴阳陵泉亦主之。又:阴跷阳跷与三里,诸穴一般治脚气,在腰玄机宜正取。《杂病穴法歌》:头风目眩项捩强,申脉金门手三里。又:脚膝诸痛羡行间,三里申脉金门侈。注:十三鬼穴之五,名曰鬼路。

【手术】针三分。不宜灸。

金门

【解剖】为短总趾伸筋部,有腓骨动脉、胫骨神经。

【部位】在申脉之前一寸少,骨下陷中。

【主治】霍乱转筋,尸厥癫痫,疝气,膝胻酸不能立,小儿张口摇头,身反折。

【摘要】此穴为足太阳郄。《百症赋》:转筋兮,金门、丘墟来医。《标幽赋》:头风头痛,针申脉与金门。《杂病穴法歌》:头风目眩项捩强,申脉金门手三里。又:耳聋临泣与金门,合谷针后听人语。又:脚气诸痛羡行间,三里申脉金门侈。《肘后歌》:疟疾连日

---

① 澜江赋:本书前作"兰江赋"。《针灸聚英》作"拦江赋",为针灸歌赋名。

发不休,金门刺深七分是。

【手术】针三分。灸三壮。

京骨

【解剖】为小趾第一趾节骨之后部,即短腓筋腱部,有骨间背动脉、外小趾背神经。

【部位】在足外侧大骨下赤白肉际。

【主治】腰脊痛如折,髀不可曲,项强不能回顾,筋挛善惊,疟寒热,目眩,内眦赤烂,头痛鼽衄,癫病狂走。

【摘要】此穴为足太阳之脉所过,为原穴。

【手术】针三分。灸七壮。

束骨

【解剖】为长总趾伸筋附着之部,有小趾背神经、骨间背动脉。

【部位】在小趾外侧,本节后陷中。

【主治】肠澼泄泻,疟痔,癫痫,发背痈疔,头痛目眩,内眦赤痛,耳聋腰膝痛,项强不可回顾。

【摘要】此穴为足太阳脉之所注,为俞木。秦承祖:治风热胎赤,两目眦烂。《百症赋》:项强多恶风,束骨相连于天柱。

【手术】针三分。灸三壮。

通谷

【解剖】有长总趾伸筋附着部、外小趾背神经。

【部位】在小趾本节前陷中。

【主治】头痛目眩,项痛鼽衄,善惊,目䀮䀮,留饮,食不化。

【摘要】此穴为足太阳脉之所流,为荥水。东垣曰:胃气不留,五脏气乱,在于头,取天柱、大杼。不足,深取通谷、束骨。

【手术】针二分。灸三壮。

至阴

【解剖】有外小趾背神经、骨间背动脉。

【部位】在足小趾端外侧,去爪甲角如韭叶。

【主治】风寒头重,鼻塞,目痛生翳,胸胁痛,转筋寒疟,汗不出,烦心,足下热,小便不利。

【摘要】此穴为足太阳脉之所出,为井金。《百症赋》:至阴、屋翳,疗痒疾之疼多。《席弘赋》:脚膝肿时寻至阴。注:妇人横产,手先出,诸符药不效,为灸右脚小趾尖三壮,炷如小麦,下火立产。《肘后歌》:头面之疾针至阴。

【手术】针一分。灸三壮。

附　足太阳膀胱经穴歌

足太阳经六十七,睛明目内红肉藏,攒竹眉冲与曲差,五处寸半上承光,通天络却玉枕昂,天柱后际大筋外,大杼背部第二行,风门肺俞厥阴俞,心俞督俞膈俞强,肝胆脾胃俱挨次,三焦肾气海大肠,关元小肠到膀胱,中膂白环仔细量,自从大杼至白环,各各节外寸半长,上髎次髎中复下,一空二空腰踝当,会阳阴尾骨外取,附分侠脊第三行,魄户膏肓与神堂,譩譆膈关魂门九,阳纲意舍仍胃仓,肓门志室胞肓续,二十椎下秩边场,承扶臀横纹中央,殷门浮郄到委阳,委中合阳承筋是,承山飞扬踝跗阳,昆仑仆参连申脉,金门京骨束骨忙,通谷至阴小趾旁。

足太阳膀胱经经穴分寸歌

足太阳是膀胱经,目内眦角始睛明,眉头头中攒竹取,眉冲

足太陽膀胱經穴圖

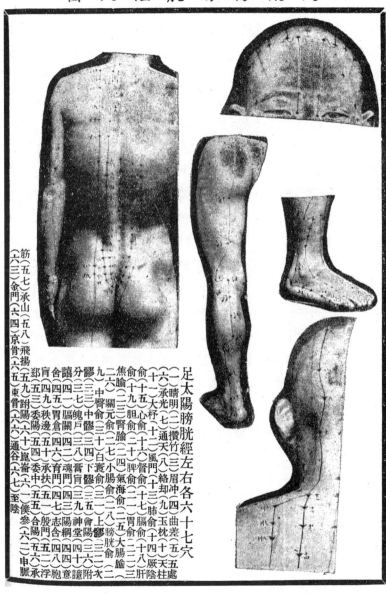

足太陽膀胱經左右各六十七穴

(一)睛明 (二)攢竹 (三)眉冲 (四)曲差 (五)五處 (六)承光 (七)通天 (八)絡却 (九)玉枕 (十)天柱 (十一)大杼 (十二)風門 (十三)肺俞 (十四)厥陰俞 (十五)心俞 (十六)膽俞 (十七)膈俞 (十八)肝俞 (十九)膽俞 (二十)脾俞 (二一)胃俞 (二二)三焦俞 (二三)腎俞 (二四)大腸俞 (二五)膀胱俞 (二六)小腸俞 (二七)膀胱俞 (二八)中膂俞 (二九)白環俞 (三十)上髎 (三一)次髎 (三二)中髎 (三三)下髎 (三四)會陽 (三五)附分 (三六)魄戶 (三七)膏肓 (三八)神堂 (三九)譩譆 (四十)膈關 (四一)魂門 (四二)陽綱 (四三)意舍 (四四)胃倉 (四五)肓門 (四六)志室 (四七)胞肓 (四八)秩邊 (四九)承扶 (五十)殷門 (五一)浮郄 (五二)委陽 (五三)委中 (五四)合陽 (五五)承筋 (五六)承山 (五七)飛揚 (五八)跗陽 (五九)崑崙 (六十)僕參 (六一)申脈 (六二)金門 (六三)京骨 (六四)束骨 (六五)通谷 (六六)至陰 (六七)

直上旁神庭，曲差入发五分际，神庭旁开寸五分，五处旁开亦寸半，细算却与上星①平，承光通天络却穴，相去寸五调匀看，玉枕夹脑一寸三，入发三寸枕骨取，天柱项后发际中，大筋外廉陷中献，自此夹脊开寸五，第一大杼二风门，三椎肺俞厥阴四，心五督六椎下论，膈七肝九十胆俞，十一脾俞十二胃，十三三焦十四肾，气海俞在十五椎，大肠十六椎之下，十七关元俞穴椎，小肠十八胱十九，中膂内俞二十椎，白环廿一椎下当，以上诸穴可推之。更有上次中下髎，一二三四腰空好，会阳阴尾尻骨旁，背部第二诸穴了，又从脊上开三寸，第二椎下为附分，三椎魄户四膏肓，第五椎下神堂尊，第六譩譆膈关七，第九魂门阳纲十，十一意舍之穴存，十二胃仓穴已分，十三肓门端正在，十四志室不须论，十九胞肓二十秩，背部三行诸穴匀。又从臀下横纹取，承扶居下陷中央，殷门扶下方六寸，委阳腘外两筋乡，浮郄实居委阳上，相去只有一寸长，委中在腘约纹里，此下二寸寻合阳，承筋合阳之下直，穴在腨肠之中央，承山腨下分肉间，外踝七寸上飞扬，跗阳外踝上三寸，昆仑后跟陷中央，仆参跟下脚边上，申脉踝下五分张，金门申前墟后取，京骨外侧骨际量，束骨本节后肉际，通谷节前陷中强，至阴却在小趾侧，太阳之穴始周详。

十、足少阴肾经凡二十七穴，共五十四穴（附铜版图）

涌泉

【解剖】为转拇筋部，有内足跖动脉、内足跖神经。

【部位】在足底中央，试屈足趾，在足底去足跟之居中宛宛处。

【主治】尸厥面黑，喘嗽有血，目视䀮䀮无所见，善恐，心中结

---

① 上星：原作囟会。疑误。

热,风疹风痫,心痛不嗜食,男子如蛊,女子如妊,咳嗽气短,身热喉痹,目眩颈痛,胸胁满,小便痛,肠澼泄泻,霍乱转胞不得尿,腰痛,大便难,转筋足胫寒痛,肾积奔豚,热厥,五趾[①]尽痛,足不践地。

【摘要】此穴为足少阴脉之所出,为井木。足下热喘满,淳于意曰:此热厥也,针足心立愈。《玉龙歌》:传尸痨病最难医,涌泉出血免灾危。《席弘赋》:鸠尾能治五般痫,若下涌泉人不死。又:小肠气结连脐痛,速泻阴交莫再迟,良久涌泉针取气,此中玄妙少人知。《百症赋》:厥寒厥热涌泉清。又:行间、涌泉,去消渴之肾竭。《通玄赋》:胸结身黄,取涌泉而即可。《灵光赋》:足掌下去寻涌泉,此法千金莫妄[②]传,此穴多治妇人疾,男蛊女孕两病痊。《天星秘诀》:如是小肠连脐痛,先刺阴陵后涌泉。《杂病穴法歌》:劳宫能治五般痫,更刺涌泉疾若挑。又:小儿惊风刺少商,人中涌泉泻莫深。《肘后歌》:顶心头痛眼不开,涌泉下针定[③]安泰。又:伤寒痞气结胸中,两目昏黄汗不通,涌泉妙穴三分许,速使周身汗自通。

【手术】针三分。灸三壮。

然谷

【解剖】为长屈拇筋之附着部,有胫骨神经。

【部位】在内踝前之高骨下,公孙后一寸。

【主治】喘呼烦满,咳血,喉痹,消渴,舌纵,心恐,少气涎出,小腹胀,痿厥寒疝,足跗肿,胻酸,足一寒一热,不能久立;男子遗精;妇人阴挺出,月经不调不孕;初生小儿脐风撮口,痿厥洞泄。

【摘要】此穴为足少阴脉之所流,为荥水。主泻肾脏之热。

---

① 趾:原作"距"。距,鸡爪。
② 妄:原作"忘"。见《针灸大全》。
③ 定:原作"足"。见《针灸聚英》。

《百症赋》：脐风须然谷而易醒。《杂病穴法歌》：脚若转筋眼发花，然谷承山法自古。注：然谷出血，能使人立饥。

【手术】针三分。灸三壮。

太溪

【解剖】为长总趾屈筋腱部，有后胫骨动脉、胫骨神经。

【部位】在内踝后五分跟骨上、动脉陷中。

【主治】热病汗不出，伤寒手足逆冷，嗜卧，咳嗽咽肿，衄血唾血，溺赤，消瘅，大便难，久疟，咳逆，烦心不眠，脉沉，手足寒，呕吐不嗜食，善噫腹疼，瘠瘦，寒疝疭癖。

【摘要】此穴为足少阴脉之所注，为俞土。《神农经》：牙疼红肿者泻之。又：阴股内湿痒生疮便毒，先补而后泻之。又：肾疟呕吐多寒，闭户而处，其病难已，太溪大钟主之。又：腰脊痛、大便难、手足寒，针太溪与委中与大钟。《玉龙赋》：红肿腿足草鞋风，须把昆仑两穴攻，申脉太溪如再刺，神医妙诀起疲癃。《百症赋》：寒疟兮，商阳太溪验。《杂病穴法歌》：两足酸麻补太溪，仆参内庭盘跟楚。

【手术】针三分。灸三壮。

大钟

【解剖】有长总趾屈筋腱、胫骨动脉、胫骨神经。

【部位】在足跟后踵中，太溪下五分。

【主治】气逆烦闷，小便淋闭，洒洒腰脊强痛，大便秘涩，嗜卧，口中热，虚则呕逆多寒，欲闭户而处，少气不足，胸胀喘息，舌干食噎不得下，善惊恐不乐，喉中鸣，咳吐血。

【摘要】此穴为足少阴络，别走太阳。《百症赋》：倦言嗜卧，往通里、大钟而明。《标幽赋》：大钟治心内之痴呆。

【手术】针二分。灸二壮。

照海
【解剖】为外转拇筋之上部,有后胫骨动脉、胫骨神经。
【部位】在内踝下一寸。
【主治】咽干呕吐,四肢懈惰,嗜卧,善悲不乐,大风偏枯,半身不遂,久疟卒疝,腹中气痛,小腹淋痛,阴挺出,月水不调。
【摘要】此穴为阴跷脉所出。《玉龙歌》:大便秘结不能通,照海分明在足中。更把支沟来泻动,方知妙穴有神功。《神农经》:治月事不行,可灸七壮。《兰江赋》:噤口喉风针照海。《杂病穴法歌》:胞衣照海内关寻。《百症赋》:大敦、照海,患寒疝而善蠲。《席弘赋》:若是七疝小腹痛,照海阴交曲泉针。《通玄赋》:四肢之懈惰,凭照海以消除。
【手术】取此穴,令人稳坐,足底相对,在内踝骨下赤白肉际陷中。针三分。灸七壮。

水泉
【解剖】有长总趾屈腱部,有后胫骨动脉及胫骨神经。
【部位】在内踝后,太溪下一寸。
【主治】目䀮䀮不能远视,女子月事不来,来即多,心下闷痛,小腹痛,小便淋,阴挺出。
【摘要】此穴为足少阴郄。《百症赋》:月潮违限,天枢、水泉须详。
【手术】针四分。灸四壮。

复溜
【解剖】为后胫骨部,有后胫骨动脉、胫骨神经。
【部位】在内踝上二寸,距交信前五分。

【主治】肠澼痔疾,腰脊内引痛,不得俯仰,善怒,多懈,舌干涎出,足痿胻寒不得履,目视䀮䀮,肠鸣腹痛,四肢肿,十种水病,五淋盗汗,齿龋,脉微细。

【摘要】此穴为足少阴脉之所行,为经金。《神农经》:治盗汗不收,面色痿黄,灸七壮。《玉龙歌》:伤寒无汗泻复溜。《杂病穴法歌》:水肿水分与复溜。《胜玉歌》:脚气复溜不须疑。《肘后歌》:疟疾寒多热少取复溜。又:伤寒四肢厥逆冷……复溜半寸顺骨行。又:自汗发黄复溜凭。《席弘赋》:复溜气滞便离腰,复溜治肿如神医。

【手术】针三分。灸五壮。

交信

【解剖】为长总趾屈筋部,有后胫骨动脉、胫骨神经。

【部位】在内踝上二寸,与复溜并立,在复溜之后三阴交下一寸之微后。

【主治】五淋癞疝,阴急,股腨内廉引痛,泻痢赤白,大小便难,女子漏血不止,阴挺,月事不调,小腹痛,盗汗。

【摘要】此穴为阴跷脉之郄。《百症赋》:女子少气漏血,不无交信、合阳。《肘后歌》:腰膝强痛交信凭。

【手术】针四分。灸五壮。

筑宾

【解剖】为腓肠筋部,分布后胫骨动脉、胫骨神经。

【部位】在内踝上五寸,三阴交直上二寸,后开一寸二分。

【主治】小儿胎疝癫疾,吐舌发狂,骂詈腹痛,呕吐涎沫,足腨痛。注:此穴为阴维之郄。

【手术】针三分。灸五壮。

阴谷

【解剖】为大股筋连附之部,有关节动脉与股神经。

【部位】在膝内辅骨之后,大筋之下,小筋之上,即在曲泉之后横直一寸余微下些。

【主治】舌纵涎下,腹胀烦满,溺难,小腹疝急引阴,阴股内廉痛,为痿为痹,膝痛不可屈伸;女人漏下不止,少妊。

【摘要】此穴为足少阴脉之所入,为合水。《通玄赋》:阴谷治腹脐痛。《太乙歌》:利小便、消水肿,阴谷、水分与三里。《百症赋》:中邪霍乱,寻阴谷、三里之程。

【手术】针四分。灸三壮。屈膝取之。

横骨

【解剖】有肠骨下腹神经、三棱腹筋。

【部位】在大赫下一寸,去中行五分。

【主治】五淋小便不通,阴器下纵引痛,小腹满,目眦赤痛,五脏虚。

【摘要】此穴为足少阴冲脉之会。《百症赋》:肓俞、横骨,泻五淋之久积。《席弘赋》:气滞腰疼不能立,横骨大都宜救急。

【手术】针三分。灸五壮。

大赫

【解剖】有三棱腹筋、肠骨下腹神经。

【部位】在气穴下一寸,去中行五分。

【主治】虚劳失精,阴痿下缩,茎中痛,目赤痛,女子赤带。

【手术】针三分。灸五壮。

气穴

【解剖】有肠骨下腹神经、直腹筋。

【部位】在四满下一寸,去中行五分。

【主治】奔豚痛引腰脊,泻痢,经不调。

【手术】针三分。灸五壮。

四满

【解剖】有直腹筋、下腹动脉。

【部位】在中注下一寸,去中行五分。

【主治】积聚疝瘕,肠癖切痛,石水奔豚,脐下痛;女人月经不调,恶血腹痛无子。

【手术】针三分。灸三壮。

中注

【解剖】有直腹筋、下腹动脉。

【部位】在肓俞下一寸,去中行五分。

【主治】小腹热,大便坚燥,腰脊痛,目眦痛,女子月事不调。

【手术】针五分。灸五壮。

肓俞

【解剖】有下腹动脉、直腹筋。

【部位】去脐旁五分。

【主治】腹痛寒疝,大便燥,目赤痛从内眦始。

【摘要】《百症赋》:肓俞、横骨,泻五淋之久积。

【手术】针五分。灸五壮。

商曲

【解剖】有直腹筋、上腹动脉、肋间神经支。

【部位】在石关下一寸。

【主治】腹中切痛,积聚不嗜食,目赤痛内眦始。

【手术】针五分。灸五壮。

石关

【解剖】有直腹筋、上腹动脉、肋间神经。

【部位】在阴都下一寸。

【主治】哕噫呕逆,脊强腹痛,气淋,小便不利,大便燥闭,目赤痛,妇人无子,或脏有恶血上冲,腹痛不可忍。

【摘要】《神农经》:治积气疝痛,可灸七壮。《千金》:呕噫呕逆灸百壮。《百症赋》:无子搜阴交、石关之乡。

【手术】针一寸。灸三壮。孕妇禁灸。

阴都

【解剖】有直腹筋、上腹动脉、第八①肋间神经支。

【部位】在通谷下一寸。

【主治】心烦满,恍惚,气逆,肠鸣肺胀,气抢呕沫,大便难,胁下热痛,目痛寒热,疟疾;妇人无子,脏有恶血,腹绞痛。

【手术】针五分。灸三壮。

通谷

【解剖】有直腹筋、上腹动脉、第八肋间神经支。

【部位】在幽门下一寸。

【主治】口喎暴瘖,积聚疢癖,胸满食不化,膈结呕吐,目赤痛不明,清涕,项似拔不可回顾。

【手术】针五分。灸三壮。

---

① 八:原作"十二",疑误。下条"通谷"同。

幽门

【解剖】为直腹筋部，其内左为胃府、右为肝叶，有上腹动脉、十二肋间神经支。

【部位】在巨阙旁五分。

【主治】胸中引痛，心下烦闷，逆气里急，支满，不嗜食，数咳干哕，呕吐涎沫，健忘，溲痢脓血，少腹胀满；女子心痛逆气，善吐食不下。

【摘要】《神农经》：治心下痞胀，饮食不化，积聚疼痛，灸四十壮。《百症赋》：烦心呕吐，幽门开彻玉堂明。

【手术】针五分。灸五壮。

步廊

【解剖】有肋间动脉、内乳动脉，肋间神经、前胸神经。

【部位】在神封下一寸六分，中庭旁二寸。

【主治】胸胁满痛，鼻塞少气，咳逆不得息，呕吐不食，臂不得举。

【手术】针三分。灸五壮。仰取之。

神封

【解剖】有大胸筋，肋间动脉、内乳动脉，肋间神经、前胸神经。

【部位】灵墟下一寸六分，去中行二寸。

【主治】胸胁满痛，咳逆不得息，呕吐不食，乳痈，洒洒恶寒。

【手术】针三分。灸五壮。仰取之。

灵墟

【解剖】有大胸筋、肋间动脉、肋间神经等。

【部位】在神藏下一寸六分，当三肋间。

【主治】胸满不得息，咳逆，乳痈呕吐，洒淅恶寒，不嗜食。

【手术】针三分。灸三壮。仰取之。

神藏

【解剖】为大胸筋部,中藏肺叶,分布肋间动脉、内乳动脉,肋间神经、前胸神经。

【部位】彧中下一寸六分。

【主治】呕吐咳逆,喘不得息,胸满不嗜食。

【摘要】《百症赋》:胸满项强,神藏、璇玑宜试。

【手术】针三分。灸五壮。仰取之。

彧中

【解剖】为大胸筋部,分布肋间动脉、内乳动脉,肋间神经、前胸神经。

【部位】在俞府下一寸六分。

【主治】咳逆不得喘息,胸胁支满,多吐,呕吐不食。

【摘要】《神农经》:治气喘胀壅,灸十四壮。

【手术】针四分。灸五壮。仰取之。

俞府

【解剖】有大胸筋及上锁骨筋、锁骨下动脉、胸廓神经。

【部位】在璇玑旁二寸。

【主治】咳逆上气,呕吐不食,中痛。

【摘要】《玉龙歌》:吼喘之症嗽痰多,若用金针疾自和,俞府乳根一样刺,气喘风痰渐渐瘥。

【手术】针三分。灸五壮。仰取之。

附 足少阴肾经穴歌

足少阴经二十七,涌泉然谷太溪溢,大钟水泉通照海,复溜交信筑宾实,阴谷膝内辅骨边,以上从足走至膝,横骨大赫连气穴,四

足少陰腎經穴圖

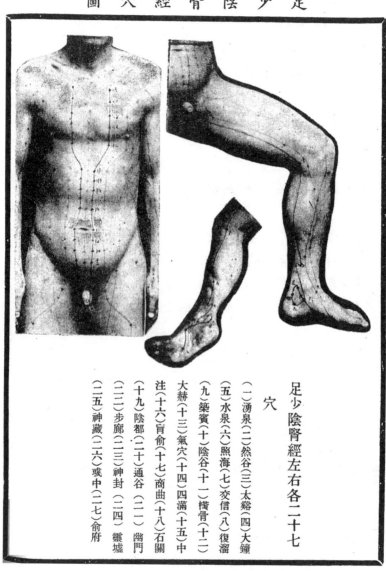

穴

足少陰腎經左右各二十七

（一）湧泉（二）然谷（三）太谿（四）大鐘（五）水泉（六）照海（七）交信（八）復溜（九）築賓（十）陰谷（十一）橫骨（十二）大赫（十三）氣穴（十四）四滿（十五）中注（十六）肓俞（十七）商曲（十八）石關（十九）陰都（二十）通谷（二一）幽門（二二）步廊（二三）神封（二四）靈墟（二五）神藏（二六）彧中（二七）俞府

满中注肓俞脐,商曲石关阴都密,通谷幽门半寸辟,步廊神封膺灵墟,神藏彧中俞府毕。

足少阴肾经经穴分寸歌

足掌心中是涌泉,然谷踝前大骨边,太溪踝后跟骨上,大钟跟后踵筋间,水泉溪下一寸觅,照海踝下四分安,复溜交信踝上前,二寸踝上二寸连,二穴止隔筋前后,太阴之后少阴前,筑宾内踝上腨分(五寸),阴谷膝下内辅边,横骨大赫并气穴,四满中注亦相连,五穴上行皆一寸,中行旁开五分边,肓俞上行亦一寸,俱在脐旁半寸间,商曲石关阴都穴,通谷幽门五穴缠,上下俱是一寸取,各开中行半寸前,步廊神封灵墟穴,神藏彧中俞府安,上行寸六旁二寸,俞府璇玑二寸观。

十一、手厥阴心包络经　　凡九穴,共十八穴(附铜版图)

天池

【解剖】有大胸筋、前大锯筋,长胸动脉,长胸神经、前胸廓神经。

【部位】在乳后一寸,去腋下三寸第四肋间。

【主治】目䀮䀮不明,头痛胸胁烦满,咳逆,臂腋肿痛,四肢不举,上气,寒热疟,热病汗不出。

【摘要】《千金》:颈漏瘰疬灸百壮。《百症赋》:委阳、天池,腋肿针而速散。

【手术】针三分。灸三壮。

天泉

【解剖】为三头膊筋部,有上膊动脉,内膊皮下神经、上膊尺骨神经。

【部位】在手之内侧,腋下二寸。

【主治】恶风寒,胸胁痛,支满咳逆,膺背胛臂间痛。

【手术】针六分。灸三壮。举臂取之。

曲泽

【解剖】在二头膊筋之腱间,有上膊动脉、重要静脉,正中神经。

【部位】在肘内廉下之陷凹中,即尺泽之内侧。

【主治】心痛善惊,身热烦渴,臂肘摇动,掣痛不可伸,伤寒呕吐气逆。

【摘要】此穴为手厥阴心包脉之所入,为合水。《百症赋》:少商、曲泽,血虚口渴同施。

【手术】针三分。灸三壮。屈肘取之。

郄门

【解剖】有内桡骨筋,尺骨动脉、重要静脉,正中神经。

【部位】在大陵上五寸,即去腕五寸。

【主治】呕吐衄血,心痛呕哕,惊恐神气不足,久痔。

【手术】针三分。灸五壮。注:此穴为手厥阴心包脉之郄。

间使

【解剖】有内桡骨筋、尺骨动脉、重要静脉、正中神经。

【部位】大陵上三寸,即掌后三寸。

【主治】伤寒结胸,心悬如饥,呕沫少气,中风气塞,昏危不语,卒狂,胸中澹澹,恶风寒,霍乱干呕,腋肿肘挛,卒心痛,多惊,咽中如鲠;妇人月水不调;小儿客忤久疟。

【摘要】此穴为手厥阴心包脉之所行,为经金。《千金》:干呕不止,所食即吐不停,灸三十壮,四肢脉绝不至者,灸之便通。《神农经》:脾寒,寒热往来,浑身疮疥,灸七壮。《百症赋》:天鼎、间使,失音嗫嚅而休迟。《灵光赋》:水沟间使治邪癫。《捷径》:热病频哕针间使。《肘后歌》:狂言盗汗如见鬼,惺惺间使便下针。又:疟疾热多寒少用间使。《胜玉歌》:五疟寒多热更多,间使大杼真妙穴。《杂病穴法歌》:人中间使去癫妖。注:此穴为十三鬼穴之一。

【手术】针三分。灸五壮。

内关

【解剖】有尺骨动脉与心脉、正中神经。

【部位】大陵上二寸,两腕间。

【主治】中风失志,实则心暴痛,虚则心烦惕惕,面热目昏,支满肘挛,久疟不已,胸满肠痛。

【摘要】此穴为手厥阴心包脉之络脉,别走少阳者。《神农经》:心痛腹胀,腹内诸疾,灸七壮。《玉龙歌》:腹中气块痛难当,穴法宜向内关防。《杂病穴法歌》:舌裂出血寻内关,太冲阴交走上部。又:腹痛公孙内关尔。又:一切内伤内关穴,痰火积块退烦潮。又:死胎阴交不可缓,包衣照海内关寻。《席弘赋》:肚疼须是公孙妙,内关相应。《百症赋》:建里、内关,扫尽胸中之苦闷。《标幽赋》:胸满腹痛针内关。《兰江赋》:伤寒四日太阴辨,公孙照海一同行,再用内关施绝法。

【手术】针五分。灸五壮。

大陵

【解剖】占桡骨、尺骨之间,有横腕韧带、动脉与静脉。

【部位】在手腕横纹之陷中,即两骨(尺、桡)之间。

【主治】热病汗不出,舌本痛,喘咳呕血,心悬如饥,善笑不休,头痛气短,胸胁痛,惊恐悲泣,呕逆喉痹,目干目赤,肘臂挛痛,小便如血。

【摘要】此穴为心包脉之所注,为俞土。《神农经》:治胸中疼痛,胸前疮疥,灸三壮。《千金》:吐血呕逆,灸五十壮。又:凡卒患腰肿,附骨痈疽,节肿,游风热毒此等疾,但初觉有异,即急灸五壮,立愈。《玉龙歌》:口臭之疾最可憎,大陵穴内人中泻。又:劳宫穴在掌中寻,满手生疮痛不禁。心胸之病大陵泻,气攻胸腹一般针。《胜玉歌》:心热口臭大陵驱。注:此穴为十三鬼穴之四。

【手术】针三分。灸三壮。

劳宫

【解剖】有浅伸屈指筋,有尺骨动脉之动脉弓、手掌部之正中神经。

【部位】在掌心。

【主治】中风悲笑不休,热病汗不出,胁痛不可转侧,吐衄噫逆,烦渴食不下,胸胁支满,口中腥气,黄疸手痹,大小便血热痔。

【摘要】此穴为手厥阴心包络脉之所流,为荥水。《千金》:心中懊憹痛,针入五分补之。《玉龙歌》:劳宫穴在掌中寻,满手生疮痛不禁。《杂病穴法歌》:劳宫能治五般痈,更刺涌泉疾若挑。《灵光赋》:劳宫医得身劳倦。《百症赋》:治疸消黄,谐后溪、劳宫而看。《通玄赋》:劳宫退胃翻心痛以何疑。

【手术】针二分。灸三壮。以中指、无名指屈拳掌中,在二指之尖之间,是穴,取之。

中冲

【解剖】有指掌动脉、正中神经。

【部位】在中指之端,去爪甲如韭叶。

手厥陰心包絡經穴圖

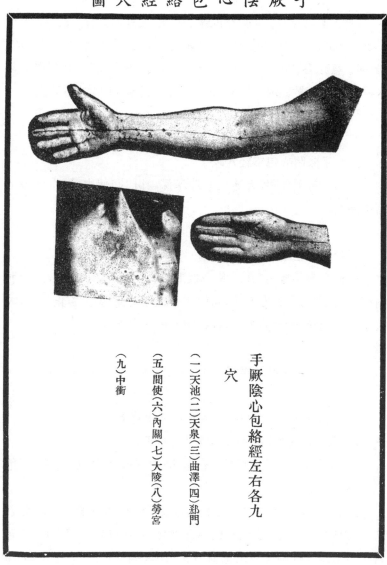

手厥陰心包絡經左右各九穴

(一)天池 (二)天泉 (三)曲澤 (四)郄門
(五)間使 (六)內關 (七)大陵 (八)勞宮
(九)中衝

【主治】热病汗不出,头痛如破,身热如火,心痛烦满,舌强痛,中风不省人事。

【摘要】此穴为手厥阴心包脉之所出,为井木。《神农经》:治小儿夜啼多哭,灸一壮,如麦炷。《百症赋》:廉泉、中冲,舌下肿疼堪取。《乾坤生意》:凡初中风,暴仆昏沉,痰涎壅盛,不省人事,牙关紧闭,药水不入,急以三棱针刺十井穴,使气血流通,乃起死回生之妙诀也。

【手术】针一分。灸一壮。

附　手厥阴心包络经穴歌

九穴心包手厥阴,天池天泉曲泽深,郄门间使内关对,大陵劳宫中冲侵。

手厥阴心包络经经穴分寸歌

心包穴起天池间,乳后旁一腋下三,天泉曲腋下二寸,曲泽肘内横纹端,郄门去腕方五寸,间使腕后三寸安,内关去腕止二寸,大陵掌后两筋间,劳宫曲中名指取,中冲中指之末端。

十二、手少阳三焦经　凡二十三穴,共四十六穴(附铜版图)

关冲

【解剖】有骨间背动脉、尺骨神经之手背支。

【部位】在无名指外侧,去爪甲角如韭叶。

【主治】头痛口干,喉痹,霍乱,胸中气噎不食,肘臂痛,不能举,目昏昏。

【摘要】此穴为手少阳三焦经脉之所出,为井金。主三焦邪热,口渴唇焦,口气,泻此出血。《玉龙歌》:三焦热气壅上焦,口苦舌干岂易调。针刺关冲出毒血,口生津液病俱消。《百症赋》:哑门、关冲,舌缓不语而要紧。《捷径》:治热病烦心,满闷,汗不出,掌中大热如火，舌本痛，口干消渴，久热不去。注：凡初中风卒仆昏沉，痰涎壅盛，不省人事，牙关紧闭，药水不下，急以三棱针刺各井穴出血，使气血流通，乃起死回生之急救妙法。

【手术】针一分，留三呼。灸三壮。

液门

【解剖】有总指伸筋、骨间背动脉、尺骨神经之手背支。

【部位】在小指、次指之间合缝处陷中。

【主治】惊悸妄言，寒厥臂痛，不得上下，痎疟寒热，头痛，目眩赤涩泪出，耳暴聋，咽外肿，牙龈痛。

【摘要】此穴为手少阳脉之所流，为荥水。手臂红肿，出血泻之。《千金》：耳聋不得眠，针入三分补之。《玉龙歌》：手臂红肿连腕疼，液门穴内用针明。《百症赋》：喉痛兮，液门鱼际可疗。

【手术】针三分。灸三壮。握拳取之。

中渚

【解剖】有总指伸筋腱、第四骨间背动脉、尺骨神经手背支。

【部位】在无名指、小指本节后间陷中。

【主治】热病汗不出，臂指痛不得屈伸，头痛，目眩，生翳，目不明，耳聋，咽肿，久疟，手臂红肿。

【摘要】此穴为手少阳脉之所注，为俞木。手臂红肿，泻之出血。《太乙歌》：针久患腰疼背痛。《玉龙歌》：手臂红肿连腕疼，液门穴内用针明，更将一穴名中渚，多泻中间疾自轻。《席弘赋》：久患伤寒肩背痛，但针中渚得其宜。《肘后歌》：肩背诸疾中渚下。《胜玉歌》：髀疼背痛中渚泻。《杂病穴法歌》：脊肩心痛针中渚。《通玄赋》：脊间心后痛，针中渚而立痊。《灵光赋》：五指不伸中渚取。

【手术】针三分。灸三壮。握拳取之。

阳池

【解剖】旁小指筋腱,有后下膊皮下神经、尺骨神经。

【部位】在手表腕上横纹陷中。

【主治】消渴口干,烦闷寒热疟,或因折伤手腕,捉物不得,臂不能举。

【摘要】此穴为手少阳脉之所过,为原。

【手术】针三分。不宜灸。

外关

【解剖】有总指伸筋,骨间动脉,后下膊皮下神经、桡骨神经。

【部位】在阳池后二寸两筋间。

【主治】耳聋浑浑无闻,肘臂不得曲伸,五指痛不能握。

【摘要】此穴为手少阳脉络,别走心,主厥阴脉。《杂病穴法歌》:一切风寒暑湿邪,头疼发热外关起。注:此穴为八法脉穴之一。

【手术】针三分。灸三壮。

支沟

【解剖】有总指伸筋、骨间动脉、后下膊皮下伸筋、桡骨神经。

【部位】在阳池后三寸,两筋骨间陷中。

【主治】热病汗不出,肩臂酸重胁腋痛,四肢不举,霍乱呕吐,口噤暴瘖,产后血晕,不省人事。

【摘要】此穴为手少阳脉之所行,为经火。三焦相火炽盛,及大便不通,胁肋疼痛泻之。《千金》:治颈漏马刀,灸百壮。《杂病穴法歌》:大便虚秘补支沟,泻足三里效可拟。《胜玉歌》:筋疼秘结支沟穴。《肘后歌》:飞虎(即本穴)一穴通痞气。又:两足两胁满难伸,飞虎神针七分到。

【手术】针三分。灸七壮。

会宗

【解剖】有总指伸筋部、骨间动脉、桡骨神经。

【部位】在支沟外旁（偏在小指一面）一寸。

【主治】五痫，耳聋，肌肤痛。

【手术】此穴禁针。灸三壮。

三阳络

【解剖】为固有小指伸筋部，有骨间动脉，后下膊皮下神经、桡骨神经后支。

【部位】去支沟一寸。

【主治】暴瘖不能言，耳聋，齿龋，嗜卧身不欲动。

【手术】此穴禁针。灸三壮。

四渎

【解剖】有骨间动脉、桡骨神经之后支。

【部位】在三阳络上一寸五分，微前五分。

【主治】暴气耳聋，下齿龋痛。

【手术】针五分。灸三壮。

天井

【解剖】为三头膊筋腱之间，有尺骨副动脉、桡骨神经支。

【部位】在肘尖上二寸陷凹处，在屈肘之肘尖上侧，向上一二寸间之陷中。

【主治】咳嗽上气，胸痛不得语，唾脓不嗜食，寒热凄凄不得卧，惊悸悲伤，瘈疭癫疾，五痫，风痹，头颈肩背痛，耳聋，目锐眦颊肘肿痛，臂腕不得捉物，及泻一切瘰疬疮肿疹。

【摘要】此穴为手少阳三焦脉之所入，为合土。《胜玉歌》：瘰疬少海天井边。

【手术】针三分。灸三壮。

清冷渊
【解剖】有三头膊筋，下尺骨副动脉，桡骨神经后支、上膊皮下神经。
【部位】去天井一寸。
【主治】诸痹痛，肩臂肘臑不能举。
【摘要】《胜玉歌》：眼痛须觅清冷渊。
【手术】针三分。灸三壮。伸肘举臂取之。

消泺
【解剖】有三角筋，头静脉、后回旋上膊动脉支，后膊皮下神经。
【部位】在臑会下二寸。
【主治】风痹，颈项强急肿痛，寒热头痛，肩背急。
【手术】针五分。灸三壮。

臑会
【解剖】有三角筋，后回旋上膊动脉、头静脉，后膊皮下神经、腋下神经等。
【部位】在肩头下三寸。
【主治】肘臂气肿，酸痛无力不能举，项瘿气瘤，寒热瘰疬。
【手术】针五分。灸五壮。

肩髎
【解剖】有横肩胛动脉，外膊皮下神经、锁骨上神经。
【部位】在锁骨与肩胛骨之陷凹处，肩髃后一寸余微下些，试将臂膊上举，当其陷凹处是也。

【主治】臂重肩痛不能举。
【手术】针七分。灸三壮。

天髎
【解剖】有横肩胛动脉、颈静脉,肩胛背神经。
【部位】在锁骨上窝之上部,肩井内一寸,后开八分。
【主治】肩臂酸痛,缺盆痛,汗不出,胸中烦满,颈项急,寒热。
【手术】针五分。灸三壮。注:此穴为手足少阳、阳维之会。

天牖
【解剖】有后耳静脉、后耳动脉,副神经、颈椎神经。
【部位】在风池下一寸微外些,即完骨下,发际上,天容后,天柱前。
【主治】面肿头风,项强不得回顾。
【手术】针入一寸,留七呼,不宜补。不宜灸,若灸之即面肿眼合。先取譩譆,后针天牖、风池,其病即痊。

翳风
【解剖】此处为耳下腺部,有耳后动脉、颜面神经之耳后支。
【部位】在耳根后,距耳约五分之陷凹处。
【主治】耳聋口眼㖞斜,口噤不开,脱颔颊肿,牙车急痛,暴瘖不能言。
【摘要】耳红肿痛,泻之;耳虚鸣,补之。《百症赋》:耳聋气闭,全凭听会、翳风。
【手术】针三分。灸三壮。

瘛脉
【解剖】有颞颥筋、耳后动脉、颜面神经之耳后支。

【部位】在翳风上一寸，稍近耳根，青络上。

【主治】头风耳鸣，小儿惊痫，瘛疭，呕吐泻痢无时，惊恐，目涩多眵。

【手术】针一分，出血如豆汁。禁灸。

颅息

【解剖】有颞颥筋、耳后动脉、颜面神经之耳后支。

【部位】在瘛脉上一寸余，有青络。

【主治】耳鸣喘息，小儿呕吐，瘛疭，惊恐，发痫，身热头痛不得卧。

【手术】针此穴络脉微出血。禁灸。

角孙

【解剖】有颞颥筋、颞颥动脉、颞颥神经。

【部位】当耳壳上角之陷凹处，以指按之，口开阖时，指下觉牵动。

【主治】目生翳，齿龈肿不能嚼，唇吻燥，颈项强。

【手术】灸三壮。不宜针。

耳门

【解剖】有咀嚼筋、颞颥筋、颞颥动脉、颞颥神经。

【部位】在耳前肉峰下缺口外。

【主治】耳聋，聤耳脓汁，耳生疮，齿龋，唇吻强。

【摘要】《席弘赋》：但患伤寒两耳聋，耳门听会疾如风[①]。《百

---

① 耳门听会疾如风：原无。据《针灸聚英》"天元太乙歌"作"耳门听会疾如风"。《针灸大全》《针灸聚英》"席弘赋"均作"金门听会疾如风"。

症赋》：耳门、丝竹空，住牙疼于顷刻。《天星秘诀》：耳鸣腰痛先五会，次针耳门三里内。

【手术】针三分。灸三壮。

禾髎[①]

【解剖】有颞颥筋、颞颥动脉、颜面神经。

【部位】在耳前，发锐尖下。

【主治】头痛耳鸣，牙车引急，颈项肿，口噼瘈疭。

【手术】针三分。禁灸。

丝竹空

【解剖】有前头筋、颞颥动脉支、颜面神经。

【部位】眉毛稍外端陷中。

【主治】头痛目赤，目眩，视物𥇀𥇀，拳毛倒睫，风痫戴眼，发狂，吐涎沫，偏正头风。

【摘要】治头风宜出血。《胜玉歌》：目内红肿苦皱眉，丝竹攒竹亦堪医。《百症赋》：耳门、丝竹空，治牙疼于顷刻。《通玄赋》：丝竹疗头痛难忍。

【手术】针三分。禁灸。

附　手少阳三焦经穴歌

二十三穴手少阳，关冲液门中渚旁，阳池外关支沟正，会宗三阳四渎长，天井清冷渊消泺，臑会肩髎天髎堂，天牖翳风瘈脉青，颅息角孙禾髎乡，耳门丝竹听有常。

---

① 禾髎：当作"和髎"，即"耳和髎"，出《针灸甲乙经》。

手少陽三焦經穴圖

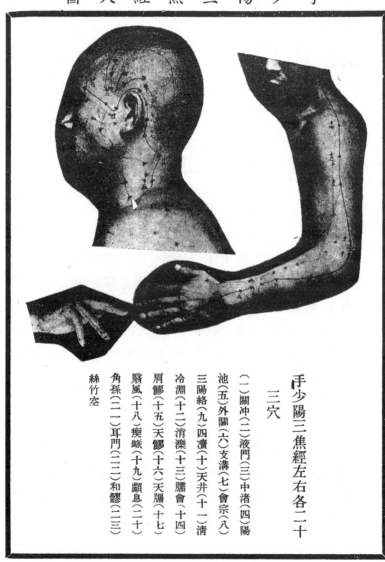

手少陽三焦經左右各二十三穴

（一）關冲（二）液門（三）中渚（四）陽池（五）外關（六）支溝（七）會宗（八）三陽絡（九）四瀆（十）天井（十一）清冷淵（十二）消濼（十三）臑會（十四）肩髎（十五）天髎（十六）天牖（十七）翳風（十八）瘈脈（十九）顱息（二十）角孫（二十一）耳門（二十二）和髎（二十三）絲竹空

手少阳三焦经经穴分寸歌

无名指外端关冲,液门小次指陷中,中渚液上止一寸,阳池手表腕陷中,外关腕后方二寸,腕后三寸支沟容,支沟横外取会宗,空中一寸用心攻,腕后四寸三阳络,四渎肘前五寸着,天井肘外大骨后,骨罅中间一寸膜①,肘后二寸清冷渊,消泺对液臂外落(臑会下二寸),臑会肩前三寸量,肩髎臑上陷中央,天髎毖骨陷内上,天牖天容之后旁,翳风耳后尖角陷,瘈脉耳后鸡足张,颅息亦在青络上,角孙耳廓上中央,耳门耳曲前起肉,和髎耳前锐发乡,欲知丝竹空何在,眉后陷中仔细量。

十三、足少阳胆经　　凡四十三穴,共八十六穴(附铜版图)

瞳子髎
【解剖】有眼轮匝筋,颧骨眼窠动脉,颜面神经、三叉神经。
【部位】在目外眦之五分。
【主治】头痛目痒,外眦赤痛,翳目青盲,远视晱晱,泪出多眵。
【手术】针三分。不宜灸。

听会
【解剖】为耳下腺之上部,分布颞颥支、内颚动脉、颜面神经。
【部位】在耳珠微前陷中。
【主治】耳聋耳鸣,牙车脱臼齿痛,中风,瘈疭,喎斜。
【摘要】《玉龙歌》:耳聋腮肿听会针。《席弘赋》:但患伤寒两耳聋,金门听会疾如风。《胜玉歌》:耳闭听会莫迟延。
【手术】针三分。灸三壮。

---

① 膜:当作"摸",疑误。

客主人

【解剖】有内颚动脉、颜面神经。
【部位】在耳前起骨上廉,开口有空,即颧骨桥之上口。
注:此穴禁针灸,故不录主治与手术。

颔厌

【解剖】有颞颥筋、颞颥动脉、颜面神经。
【部位】曲周下,颞颥上廉。
【主治】头风,偏头颈项俱痛,目眩耳鸣,多嚏,惊痫,历节风汗出。
【摘要】《百症赋》:悬颅、颔厌之中,偏头痛止。
【手术】针一二分,不可深刺。灸三壮。

悬颅

【解剖】为前头骨之颞颥窝部,有颞颥筋、颞颥动脉、颞颥神经。
【部位】曲周下,颞颥中廉。
【主治】头痛齿痛,偏头痛引目,热病汗不出。
【摘要】《百症赋》:悬颅、颔厌之中,偏头痛止。
【手术】针二三分。灸三壮。

悬厘

【解剖】有颞颥筋、颞颥动脉、颞颥神经。
【部位】曲周下,颞颥下廉,距悬颅下半寸。
【主治】偏头痛,面肿,目锐眦痛,热病烦心,汗不出。
【手术】针二三分。灸三壮。

曲鬓

【解剖】有颞颥筋与神经。

【部位】在耳上,入发际一寸后些。

【主治】颔颊肿引牙车不得开,口噤不得言,项强不得顾,头角痛,巅风目眇。

【手术】针二分。灸三壮。

率谷

【解剖】有颞颥筋、耳上掣筋,耳后动脉。

【部位】在耳上,入发际一寸五分。

【主治】脑痛,两头角痛,胃脘寒痰,烦闷呕吐,酒后皮风肤肿。

【手术】针三分。灸三壮。

天冲

【解剖】有耳上掣筋、耳后动脉。

【部位】在率谷之后约三分。(查在耳上者有三穴,最上为率谷,其次为天冲,最下角孙。)

【主治】癫疾风痓,牙龈肿,惊恐头痛。

【摘要】《百症赋》:反张悲哭,仗天冲、大横须精。

【手术】针三分。灸三壮。

浮白

【解剖】有耳上掣筋、耳后动脉。

【部位】在耳后(上轮根),入发际一寸。

【主治】咳逆胸满,喉痹,耳聋齿痛,项瘿痰沫,不得喘息,肩臂不举,足不能行。

【摘要】《百症赋》:瘿气须求浮白。

【手术】针三分。灸三壮。

窍阴

【解剖】有耳后动脉、耳后神经。

【部位】在浮白下一寸。

【主治】四肢转筋,目痛,头项痛,耳鸣,痈疽发热,手足烦热,汗不出,咳逆喉痹,舌强,胁痛口苦。

【手术】针三分。灸三壮。

完骨

【解剖】在胸锁乳嘴筋附着之上部,有耳后动脉与神经。

【部位】在窍阴下七分。

【主治】头痛头风,耳鸣齿龋,牙车急,口眼㖞斜,喉痹颊肿,瘰气便赤,足痿不收。

【手术】针三分。灸三壮。

本神

【解剖】是处为前颈骨部,有颞颥动脉与神经。

【部位】在曲差旁一寸五分,入发际五分。

【主治】惊痫吐沫,目眩,项强急痛,胸胁相引,不得转侧,偏风癫疾。

【手术】针三分。灸三壮。

阳白

【解剖】有前头筋、颞颥动脉、颜面神经。

【部位】在眉毛上直一寸,与瞳子直。

【主治】头痛目昏多眵,背寒栗,重衣不得温。

【手术】针二分。灸三壮。

临泣

【解剖】有前头筋、颞颥动脉、颜面神经。

【部位】在目上,直入发际五分。

【主治】鼻塞目眩,生翳䁾矄冷泪,眼目诸疾,惊痫反视,卒暴中风不识人,胁下痛,疟疾日西发。

【摘要】《百症赋》:泪出刺临泣头维之处。

【手术】针三分。禁灸。

目窗

【解剖】有前头筋、前额动脉、前额神经。

【部位】在临泣后一寸半。

【主治】头目眩,痛引外眦,远视不明,面肿寒热,汗不出。

【手术】针三分。灸五壮。

正营

【解剖】皮下有头盖之帽状腱膜,其下为颅顶骨,有颞颥动脉支、颜面神经支。

【部位】在目窗后一寸半。

【主治】头痛目眩,齿龋痛,唇吻强急。

【手术】针三分。灸三壮。

承灵

【解剖】为后头骨部,有后头筋、后头动脉与神经。

【部位】在正营后一寸五分。

【主治】脑风头痛,鼻塞不通,恶风。

【手术】此穴禁针。灸五壮。

脑空

【解剖】当后头骨外,后筋结节之下面,即僧帽筋附着之上部,是处有后头筋、后头动脉、大后头神经。

【部位】在承灵后一寸五分,玉枕骨之下陷中。

【主治】劳瘵身热,羸瘦,脑风头痛不可忍,项强不得顾,目瞑,鼻衄,耳聋,惊悸癫风,引目鼻痛。

【手术】针四五分。灸五壮。

风池

【解剖】当后头骨下部之陷凹处,僧帽筋之外侧,有后头神经与动脉。

【部位】在脑空之后部,发际之陷凹处。

【主治】中风偏正头痛,伤寒热病汗不出,痎疟,颈项如拔,痛不得回,目眩赤痛泪出,鼽衄,耳聋,腰背俱痛,伛偻引项,肘力不收,脚弱无力。

【摘要】《玉龙歌》：凡患伛者,补风池,泻绝骨。《胜玉歌》：头风头痛灸风池。《席弘赋》：风府风池寻得到,伤寒百病一时消。《通玄赋》：头晕目眩觅风池。《捷径》：治温病烦满,汗不出。

【手术】针四分。灸三壮。

肩井

【解剖】有横颈动脉、外颈静脉、上肩胛骨神经。

【部位】在肩上陷解中,缺盆上大骨前一寸半,以三指按取之,当中指下陷者为是。

【主治】中风气塞,涎上不语气逆,五劳七伤,头项颈痛,臂不能举,或因扑伤腰痛,脚气上攻。若妇人难产坠胎后,手足厥冷,针之立愈。

【摘要】《席弘赋》：若针肩井须三里，不刺之时气未调。《百证赋》：肩井乳痈而极效。《通玄赋》：肩井除两臂难任。《标幽赋》：肩井曲池，甄权针臂痛而复射。《天星秘诀》：脚气酸疼肩井先，次寻三里阳陵泉。

【手术】针四五分。灸三壮。孕妇禁针。

渊液

【解剖】有肋间筋、肩胛下神经、肋间神经。

【部位】在腋下三寸。

此穴禁针灸，故不录其主治与手术。

辄筋

【解剖】适当第三肋间，有大胸筋、小胸筋，深部有内外肋间筋，分布长胸动脉、侧胸皮下神经、长胸神经。

【部位】在胁下三寸，复前向乳房一寸。

【主治】太息多唾，善悲，言语不正，四肢不收，呕吐宿汁，吞酸，胸中暴满不得卧。

【手术】针六分。灸三壮。

日月

【解剖】当附着第八肋骨下部之一寸许，介于直腹筋与外斜腹筋之间，有上腹动脉、肋间神经。

【部位】在期门下五分，微外开些。

【主治】太息善唾，小腹热，欲走多吐，言语不正，四肢不收。

【手术】针六分。灸七壮。注：此穴为胆之募穴。

京门

【解剖】为外斜腹筋端部,分布上腹动脉,及长胸神经。

【部位】在侠脊季胁之端,即脐上五分,旁开九寸半也。

【主治】肠鸣洞泄,水道不利,少腹急痛,寒热膹胀,肩背腰髀引痛,不得俯仰久立。

【手术】针三分。灸三壮。注:此穴为肾之募穴,侧卧,屈上足,伸下足,举臂取之。

带脉

【解剖】为外斜腹筋部,有上腹动脉,长胸神经、肋间神经支。

【部位】在京门下一寸八分,去脐旁八寸半。

【主治】腰腹纵,溶溶如坐水中状;妇人小腹痛急,瘕疝,月经不调,赤白带下,两胁气引背痛。

【手术】针六分。灸五壮。

五枢

【解剖】有下腹动脉、长胸神经、肋间神经支。

【部位】在带脉下三寸。

【主治】痃癖,小肠、膀胱气攻两胁,小腹痛,腰腿痛,阴疝睾丸上入腹,妇人赤白带下。

【摘要】《玉龙歌》:肩背风气连臂疼,背缝二穴用针明,五枢亦治腰间痛,得穴方知病顿轻。

【手术】针五分至一寸。灸五壮。

维道

【解剖】有内外斜腹筋、下骨腹动脉。

【部位】在章门直下五寸三分,五枢之前下部。

【主治】呕逆不止,三焦不调,不食,水肿。
【手术】针八分。灸三壮。

居髎

【解剖】有内外斜腹筋、下骨腹动脉。
【部位】在维道下三寸,后开五分,横直环跳三寸稍高些。
【主治】痛引胸臂,挛急不得举,腰引小腹痛。
【摘要】《玉龙歌》:环跳能治腿股风,居髎二穴认真攻。
【手术】针三分。灸三壮。

环跳

【解剖】在臀股部,有大臀筋,上臂神经。
【部位】在髀枢中通京门之下,并两足而立,腰下部有陷凹处是也。
【主治】冷风湿痹不仁,胸胁相引,半身不遂,腰胯酸痛,膝不得伸,遍身风疹。
【摘要】《玉龙歌》:环跳能除腿股风。《天星秘诀》:冷风湿痹针何处,先取环跳次阳陵。《百症赋》:后溪、环跳,腿疼刺而即轻。《标幽赋》:悬钟、环跳,华佗针蹩足而能行。《席弘赋》:冷风冷痹疾难愈,环跳腰俞用针烧。《胜玉歌》:腿股转酸难移步,妙穴说与后人知,环跳风市及阴市,泻却金针病自除。《杂病穴法歌》:腰痛环跳委中求。又:腰连脚痛怎生医,环跳风市与行间。又:冷风湿痹针环跳。又:脚连胁腋痛难当,环跳阳陵泉内杵。《马丹阳十二诀》:折腰莫能顾,冷风并湿痹,腿髋连腨痛,转侧重歔欷,针此病消除。
【手术】侧卧,伸下足,屈上足,取之有大空。针入一寸二分。灸十壮。

风市

【解剖】有外大股筋、上膝关节动脉、前股皮下神经。

【部位】膝上外廉两筋中。

【主治】腿膝无力，脚气，浑身瘙痒，麻痹，疠风症。

【摘要】《胜玉歌》：腿股转酸难移步，妙穴说与后人知，环跳风市及阴市，泻却金针病自除。《杂病穴法歌》：腰连脚痛怎生医，环跳风市与行间。

【手术】正立以两手垂直覆腿上，中指尽处是穴。针五分。灸五壮。

中渎

【解剖】有外大股筋、股动脉分支。

【部位】在髀骨外（环跳直下），屈膝横纹外角直上五寸。

【主治】寒气客于分肉间，攻痛上下，筋痹不仁。

【手术】针五分。灸三壮。

阳关

【解剖】有外大股筋、外关节动脉、股神经。

【部位】在阳陵泉上三寸，犊鼻外陷中，即膝盖之旁，两筋之间尽处。

【主治】风痹不仁，股膝冷痛，不可屈伸。

【手术】针五分。禁灸。

阳陵泉

【解剖】当胫骨之外侧，有膝关节动脉、浅腓骨神经。

【部位】在膝下一寸，外尖骨前之陷凹处。

【主治】偏风半身不遂，足膝冷痹不仁，无血色，脚气筋挛。

【摘要】此穴为足少阳胆经脉之所入，为合土。《玉龙歌》：膝盖红肿鹤膝风，阳陵二穴亦可攻。《席弘赋》：最是阳陵泉一穴，膝间疼痛用针烧。又：脚痛膝肿针三里，悬钟二陵三阴交。《百症赋》：半身不遂，阳陵远达于曲池。《杂病穴法歌》：胁痛只须阳陵泉。又：脚连腰胯痛难当，环跳阳陵泉内杵。又：冷风湿痹针环跳，阳陵三里烧针尾。又：热闭气闭先长强，大敦阳陵堪调护。《通玄赋》：胁下肋痛者，刺阳陵而即止。《天星秘诀》：冷风湿痹针何处，先取环跳次阳陵。又：脚气酸疼肩井先，次寻三里阳陵泉。《马丹阳十二诀》：膝肿并麻木，冷痹及偏风，举足不能起，坐卧似衰翁，针入六分止，神功妙不同。

【手术】针六分。灸七壮。

阳交

【解剖】有长总趾伸筋、前胫骨动脉、深腓骨神经。
【部位】在外踝上七寸，沿太阳经一面。昆仑之直上。
【主治】胸满喉痹，足不仁，膝痛寒厥，惊狂面肿。
【手术】针六分。灸三壮。

外丘

【解剖】有长腓筋、前胫骨动脉、浅腓骨神经。
【部位】外踝上七寸，与阳交相并，阳交在后，外丘在前，相隔一筋。
【主治】颈项痛，胸满痿痹，癫风，恶犬伤毒不出。
【手术】针三分。灸三壮。

光明

【解剖】有长总趾伸筋、前腓骨动脉、深腓骨神经。
【部位】外踝上五寸。

【主治】热病汗不出,卒狂嚼颊,淫泺胫骱痛,不能久立。虚则痿痹偏细,坐不能起;实则足骱热膝痛,身体不仁。

【摘要】此穴为足少阳络别走厥阴。《席弘赋》:睛明治眼未效时,合谷光明不可缺。《标幽赋》:眼痒眼疼,泻光明于地五。

【手术】针六分。灸五壮。

阳辅

【解剖】有长总趾伸筋、前腓骨动脉、深腓骨神经。

【部位】在外踝上四寸,光明、悬钟二穴之中。

【主治】腰溶溶如水浸,膝下肤肿,筋挛,百节酸疼痿痹,马刀,颈项痛,喉痹汗不出,及汗出振寒,痎疟,腰骱酸痛,不能行立。

【摘要】此穴为足少阳胆脉所行为经火。

【手术】针三分。灸三壮。

悬钟

【解剖】为短腓筋部,有前腓骨动脉与神经。

【部位】在外踝上三寸。

【主治】心腹胀满,胃热不食,喉痹,咳逆,头痛中风,虚劳,颈项痛,手足不收,腰膝痛,脚气筋骨挛。

【摘要】《玉龙歌》:凡患伛者补风池泻绝骨。又:寒湿脚气不可熬,先针三里及阴交,再将绝骨穴兼刺,肿痛顿时立见消。《席弘赋》:脚气膝肿针三里,悬钟二陵三阴交。《标幽赋》:环跳悬钟,华佗针躄足而立行。《天星秘诀》:足缓难行先绝骨,次针条口及冲阳。《肘后歌》:伤寒则须补绝骨是,热则绝骨泻无忧。《胜玉歌》:踝跟骨痛灸昆仑,更有绝骨共丘墟。《杂病穴法歌》:两足难移先悬钟,条口后复针能步履。

【手术】针五分。灸五壮。

丘墟

【解剖】当长总趾伸筋腱之后部,有前外踝动脉、浅腓骨神经。

【部位】在外踝下微前陷中。

【主治】胸胁满痛不得息,寒热,目生翳膜,颈肿,久疟,振寒,痿厥,腰腿酸痛,髀枢中痛,转筋足胫偏细,小腹坚卒疝。

【摘要】此穴为足少阳脉之原穴。《玉龙歌》:脚背疼起丘墟穴。《灵光赋》:髀枢疼痛泻丘墟。《百症赋》:转筋兮,金门、丘墟来医。《胜玉歌》:踝跟骨痛灸昆仑,更有绝骨共丘墟。

【手术】针五分。灸五壮。

临泣

【解剖】为长总趾伸筋腱部,在第四跖骨之前面,有跖骨动脉、中足背皮神经。

【部位】在足小指、次指本节后,去侠溪一寸五分。

【主治】胸满气喘,目眩心痛,缺盆中及腋下马刀疡,痹痛无常,厥逆,痎疟日西发者,胕酸洒淅振寒,妇人月经不调,季胁支满乳痈。

【摘要】此穴为足少阳脉之所注,为俞木。《玉龙歌》:小腹胀满气攻心,内庭二穴要先针,两足有水临泣泻。《杂病穴法歌》:赤眼迎香(内迎香)出血奇,临泣太冲合谷侣。

【手术】针二分。灸三壮。

地五会

【解剖】当第四趾之第一趾骨后,有骨间背动脉、中足背皮神经。

【部位】去侠溪一寸。

【主治】腋痛内损吐血,足外无膏泽,乳痈。

【摘要】《席弘赋》：耳内蝉鸣腰欲折，膝下明存三里穴，后再补泻五会间。《标幽赋》：眼痒眼疼，针光明于地五。《天星秘诀》：耳内蝉鸣先五会，次针耳门三里内。

【手术】针一分。禁灸。

侠溪

【解剖】有趾背动脉与神经。

【部位】在足小趾、次趾歧骨间，本节前陷中。

【主治】胸胁支满，寒热病汗不出，目赤颔肿，胸痛耳聋。

【摘要】此穴为足少阳脉之所流，为荥水。《百症赋》：阳谷、侠溪，颔肿口噤并治。

【手术】针二分。灸三壮。

窍阴

【解剖】有趾背动脉、趾背神经。

【部位】在第四趾外侧爪甲角。

【主治】胁痛，咳逆不得息，手足烦热，汗不出，痈疽，口干口痛，喉痹舌强，耳聋，转筋肘不可举。

【摘要】此穴为足少阳脉之所出，为井金。

【手术】针一分。灸三壮。

附　足少阳胆经穴歌

少阳足经童子髎，四十四穴行迢迢，听会上关颔厌集，悬颅悬厘曲鬓翘，率谷天冲浮白次，窍阴完骨本神邀，阳白临泣目窗辟，正营承灵脑空摇，风池肩井渊腋部，辄筋日月京门标，带脉五枢维道续，居髎环跳风市招，中渎阳关阳陵穴，阳交外丘光明宵，阳辅悬钟丘墟外，足临泣地五侠溪，第四指端窍阴毕。

足少陽膽經穴圖

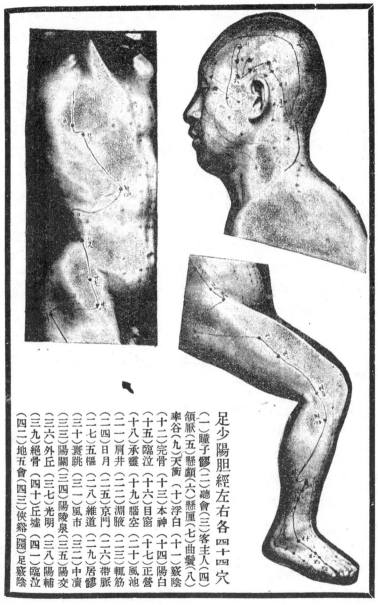

足少陽膽經左右各四四穴
(一)瞳子髎(二)聽會(三)客主人(四)頷厭(五)懸顱(六)懸厘(七)曲鬢(八)率谷(九)天衝(十)浮白(十一)竅陰(十二)完骨(十三)本神(十四)陽白(十五)臨泣(十六)目窗(十七)正營(十八)承靈(十九)腦空(二十)風池(二一)肩井(二二)淵腋(二三)輒筋(二四)日月(二五)京門(二六)帶脈(二七)五樞(二八)維道(二九)居髎(三十)環跳(三一)風市(三二)中瀆(三三)陽關(三四)陽陵泉(三五)陽交(三六)外丘(三七)光明(三八)陽輔(三九)絕骨(四十)丘墟(四一)臨泣(四二)地五會(四三)俠谿(四四)足竅陰

足少阳胆经经穴分寸歌

外眦五分童子髎,耳前陷中听会绕,上关上行一寸是,内斜曲角颔厌照,后行颅中厘下廉,曲鬓耳前发际看,入发寸半率谷穴,天冲耳后斜二探,浮白下行一寸间,窍阴穴在枕骨下,完骨耳后入发际,量得四分须用记,本神神庭旁三寸,入发五分耳上系,阳白眉上一寸许,上行五分是临泣,临后寸半目窗穴,正营承灵脑空要,后行相去寸半同,风池耳后发际陷,肩井肩上陷解中,大骨之前寸半取。渊液腋下三寸逢,辄筋复前一寸行,日月乳下二肋缝,期门之下五分存,脐上五分旁九五,季肋侠脊是京门,季下寸八寻带脉,带下三寸五枢真,维道章下五三定,章下八三居髎名,环跳髀枢宛中陷,风市垂手中指寻,膝上五寸是中渎,阳关阳陵上三寸,阳陵膝下一寸任,阳交外踝上七寸,外丘外踝七寸分,此系斜属三阳络,踝上五寸定光明,踝上四寸阳辅地,踝上三寸是悬钟,丘墟踝下陷中立,丘下三寸临泣存,临下五分地五会,会下一寸侠溪呈,欲觅窍阴归何处,小趾次趾外侧寻。

十四、足厥阴肝经　凡一十四穴,共二十八穴(附铜版图)

大敦

【解剖】有长大趾伸筋,趾背神经、浅腓骨神经。

【部位】在大趾端爪甲后之丛毛中,按之有陷。

【主治】卒心痛汗出,腹胀肿满中热,喜寐,五淋七疝,小便频数不禁,阴痛引小腹,阴挺出,血崩,尸厥如死。

【摘要】此穴为足厥阴脉之所出,为井木。凡疝气腹胀足肿者,皆宜灸之,以泄肝木之气,以安脾胃。《玉龙歌》:七般疝气取大敦。《席弘赋》:大便秘结大敦烧。《百症赋》:大敦照海,患寒疝而善蠲。《通玄赋》:大敦能除七疝之偏坠。《天星秘诀》:小肠气痛先长强,后刺大敦不用忙。《胜玉歌》:灸罢大敦除疝气。《杂病穴法歌》：七疝大敦与太冲。又：热闭气闭先长强,大敦阳陵堪调护。

【手术】针一分。灸三壮。

行间

【解剖】有趾背动脉、浅在腓骨神经。

【部位】大趾次趾合缝后五分,动脉陷中。

【主治】呕逆咳血,心胸痛,腹胁胀,色苍苍如死状,中风口㖞,咽干烦渴,瞑不欲视,目中泪出,太息,癫疾短气,肝积肥气,痎疟,洞泄,遗尿,癃闭,崩漏,白浊,寒疝,少腹肿,腰痛不可俯仰,小儿惊风。

【摘要】此穴为足厥阴肝脉所流,为荥火。《百症赋》：雀目肝气,睛明行间而细推。又：行间涌泉,治消渴之肾竭。《通玄赋》：行间治膝肿目疾。《杂病穴法歌》：脚膝诸痛羡行间。《胜玉歌》：行间可治膝肿病。

【手术】针三分。灸二壮。

太冲

【解剖】在第一跖骨之部,有浅腓骨神经支、前腓骨筋。

【部位】在行间后寸半。

【主治】虚劳呕血,恐惧气不足,呕逆,发寒,肝疟令人腰痛,嗌干,胸胁支满,太息,浮肿,小腹满,腰引少腹痛,足寒,或大小便难,阴痛遗溺,溏泄,小便淋癃,小腹疝气,腋下马刀疡瘘,胻酸踝痛,女子月水不通,或漏血不止,小儿卒疝。

【摘要】此穴为肝脉所注,为俞土。产后出汗不止,针太冲亟补之。《席弘赋》：手连肩脊痛难忍,合谷针时要太冲。又：脚痛膝肿针三里,悬钟二陵三阴交。更向太冲须引气,指头麻木自轻飘。

又：咽喉最急先百会，太冲照海及阴交。《标幽赋》：心胀咽痛，针太冲而必除。《通玄赋》：行步难移，太冲最奇。《胜玉歌》：若人行步苦艰难，中封太冲针便瘥。《肘后歌》：股膝肿起泻太冲。《杂病穴法歌》：赤眼迎香（内迎香）出血奇，临泣太冲合谷侣。又：鼻塞鼻痔及鼻渊，合谷太冲随手取。又：舌裂出血寻内关，太冲阴交走上部。又：手指连肩相引疼，合谷太冲能救苦。又：七疝大敦与太冲。《马丹阳十二诀》：动脉知生死，能医惊痫风，咽喉并心胀，两足不能行，七疝偏坠肿，眼目似云蒙，亦能疗腰痛，针下有神功。

【手术】针三分。灸三壮。

中封

【解剖】有前胫骨筋、内踝动脉、大蔷薇神经。

【部位】在内踝前一寸微下些，屈足见踝前下面有陷凹处便是。

【主治】痎疟，色苍苍如死状，善太息，振寒，溲白，大便难，小便肿痛，五淋，足厥冷，不嗜食，身体不仁，寒疝痿厥，筋挛，失精，阴缩入腹，相引痛，或身微热。

【摘要】此穴为足厥阴肝脉所行，为经金。《胜玉歌》：若人行步苦艰难，中封太冲针便瘥。《玉龙歌》：行步艰难疾转加，太冲二穴效堪夸，更针三里中封穴，去病如同用手抓。

【手术】针四分。灸三壮。

蠡沟

【解剖】胫骨之内侧，有比目鱼筋、胫骨动脉、胫骨神经。

【部位】在内踝前上五寸。

【主治】疝痛，小腹满痛，癃闭，脐下积气如杯，数噫恐悸，少气足胫寒酸，屈伸难，腰背拘急，不可俯仰，月经不调，溺下赤白。

【摘要】此穴为足厥阴络别走少阳者。

【手术】针三分。灸三壮。

中都
【解剖】有比目鱼筋、胫①骨动脉、胫骨神经。
【部位】在蠡沟上二寸。
【主治】肠癖㿉疝,少腹痛,湿热足胫寒,不能行立,妇人崩中,产后恶露不绝。
【手术】针三分。灸五壮。

膝关
【解剖】为腓肠筋部,有内下膝关节动脉、胫骨神经。
【部位】在胃经穴犊鼻下二寸,向里横开寸半之间陷中。
【主治】风痹膝内肿痛,引髌不可屈伸,及寒湿走注,白虎历节风寒,不能举动,咽喉中痛。
【手术】针四分。灸五壮。

曲泉
【解剖】有膝关节动脉、腓骨神经、半膜状筋。
【部位】在膝内辅骨下,屈膝横纹与陷中。
【主治】㿉疝阴股痛,小便难,少气泄痢,脓血,肠胁支满,膝痛筋挛,四肢不举,不可屈伸,风劳失精,身体极痛,膝胫冷,阴茎痛,实则身热目痛,汗不出,目眈眈,发狂,衄血,喘吁痛引咽喉,女子阴挺出,少腹痛,阴痒,血瘕。
【摘要】此穴为足厥阴肝脉所入,为合水。《席弘赋》:男子七疝小腹痛,照海阴交曲泉针,更不应时求气海,关元同泻效如神。

---

① 胫:原作"骹",疑误。

《肘后歌》：风痹痿厥如何治，大杼曲泉真是妙。
【手术】针七分。灸三壮。

阴包
【解剖】有内大股筋、外回旋股动脉、股神经。
【部位】在膝上四寸股内廉两筋间。
【主治】腰尻引小腹痛，小便难，遗尿，月水不调。
【摘要】《肘后歌》：中满如何去得根，阴包如刺效如神。
【手术】针六分。灸三壮。

五里
【解剖】有长内转股筋、循行股动脉、闭锁神经。
【部位】去阴廉下斜二寸，去气冲三寸。
【主治】肠风热闭不得溺，风劳嗜卧，四肢不能举。
【手术】针六分。灸三壮。

阴廉
【解剖】在鼠蹊部之下，有耻骨筋、外阴部动脉、股伸筋、闭锁神经。
【部位】在阴部之旁，皮肉之下有如核者，名曰羊矢骨，穴在其下去气冲二寸。
【主治】妇人不孕，若经不调未有孕者，灸三壮即有子。
【手术】针六分。灸三壮。

急脉
【解剖】有三棱腹筋下腹神经。
【部位】在阴器之旁开二寸五分。
【主治】癫疝小腹痛。

【手术】灸三壮。禁针。

章门

【解剖】为内外斜腹筋部,即胃府之外侧,贯通上腹动脉,有第八至第十二肋间之神经支。

【部位】在季肋之端,与脐直。

【主治】两胁积气如卵石,膨胀肠鸣,食不化,胸胁痛,烦热支满,呕吐,咳喘不得卧,腰脊冷痛,不得转侧,肩臂不举,伤饱身黄瘦弱,泄泻,四肢懒,善恐少气厥逆。

【摘要】此穴为脾之募穴。《百症赋》：胸胁支满何疗,章门不用细寻。《胜玉歌》：经年或患劳怯者,痞满脐旁章门决。

【手术】针六分。灸三壮。

期门

【解剖】有内外斜腹筋、循行上腹动脉、第八至十二肋神经。

【部位】在不容傍一寸五分,乳下第二肋端。

【主治】伤寒胸中烦热,奔豚上下,目青而呕,霍乱泻痢,腹腋胸胁积痛,支满呕酸,善噫食不下,喘不得卧。

【摘要】《席弘赋》：期门穴主伤寒患,六日过经犹未汗,但向乳根二肋间,又治妇人生产难。《百症赋》：项强伤寒,温溜期门而主之。《通玄赋》：期门退胸满血膨而可止。《天星秘诀》：伤寒过经不出汗,期门通里先后灸。《肘后歌》：伤寒痞结胁积痛,宜向期门见深功。

【手术】针四分。灸五壮。

附　足厥阴肝经穴歌

一十四穴足厥阴,大敦行间太冲侵,中封蠡沟中都近,膝关曲泉阴包临,五里阴廉急脉系,章门常对期门深。

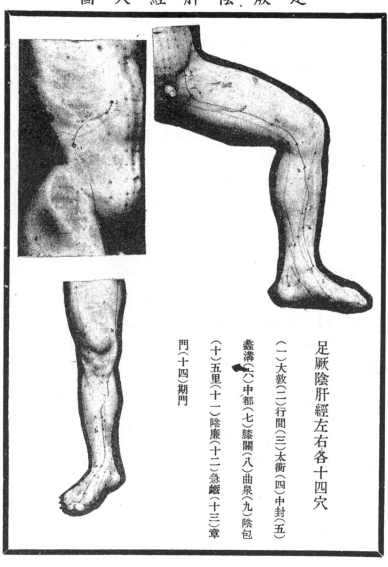

足厥陰肝經穴圖

足厥陰肝經左右各十四穴

（一）大敦（二）行間（三）太衝（四）中封（五）蠡溝（六）中都（七）膝關（八）曲泉（九）陰包（十）五里（十一）陰廉（十二）急脈（十三）章門（十四）期門

足厥阴肝经经穴分寸歌

足大趾端名大敦,行间大趾缝中存,太冲本节后寸五(原作二寸),踝前一寸号中封,蠡沟踝上五寸是,中都踝上七寸中,膝关犊鼻下二寸,曲泉曲膝尽横纹,阴包膝上方四寸,气冲三寸下五里,阴廉冲下有二寸,急脉阴旁二寸半,章门脐旁季肋端,肘尖尽处侧卧取,期门乳下二肋端,旁距不容寸五量。

十五、奇经八脉之一/任脉 凡二十四穴(附铜版图)

会阴
【解剖】有海绵体球筋及其他诸筋、外痔动脉、内阴部神经。
【部位】在两阴之间。
【主治】阴汗阴中诸病,前后相引痛,不得大小便,谷道病,久痔不通,男子阴寒冲心,女子阴门痛,月经不通。
【手术】不宜针灸,惟卒死、溺死可针一寸。

曲骨
【解剖】为耻骨软骨之合缝部,有外阴动脉、肠骨下腹神经。
【部位】在中极下一寸阴毛中。
【主治】小便胀满,小便淋涩,血癃,㿉疝小腹痛,失精虚冷,妇人赤白带下。
【手术】针八分至一寸二分。灸五壮。

中极
【解剖】有表在深在之下腹动脉、肠骨下腹神经。
【部位】在关元下一寸。
【主治】阳气虚惫,冷气时上冲心,尸厥恍惚,失精无子,腹中脐下结块,水肿奔豚,疝瘕,五淋,小便赤涩不利,妇人下元虚冷,血崩白浊,因产恶露不行,胎衣不下,经闭不通,血积成块,子门肿痛,转脬不得小便。

【手术】针八分。灸三壮。

关元

【解剖】有下腹动脉、下腹神经。

【部位】石门下一寸。

【主治】积冷诸虚百损,脐下绞痛,渐入阴中,冷气入腹,少腹奔豚,夜梦遗精,白浊五淋,七疝,溲血,小便赤涩,遗沥,转胞不得溺,妇人带下瘕聚,经水不通,不妊,或妊娠下血,或产后恶露不止,或血冷月经断绝。

【摘要】《玉龙歌》：传尸痨病最难医,涌泉出血免灾危,痰多须向丰隆泻,气喘丹田亦可施。《席弘赋》：小便不禁关元妙。又：若是七疝小腹痛,照海阴交曲泉针,关元同泻效如神。《百证赋》：无子收阴交石关之乡。《玉龙歌》：肾气冲心得几时,若得关元并带脉。又：肾强疝气发甚频,关元兼刺大敦穴。

【手术】针八分至一寸二分。灸三壮。

石门

【解剖】有下腹动脉与神经。

【部位】在气海下半寸。

【主治】腹胀坚硬,水肿支满,气淋,小便黄赤不利,小腹痛,泄泻不止,身寒热,咳逆上气,呕血,卒疝疼痛,妇人因产恶露不止,遂结成块,崩中漏下血淋。

【手术】针六分。灸三壮。妇人不宜针灸。

气海

【解剖】有小肠动脉、交感神经丛支。

【部位】阴交下半寸。

【主治】下焦虚冷，上冲心腹，或为呕吐不止，或阳虚不足，惊恐不卧，奔豚七疝，小肠膀胱癖瘕结块，状如覆杯，脐下冷气，阳脱欲死，阴症伤寒卵缩，四肢厥冷，小便赤涩，羸瘦，白浊，妇人赤白带下，月事不调，产后恶露不止，绕脐腹痛，小儿遗尿。

【摘要】《席弘赋》：气海专能治五淋，更针三里随呼吸。《百证赋》：针三阴于气海，专司白浊从遗精。《灵光赋》：气海血海疗五淋。《胜玉歌》：诸般气症从何治，气海针之灸亦宜。

【手术】针一寸。灸百壮。

阴交

【解剖】有小肠动脉与神经。

【部位】脐下一寸。

【主治】冲脉生病，从少腹冲心而痛，不得小便，疝痛，阴汗湿痒，奔豚腰膝拘挛，妇人月事不调，崩中带下，产后恶露不止，绕脐冷痛。

【摘要】《玉龙歌》：水病之疾最难熬，腹满水涨不肯消，先灸水分并水道，后针三里及阴交。《席弘赋》：若是七疝小腹痛，照海阴交曲泉针。又：小肠气塞痛连脐，速泻阴交莫再迟。又：咽喉最急先百会，照海太冲及阴交。《百症赋》：中邪霍乱，寻阴交三里之程。又：无子搜阴交石关之乡。

【手术】针八分。灸五壮。

神阙

【解剖】当脐中央，中有小肠。

【部位】脐中。

【主治】阴证伤寒，中风不省人事，腹中虚冷，阳怠，肠鸣泄泻不止，水肿鼓胀，小儿乳痢不止，腹大，风痫角弓反张，脱肛，妇人血冷不受胎者，灸此永不脱肛。

【摘要】灸此穴须纳盐脐中灸之，灸百壮以上，并可灸霍乱。

【手术】可灸。不可针。

水分

【解剖】有上腹动脉、肋间神经。

【部位】在脐上一寸，下脘下一寸。

【主治】水病腹坚，黄肿如鼓，冲胸不得息，绕脐痛，肠鸣泄泻，小便不通，小儿陷囟。

【摘要】《玉龙歌》：水病之疾最难熬，腹满虚胀不可消，先灸水分并水道。《百证赋》：阴陵水分，去水肿之脐盈。《天星秘诀》：肚腹浮肿胀膨膨，先灸水分泻建里。《灵光赋》：水肿水分灸即安。

【手术】此穴宜灸。不宜针。

下脘

【解剖】有腹上动脉、肋间神经。

【部位】在建里下一寸。

【主治】脐上厥气坚痛，腹胀满，寒谷不化，虚肿癖块连脐，瘦弱少食，翻胃，小便赤。

【摘要】《灵光赋》：中脘下脘治腹坚。《百症赋》：腹内肠鸣，下脘陷谷能平。《胜玉歌》：胃冷下脘却为良。

【手术】针八分。灸五壮。孕妇忌灸。

建里

【解剖】有上腹动脉、肋间神经。

【部位】在中脘下一寸。

【主治】腹胀身肿,心痛上气,肠鸣呕逆不食。

【摘要】《百症赋》:建里内关,扫尽胸中之苦闷。《天星秘诀》:肚腹浮肿胀膨膨,先灸水分并建里。

【手术】针五分。灸五壮。孕妇忌灸。

中脘

【解剖】中藏胃府,有上腹动脉、肋间神经。

【部位】在上脘下一寸。

【主治】心下胀满,伤饱食不化,五膈五噎,翻胃不食,心脾烦热,疼痛,积聚,痰饮,面黄,伤寒饮水过多,腹胀气喘,温疟,霍乱吐泻,寒热不已,或因读书得奔豚气上攻,伏梁心下,寒癖结气。凡脾冷不可忍,心下胀满,饮食不进不化,气结疼痛雷鸣者,皆宜灸之。

【摘要】《玉龙歌》:九种心痛及脾疼,上脘穴内用神针,若还脾败中脘补。又:脾家之症有多般,致成翻胃吐食难,黄疸亦须寻腕骨,金针必定夺中脘。《肘后歌》:中脘回还胃气通。《杂病穴法歌》:霍乱中脘可入深。《灵光赋》:中脘下脘治腹坚。

【手术】针八分。灸七壮。

上脘

【解剖】有上腹动脉与肋间神经。

【部位】在巨阙下一寸,脐上五寸。

【主治】心中烦热,痛不可忍,腹中雷鸣,饮食不化,霍乱翻胃,呕吐,三焦多涎,奔豚伏梁,气胀积聚,黄疸,心风惊悸呕血,身热汗不出。

【摘要】《玉龙歌》:九种心痛及脾疼,上脘穴内用神针,若还脾败中脘补。《百证赋》:发狂奔走,上脘同起于神门。《胜玉歌》:心疼脾痛上脘先。

【手术】针八分。灸五壮。

巨阙
【解剖】有上腹动脉与神经。
【部位】去鸠尾一寸。
【主治】上气咳逆,胸满气疼,九种心痛,冷痛,少腹蛔痛,痰饮咳嗽,霍乱腹胀,恍惚,发狂,黄疸,膈中不利,烦闷,卒心痛,尸厥,蛊毒,息贲呕血,吐痢不止。
【摘要】《百症赋》：膈痛饮蓄难禁,膻中巨阙便针。
【手术】针六分。灸七壮。

鸠尾
【解剖】胸骨剑状突起端,有上腹动脉、肋间神经。
【部位】在歧骨下一寸。
【主治】心惊悸,神气耗散,癫痫狂病。
【摘要】鸠尾能治五般痫,若泻涌泉人不死。
【手术】不可轻针,必欲针,须两手高举,方可下针。灸三壮。针三分。

中庭
【解剖】有内乳动脉之分支、肋间神经。
【部位】在膻中下一寸六分。
【主治】胸胁支满噎塞,吐逆,食入还出,小儿吐乳。
【手术】针三分。灸三壮。

膻中
【解剖】有内乳动脉之分支、肋间神经。

【部位】在玉堂下一寸六分,即两乳之间。

【主治】一切上气短气,痰喘哮嗽,咳逆噎气,膈食反胃,喉鸣气喘,肺痈,呕吐涎沫脓血,妇人乳汁少。

【摘要】此穴气之会也。《百证赋》:膈痛饮蓄难禁,膻中巨阙便针。《胜玉歌》:膻中七壮除膈热。

【手术】禁针。灸七壮。

玉堂

【解剖】有内乳动脉、肋间神经。

【部位】在紫宫下一寸六分。

【主治】胸膺满痛,心烦咳逆,上气喘急不得息,喉痹咽壅,水浆不入,呕吐寒痰。

【摘要】《百症赋》:烦心呕吐,幽门开彻玉堂明。

【手术】针三分。灸五壮。

紫宫

【解剖】有内乳动脉、肋间神经。

【部位】在华盖下一寸六分。

【主治】胸胁支满膺痛,喉痹咽壅,水浆不入,咳逆上气,吐血烦心。

【手术】针三分。灸五壮。

华盖

【解剖】有内乳动脉、肋间神经。

【部位】在璇玑下一寸六分。

【主治】咳逆喘急上气,哮嗽喉痹,胸胁满痛,水饮不下。

【摘要】《百症赋》:胁肋疼痛,气户华盖有灵。

【手术】针三分。灸五壮。

璇玑
【解剖】有内乳动脉、肋间神经。
【部位】在天突下一寸。
【主治】胸胁满,咳逆上气,喘不能言,喉痹咽肿,水饮不下。
【摘要】《席弘赋》:胃中有积刺璇玑,三里功多人不知。《玉龙赋》:尪羸喘促,璇玑气海当知。《杂病穴法歌》:内伤食积针三里,璇玑相应块亦消。
【手术】针三分。灸五壮。

天突
【解剖】即胸骨半月状切痕部,有上甲状腺动脉、上喉头神经。
【部位】在甲状软骨下二寸(即喉结下二寸)。
【主治】上气哮喘,咳嗽喉痹,五噎,肺痈咯吐脓血,咽肿暴瘖,身寒热,咽干舌下急,不得食。
【摘要】《玉龙赋》:天突膻中医喘嗽。《灵光赋》:天突宛中治痰喘。《百症赋》:咳嗽连声,肺俞须迎天突穴。
【手术】针五分。灸二壮。低头取之。

廉泉
【解剖】为甲状软骨部,内有甲状腺、甲状腺动脉、上喉头神经。
【部位】在颔下,舌本之下,结喉之上。
【主治】咳嗽喘息上气,吐沫,舌纵,舌下肿,舌根急缩。
【摘要】《百症赋》:廉泉中冲,舌下肿疼可取。
【手术】针三分。仰而取之。灸三壮。

承浆

【解剖】为下颚骨部，分布颐上掣筋，口冠状动脉，颜面神经、三叉神经。

【部位】在下唇下之陷凹中。

【主治】偏风半身不遂，口眼㖞斜，口禁不开，暴瘖不能言。

【摘要】为十三鬼穴之一。《百症赋》：承浆泻牙疼而即移。《通玄赋》：头项强，承浆可保。

【手术】针三分，开口取之。可灸七壮。

任脉起于中极之下，以上毛际，循腹里，上关元，至咽喉，属阴脉之海。其为病也，男子为七疝，女子为瘕聚。

凡二十四穴如上。

附 任脉经穴歌

任脉三八起会阴，曲骨中极关元锐，石门气海阴交仍，神阙水分下脘配，建里中上脘相连，巨阙鸠尾蔽骨下，中庭膻中慕玉堂，紫宫华盖璇玑后，天突结喉是廉泉，唇下宛宛承浆舍。

任脉经穴分寸歌

任脉会阴两阴间，曲骨毛际陷中安，中极脐下四寸取，关元脐下三寸连，脐下二寸石门是，脐下寸半气海泉，脐下一寸阴交穴，脐之中央即神阙，脐上一寸为水分，脐上二寸下脘列，脐上三寸名建里，脐上四寸中脘许，脐上五寸上脘在，巨阙脐上六寸步，鸠尾蔽骨下五分，中庭膻下寸六取，膻中却在两乳间，膻上寸六玉堂主，膻上紫宫三寸二，膻上四八华盖举，膻上璇玑六寸四，玑上一寸天突取，天突结喉下四寸，廉泉颔下结上已，承浆颐前下唇中，龈交齿下龈缝里。

任脈經穴圖

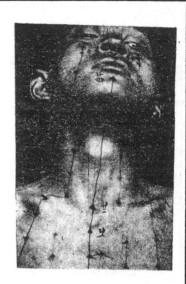
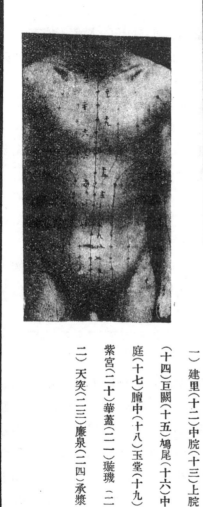

任脈共二十四穴

（一）會陰（二）曲骨（三）中極（四）關元（五）石門（六）氣海（七）陰交（八）神闕（九）水分（十）下脘（十一）建里（十二）中脘（十三）上脘（十四）巨闕（十五）鳩尾（十六）中庭（十七）膻中（十八）玉堂（十九）紫宮（二十）華蓋（二十一）璇璣（二十二）天突（二十三）廉泉（二十四）承漿

十六、奇经八脉之二/督脉　二十八穴(附铜版图)

长强

【解剖】有大臀筋、下臀动脉、尾闾骨神经。

【部位】尾闾骨端五分之处，肛门之上。

【主治】腰脊强急，不可俯仰，狂病，大小便难，肠风下血，五痔五淋，下部痔蚀，洞泄失精，呕血，小儿囟陷，惊痫瘈疭，脱肛泻血。

【摘要】《玉龙赋》：长强承山，灸痔最妙。《席弘赋》：大杼若连长强寻，小肠气痛即行针。又：小儿脱肛患多时，先灸百会后长强。《百症赋》：针长强与承山，善主肠风新下血。又：脱肛趋百会尾闾之所。《灵光赋》：百会龟尾治痢疾。《天星秘诀》：小腹气痛先长强，后刺大敦不用忙。

【手术】针二分。伏地取之。灸二三十壮。

腰俞

【解剖】大臀筋之起始部，有下臀动脉、荐骨神经。

【部位】在尾闾骨之上部，二十一椎之下。

【主治】腰脊重痛，不得俯仰，腰以下至足，冷痹不仁，强急不能坐卧，灸随年壮。

【摘要】《席弘赋》：冷风冷痹疾难愈，环跳腰俞烧针尾。

【手术】针三分。灸五壮。

阳关

【解剖】为第四腰椎部，有下臀动脉、荐骨神经支。

【部位】在第十六椎下。

【主治】膝痛不可屈伸，风痹不仁，筋挛不行。

【手术】针五分。灸五壮。伏而取之。

命门

【解剖】当第二腰椎部,有肋间动脉、脊椎神经。

【部位】在第十四椎下。

【主治】肾虚腰痛,赤白带下,男子泄精,耳鸣,手足冷痹挛急,惊恐,头眩头痛如破,身热如火,骨蒸汗不出,痃疟,瘈疭,里急腹痛。

【摘要】《标幽赋》:取肝俞与命门,能使瞽士视秋毫之末。痔漏下血,脱肛不食,泄痢血崩,带下淋浊,皆宜灸之。惟年满二十者,灸之有绝子之恐。

【手术】针三分。伏而取之。灸三至数十壮。

悬枢

【解剖】为第一腰椎部,有脊椎神经。

【部位】在第十三椎之下。

【主治】腰脊强,不得屈伸,腹中积气,上下疼痛,水谷不化,泻痢不止。

【手术】针三分。灸三壮。伏而取之。

脊中

【解剖】当第十一胸椎之部,有胸背动脉、肩胛下神经。

【部位】在第十一椎下。

【主治】风痫癫邪,腹满不食,五痔,积聚,下痢,小儿痢下赤白,秋末脱肛,每厕则肛痛不可忍,灸之。

【手术】针三分。灸三壮。伏而取之。

中枢

【解剖】当第十胸椎之部,有胸背动脉、肩胛下神经。

【部位】在第十胸椎之下。

此穴不针灸,不录主治与手术。

筋缩
【解剖】为第九胸椎部,有胸背动脉、肩胛下神经区。
【部位】在第九椎下。
【主治】癫疾,惊狂,脊强风痫,目下视。
【摘要】脊强兮,水道筋缩。
【手术】针五分。灸三壮。俯而取之。

至阳
【解剖】为第七胸椎之部,有胸背动脉、肩胛下神经区。
【部位】在第七椎下。
【主治】腰脊强痛,胃中寒不食,少气难言,胸胁支满,羸瘦身黄,胫酸,四肢重痛,寒热解㑊。
【摘要】《胜玉歌》:黄疸至阳便能离。《玉龙赋》:至阳却疸,善治神疲。一云:灸三壮,喘气立已。
【手术】针五分。灸三壮。俯而取之。

灵台
【解剖】为第六胸椎之部,有胸背动脉、肩胛下神经区。
【部位】在第六椎之下。
【主治】今俗以灸气喘不能卧,及风冷久嗽,火到便愈。
【手术】针三分。灸三壮。俯而取之。

神道
【解剖】为第五胸椎部僧帽筋之起始部,有横颈动脉之下行支、肩胛背神经。

【部位】在第五椎之下。

【主治】伤寒头痛,寒热往来,痎疟悲愁,健忘惊悸,牙车急,口张不合,小儿风痫瘛疭。

【摘要】风痫常发,神道还须心俞宁。

【手术】灸五分。不宜针。

身柱

【解剖】为第三胸椎之部,有横颈动脉之下行支、肩胛背神经。

【部位】在第三椎之下。

【主治】腰背痛,癫痫狂走,怒欲杀人,瘛疭身热,妄见妄言,小儿惊痫。

【摘要】《玉龙赋》:身柱蠲嗽,能除膂痛。《百症赋》:癫疾仗身柱本神之令。同陶道、肺俞、膏肓,治肺痨要紧之穴。

【手术】针三分。灸五壮。俯而取之。

陶道

【解剖】为第二胸椎部,有横颈动脉、肩胛背神经。

【部位】在第一椎之下。

【主治】痎疟寒热,洒淅脊强,烦满汗不出,头重目瞑瘛疭,恍惚不乐。

【摘要】《百症赋》:岁热时行,陶道复求肺俞理。又:兼身柱、肺俞、膏肓,为治疗肺痨之紧要穴。一云:此穴善退骨蒸之热。

【手术】针五分。灸五壮。

大椎

【解剖】适当第七颈椎与第一胸椎之间,有横颈动脉及肩胛背神经。

【部位】在第一椎上之陷凹中。

【主治】五劳七伤乏力,风劳食气,痃疟久不愈,肺胀胁满,呕吐上气,背膊拘急,项颈强不得回顾。

【摘要】能泻胸中热,及诸热气。一云治身痛,寒热风气痛,又能治气短不语。

【手术】针五分。灸三壮。

哑门

【解剖】有项韧带、横颈动脉、肩胛背神经。

【部位】入发际五分。

【主治】颈项强急不语,诸阳热盛,衄血不止,脊强反折,瘛疭癫疾,头风疼痛,汗不出,寒热风痉,中风尸厥,暴死不省人事。

【摘要】《百症赋》：哑门关冲,舌缓不语而要紧。

【手术】针二分,不宜深。亦不宜灸,灸之令人哑。

风府

【解剖】有后头筋、后头动脉、大后头神经。

【部位】在项部入发际一寸,脑户后一寸五分。

【主治】中风舌缓,暴瘖不语,振寒汗出身重,偏风半身不遂,伤风头痛,项急不得回顾,目眩反视,鼻衄咽痛,狂走悲恐惊悸。

【摘要】主泻胸中之热。《席弘赋》：风府风池寻得到,伤寒百病一时消。又：阳明二日寻风府。《通玄赋》：风伤项急求风府。《肘后歌》：腿脚有疾风府寻。

【手术】针三分。禁灸。

脑户

【解剖】为后头结节之下部。

【部位】在枕骨下强间后一寸五分。

此穴禁针灸。

强间

【解剖】为后头颅顶之缝合部。

【部位】在后顶后一寸五分。

【主治】头痛项强，目眩脑旋，烦心呕吐涎沫，狂走。

【摘要】《百症赋》：强间丰隆之际，头痛难禁。

【手术】针二分。禁灸。

后顶

【解剖】此处为颅顶骨部，有帽状腱膜、颞颥动脉后支、后头神经。

【部位】在百会后一寸半。

【主治】颈项强急，额颅上痛，偏头痛，恶风目眩不明。

【手术】针二分。灸五壮。

百会

【解剖】有帽状腱膜、颞颥动脉后支、后头神经。

【部位】当头正中。

【主治】头风头痛，耳聋鼻塞，鼻衄，中风语言蹇涩，口噤不开，或多悲哭，偏风半身不遂，风痫卒厥，角弓反张，吐沫，心神恍惚，惊悸健忘，瘈疭，女人血风，胎前产后风疾，小儿痫风惊风，脱肛久不瘥。

【摘要】《灵光赋》：百会鸠尾治痢疾。《席弘赋》：小儿脱肛患多时，先灸百会后尾骶。又：咽喉最急先百会，照海太冲及阴交。《玉龙赋》：中风不语最难医，发际顶门穴要知，更向百会明补泻，即时苏醒免灾危。《胜玉歌》：头疼眩晕百会好。《杂病穴法歌》：尸厥百会一穴美。

【手术】针二分。灸宜多壮。

前顶

【解剖】有颞颥动脉后支，及前额神经。

【部位】在囟会后一寸五分。

【主治】头风目眩，面赤肿，小儿惊痫瘈疭，鼻多清涕，颈项肿痛。

【摘要】《百症赋》：面肿虚浮，须仗水沟前顶。

【手术】针二分。灸五壮。

囟会

【解剖】为前头骨颅顶骨之缝合部。

【部位】在上星后一寸。

【主治】脑虚冷痛，头风肿痛，项痛目眩，鼻塞不闻香臭，惊痫戴目。

【摘要】《百症赋》：囟会玉枕，头风疗以金针。《玉龙赋》：卒暴中风，顶门百会。

【手术】针二分。灸五壮。

上星

【解剖】为前头骨部，有前头筋，前头神经、三叉神经之第一支。

【部位】在鼻之直上入发际一寸。

【主治】头风头痛，头皮肿，面虚，恶寒，痎疟寒热，汗不出，鼻衄，鼻涕，鼻塞不闻香臭，目眩睛痛，不能远视，以三棱针刺之。

【摘要】十三鬼穴之第十。《胜玉歌》：头风眼痛上星专。《玉龙赋》：头风鼻渊上星可用。

【手术】针三分。不宜多灸。

神庭

【解剖】有前头筋，前头神经、三叉神经。

【部位】入发际半寸。

【主治】发狂，登高妄走，风痫癫狂，角弓反张，目上视不识人，头风鼻渊，流涕不止，头痛目泪，烦满喘咳，惊悸不得安寝。

【摘要】《玉龙赋》：头风鼻渊，上星可用。又：神庭理乎头风。

【手术】此穴禁针。灸三壮。

素髎

【解剖】在鼻软骨之尖端，有外鼻神经、分歧口角动脉。

【部位】鼻端准头。

【主治】鼻中息肉不消，喘息不利，多涕衄血霍乱宜刺之。

【手术】此穴禁灸。针一分。

水沟

【解剖】上颚骨部，有口轮匝筋、鼻中隔动脉、下眼窠神经。

【部位】鼻下沟之正中，俗称人中。

【主治】中风口噤，牙关不开，卒中恶邪，不省人事，癫痫卒倒，消渴多饮水，口眼㖞斜，俱宜针之。若风水面肿，针此一穴，出水尽顿愈。

【摘要】《玉龙赋》：人中委中，除腰脊痛闪之难制。又：大陵人中频泻，口气全除。《百症赋》：面肿虚浮，须仗水沟前顶。《灵光赋》：水沟间使治邪癫。

【手术】针三分。不宜灸。

兑端

【解剖】为口轮匝筋部，循行上唇冠状动脉。

【部位】在上唇之端。

【主治】癫痫吐沫，齿龈痛，消渴衄血，口噤口疮。

【摘要】《百症赋》：小便赤涩，兑端独泻太阳经。

【手术】针三分。

龈交

【解剖】上颚骨齿槽突起之粘膜部，有口冠状动脉、三叉颜面神经。

【部位】在唇内齿上龈缝筋中。

【主治】面赤心烦痛，鼻生息肉不消，颈额中痛，头项强，目泪多眵赤痛，牙疳肿痛，小儿面疮。

【摘要】《百症赋》：鼻痔必取龈交。

【手术】针三分，逆针之。

督脉起于下极之腧，并于脊里，上至风府，入脑上巅，循额至鼻柱，属阳脉之海。其为病也，脊强而厥。穴凡二十八如上。

附　督脉经穴歌

督脉中行二十八，长强腰俞阳关密，命门悬枢接脊中，中枢筋缩相继列，再上至阳灵台逸，神道身柱陶道长，大椎平肩二十一，哑门风府脑户深，强间后顶百会率，前顶囟会上星圆，神庭素髎水沟窟，兑端口门唇中央，龈交唇内任督毕。

督脈經穴圖

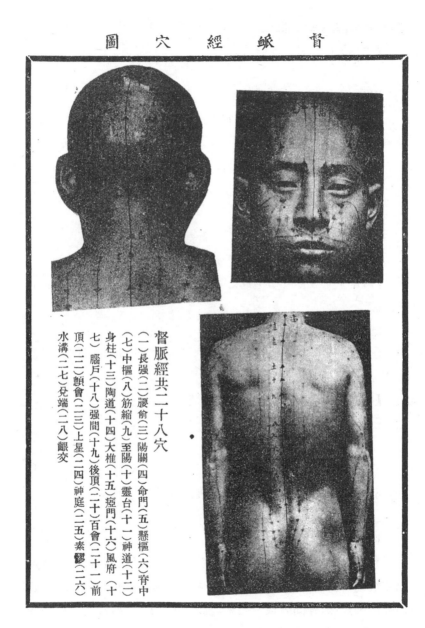

督脈經共二十八穴

（一）長強（二）腰俞（三）陽關（四）命門（五）懸樞（六）脊中（七）中樞（八）筋縮（九）至陽（十）靈台（十一）神道（十二）身柱（十三）陶道（十四）大椎（十五）瘂門（十六）風府（十七）腦戶（十八）強間（十九）後頂（二十）百會（二十一）前頂（二二）顖會（二三）上星（二四）神庭（二五）素髎（二六）水溝（二七）兌端（二八）齦交

督脉经穴分寸歌

尾闾骨端是长强,二十一椎腰俞当,十六阳关十四命,十三悬枢脊中央,十椎中枢筋缩九,七椎之下乃至阳,六灵五神三身柱,陶道一椎之下乡,一椎之上大椎穴,上至发际哑门行,风府一寸宛中取,脑户二五枕当方,再上四寸强间位,五寸五分后顶强,七寸百会顶中取,耳尖直上发中央,前顶前行八寸半,前行一尺囟会量,一尺一寸上星会,入发五分神庭当,鼻端准头素髎穴,水沟鼻下人中藏,兑端唇上端中取,龈交齿上龈缝乡。

十七、奇经八脉之三/冲脉　凡二十二穴

（一）幽门　　见足少阴经。

（二）通谷　　见足少阴经。

（三）阴都　　见足少阴经。

（四）石关　　见足少阴经。

（五）商曲　　见足少阴经。

（六）肓俞　　见足少阴经。

（七）中注　　见足少阴经。

（八）四满　　见足少阴经。

（九）气穴　　见足少阴经。

（十）大赫　　见足少阴经。

（十一）横骨　　见足少阴经。

冲脉者,与任脉皆起于胞中,上循脊里,为经络之海。其浮于外者,循腹上行,会于咽喉,别而络唇口。故曰冲脉者,皆起气冲,并足少阴之经,侠脐上行,至胸中而散。其为病也,令人逆气而里急。凡二十二穴如上。

十八、奇经八脉之四/带脉　　凡六穴

（一）带脉　　见足少阳经。

（二）五枢　　见足少阳经。

（三）维道　　见足少阳经。

带脉者,起于季胁,回身一周。其为病也,腹满腰溶溶如坐水中。其脉气所发,正名带脉,以其回身一周如带也,又与足少阳会于带脉。凡六穴如上。

十九、奇经八脉之五/阳跷脉　　凡二十穴

（一）申脉　　见足太阳经。

（二）仆参　　见足太阳经。

（三）跗阳　　见足太阳经。

（四）居髎　　见足少阳经。

（五）肩髃　　见手阳明经。

（六）巨骨　　见手阳明经。

（七）臑俞　　见手太阳经。

（八）地仓　　见足阳明经。

（九）巨髎　　见足阳明经。

（十）承泣　　见足阳明经。

阳跷脉者,起于跟中,循行踝上,行入风池。其为病也,令人阴缓而阳急。两足跷脉本太阳之别,合于太阳,其气上行,所发之穴生于申脉,本于仆参,郄于跗阳,与足少阳会于居髎,又与手阳明会于肩髃,与手太阳阳维会于臑俞,与足阳明会于地仓。统凡二十穴如上。

二十、奇经八脉之六/阴跷脉　　凡四穴

（一）照海　　见足少阴。

（二）交信　　见足少阴。

阴跷脉者，亦起于跟中，循内踝上行，至咽喉，交贯冲脉。其为病也，令人阳缓而阴急，故曰跷脉者。少阴之别，起于然谷之后，上内踝之上，直上循阴股入阴，上循腹里，入缺盆，上出人迎之前，入鼻属目内眦，合于太阳，而阴跷之郄在交信。凡四穴如上。

二十一、奇经八脉之七/阳维脉　　凡三十二穴

（一）金门　　见足太阳经。
（二）阳交　　见足少阳经。
（三）臑俞　　见手太阳经。
（四）天髎　　见手少阳经。
（五）肩井　　见足少阳经。
（六）阳白　　见足少阳经。
（七）本神　　见足少阳经。
（八）临泣　　见足少阳经。
（九）目窗　　见足少阳经。
（十）正营　　见足少阳经。
（十一）承灵　　见足少阳经。
（十二）脑空　　见足少阳经。
（十三）风池　　见足少阳经。
（十四）日月　　见足少阳经。
（十五）风府　　见督脉经。
（十六）哑门　　见督脉经。

阳维脉者，维于阳，其脉起于诸阳之会，与阴维皆维络于身。若阳不能维于阳，则溶溶不能自收持。其脉气所发，别于金门，郄于阳交，与手少阳及阳跷脉会于臑会，又与手太阳会于臑俞，又与手少阳会于天髎，又与足少阳会于肩井，其在头也，与足少阳会于

阳白，上于本神，及临泣、目窗，上至正营、承灵，循于脑空，下至风池、日月，其与督脉会，则在风府及哑门。其为病也苦寒热。凡三十二穴如上。

二十二、奇经八脉之八/阴维脉　凡十四穴

（一）筑宾　　见足少阴经。
（二）腹哀　　见足太阴经。
（三）大横　　见足太阴经。
（四）府舍　　见足太阴经。
（五）期门　　见足厥阴经。
（六）天突　　见任脉。
（七）廉泉　　见任脉。

阴维脉者，维于阴，其脉起诸阴之交。其脉气所发，阴维之郄名曰筑宾，与足太阴会于腹哀、大横，又与足太阴、厥阴，会于府舍、期门，与任脉会于天突、廉泉。其为病也，苦心痛。凡十四穴如上。

二十三、经外奇穴摘要

（一）取膏肓腧穴法

此穴主阳气亏弱，诸虚痼冷，梦遗，上气咳逆，噎膈，狂惑遗忘百病，尤治痰饮诸疾。须令患人就床平坐，曲膝齐胸，以两手围足膝，使背骨开离，勿令动摇，以指按四椎微下一分，正椎微上二分，点墨记之，即以墨平画，相去二寸许，四肋三间，背骨之里，肋间空处，容侧指许，摩䐞肉之表，筋骨空处，按之患者觉牵引胸户、中手指痹，即真穴也。灸后觉气壅盛，可灸气海及足三里，泻火实下，灸后令人阳盛，当消息以自保养，不可纵欲。

又法令病人两手交在两膊上，则背骨开，其穴立见，以手揣摸

第四椎骨下两旁,各开三寸,四肋三间之中,按之酸楚是穴。灸时手搭两膊上,不可放下,灸至百壮为佳。

(二) 取患门穴法

主少年阴阳俱虚,面黄体瘦,饮食无味,咳嗽遗精,潮热盗汗,心胸背引痛,五劳七伤等证,无不效。先用蜡绳一条,以病人男左女右脚板,从足大拇趾头齐量起,向后随脚板当心贴肉直上,至膝弯大横纹中截断,次令病人解发匀分两边,平身正立,取前绳子,从鼻端齐引绳向上,循头缝下脑后贴肉,随脊骨直下至绳尽处,以墨点记。别用秆心,按于口上,两头至吻,却钩起秆心,中心至鼻端根,如人字样,齐两吻截断,将此秆展直,于先点墨处,取中横量,勿令高下,于秆心两头尽处,以墨记之,此是灸穴。初灸七壮,累灸至百壮。又法:治虚劳羸瘦,令病人平身正直,用草于男左女右自脚中趾尖量过脚心,而上至腘纹大处虚切断,却将此草自鼻尖量,从头正中至脊,以草尽处,用墨点记。别用草一条,令病人自然合口,量阔狭切断,却将此草于墨点上平折,两头尽处是穴。灸时随年多一壮。

(三) 取四花穴法

治病同患门。令病人平身正立,稍缩臂膊,取蜡绳绕项向前平结喉骨,后大杼骨,俱墨点记,向前双垂与鸠尾穴齐即切断,却翻绳向后,以绳原点大杼墨,放结喉墨上,结喉墨放大杼骨上,从背脊中双绳头贴肉垂下,至绳头尽处,以墨点记。别取秆心令病人合口勿动,横量齐两吻切断,还于背上墨记处,折中横量,两头尽处点之(此是灸穴)。又将循脊直量上下点之(此是灸穴)。初灸七壮,累灸百壮,但疮愈,病未愈,依前法复灸,故云累灸百壮。注意:灸此等穴,初只可三五壮,并须灸足三里以泻火气。

崔知悌四花穴法：以稻秆心量口缝切断，以如此长裁纸四方，当中剪小孔，别用长稻秆，踏脚，下则与脚大指为齐，后取至曲瞅横纹中为止，断了，却环在结喉下，垂向背后，看秆止处，即以前小孔纸当中安停，纸之四角，即灸穴也。

又一法：先横量口吻取长短，以所量草就背上三椎骨下，直量至草尽处，两头用笔点记，再量中指长短为准，却将量中指草横直量两头，用草圈四角，其圈者是穴，不圈者不是穴。可灸七七壮。

按此灸法皆阳虚所宜，华佗云风虚冷热，惟有虚者亦不宜灸。但方书云虚损痨瘵只宜早灸膏肓四花，乃虚损未成之际。如瘦弱兼火，虽灸亦宜灸内关、三里，以散其痰火。早年阴虚不宜灸。

(四) 骑竹马灸法

专主痈疽发背、肿毒疮疡、瘰疬疠风、诸风、一切无名肿毒，灸之散毒、泻心火。先从男左女右臂腕中横纹起，用薄篾条量至中指齐肉尽处切断，却令病人脱去上下衣裳，以大竹扛一条跨定，两人徐徐扛起，足要离地五寸许，两旁更以两人扶定，勿定动摇不稳。却以前量竹篾，贴定竹扛竖起，从尾骶骨贴脊量至篾尽处，以墨点记。却比病人同身寸篾二寸平折，于前点墨上，自中横量两旁各开一寸是灸穴。可灸三七壮。

(五) 腰眼穴

此穴一名遇仙穴，又名鬼眼穴，治劳瘵已深之难治者。点此穴令病人解去上体衣服，于腰上两旁微陷处谓之腰眼穴，直身平立，用笔点定，然后上床合面而卧，每灼小艾炷七壮，灸之，能九壮十一壮最妙，瘵虫或吐出或泻下即安。或令病人去衣举手向上，略转后些,则腰间两旁自有微陷可见。灸时必须癸亥日,子时前一刻,并不能令人知。

(六) 太阳
此穴治头风、头痛、赤眼。在两额角眉后青筋上,须刺出血。

(七) 海泉
治消渴。在舌下中央脉上,须刺出血。

(八) 左金津右玉液
治消渴、口疮舌肿、喉痹。在舌上两边紫脉上,须刺出血。

(九) 机关
凡卒中风口噤不开,灸之。在耳下八分微前。灸五壮即愈。

(十) 百劳
治瘰疬联珠疮,在大椎向发际二寸点记,各开一寸。灸七壮神效。
附:灸瘰疬法
百劳灸三七壮或百壮,肘尖百壮,又问明初出核,以针贯核中,即以石雄黄末和熟艾作炷。灸核上针孔三七壮,诸核从此消矣。

(十一) 肘尖
治肠痈、瘰疬。屈两肘尖骨头,各灸百壮。

(十二) 通关
主治五噎,左撚能进饮食,右撚能和脾胃。此穴在中脘穴旁各五分,针有四效。下针良久,后觉脾磨食,又觉针动为一效;次觉病根腹中作声为第二效；次觉流入膀胱为三效；四觉气流为四效。

（十三）直骨

治远年咳嗽，炷如小豆大，灸三壮，男左女右不可差误，其咳即愈，不愈不可治。穴在乳下，大约离一指头，看其低陷之处，与乳直对不偏者是穴。妇人按其乳直向下，看乳头所到之处是正穴。

（十四）夹脊

治霍乱转筋。令病者合面卧，伸两手着身，以绳横牵两肘尖，当脊间绳下两旁，各开一寸半。灸百壮，无不瘥者，此华佗法也。

（十五）精宫

专治梦遗，灸七壮，有神效。穴在背第十四椎下，各开三寸。

（十六）足太阴、太阳穴

治妇人逆产，足先出。刺太阴入三分，足入，乃出针。穴在内踝后白肉际，骨陷宛宛中。胞衣不出，刺足太阳入四分，在外踝后一寸宛宛中。

（十七）鹤顶

主两足瘫痪无力，灸七壮。穴在膝盖骨尖上。

（十八）足小趾尖

治妇人难产不下，灸足小趾尖即下云。

（十九）中魁

中魁穴，在中指上第二节骨尖，屈指得之。治五噎反胃吐食，灸七壮。

(二十) 大小骨空

大骨空在手大指中节上,屈指当骨尖陷中;小骨空在手小拇指第二节尖。统治目久病,生翳膜,内障,流泪眼癣等。灸七壮。

(二十一) 痞根

痞根在背十一椎旁开三寸五分,治痞块有神效,左患灸左,右患灸右,灸每次须十四壮。

附 经穴异名表

(一) 同名异穴

头之临泣,足之临泣;
头之窍阴,足之窍阴;
手之三里,足之三里;
背之阳关,足之阳关;
腹之通谷,足之通谷;
手之五里,足之五里。

(二) 一穴二名

神庭—发际	颅息—颅囟	颧髎—兑骨
曲差—鼻冲	瘈脉—资脉	悬颅—髓孔
后顶—交冲	窍阴—枕骨	人迎—天五会
通天—天臼	素髎—面王	水突—水门
脑空—颞颥	迎香—冲阳	扶突—水穴
强间—大羽	地仓—会维	天鼎—天项
目窗—至荣	大迎—髓孔	天窗—窗笼

缺盆—天盖　　　　大巨—腋门　　　　五里—尺之五间
肩井—膊井　　　　归来—豁穴　　　　阳池—别阳
大椎—百劳　　　　气冲—气街　　　　支沟—飞虎
神道—脏腧　　　　期门—肝募　　　　三阳络—通间
厥阴俞—关俞　　　大横—肾气　　　　少泽—小吉
心俞—背俞　　　　渊液—液门　　　　前谷—手太阳
俞肾[①]—高盖　　　天池—天会　　　　漏谷—太阴络
中膂俞—脊内俞　　维道—外枢　　　　地机—脾舍
中髎—中空　　　　少商—鬼信　　　　血海—百虫窠
会阳—利机　　　　太渊—鬼心　　　　中封—悬泉
魄户—魂户　　　　列缺—童玄　　　　蠡沟—交仪
志室—精宫　　　　间使—鬼路　　　　阴包—阴胞
玉堂—玉英　　　　天泉—天温　　　　涌泉—地冲
俞府—输府　　　　少冲—经始　　　　梁丘—跨骨
乳中—当乳　　　　少海—曲节　　　　阴市—阴鼎
乳根—薛息　　　　商阳—绝阳　　　　仆参—安邪
巨阙—心募　　　　二间—间谷　　　　悬钟—绝骨
下脘—幽门　　　　三间—少谷　　　　金门—梁关
幽门—上门　　　　合谷—虎口　　　　附阳—跗阳
石关—石阙　　　　阳溪—中魁　　　　飞扬—厥阳
商曲—高曲　　　　肘髎—肘尖　　　　承扶—肉郄
四满—髓府

（三）一穴三名

络却—强阳—脑盖　　　　　丝竹空—巨窌—目髎

---

① 俞肾：当作"肾俞"，疑误。又，督俞，别名"高盖"。见《针灸资生经》。

睛明—泊孔—泪空
听宫—多所闻—窗笼
禾窌—禾髎—长频
廉泉—本池—舌本
承泣—鼷穴—面髎
膸会—颞①窌—颞交
脊中—神宗—脊俞
命门—属累—竹杖
天突—玉户—天瞿
中脘—太仓—胃募
水分—中守—分水
神阙—脐中—气舍
气穴—胞门—子户
大赫—阴维—阴关
横骨—下极—屈骨
日月—胆募—神光
冲门—慈宫—上慈宫
尺泽—鬼受—鬼堂
大陵—心主—鬼心

温溜—逆注—蛇头
曲池—鬼臣—阳泽
臂臑—头冲—颈冲
隐白—鬼垒—鬼眼
三阴交—承命—太阴
大敦—水泉—大顺
中都—中郄—太阴
然谷—龙渊②—然骨
冲阳—会屈—会涌
下巨虚—下廉—巨谷
巨虚—上廉—上巨虚
伏兔—外勾—外丘
阳辅—绝骨—分肉
阳交—别阳—足窌
环跳—髌骨—分中
申脉—鬼路—阳跷
承筋—腨肠—直肠
足三里—下陵—鬼邪

(四) 一穴四名

上星—鬼堂—明堂—神堂
劳宫—五里—鬼路—掌中
囟会—囟上—鬼门—囟门

---

① 颞：当作"臑"。下文"颞交""臂颞"同。
② 龙渊：原作"庞渊"，疑误。

脑户—匝风—会额—合颅
瞳子髎—太阳—前关—后曲
颊车—机关—鬼床—曲牙
膻中—元儿—上气海—元见
中府—膺中俞—肺募—府中俞
阴交—少关—横户—丹田
气海—脖映—下育—丹田
中极—气原—玉泉—膀胱募
曲骨—胞尿—屈骨—屈骨端
京门—气府—气俞—肾募
神门—兑冲—中都—锐中
复溜—伏白—昌阳—外命
太溪—吕细—照海—阴跷
阳关—关陵—阳陵—关阳
承山—鱼腹—肉柱—伤山

(五) 一穴五名
风府—舌本—鬼枕—鬼穴—曹溪
哑门—舌立—舌厌—瘖门—舌肿
承浆—天地①—鬼市—悬浆—垂浆
上关—客主人—客主—容主—太阳
肩髃—扁骨—中肩井—肩尖—偏肩
鸠尾—尾翳—髑骬—神府—骬骬
上脘—胃脘—上纪—胃管—上管
会阴—屏翳—金门—下极—平翳

---

① 天地：当作天池。见《针灸甲乙经》。

腹结—腹屈—肠结—肠窟—阳窟
章门—长平—胁窌—脾募—肋髎
委中—郄中—委中央—血郄—腿凹

(六) 一穴六名与数名
水沟—鼻人中—鬼宫—鬼客厅—鬼市—人中
攒竹—员在—始光—夜光—明光—元柱
石门—利机—精露—丹田—命门—三焦募
关元—下纪—次门—丹田—大中极—小肠募
天枢—长溪—谷门—大肠募—循际—长谷
百会—鬼门—涅丸宫①—巅上—天满—三阳—五会
腰俞—背解—髓空—腰户—髓孔—腰柱—髓俞—髓府
长强—穷骨—骶上—骨骶—龟尾—龙虎穴—河车路—上天梯—橛骨—尾閭

---

① 涅丸宫：当作"泥丸宫"。见《普济本事方》。

第三编　手术

第一章　针灸之施用法

第一节　针之制造

今之针家，每称八法金针，针以金制，矜奇炫异，实则古之所谓金针，皆属铁制，称为金针者，铁亦金属之一也。今人每好炫奇，或以真金制，或以纹银制，其效用固无轩轾，然运用涩滞，徒使患者多受痛苦，远不如铁针之圆利滑疾。故制针当从古法，以马口衔铁再三锻炼之。百炼钢，制为绕指柔，刚柔适宜，锤成细圆丝而断之，一端磨之尖利，一端绕以铜丝（有专作针售者，但不用药煮，宜购而自煮之），煮以药汁，用黄土摩擦光利即成。煮针之法：先以乌头、巴豆肉各一两，麻黄五钱，木鳖子肉十枚，乌梅五枚，与针同置瓦器内，水煮一日，取出洗净，再用乳香、没药、当归、花蕊石各半两，同针再水煮一日，复取出用皂角水洗净，复插入犬肉内同煮一日夜，仍用黄土或瓦屑粉擦磨光圆尖利，始可应用矣。

第二节　针之形式

古人之针，分为九种，亦称九式。《素问》有九针之论，然多不适用，在今日之所常用者，只毫针一种耳。姑将古之九式说明之，一曰镵针，头大末锐，主泄头部之热；二曰圆针，身圆而尖，锋如卵形不锐,捽皮而不伤内之筋肉;三曰锃针,其锋如黍粟芒之利,与今之所用粗毫针同;四曰锋针,用以泄血,即三棱针也;五曰铍针,其形如剑,用以破脓发溃,即今之外科刀之代用品也;六曰圆利针,形如牛尾,圆而且利,用以去暴痹;七曰毫针,有如毫毛,即今之所常用者;八曰长针,较毫针微粗而长;九曰火针,与长针相似,惟头较圆,破脓于骨节间不宜开刀者用之。九针之中,毫针应用最多,长者锋针、火针,偶一用之,余则敝屣视之矣。

第三节 施针运气法

观市医于施针之时,使病者得无穷痛苦,故病者非不得已时,未敢求医针刺,甚或病虽危急,亦不敢应针者,畏痛故也。坐视针灸神术,置而不用,此亦针学失传之一大原因也。欲求针学之振兴,非使病者无痛苦不可;欲求病者无痛苦,必须施用毫针,熟谙手法;欲求手法之纯熟,非练施针运气法不可。但前人对于此项,多秘而不宣,视为怀宝。顾此法亦甚易也,法用银针数枚(此种银针可使银匠制之,长约四寸,细如棉纱线,针尖亦须磨锐,再以较细之银丝紧绕于针尾,长约寸许,因此种针,惟脆易断,非制数枝不可),再用净白棉花三四两,搓成球形,每晨用棉纱线紧绕二十转,暇时即以银针将右手大指与食指及中指,时时捻进捻出,日复一日,经一年之久。此球经棉纱线凡六七千次之绕扎,则结实异常,而转捻亦复自如也,由是而施之人身,亦自觉纯熟,再将下节之施针手法,参考熟读之,即可使病者除酸麻走气之外,分毫不觉针刺也。

第四节 施 针 手 法

施针之时,先定应针应灸之穴,令患者或坐、或卧、或侧卧、或伏。坐者,背脊端直,两手着膝,足并微开,不偏不欹,端正坐之。卧者,手足并伸而平卧之。侧卧者,则下足伸直,上足屈之,或两足皆屈之。伏者，两手围着颈下平伏之。医者乃以针擦净，纳口中使温（口亦漱净），然后审量穴道，昔人虽谓针一穴而必取五穴，治一经必先辨三经，是恐经络不清，阴阳倒治。然亦不必泥此，盖人身寸寸是穴，前后左右取二三穴即可真切。且阳经穴眼，多在骨侧陷处，按之酸麻为真。阴经穴眼，按之多有动脉应手也。取穴既确，即可以左手大指，切于应针之穴上（或将左手之中指食指相叠，以针挟于其间，大指可与食指相合以助之，盖毫针细软易感弯曲故也），然后稍稍用力，使该穴皮下神经麻痹（针刺入时可减痛），右手即持针直刺之，随刺随捻向里进，约进几分深之数。一方问病者觉酸重散出否，苟只觉痛或痛与酸重皆不觉，可将针微深入或退出些而捻运之，待患者觉酸重之后，且觉针下气紧之时，是气之已至，庶可施以补泄。注：必须认定经之来去。而微捻之，每捻只针柄半转，非若轮之旋转不已也。补泻既毕，气之松紧自殊，其效乃显，然后出针。不可拘定留几呼泻几吸也。且《内经灵枢》云，毫针者，尖如蚊虻喙，静以徐往，微以久留之，而养以取痛痹。由是以观，施针者，必须全副精神，注视两手，以静候气之来去，切不可学市医之旋针旋出，不待气至而妄施补泻，致治病无效，而失病者之信仰也。一针既毕，再刺他穴，缓缓从事。毋轻率了之斯可矣。至于出针之时，亦当将左手大指或中食指紧按穴边，以右手左右搓转，用平补平泻法，缓缓捻出，务使病者不觉痛苦而后已。若病人手足伸屈，将针弯屈不直者，或邪盛缠绕针头，致针挠屈者，起针之时，最感艰难，骤然拔出，易伤好肉，易感疼痛，且又有折针之患。故必须缓缓出针，审针腰向何处弯屈，然后将针用右手两指扳倒，就屈处弯转而出，是针不痛而又无折断之患。此亦针家之所急当留意者也。

　　注：医家运针，必待气至，所谓气至者，病者觉针下酸重，医者捻动针柄，亦觉针下沉紧之象是也。

第五节 补泻手法

吾人用针,手术名称甚多,除补泻手法之外,有"烧山火""透天凉""苍龙摆尾""赤凤摇头"等十数法,以及阳日阴日,午前午后,男左女右种种不同之变更,风雨晦暝,尻人值日之禁忌,等等。以余之实验,于补泻手法惟有意义外,余无足取,徒乱人心目而已。今将补泻手法及其意义,分述于下,其他概不涉焉。

甲：补泻之意义

前贤对于补泻之说,不外有余者泻之,不足者补之；实则泻之,虚则补之；不实不虚,以经取之之义。间尝凝思,凡百疾病,无不紧乎神经机能之亢盛或衰弱,血行之增进或迟缓。例如热病也,由于神经性之造温机能亢进,或散温机能减退；咳嗽也,呕吐也,由于肺胃神经丛之反射机能亢进；泻痢也,遗尿也,由于腹膀胱之蠕动过甚,神经制止之机能不振。凡百痛也,或由于血管充血,刺压神经,或由残废物质之停滞而挤压神经,或由于内脏分泌过盛而刺激神经。酸麻也,眩晕也,大都由于血虚而神经与筋肉失其荣养。略举数例,即可以概其余。简言之,所谓实有余者,不外血行之速度过甚,或充血,神经各种机能亢进之谓也；所谓虚者,不外血行之迂缓过甚,或贫血,神经各种机能不振或衰弱之谓也。用针泻者,所以排除充血,制止神经之兴奋；用针补者,所以刺激神经,使之兴奋,而活动其机能,促进血液之行运也。他如四肢运用不慎,偶失活动之能,非为六经外邪之侵袭,亦非七情之所兴者,则前贤所谓不实不虚,以经取之是也。

乙：补泻之手术

前贤云：随而济之为之补,迎而夺之为之泻。又曰：三进一退谓之补,三退一进谓之泻。又曰：提则为泻,插则为补。夫随而济之,迎而夺之,进插提退,实为补泻不易之要法。今将十二经补泻手法,分别述明之。手阳明大肠经、手少阴三焦经、手太阳小肠经,俱自手而至头;足太阴脾经、足厥阴肝经、足少阴肾经,俱自足而至腹。六经悉皆自下而至上。如针左边而行补法,针入穴内相当之分寸,微停,凝神集意,专注于针,以右手拇食二指持针柄捻动,转向右边,大指向后,食指向前;如针右边而用补法,则针转向左边,大指向前,食指向后,是为手三阳足三阴之补法。如针左边,而行泻法,则针转向左边,大指向前,食指向后;如针右边而行泻法,则针转向右边,大指向后,食指向前,是为手三阳足三阴之泻法。手太阴肺经、手少阴心经、手厥阴心包络,俱自胸而至手。足阳明胃经、足太阳膀胱经、足少阳胆经,俱自头而至足。斯六经者,俱自上而至下。如针左边而行补法,针头转向左边,大指向前,食指向后;如针右边而行补法,则针头转向右边,大指向后,食指向前,此为足三阳手三阴经之补法。若针泻左边,则针捻向右转,大指向后,食指向前;如针泻右边,则针转左面,大指向前,食指向后,斯为足三阳手三阴之泻法。任督二经,俱属中行,补法悉向左转,大指向前,食指向后;泻法悉向右转,大指向后,食指向前,毋分背阳腹阴而异其法。十二经之补泻捻法,既如上述,而于进插退提,及出针诸法,亦须明焉。凡属补针,当捻动时微深进分许,提起再捻进,往返行之;出针时,渐出针而疾按其孔。凡属泻针,当捻动时微向上提分许,插进再提起,往返行之;出针时,疾出针而不按其孔。此运针补泻之真义,千古奉为秘诀轻易不宣者也。

第六节 藏针法

针既修制完善,或施针既毕,经勒擦消毒之后(用棉料巾数方,以硼酸半两,水二十五两煎煮一小时,用此巾勒擦亦有化毒之功,且甚便利),须制一藏针器以防损坏,最好使银匠制一银质细管状之针筒,长约四寸,口部用螺丝式之戒子,并系之以银索,针藏之于内。先以软木塞之,然后以螺丝式之戒戒之,则针自无损坏,而亦复美观异常(藏针之时必须针尖向上针尾向下)。

附 晕针须知

晕针症,古来医籍,尝言及之,然皆语焉不详,更少相当之治疗,故后学遇之,往往束手无策,而兴疑惧之思,以此辍学者有之。且也知所救治,固不足虑;若不明治法,其变化或有不可测者,此晕针之亟须明言,而学者不可不知者也。爰将其始末,分条述之。

晕针之情状

晕针有重轻之殊,故情状有不同。轻者,则头晕眼花,胸闷欲呕;重者,口唇与面部陡然发白,继则四肢厥冷,自汗淋漓,甚则血行停止,脉伏,晕仆倒地,人事不省,知觉全失,呈现种种惊人之危状。

晕针之病理

既知晕针之情状,当设法救治,然非明晓其病理,则无从着手,法将安出?兹细赘之。晕针多发于贫血与神经衰弱之躯。盖针之疗病,借酸重以奏功,故酸重愈剧,功效愈伟。而神经衰弱者,不胜酸重之感触,故一遇激烈之酸重,遂致引动内脏之交感神经起反射作用,而直奔脑系,故发生头晕欲呕人昏等状,同时表部之皮下神经发弛张,汗腺失其括约,故自汗淋漓,瞳孔放大,体温减低,故肢厥冷,而血压力亦渐降低,心房之搏动因之渐微,不能鼓动血行,故脉伏。由此全体神经失其所用,则人身之知觉与运动于是乎废矣。

晕针之救治

晕针之救治,前贤者有补足三里之法。然尝见针足三里,亦致晕针，足征古法之不足恃矣。然则当如何而后可。夫神经乃卒然失其知觉与运动，非不可挽救，则就症施治，法当激动知觉神经，以复其固有之机能，病斯愈矣。其法有二，一为手术治疗，一为药物治疗。手术治疗，即于患者之人中与中冲二穴，以爪重掐之，使觉痛感，而激动其知觉神经，更以温开水灌之，以压降神经之反射，或饮之以酒，而助血液之流行，则晕针可得而醒矣。药物治疗，则可用西药之阿摩尼亚，使病者嗅之。盖阿摩尼亚，含有猛烈之臭味，亦足以激励神经故也。或注射西药之兴奋剂，如樟脑制剂之类。总之不外乎刺激神经之麻痹而已。医者遇之，切勿手忙足乱，苟能遵照上法，从容施治，未有不愈者矣。

晕针之可能性

晕针非人人有之，百中偶遇一二，患者皆属贫血之躯，与心存畏怖者，故医者于未针之前，当细察之。若其人面色与眼睑及爪甲淡白不红者，此贫血之的证也，即有晕针之可能。医者遇此，须加以种种之安慰与解释，使病者心无畏惧，气血宁静，然后下针。下针之时，更宜缓进，不可骤入。盖骤入则神经陡受刺激，亦足发晕。针既入内，捻动时仍当注视病者之形色有无变易，及问其有无头晕恶心等症，若有之，则将晕针之朕兆也，亟须停针。饮以热汤，庶几免矣。他如《灵枢·终始篇》中之"十二禁针"，皆有晕针之可能。医者临症，当细省之。

第七节 艾之选择

孟子曰：七年之病，必求三年之艾。故灸病之艾，愈陈愈佳。艾为一年生植物，属菊科，在四五月采贮之，去其茎而取其叶。叶片以厚为贵，厚则力雄。蕲州出者，叶厚而茎高大，最为良品，称为蕲艾，取而贮陈之，灸病最良。

第八节 艾绒之制造

将艾收获之后,去其茎而取其叶,使之干燥,置石臼中杵绒之,以竹筛去其粗屑,复入杵之,至再至三,至白净如棉,方始可用。藏置干燥器中,不使受湿,应用时,力足而效宏。

第九节 艾炷之大小与灸法

成人灸病,艾炷如小豆大(打油之豆),小儿则如麦粒大。灸时将艾绒用指搓紧,成适当之大小,放置穴上,以火燃之,至艾火将尽而摄去之,换置一枚,再灸之,至应灸之壮数而止(每灸一枚即名一壮)。

昔人燃艾火,取火镜照阳光引燃,或用灯芯蘸油而引燃,大可不必。

第十节 艾灸之善后

艾灸壮数过多,每每发生溃脓。方书中每谓不溃脓则病不愈,盖亦未必尽然。惟灸至溃脓,艾力已足,病痼当除;未溃者,往往以艾火之力未足,每留病余(昔人每以灸而不溃,用葱等熨法而使之溃,未知艾火力之不足也)。溃脓之后,日以葱汤洗之,生肌玉红膏盖之,自然痊愈。惟溃脓之后,病当未愈,当待溃愈后再灸之。

生肌玉红膏方治痈疽发背棒疮溃烂

当归二两,白芷五钱,白蜡二两,轻粉四钱,甘草一两二钱,紫草二钱,血竭四钱,麻油壹斤。先将当归、白芷、紫草、甘草四味,入油内浸三日,大锅内慢火熬微枯,细绢滤清,将油复入锅内煎滚,入血竭化尽,次下白蜡,微火化开,即行离火,待将凝,入研细轻粉而匀和之,用纸摊贴患处。

第十一节 灸 之 种 类

灸法本用艾作炷灸之，后人有发明用药灸者，即艾炷中和入药物（硫黄、麝香等）而灸之，助以药力，易于透入筋肉，可以减少艾绒壮数，法至善也。又有雷火针者（方附后），用辛香活血通络之药物，和以艾绒，卷如竹筒，燃着隔布而熨于穴上，使药气热气，窜入穴中而愈病，效果极佳，较之日本温灸法，有霄壤之分。又有太乙神针灸法，与雷火针相似，药味较多，施用则一也。

附　雷火针方

沉香、木香、乳香、茵陈、羌活、干姜、川山甲各三钱，麝香少许，蕲艾二两。以绵纸半尺，先铺艾茵①于上，次将药末掺匀，卷极紧，外用鸡子清代浆糊，糊一层薄纸，不使散开，留待取用。用法：将火燃着，将纸六七层或红布六七层隔穴按之，每按二三秒钟，离开约二三秒钟再按之，如是往复。针药之热已退，再燃红按之。每穴按数十次，内部觉热停止，再按他穴。

太乙神针方

人参四两，三七八两，山羊血二两，千年健一斤，攒地风一斤，肉桂一斤，川椒一斤，乳香一斤，没药一斤，穿山甲八两，小茴香一斤，苍术一斤，蕲艾四斤，甘草二斤，麝香四两，防风四斤，共为细末。用绵纸一层，高方纸三层，纸宽阔一尺三寸，长一尺二寸，将药末薄薄铺匀在上，一针约用药七八钱，卷如花炮式，搓紧，制如雷火针式。用法：以针端燃红，即以新红布四五层包之以按点穴上。若火旺布薄，当多添布数层。针时预备三四枝，一针已冷，即换一针，必预用一助手候着。每穴宜连用七针，效用极佳，寒湿风痛皆宜之。

---

① 茵：衬垫，铺垫的东西。

第十二节　现代灸法之误谬

近时针家之灸法,每以针插入穴中,将艾置针柄上而燃之,失去灸之真义。此法不过使针热而已,与今日倡行之温灸疗治相同,使局所发生热感,血液发生变化,其效极微。然病者可以减少痛苦,近人多喜用之。亦有用姜或蒜一片置穴上,再置艾丸其上而燃之,亦避免直接灸之痛苦,效力总逊。

附　实地施针治疗之二三注意与手法

一、实施治疗,须详问病者之病状,然后审明其病属于何种,应针应灸,宜取何穴而默志之。

二、在针刺之前,将针用粗纸勒擦数回,再用消毒棉花拭过(尤须注意针上有无锈斑及针尖是否锐直及圆滑,如有一不合,则此针宜废弃不用),然后可用。

三、不幸失慎,针丝断在筋肉内,速用大活灵磁石吸出之。因皮上针孔移过,一时不能吸出,可将该处皮肤沿针孔切开一些而后吸之(大活灵磁石甚少,可购工字磁铁,仪器馆有出售)。

四、病者应针穴上,如有污积,须为拭净之。

五、在天寒行针,室中宜备火炉。然可隔衣针刺,不必解脱,是在按穴准确、经验已多之后,初学未易为也。

六、将刺之时,于其穴上用拇指爪甲,由微而重揉掐之,使其内部之知觉神经麻木而后刺入之,可减轻刺入时之痛觉。

七、刺入之时,用拇食二指持针柄疾捻而入,至达应刺入几分寸之度数,即稍定,使病家之痛觉消失,然后二指持针柄微捻动(其捻动之手法,拇食二指持于针柄上,食指不动,拇指向前推动,再向后退转,如时表中之油丝甩动),一方问病者感到酸重否,如不感酸重,可微捻刺入几分或退出几分,以感酸楚而后行应补应泻之法。

八、譬如刺右手合谷穴,用泻法,在针刺入感到酸楚之后(医与病者相对坐），拇指退后捻转，一面向外提出，渐插入，速提出，往返约行二三分钟，使病者手指部发生异常之酸楚而后已。若行补法，用食指退后捻，一面向内插进，渐退出，速插进，约行二三分钟，使酸楚直达手腕肘部，能酸楚达至肘以上最佳，然后出针，出针宜缓而急扪揉针孔。若用泻法，宜速出针而缓揉针孔。更须注意于一经之中，宜刺二三穴者。用泻法，当逆其经之由远而近，例如泻手阳明大肠经，须针肩髃、曲池、合谷三穴，则从肩髃而曲池而合谷，以次逆针而下。若用补法，则当从合谷、曲池、肩髃顺针而上，由近而远。举一反三，此经此穴如是，他经他穴亦如是也。是在学者之潜心注意与手敏心灵焉。

第四编 治疗

第一章 针灸治疗总诀

一、十二经井荥俞经合治症主要诀

井之所治,皆主心下满。

荥之所治,皆主身热。

俞之所治,皆主体重节痛。

经之所治,皆主喘嗽寒热。

合之所治,皆主热气而泄。

说明:心下满属于肺气郁结者,针肺之井穴少商;属于阳明热结者,针阳明经之井穴商阳与厉兑,余皆类推。身热属于肺热者,针肺之荥穴鱼际;属于胃热者,针内庭,余皆类推。兹略引其例耳。

二、行针指要诀

或针风,先向风府百会中。

或针水,水分侠脐上边取。

或针结,针着大肠二间穴。

或针痨,须向膏肓及百劳。

或针虚,气海丹田委中寄。

或针气,膻中一穴分明寄。

或针嗽,肺俞风门须用灸。

或针痰,先针中脘三里间。

或针吐,中脘气海膻中补,翻胃吐食一般医。

说明:针风病以风府、百会为主,再针他穴。针水病以灸水分为主,再针他穴。后皆类推。

三、四总穴诀

肚腹三里求,腰背委中留,头项寻列缺,面口合谷收。

说明:肚腹之病必针三里,继针其他。腰背之病必针委中,余及其他。后皆类推。

四、看部取穴诀

人身上部病取手阳明经,中部病取足太阴经,下足部病取足厥阴经,前膺病取足阳明经,后背病取足太阳经。

说明:人身上部之病,多属手阳明经病,多取其经穴针之。中部病属足太阴经病多,则多取其经穴以针之。余可类推。

五、八法诀

1. 公孙

《西江月》:公孙乾六冲脉,九种心疼延闷,结胸翻胃难停,酒食积聚胃肠鸣,水食气疾膈病,脐痛腹疼胁胀,肠风疟疾心疼,胎衣不下血迷心,泄泻公孙立应。

说明:"西江月"系词调,容易熟诵。八法者,奇经八脉之主要针穴也。凡有上列各病,先针公孙,后刺他穴,易于收效。以下七穴俱同此。前人以此八穴配八卦与九宫格,以公孙配乾卦,合六数,对冲脉,故曰公孙乾六冲脉。以下七穴首句意皆同此。

2. 内关

《西江月》：内关艮八阴维，中满心胸痞胀，肠鸣泄泻脱肛，食难下膈酒来伤，积块坚横胁撑，妇女胁疼心痛，结胸里结难当，伤寒不解闷胸膛，疟疾内关独当。

3. 后溪

《西江月》：后溪兑七督脉，手足拘挛战掉，中风不已痫癫，头疼眼肿泪涟涟，腿膝腰背痛遍，项强伤寒不解，牙齿腮肿喉咽，手麻足麻破伤牵，盗汗后溪先砭。

4. 申脉

《西江月》：申脉坎一阳跷，腰背屈强腿肿，恶风自汗头疼，雷头赤目痛眉棱，手足麻挛臂冷，吹乳耳聋鼻衄，癫痫肢节烦憎，偏身肿满汗头淋，申脉先针有应。

5. 临泣（足临泣）

《西江月》：临泣巽四带脉，手足中风不举，痛麻发热拘挛，头风痛肿项腮连，眼肿赤疼头旋，齿痛耳聋咽肿，浮风搔痒筋牵，腿疼胁胀肋肢偏，临泣针时有验。

6. 外关

《西江月》：外关震三阳维，肢节肿疼膝冷，四肢不遂头风，背胯内外骨筋攻，头项眉棱皆痛，手足热麻盗汗，破伤眼肿睛红，伤寒自汗表烘烘，独会外关为重。

7. 列缺

《西江月》：列缺离九任脉，痔疟便肿泄痢，唾红溺血咳痰，牙疼喉肿小便难，心胸腹疼噎咽，产后发强不语，腰痛血疾脐寒，死胎不下膈中寒，列缺乳痈都散。

8. 照海

《西江月》：照海阴跷坤二五，喉塞小便淋涩，膀胱气痛肠鸣，食黄酒积腹脐并,呕泻胃翻便紧,产难昏迷积块,肠风下血常频,膈中快气气核侵,照海有功必定。

六、八会诀

腑会中脘,脏会章门,筋会阳陵,髓会绝骨,血会膈俞,骨会大杼,脉会太渊,气会膻中。

说明:凡属腑病,先针中脘,继针别穴。脏病先针章门,继针他穴。余类推。会者,言其气之会于此也。

七、马丹阳天星十二诀

1. 三里

三里膝眼下,三寸两筋间。能通心腹胀,善治胃中寒,肠鸣并泄泻,腿肿膝胻酸,伤寒羸瘦损,气蛊及诸般。年过三旬后,针灸眼便宽,取穴当审的,八分三壮安。

说明:凡有上病,须针或灸三里穴。马丹阳之十二诀,颇得针灸之捷要。以下十一诀,仿此,不赘。

2. 内庭

内庭次趾外,本属足阳明。能治四肢厥,喜静恶闻声,瘾疹咽喉痛,数欠及牙疼,虚疾不能食,针着便惺惺。

3. 曲池

曲池拱手取,屈肘骨边求。善治肘中痛,偏风手不收,挽弓开不得,筋缓莫梳头,喉闭促欲死,发热更无休,遍身风癣癞,针着即时瘥。

4. 合谷

合谷在虎口,两指歧骨间。头疼并面肿,疟病热还寒,齿龋及衄血,口禁不开言。针入五分深,令人即便安。

5. 委中

委中曲鰍①里,横纹脉中央。腰痛不能举,沉沉引脊梁,酸疼筋莫展,风痹复无常,膝头难伸屈,针入即安康。

6. 承山

承山名鱼腹,腨肠分肉间。善治腰疼痛,痔疾大便难,脚气并膝肿,展转战疼酸,霍乱及转筋,穴中刺便安。

7. 太冲

太冲足大趾,节后二寸中,动脉知生死,能医惊痫风。咽喉并心胀,两足不能行,七疝偏坠肿,眼目似云朦,亦能疗腰痛,针下有神功。

8. 昆仑

昆仑足外踝,跟骨上边寻。转筋腰尻痛,暴喘满中心,举步行不得,一动即呻吟,若欲求安乐,须于此穴针。

9. 环跳

环跳在髀枢,侧卧屈足取。折腰莫能顾,冷风并湿痹,腿膀连腨痛,转侧重欷歔,若人针灸后,顷刻便消除。

10. 阳陵

阳陵居膝下,外廉一寸中。膝肿并麻木,冷痹及偏风,举足不能起,坐卧似衰翁,针入六分止,神功妙不同。

11. 通里

通里腕侧后,去腕一寸中。欲言声不出,懊恼及怔忡,实则四肢重,头腮面颊红,虚则不能食,暴瘖面无容,毫针微②微刺,方信有神功。

12. 列缺

列缺腕侧上,次指手交叉。善疗偏头患,遍身风痹麻,痰涎频

---

① 鰍:当作"䩪"。见《针灸大全》。
② 微:原作"徽",疑形近误。

壅上,口噤不开牙,若能明补泻,应手即如拿。

八、十二经主客原络诀

1. 肺主大肠客:肺经原,太渊;大肠络,偏历。

太阴多气而少血,心胸气胀掌发热,喘咳缺盆痛莫禁,咽中喉干身汗越,肩内前廉两乳疼,痰结膈中气如缺,所生病者何穴求,太渊偏历与君说。

说明:主客者,主病与客症。何谓主病?即其本经之主症。何谓客症?因本经之主症而涉及标病,标病即为客症。譬如太阴肺与阳明大肠为表里,太阴肺之本病而牵及阳明大肠病,则肺为主病,大肠为客症。主病刺本经之原穴,客症刺客经之络穴。治时感病,能认识其主客,按穴施治,无不应手而愈者。下列各经,主客解释同。

2. 大肠主肺客:大肠原,合谷;肺经络,列缺。

阳明大肠侠鼻孔,面痛齿疼腮颊肿,生疾目黄口亦干,鼻流清涕及血涌,喉痹肩前痛莫当,大指次指为一统,合谷列缺取为奇,二穴针之居病总。

3. 脾主胃客:脾经原,太白;胃经络,丰隆。

脾经为病舌本强,呕吐胃翻疼腹肠,阴气上冲噫难瘳,体重脾摇心事妄,疟生振栗兼体羸,秘结疸黄手执杖,股膝内肿厥而疼,太白丰隆取为尚。

4. 胃主脾客:胃经原,冲阳;脾经络,公孙。

腹䐜心闷意凄怆,恶人恶木恶灯光,耳闻响动心中惕,鼻衄唇喎疟又伤,弃衣骤步身中热,痰多足痛与疮疡,气蛊胸腿疼难止,冲阳公孙一刺康。

5. 心主小肠客:心经原,神门;小肠络,支正。

少阴心痛并干嗌,渴欲饮兮为臂厥,生病目黄口亦干,胁臂疼兮掌发热。若人欲治勿差求,专在医人心审察,惊悸呕血及怔忡,神门支正何堪缺。

6. 小肠主心客：小肠原，腕骨；心经络，通里。

小肠之病岂为良，颊肿肩疼两臂傍，项颈强疼难转侧，嗌颔肿痛甚非常，肩似拔兮臑似折，热病耳聋及目黄，臑肘臂外后廉痛，腕骨通里取为详。

7. 肾主膀胱客：肾经原，太溪；膀胱络，飞扬。

睑黑嗜卧不欲粮，目不明兮发热狂，腰疼足痛步难履，若人捕获难躲藏，心胆战兢气不足，更兼胸结与身黄。若欲治之无更法，太溪飞扬取最良。

8. 膀胱主肾客：膀胱原，京骨；肾经络，大钟。

膀胱颈病目中疼，项腰足腿痛难行，痎疟狂癫心胆热，背弓反手额眉棱，鼻衄目黄筋骨缩，脱肛痔漏腹心膨，若要治之无别法，京骨大钟任显能。

9. 三焦主包络客：三焦原，阳池；包络络，内关。

三焦为疾耳中聋，喉痹咽干目肿红，耳后肘疼并出汗，脊间心后痛相从，肩背风生连膊肘，大便艰闭及闭癃，前病治之何穴愈，阳池内关法理同。

10. 包络主三焦客：包络原，大陵；三焦络，外关。

包络为病手挛急，臂不能伸痛如屈，胸膺胁满腋肿平，心中淡淡面色赤，目黄善笑不肯休，心烦心痛掌热极，良医达士细推详，大陵外关病消失。

11. 肝主胆客：肝经原，太冲；胆经络，光明。

气少血多肝之经，丈夫㿉疝苦腰疼，妇人腹膨小腹肿，甚则咽干面脱尘，所生病者胸满呕，腹中泄泻痛无停，癃闭难溺疝瘕痛，太冲光明即安宁。

12. 胆主肝客：胆经原，丘墟；肝经络，蠡沟。

胆经之穴何病主，胸胁肋疼足不举，面体不泽头目疼，缺盆腋肿汗如雨,颈项瘿瘤坚似铁,疟生寒热连骨髓,以上病症欲治之,须向丘墟蠡沟取。

九、百症赋

百症俞穴,再三用心。囟会连于玉枕,头风疗以金针。悬颅颔厌之中,偏头痛止;强间丰隆之际,头痛难禁。原夫面肿虚浮,须仗水沟前顶;耳聋气闭,全凭听会翳风。面上虫行有验,迎香可取;耳中蝉鸣有声,听会可攻。目眩兮,支正飞扬;目黄兮,阳纲胆俞。攀睛攻肝俞少泽之所;泪出刺临泣头维之处。目中漠漠,即寻攒竹三间;目觉䀮䀮,急取养老天柱。观其雀目肝气,睛明行间而细推;审他项强伤寒,温溜期门而主之。廉泉中冲,舌下肿疼可取;天府合谷,鼻中衄血宜追。耳门丝竹空,住牙疼于顷刻;颊车地仓穴,正口㖞于片时。喉痛兮,液门鱼际去疗;转筋兮,金门邱墟来医。阳谷侠溪,颔肿口噤并治;少商曲泽,血虚口渴同施。通天治鼻内无闻之苦;复溜去舌干口燥之悲。哑门关冲,舌缓不语而要紧;天鼎间使,失音嗫嚅而休迟。太冲泻唇㖞以速愈,承浆泻牙疼而即移。项强多恶风,束骨相连于天柱;热病汗不出,大都更接于经渠。且如两臂顽麻,少海就傍于三里;半身不遂,阳陵远达于曲池。建里内关,扫尽胸中之苦闷;听宫脾俞,祛残心下之悲悽。从知胁肋疼痛,气户华盖有灵;腹内肠鸣,下脘陷谷能平。胸胁支满何疗,章门不用细寻;膈痛饮蓄难禁,膻中巨阙便针。胸满更加噎塞,中府意舍所行;胸膈停留瘀血,肾俞巨髎宜征。胸满项强,神藏璇玑宜试;背连腰痛,白环委中曾经。脊强兮水道筋缩;目眩兮颧髎大迎。痉病非颅囟而不愈,脐风须然谷而易醒。委阳天池,腋肿针而速散;后溪环跳,腿疼刺而即轻。梦魇不安,厉兑相谐于隐白;发狂奔走,上脘同起于神门。惊悸怔忡,取阳交解溪勿误;反张悲哭,仗天冲大横须精。癫疾必身柱本神之令;发热仗少冲曲池之津。岁热时行,陶道复求肺俞理；风痫常发，神道还须心俞宁。湿寒湿热下髎定，厥寒厥热涌泉清。寒慄恶寒，三间疏通阴郄谙；烦心呕吐，幽门开彻玉堂明。行间涌泉，去消渴之肾竭；阴陵水分，去水肿之脐盈。痨瘵传尸，取魄户膏肓之路；中邪霍乱，寻阴交三里之程。治疸消黄，谐后溪劳宫而看；倦言嗜卧，往通里大钟而明。咳嗽连声，肺俞须迎天突穴；小便赤涩，兑端独泻太阳经（小肠经小海穴）。刺长强于承山，善主肠风新下血；针三阴于气海，专司白浊从遗精。且如肓俞横骨，泻五淋之久积；阴郄后溪，治盗汗之多出。脾虚谷兮不消，脾俞膀胱俞觅；胃冷食而难化，魂门胃俞堪责。鼻痔必取龈交，瘿气须求浮白。大敦照海，患寒疝而善蠲；五里臂臑，生疬疮而能治。至阴屋翳，疗痒疾之疼多；肩髃阳溪，清阴中之热极。抑又论妇人经事改常，自有地机血海；女子少气漏血，不无交信合阳。带下产崩，冲门气冲宜审；月潮违限，天枢水泉须详。肩井乳痈而极效，商丘痔瘤而最良。脱肛取百会尾翳之所；无子搜阴交石关之乡。中脘主乎积滞，外丘收乎大肠。寒疟兮，商阳太溪验；痃癖兮，冲门血海强。夫医乃人之司命，非志士①而莫为；针乃理之渊微，须至人之指教。先究其病源，后考其穴道，随手见功，应针取效，方知玄理之玄，始识妙中之妙。

十、席 弘 赋

　　凡欲行针须审穴，要明补泻迎随诀。胸背左右不相同，呼吸阴阳男女别。气刺两乳求太渊，未应之时泻列缺。列缺头痛及偏正，重泻太渊无不应。耳聋气闭听会针，迎香穴泻功如神。谁知天突治喉风，虚喘须寻三里中。手连肩脊痛难忍，合谷针时要太冲。曲池两手不如意，合谷下针宜仔细。心疼手颤少海间，若要除根觅阴

―――――――
① 士：原作"立"。据《针灸聚英》改。

市。但患伤寒两耳聋,金门听会疾如风。五般肘痛寻尺泽,太渊针后却收功。手足上下针三里,食癖气块凭此取。鸠尾能治五般痫,若下涌泉人不死。胃中有积刺璇玑,三里功多人不知。阴陵泉治心胸满,针到承山饮食思。大杼若连长强寻,小肠气痛即行针。委中专治腰脊痛,脚膝肿时寻至阴。气滞腰疼不能立,横骨大都宜救急。气海专能治五淋,更针三里随呼吸。期门穴主伤寒患,六日过经犹未汗。但向乳根二肋间,又治女人生产难。耳内蝉鸣腰欲折,膝下明存三里穴。若能补泻五会间,且莫向人容易说。睛明治眼未效时,合谷光明安可缺。人中治癫功最高,十三鬼穴不须饶。水肿水分兼气海,皮内随针气自消。冷嗽先宜补合谷,却须针泻三阴交。牙疼腰痛并咽痹,二间阳溪疾怎逃。更有三间肾俞妙,善除肩背浮风劳。若针肩井须三里,不刺之时气未调。最是阳陵泉一穴,膝间疼痛用针烧。委中腰痛脚挛急,取得其经血自调。脚痛膝肿针三里,悬钟二陵三阴交。更向太冲须引气,指头麻木自轻飘。转筋目眩针鱼腹,承山昆仑立便消。肚疼须是公孙妙,内关相应必然瘳。冷风冷痹疾难愈,环跳腰俞针与烧。风府风池寻得到,寒伤百病一时消。阳明二日寻风府,呕吐还须上脘疗。妇人心痛心俞穴,男子疝癖三里高。小便不禁关元妙,大便闭塞大敦烧。髋骨腿疼三里泻,复溜气滞便离腰。从来风府最难针,却用功夫度浅深。倘若膀胱气未散,便宜三里穴中寻。若是七疝小腹痛,照海阴交曲泉针。又不应时求气海,关元同泻效如神。小肠气撮痛连脐,速泻阴交莫再迟。良久涌泉针取气,此中玄妙少人知。小儿脱肛患多时,先灸百会及鸠尾①。久患伤寒肩背痛,但针中渚得其宜。肩上痛连脐不休,手中三里便须求,下针麻重即须泻,得气之时不用留。腰连胯痛大便急,

---

① 鸠尾:原作"尾闾"。据《针灸聚英》改。

必于三里攻其隘。下针一泻三补之,气上攻噎只管住。噎不住时气海灸,定泻一时立便瘥。咽喉最急先百会,太冲照海及阴交。学者潜心宜熟读,席弘治病名最高。

十一、长桑君天星秘诀

天星秘诀少人知,此法专分前后施。若是胃中停宿食,后寻三里起璇玑。脾病气痛先合谷,后针三阴交莫迟。如中鬼邪先间使,手臂挛痹取①肩髃。脚若转筋并眼花,先针承山次内踝。脚气酸疼肩井先,次寻三里阳陵泉。如是小肠连脐痛,先刺阴陵后涌泉。耳鸣腰痛先五会,次针耳门三里内。小肠气痛先长强,后刺大敦不用忙。足缓难行先绝骨,次寻条口及冲阳。牙疼头痛兼喉痹,先刺二间后三里。胸膈痞满先阴交,针到承山饮食喜。肚腹浮肿胀膨膨,先针水分泻建里。伤寒过经不出汗,期门通里先后看。寒疟面肿及肠鸣,先取合谷后内庭。冷风湿痹针何处,先取环跳次阳陵。指痛挛急少商好,依法施之无不灵。此是桑君真口诀,时医莫作等闲轻。

十二、玉 龙 歌

扁鹊授我玉龙歌,玉龙一试绝沉疴。玉龙之歌真罕得,流传千载无差讹。我今歌此玉龙诀,玉龙一百二十穴。看者行针称妙绝,但恐时人自差别。补泻分明指下施,金针一刺显明医。伛者立身偻者起,从此名扬天下知(凡患伛者,补曲池泻人中;患偻者,补风池泻绝骨)。中风不语最难医,发际顶门穴要知,更向百会明补泻,即时苏醒免灾危。鼻流清涕名鼻渊,先泻后补疾可痊,若是头风并眼痛,上星穴内刺无偏。头风呕吐眼昏花,穴取神庭始不差,孩子

---

① 取:原作"疝"。据《针灸大成》改。

慢惊何可治，印堂刺入艾还加。头项强痛难回顾，牙疼并作一般看，先向承浆明补泻，后针风府即时安。偏正头风痛难医，丝竹金针亦可施，沿皮向后透率谷，一针两穴世间稀。偏正头风有两般，有无痰饮细推观，若然痰饮风池刺，倘无痰饮合谷安。口眼㖞斜最可嗟，地仓妙穴连颊车，㖞左泻右依师正，㖞右泻左莫令斜。不闻香臭从何治，迎香两穴可堪攻，先补后泻分明效，一针未出气先通。耳聋气闭痛难言，须知翳风穴始痊，亦治项上生瘰疬，下针泻动即安然。耳聋之症不闻声，痛痒蝉鸣不快情，红肿生疮须用泻，宜从听会用针行。偶尔失瘖音语难，哑门一穴两筋间，若知浅针莫深刺，言语音和照旧安。眉间疼痛苦难当，攒竹沿皮刺不妨，若是眼昏皆可治，更针头维即安康。两睛红肿痛难熬，怕日羞明心自焦，只刺睛明鱼尾穴，太阳出血自然消。眼痛忽然血贯睛，羞明更涩最难睁，须得太阳针血出，不用金刀疾自平。心火炎上两眼红，迎香穴内刺为通，若将毒血搐出后，目内清凉始见功。强痛脊背泻人中，挫闪腰酸亦可攻，更有委中之一穴，腰间诸疾任君攻。肾弱腰疼不可当，施为行止甚非常，若知肾俞二穴处，艾火频加体自康。环跳能治腿股风，居髎二穴认真攻，委中毒血更出尽，愈见医科神圣功。腿膝无力身立难，原因风湿致伤残，倘知二市穴能灸，步履悠然渐自安。髋骨能医两腿疼，膝头红肿不能行，必针膝眼膝关穴，功效须臾病不生。寒湿脚气不可熬，先针三里及阴交，再将绝骨穴兼刺，肿痛顿时立见消。肿红腿足草鞋风，须把昆仑二穴攻，申脉太溪如再刺，神医妙诀起疲癃。脚背疼起丘墟穴，斜针出血即时轻，解溪再与商丘识，补泻行针要辨明。行步艰难疾转加，太仓二穴效堪夸，更针三里中封穴，去病如同用手抓。膝盖红肿鹤膝风，阳陵二穴亦堪攻，阴陵针透尤收效，红肿全消见异功。腕中无力痛艰难，握物难移体不安，腕骨一针虽见效，莫将补泻等闲看。急疼两臂气攻胸，肩井分明穴可攻，此穴原来真气聚，补多泻少应其中。肩背风气连臂疼,背缝二穴用针明,五枢亦治腰间痛,得穴方知病顿轻。两肘拘挛筋骨连,艰难动作欠安然,只将曲池针泻动,尺泽兼行见圣传。肩端红肿痛难当,寒湿相争气血狂,若向肩髃明补泻,请君多灸自安康。筋急不开手难伸,尺泽从来要认真,头面纵有诸样症,一针合谷效通神。腹中气块痛难当,穴法宜向内关防,八法有名阴维穴,腹中之疾永安康。腹中疼痛亦难当,大陵外关可消详,若是胁疼并闭结,支沟奇妙效非常。脾寒之症最可怜,有寒有热两相煎,间使二穴针泻动,热泻寒补病俱痊。九种心痛及脾疼,上脘穴内用针行,若还脾败中脘补,两针神效免灾侵。痔漏之疾亦可憎,表里急重最难禁,或痛或痒或下血,二白穴在掌后寻。三焦热气壅上焦,口苦舌干岂易调,针刺关冲去毒血,口生津液病俱消。手臂红肿连腕疼,液门穴内用针明,更将一穴名中渚,多泻中间疾自轻。中风之症症非轻,中冲二穴可安宁,先补后泻如无应,再刺人中立便轻。胆寒心虚病如何,少冲二穴功最多,刺入三分不着艾,金针用后自平和。时行疟疾最难禁,穴法由来未审明,若把后溪穴寻得,多加艾火即时瘥。牙痛阵阵苦相煎,穴在二间要得传,若患翻胃并吐食,中魁奇穴莫教偏。乳鹅之症少人医,必用金针疾始除,如若少商出血后,即时安稳免灾危。如今瘾疹疾多般,好手医人治亦难,天井二穴多着艾,纵生瘰疬灸皆安。寒痰咳嗽更兼风,列缺二穴最可攻,先把太渊一穴泻,多加艾火即收功。痴呆之症不堪亲,不识尊卑枉骂人,神门独治痴呆病,转手骨开得穴真。连日虚烦面赤妆,心中惊悸亦难当,若须通里穴寻得,一用金针体便康。风眩目烂最堪怜,泪出汪汪不可言,大小骨空皆妙穴,多加艾火疾应痊。妇人吹乳痛难消,吐血风痰稠似胶,少泽穴内明补泻,应时神效气能调。满身发热痛为虚,盗汗淋淋渐损躯,须将百劳椎骨穴,金针一刺疾俱除。忽然咳嗽腰背痛,身柱由来灸便轻。至阳亦治黄疸病,先补后泻效分明。肾败腰虚小便频,夜间起止苦劳神,命门若得金针助,肾俞艾灸起遭迍。九般痔漏最伤人,必刺承山效若神,更有长强一穴是,呻吟大痛穴为真。伤风不解嗽频频,久不医时瘵便成,咳嗽须针肺俞穴,痰多宜向丰隆寻。膏肓二穴治病强,此穴原来难度量,斯穴禁针多着艾,二十一壮亦无妨。胆寒由是怕惊心,遗精白浊实难禁,夜梦鬼交心俞治,白环俞治一般针。肝家血少目昏花,宜补肝俞力便加,更把三里频泻动,还光益血自无差。脾家之症有多般,致成翻胃吐食难,黄疸亦须寻腕骨,金针必定夺中脘。无汗伤寒泻复溜,汗多宜将合谷收,若然六脉皆微细,金针一补脉还浮。大便闭结不能通,照海分明在足中,更补支沟来泻动,方知妙穴有神功。小腹胀满气攻心,内庭二穴要先针,两足有水临泣泻,无水方能病不侵。七般疝气取大敦,穴法由来指侧间,诸经俱载三毛处,不遇师传隔万山。传尸痨病最难医,涌泉出血免灾危,痰多须向丰隆泻,气喘丹田亦可施。浑身痛疼疾非常,不定穴中细审详,有筋有骨须浅刺,灼艾临时要度量。劳宫穴在掌中寻,满手生疮痛不禁,心胸之病大陵泻,气攻胸腹一般针。哮喘之症最难当,夜间不睡气遑遑,天突妙穴宜寻得,膻中着艾便安康。鸠尾独治五般痫,此穴须当仔细观,若然着艾宜七壮,多则伤人针亦难。奔豚疝气发甚频,气上攻心似死人,关元兼刺大敦穴,此法亲传始得真。水病之疾最难熬,腹满虚胀不肯消,先灸水分并水道,后针三里及阴交。肾气冲心得几时,须用金针疾自除,若得关元并带脉,四海谁不仰明医。赤白妇人带下难,只因虚败不能安,中极补多宜泻少,灼艾还须着意看。吼喘之症嗽痰多,若用金针疾自和,俞府乳根一样刺,气喘风痰渐渐磨。伤寒过经犹未解,须向期门穴上针,忽然气喘攻胸膈,三里泻多须用心。脾泄之症别无他,天枢二穴刺休差,此是五脏脾虚疾,艾火多添病不加。口臭之疾最可憎,劳心只为苦多情,大陵穴内人中泻,心得清凉气自平。穴法深浅在指中,治病须臾显妙功。

十三、胜玉歌

胜玉歌兮不虚言,此是杨家真秘传。或针或灸依法语,补泻迎随随手捻。头痛眩晕百会好,心疼脾痛上脘先。后溪鸠尾及神门,治疗五痫立便痊。髀疼要针肩井穴,耳闭听会莫迟延。胃冷下脘却为良,眼痛须觅清冷渊。霍乱心疼吐痰涎,巨阙着艾便安然。脾疼背痛中渚泻,头风眼痛上星专。头项强急承浆保,牙腮疼紧大迎前。行间可治膝肿病,尺泽能医筋拘挛。若人行步苦艰难,中封太冲针便痊。脚背痛时商丘刺,瘰疬少海天井边。腹疼闭结支沟穴,颔肿喉闭少商全。脾心痛亟寻公孙,委中驱疗脚风缠。泻却人中及颊车,治疗中风口吐涎。五疟寒多热更多,间使大杼真妙穴。经年或变劳怯者,痞满脐旁章门决。噫气吞酸食不投,膻中七壮除膈热。目内红肿苦皱眉,丝竹攒竹亦堪医。若是痰涎并咳嗽,治却须当灸肺俞。更有天突与筋缩,小儿吼闭自然疏。两手酸重难执物,曲池合谷共肩髃。臂痛背疼针三里,头痛头晕灸风池。肠鸣大便时泄泻,脐旁两寸灸天枢。诸般气症从何治,气海针之灸亦宜。小肠气痛归来治,腰痛中空穴最奇。腿股转酸难移步,妙穴说与后人知。环跳风市及阴市,泻却金针病自除。热疮臁内年年发,血海寻来可治之。两膝无端肿如斗,膝眼三里艾当施。两股转筋承山刺,脚气复溜不须疑。踝跟骨痛灸昆仑,更有绝骨共丘墟。灸罢大敦除疝气,阴交针入下胎衣。遗精白浊心俞治,心热口臭大陵驱。腹胀水分多得力,黄疸至阳便能离。肝血盛兮肝俞泻,痔疾肠风长强欺。肾败腰疼小便频,督脉两旁肾俞①治。六十六穴施应验,故成歌诀显针奇。

十四、杂病穴法歌

伤寒一日刺风府,阴阳分经次第取(伤寒一日刺太阳风府,二

---

① 肾俞:原作"俞肾"。据《针灸大成》改。

日阳明之荥内庭,三日少阳之俞临泣,四日太阴之井隐白,五日少阴之俞太溪,六日厥阴之经中封。在表刺三阳经穴,在里刺三阴经穴,六日过经未汗刺期门三里,古法也,惟阴经则灸关元)。一切风寒暑湿邪,头疼发热外关起。头面耳目口鼻病,曲池合谷为之主。偏正头痛左右针,列缺太渊不用补。头风目眩项㨒强,申脉金门手三里。赤眼迎香赤血奇,临泣太冲合谷侣。耳聋临泣与金门,合谷针后听人语。鼻塞鼻痔及鼻渊,合谷太冲随手取。口噤㖞斜流涎多,地仓颊车仍可举。口舌生疮舌下窍,三棱出血非粗鲁。舌裂出血寻内关,太冲阴交走上部。舌上生苔合谷当,手三里治舌风舞。牙风面肿颊车神,合谷临泣泻不数。二陵二跷与二交,头项手足互相与。两井两商二三间,手上诸风得其所。手指连肩相引疼,合谷太冲能救苦。手三里治肩连脐,脊肩心后称中渚。冷嗽只宜补合谷,三阴交泻即时住。霍乱中脘可入深,三里内庭泻几许。心痛翻胃刺劳宫,寒者少泽灸手指。心痛手战少海求,若要除根阴市睹。太渊列缺穴相连,能住气痛刺两乳。胁痛只须阳陵泉,腹痛公孙内关尔。痢疾合谷三里宜,甚者必须兼中膂(白痢合谷,赤痢小肠俞,赤白痢足三里中膂俞)。心胸痞满阴陵泉,针到承山饮食美。泄泻肚腹诸般疾,三里内庭功无比。水肿水分与复溜,胀满中脘三里揣。腰痛环跳委中求,若连背痛昆仑式。腰连腿疼腕骨升,三里降下随拜跪。腰连脚痛怎生医,环跳行间与风市。脚膝诸痛羡行间,三里申脉金门侈。脚若转筋眼发花,然谷承山法自古。两足难移先悬钟,条口针后能步履。两足酸麻补太溪,仆参内庭盘跟楚。脚连胁腋痛难当,环跳阳陵泉内杵。冷风湿痹针环跳,阳陵三里烧针尾。七疝大敦与太冲,五淋血海男女通。大便虚秘补支沟,泻足三里效可拟。热闭气闭先长强,大敦阳陵堪调护。小便不通阴陵泉,三里泻下溺如注。内伤食积针三里,璇玑相应块亦消。脾病气痛先合谷,后刺三阴针用烧。一切内伤内关穴,痰火积块退烦潮。吐血尺泽功无比,衄血上星与禾髎。喘急列缺足三里，呕噎阴交不可饶。劳宫能治五般痫，更刺涌泉疾若挑。神门专治心痴呆，人中间使祛癫妖。尸厥百会一穴美，更针隐白效照照。妇人通经泻合谷，三里至阴催孕妊。死胎阴交不可缓，胞衣照海内关寻。小儿惊风刺少商，人中涌泉泻莫深。痈疽初起审其穴，则刺阳经不刺阴（痈疽从背出者太阳经，从鬓出者少阳经，从髭出者阳明经，以上俱以各经井荥俞经合五穴治之，从胸出者绝骨穴治之）。熟此筌蹄手要活，得后方知度金针。

十五、肘后歌

头面之疾针至阴，腿脚有疾风府寻。心胸有病少府泻，脐腹有病曲泉针。肩背诸疾中渚下，腰膝强痛交信凭。胁肋腿疼后溪妙，股膝肿起泻太冲。阴核发来如升大，百会妙穴真可骇。顶心头痛眼不开，涌泉下针定安泰。鹤膝肿劳难移步，尺泽能舒筋骨疼。更有一穴曲池妙，根寻源流可调停。其患若要便安愈，加以风府多用针。更有手臂拘挛急，尺泽刺深去不仁。腰背若患挛急风，曲池一寸五分攻。五痔原因热血作，承山须下病无踪。哮喘发来寝不得，丰隆刺入三分深。狂言盗汗如见鬼，惺惺间使便下针。骨寒髓冷火来烧，灵道妙穴分明记。疟疾寒热真可畏，须知虚实可用意。间使宜透支沟中，大椎七壮如圣治。连日频频发不休，金门刺深七分是。疟疾三日得一发，先寒后热无他语。寒多热少取复溜，热多寒少用间使。或患伤寒热未收，牙关风壅药难投。项强反张目直视，金针用意列缺求。伤寒四肢厥逆冷，脉气无时仔细寻。神奇妙穴真有二，复溜二寸顺骨行。四肢回还脉气浮，须晓阴阳倒换求。寒则须补绝骨是，热则绝骨泻无忧。脉若浮洪当泻解，沉细之时补便瘳。百合伤寒最难医，妙法神针用意推。口噤眼合药不下，合谷一针效甚奇。狐蜮伤寒满口疮，须下黄连犀角汤。虫在脏腑食肌肉，须要神针刺地仓。伤寒腹痛虫寻食，吐蛔乌梅可用攻。十日九日必定死,中脘回还胃气通。伤寒痞气结胸中,两目昏黄汗不通。涌泉妙穴三分许,速使周身汗自通。伤寒痞结胁积痛,宜用期门见深功。当汗不汗合谷泻,自汗发黄复溜凭。飞虎一穴通痞气,祛风引气使安宁。刚柔二痓最乖张,口噤眼合面红装。热血流入心肺腑,须要金针刺少商。中满如何去得根,阴包如刺效如神。不论老幼依法用,可教患者便抬身。打扑伤损破伤风,先于痛处下针攻。后向承山立作效,甄权留下意无穷。腰腿疼痛十年春,应针环跳便惺惺。大都引气探根本,服药寻方枉费金。脚膝经年痛不休,内外踝边用意求。穴号昆仑并吕细,应时消散即时瘳。风痹痿厥如何治,大杼曲泉真是妙。两足两胁满难伸,飞虎神灸七分到。腰软如何去得根,神妙委中立见效。熟读此章肘后歌,临诊应病可不忧。

第二章　针灸治疗各论

第一节　伤　寒　门

一、太阳

【病因】体气衰弱,风寒从皮毛侵入,毛孔闭塞,风寒郁于内而为病。此为风寒袭入化病之第一步也。

【证象】头项强痛,或头身疼痛,恶寒发热,有汗或无汗,脉浮缓或浮紧,舌苔白,不甚口渴,发热时仍恶寒,渴喜热饮。

【治疗】风府:针入二分至三分半深,留捻三分钟。合谷:针入三分至五分深,留捻三分钟。头维:针入一分深,留捻二分钟(注意:捻时宜缓)。

【助治】豆豉三钱,香葱头五枚,煎汤服,覆被卧,取汗。

【预后】良;或转入少阳,或阳明部分。

【备考】《伤寒论》:太阳病初服桂枝,反烦不解者,先刺风池风府,却与桂枝汤则愈。《医学入门·杂病穴法歌》:伤寒一日刺风府。《得效方》:伤寒初得一二日,头痛寒热,宜巨厥上脘中脘各五十壮。

淡安按:民十六寓苏城皮市街,同居孔氏于四月神仙诞日伤寒头痛,发热恶寒,脉浮舌白。为针风池二穴,头痛立愈,又针风门二穴并灸之,逾二时许,遍身汗出而愈,并未服药。

二、阳明

【病因】风寒之邪,自外袭入,内以体气衰弱,无力抵御,外邪长驱直入,或病在太阳,未及表散而深入也。

【证象】前额眼眶胀紧,或疼痛,发热不恶寒或微恶寒,壮热,烦渴,渴喜冷饮,有汗或无汗,脉洪数,舌淡黄或深黄,口臭气粗,大便秘结或不秘结。

【治疗】三间:针二分深,留捻二分钟。合谷:针三分至五分深,留捻三分钟。曲池:针五分至一寸深,留捻三分钟。内庭:针三分深,留捻三分钟。解溪:针三分至四分深,留捻二分钟。

【助治】生石膏末五钱,薄荷头五分,生甘草五分,知母一钱,煎汤服。

【预后】良;或热邪深入厥阴,则甚危险。

【备考】《内经》:气街三里巨虚上下廉,此十者,以泻胃中之热也。《席弘赋》:阳明二日寻风府,呕吐还须上脘疗。

三、少阳

【病因】风邪袭于人体腠理之间,留着胸膈之中,即居于半表半里之地位。

【证象】头痛在侧,目眩,耳聋,或不聋,喜呕多吐,胸胁满,往来寒热,口苦咽干,或少腹痛,或利或不利,脉弦数,或细弦,舌薄白,或薄黄,舌质红。

【治疗】中渚:针三分至五分深,留捻三分钟。足临泣:针三分深,留捻三分钟。期门:针入三分,留捻二分钟。间使:针入三分至五分,留捻三分钟。窍阴:针入一分,留捻一分钟;再灸麦粒大之艾炷三壮(注意:以艾绒捻极软熟,丸如麦粒,置穴上以,火燃炀之,待将燃尽,再换一枚。一枚即名一壮,三壮即三枚也)。

【助治】柴胡八分,制半夏二钱,黄芩一钱五分,甘草五分,煎汤服。

【预后】良;或失治,深入厥阴经,则发生危险。

【备考】《席弘赋》:但患伤寒两耳聋,金门听会疾如风。杨氏《治症总要》:伤寒胁痛,支沟章门阳陵泉,委中出血。《医学纲目》:伤寒胁痛,取支沟阳陵泉。

淡安按:先父梦琴公治邻居徐氏少阳症,呕吐甚剧,汤药不能入。为针期门中脘而呕吐即平,仍与汤剂而愈。

四、太阴

【病因】冷气内侵,或饮食生冷,或腹受寒湿之邪,或邪由阳明传入(惟为热化),或与太阳同病。

【证象】腹满而吐,食不下,时腹自痛,自利不渴,手足微温,或兼恶寒,发热骨痛,脉濡迟,或濡细,或细弦,舌苔白,或淡黄。

【治疗】隐白:灸三壮。公孙:针入三分,留捻三分钟。三阴交:灸三壮。中脘:针入五分至一寸,留捻三分钟,灸五分。章门:灸五分。如由阳明传入热化者,针少商:一分深,留捻一分钟。隐白:针入一分,留捻一分钟。三阴交:针入三分,留捻三分钟。大都:针入二分,留捻二分钟。

【助治】无热证者,淡附子片四分,淡干姜八分,炙甘草五分,大白术二钱,大红枣五枚,煎汤服。有热症者,壮热烦渴,舌焦黄,脉洪数者,用大黄三钱,元明粉三钱,生甘草一钱,煎汤服。

【预后】良;热甚而动肝风者危。

【备考】《万病回春》:伤寒阴症腹痛,灸足小指外侧上纹头,灸三壮,男左女右。

淡安治锡城李佩秋君,腹满时痛,自利不渴。为刺中脘、天枢、足三里,并灸之,即日而愈。

五、少阴

【病因】肾虚之体,外邪最易侵袭肾经。阴虚者,每挟火而动;阳虚者,则多挟水而动。挟火动者,则为热化;挟水动者,则为寒化。

【证象】挟火而动者,心烦不寐,肌肤灼燥,小便短数,咽中干,脉虚数,舌光红,少津液。挟水而动者,目瞑倦卧,声低息微,不欲言,身重恶寒,四肢厥逆,腹痛,泄泻,或不泄泻,脉细缓,舌淡白而不渴。

【治疗】挟火而动者,涌泉:针入三分,留捻二分钟;照海:针入三分,留捻三分钟;复溜:针入三分,留捻二分钟;至阴:针入一分,留捻一分钟;通谷:针入三分,留捻二分钟;神门:针入二分,留捻一分钟;太溪:针入二至三分,留捻二分钟。挟水而动者,肾俞:灸五至七壮;肓俞:灸五壮;关元:灸五至十壮;太溪:灸五壮;复溜:灸三至五壮。

【助治】挟火而动者,生白芍二钱,真阿胶三钱,黄连五分,黄芩八分,煎汤,冲入鸡子黄二枚服之。挟水而动者,白术二钱,白芍二钱,茯苓三钱,附子八分,生姜一钱,煎汤服之。

【预后】热化者,舌红焦干,下利清水,则不良;寒化者,足冷过膝,头汗如珠,则不良,然灸关元至一百壮或能挽回。

【备考】《伤寒论》曰:少阴病吐利,手足不逆冷,反发热者不死。脉不至者,灸少阴七壮(太溪穴)。又:少阴病下利便脓血者可刺(常器之云:可刺幽门二穴,在腹第二行,侠巨厥两旁各五分,交信二穴在内踝上二寸。柯韵柏曰:便脓血亦是热入血室所致,刺期门以泻之,病在少阴而刺厥阴,实则泻其子也)。又:少阴病下利,脉涩而汗出,必数更衣,反少者,当温其上,灸百会。

六、厥阴

【病因】厥阴为六经之极里,为阴之尽、阳之生,故邪之入也,有纯阴症,有纯阳症,有阴阳错杂症。大概外邪直入,为纯阴症;热邪由传变而入,为纯阳症;直中之寒邪,与传变之热邪交杂,为阴阳错杂症。

【证象】纯阳症:张目直视,烦躁不眠,热甚不恶寒,口臭气粗,四肢厥冷,心胸灼热,热深厥深,或下利脓血,或喉烂舌腐,两脉弦数而洪,或郁数而躁,舌红而紫,或舌黄舌绛。纯阴症:四肢厥冷,爪甲青黑,腹中拘急,下利清谷,呕吐酸苦,脉细弦而迟或沉弦,舌紫而冷。阴阳错杂症:腹中痛挛,四肢厥冷,吐利交作,心中烦热,渴喜冷饮,饮下即吐,烦渴躁扰,两脉或细弦、或伏、或细数不静,舌或黄、或白,舌质红,似润而齿干。

【治疗】纯阳症:大敦,针入一分,留捻一分钟;中封,针入二至三分,留捻二分钟;期门,针入四分,留捻二三分钟;灵道,针入三分,留捻二分钟;肝俞,针入三分,留捻二分钟。纯阴症:肝俞,灸五至七壮;行间,灸三壮;关元,灸七至十五壮;中脘,灸五至七壮;期门,灸五壮。阴阳错杂症:中封,针入三分,留捻二分钟;灵道,针入三分,留捻二分钟;关元,针入五分,留捻一分钟,再灸五壮;间使,针入三四分,留捻二分钟,再灸二壮;肝俞,针入三四分深,留捻二分钟。

【助治】纯阳症:便脓血者,黄柏二钱,黄连一钱,秦皮一钱,白头翁一钱五分,煎汤服;四肢厥冷者,用当归二钱,桂枝五分,白芍二钱,通草一钱,细辛二分,煎汤服之。纯阴症:附子一钱,甘草二钱,干姜二钱,白芍三钱,煎汤服之。阴阳错杂症:乌梅八钱,布包煎汤服之。

【预后】纯阳者多不良,阴阳错杂者次之,纯阴者多良。

【备考】《伤寒论》:伤寒二七日,手足厥冷烦躁,灸厥阴,不还者死(张令韶曰:灸厥阴,宜灸荥穴、会穴、关元、百会等处。荥穴者,行间穴也;会穴者,章门穴也)。《伤寒准绳》:伤寒六脉俱无,刺复溜(补可回六脉)、合谷、中极、支沟、复溜(顺骨而下)、巨厥、气冲(灸七壮)。《肘后歌》:伤寒四肢厥逆冷,脉气无时仔细寻,神奇妙穴真有二,复溜二寸顺骨行,四肢回还脉气浮,须晓阴阳倒换求,寒则须补绝骨是,热则绝骨泻无忧,脉若浮洪当泻解,沉细之时补便瘳。

附录　历代名医验案

窦材治一人伤寒,头痛发热,恶寒咳嗽,肢节疼,脉沉紧,服华盖散略解。至五日昏睡谵语,四肢微厥,乃肾气虚也。灸关元百壮,服姜附汤得汗而愈。

又一人伤寒至六日,微发黄,一医与茵陈汤,次日更发黄,遍身如栀子,此太阴证,误服凉药而致,肝木侮脾。为灸命门五十壮,服金液丹而愈。

《资生经》:施某患伤寒咳甚,医告技穷,试验针经,于结喉下灸三壮即瘥,盖天突穴也,神哉。

晏如曾刺东乡许某,身体素健,得伤寒症,项强身热恶寒,服重剂表药,仍复无汗,乃为泻风门两穴,又刺通里复溜,然后泻合谷,历十分钟之久,而大汗出矣。

又吾通城北柏某之太夫人,年近六十,忽然六脉不见,四肢厥冷,呼吸亦停,目瞑如死。延晏诊之,乃为针人中、内关、印堂、厉兑等穴,神志渐苏,然后两补复溜,脉乃大见。附志于此,借以证补复溜能回六脉之说也。

第二节 温热病门

一、春温

【病因】春令时届温暖,阳气外泄,腠理渐疏,猝遇时感,因而致病,或内有伏气,因感时邪而触发。

【证象】微恶寒,发热,头微痛,胸痞,自汗或无汗,或见鼻衄,舌黄或白,脉浮数。

【治疗】鱼际:针入三分,留捻二分钟。经渠:针入二分,留捻一分钟。尺泽:针入三至五分,留捻二分钟。二间:针入一分,留捻一分钟。

【助治】豆豉三钱,葱白三枚,桑叶三分,薄荷一钱,甘草二分,煎汤服。

【预后】良。

【备考】《百症赋》:发热仗少冲曲池之津。又:热病汗不出,大都更接于经渠。

二、暑温

【病因】夏为暑热当令,赤日悬空,火伞高张,劳力奔走,气液消烁,每为热伤,所谓中暑、中喝是也。

【证象】头痛壮热,烦渴引饮,瞀闷喘促,甚有神志不清,汗出如沈,两脉洪数,或虚数,舌光绛或薄白苔。

【治疗】经渠:针入二分,留捻二分钟。神门:针入二分,留捻二分钟。涌泉:针入二分,留捻二分钟。委中:针出血。陶道:针入三分,留捻二分钟。支沟:针入二三分,留捻二分钟。

神志不清者，神门、支沟、涌泉针刺之外，复针人中一分，留捻一分钟。关元：针入三分，留捻三分钟。

【助治】人参一钱，生石膏五钱，知母三钱，生甘草一钱，煎汤服。若头痛加香附、苏叶各一钱。

【预后】良。

三、温毒

【病因】温邪兼挟秽浊之气，触之成病，直干心包内脏。

【证象】壮热面赤，口气糜碎，咽痛目红，气出如火，中心烦热，神昏谵语，舌黄或红，两脉洪数。

【治疗】少商、商阳、中冲、关冲、少冲、少泽、委中：俱针刺出血。支沟：针入三分，留捻三分钟。合谷：针入五分，留捻三分钟。劳宫：针入二分，留捻二分钟。

【助治】至宝丹一粒，开水化服。

【预后】早治者良。

【备考】《百症赋》：岁热时行，陶道复求肺俞理。《玉龙歌》：三焦热气壅上焦，口苦舌干岂易调。针刺关冲出毒血，口生津液病俱消。

淡安按：民十四年春，同先父梦琴公在沙州诊李某之病颈项肿胀，口气秽浊，肤灼如火，神昏不语，两脉沉伏，势极垂危。先父为针少商、中冲、少冲、少泽出血，复刺合谷、曲池、委中，其脉立出。余为处大承气汤，得大下而病解。

四、湿温

【病因】暑热与雨湿交蒸，化为湿热，人感受之，蕴留脾胃二经，酝酿而成。

【证象】身痛头重，胸胁痞满，两胫逆冷，面垢自汗，渴不多饮，神志模糊，舌苔厚腻，或黄或白，两脉濡数或濡细。

【治疗】太冲：针入二三分，留捻二分钟。内庭：针入二三分，留捻二分钟。间使：针入二三分，留捻二分钟。太渊：针入二分，留捻一分钟。期门：针入三四分，留捻二分钟。章门：灸五壮。

【助治】苍术一钱，川朴五分，石膏三钱，陈皮五分，煎汤服。

【预后】良。

五、温疟

【病因】先伤于风，邪郁于里，不即发出，必经暑热触发，阴气先竭，乃阳气独张，有热无寒，起伏似疟。

【证象】但热不寒，病以时作，少气头痛，烦冤，手足热而欲呕，舌薄黄或绛，脉弦数。

【治疗】后溪：针入三分，留捻二分钟。间使：针入三分，留捻二分钟。大椎：针入二三分，留捻二分钟。

【助治】青蒿二钱，柴胡五分，半夏二钱，黄芩三钱，煎汤服。

【预后】良。

淡安按：民十八，余寓万望亭，是年秋初，居民多病温疟，悉为针大椎、间使、后溪三穴，无不愈者（不用灸）。

六、冬温

【病因】冬时温暖反常，阳不潜藏，腠理不固，因感而发。

【证象】身热微恶寒，或不恶寒，头痛或不痛，咳嗽，烦热而渴，或咽痛，脉浮数，舌薄白或薄黄。

【治疗】鱼际：针入三分，留捻三分钟。合谷：针入三分，留捻二分钟。液门：针入三分，留捻二分钟。陷谷：针入二三分，留捻二分钟。复溜：针入二分，留捻二分钟。

【助治】豆豉三钱，桑叶二钱，薄荷一钱，葱白三枚，煎汤服之。

【预后】良。

第三节 暑病门

一、中暑

【病因】夏月炎帝司令,暑热高悬,炼石流金,吾人当之,气耗液伤而为病矣。

【证象】身热微恶寒,或不恶寒,汗出而喘,烦渴多言,倦怠少气,面垢齿燥,舌薄白或红,脉芤迟或芤细。

【治疗】少泽:针入一分,留捻一分钟。合谷:针入三四分,留捻二分钟。曲池:针入五分,留捻二分钟。内庭:针入二分,留捻二分钟。行间:针入二分,留捻二分钟。

【助治】西洋参一钱,生石膏三钱,知母一钱,生甘草一钱,煎汤服之。

【预后】良。

二、暑厥

【病因】暑秽郁蒸,清窍闭塞,神识模糊,因而为厥。

【证象】手足厥冷,神识昏迷,面垢齿燥,二便不通,脉滑而数,或沉伏细数,舌光红或薄白,头汗出或不出。

【治疗】人中:针入二分,留捻一分钟。关冲:针入一二分,留捻一分钟。少商:针入一二分,留捻一分钟。气海:针三五分,留捻二分钟。百会:针入一二分,留捻一分钟。

【助治】牛黄丸或至宝丹,用开水送服一丸。

【预后】良。

淡安今夏在望亭治愈杨润生之小儿暑厥一症,四肢厥冷而牵引,两目上视,神昏不语,脉数无伦。为刺少商、中冲、尺泽、委中、涌泉、中脘数穴而苏,复与却暑丹三丸而愈。先父梦琴公每喜用之。昔年先父梦琴公曾治巷路里赵某之子暑厥，背反张而不语，仅针大椎、中脘、气海三穴而立苏，亦与却暑丹而愈（却暑丹即《幼幼集成》上之太极丸）。

三、伏暑

【病因】暑热之邪，潜伏于里，因风寒所闭，不即外发，至秋后酝酿已久，而始发出。

【证象】内热烦渴，唇燥齿干，脘闷不舒，头晕或痛，或寒热似疟，或吐利似霍乱，或热结谵语，舌白或黄腻、或光红，脉濡细或弦细。

【治疗】涌泉：针入二分，留捻一分钟。少泽：针入一分，留捻一分钟。合谷：针入四五分，留捻一分钟。曲池：针入五六分，留捻二分钟。绝骨：针入二三分，留捻二分钟。行间：针入二三分，留捻一分钟。大椎：针入二三分，留捻二分钟。

【助治】黄连八分，香薷一钱，豆卷三钱，煎汤服。

【预后】病不传变者多良。

第四节 霍乱门

一、寒霍乱

【病因】恣食生冷之物品，饱受寒凉之风露，阳气为之抑遏，中焦因之不和，正气不守，邪干肠胃，而为病矣。

【证象】肠胃绞痛，或吐或泻，或吐泻交作，四肢厥逆，汗出而冷，面唇色青，爪紫螺瘪，腹痛转筋，两目失神，脉细或伏，舌或白紫或黑，或恶热口渴，但舌都润，而渴不多饮。

【治疗】神阙：灸七壮。委中：针入五分，留捻一分钟。中脘：针入五分至一寸，留捻二分钟。合谷：针入三至五分，留捻二分钟。太冲：针入三分，留捻一分钟。吐者加针内关：针入三分，留捻二分钟。内庭：针入三分，留捻二分钟。三里：针入三分，留捻二分钟。泻者加灸天枢：灸五壮。章门：灸五壮。阴陵：针三分，留捻二分钟。昆仑：针三分，留捻二分钟。转筋加针承山：针入三四分，留捻二分钟。绝骨：针入三分，留捻二分钟。太冲：针入三分，留捻二分钟。

【助治】藿香一钱半，苏梗二钱，川朴一钱，茯苓三钱，苍术一钱，半夏钱半，煎汤服。

【预后】有良，有不良。

【备考】《经验良方》：绞肠痧证，手足厥冷，腹痛不可忍者，以手蘸温水，于病者膝湾上拍打，有紫黑点处，以针刺去恶血即愈。《得效方》：霍乱转筋入腹，手足厥冷，气欲绝，以盐填脐中，大艾炷灸之，不计壮数，立效。又：灸气海二七壮妙。《医学入门·杂病穴法歌》：霍乱中脘可入深，三里内庭泻几许。

淡安按：先父梦琴公曾讲其壮年时在沙州纯阳堂治一农人，患阴霍乱，六脉已伏，体已僵，气如游丝。家人环视，俱谓不治矣。将疡科用之丁桂散加麝香分许，满置脐中，上用大艾圆灸之。共灸三十余圆，胸腹部渐温，呼气稍壮，更灸之，至四肢温六脉出而止，计烧去艾圆有四两余，脐周之肉，灼至溃腐，后为敷玉红膏而愈。

二、热霍乱

【病因】恣意饮食，复挟暑热，清浊混淆，气机窒塞，肠胃机能失其常度，吐泻交作，而霍乱成矣。

【证象】发热烦渴，气粗喘闷，上吐下泻，螺瘪肢冷，燥渴不安，神识昏迷，头痛腹痛，舌红或黄糙，脉沉数、或伏或代。

【治疗】少商、关冲、少泽、委中：各针刺出血。合谷：针入四五分，留捻二分钟。太冲：针入三分，留捻一分钟。大都：针入二分,留捻一分钟。曲池:针入四五分,留捻一分钟。阴陵:针入三五分,留捻一分钟。中脘:针入五至八分,留捻三分钟。绝骨:针入三分,留捻一分钟。素髎:针入二分,留捻二分钟。承山:针入五分,留捻三分钟。

【助治】诸葛行军散,井河水各半送服二三分,或浓白明矾水尽量饮之,觉涩而止。

【预后】螺纹瘪陷,额汗,肢冷者,多不良。

【备考】杨氏《八脉治症篇》:冒暑大热,霍乱吐泻,先针列缺,复针委中、百劳、中脘、曲池、十宣、三里、合谷。《灵枢经》:足太阴之别,名曰公孙,去本节之后一寸,别走阳明,其别者,入络肠胃。厥气上逆,则霍乱,实则肠中切痛,虚则鼓胀,取之所别也(须别其虚实而施以补泻)。又:有清气在阴,浊气在阳,荣气顺脉,卫气逆行,清浊相干,乱于肠胃,则为霍乱,取之足太阴阳明。不下,取之三里。

淡安按:民十八夏,寓望亭,余对于霍乱病悉谢不针,以胃弱一见污物即发恶心也。某日自硕望桥出诊王姓女肝虚悲哭病归,距车站二里许,一男子患霍乱倒卧铁路旁,吐泻污物满地、气息奄奄欲绝,围而观者十数人。一针医为之针中脘、承山等穴。余问:"有脉否?"曰:"已无。"令人移置净地,观其舌,红中带紫,爪龈亦有紫色,掐之尚发白。余谓:"尚可救治。"因十宣等穴俱已刺过,出三棱针为刺尺泽、委中等处之紫络,出黑血盏许,又刺人中、中脘,病者知痛而苏。十余分钟后,两脉渐出,吐泻亦止。乡人识者,抬送其归家。

三、干霍乱

【病因】暑热秽浊之气交蒸,蒙闭中焦,阴阳之气不通,升降之机失常,而病作矣。

【证象】腹中绞痛,欲吐不得吐,欲泻不得泻,爪甲青紫,烦躁不安,舌黄或白,脉沉伏。

【治疗】人中、少商、关冲、十宣、委中：各针刺出血。合谷：针入五分，留捻一分钟。曲池：针入五分，留捻一分钟。素髎：针入二分，留捻一分钟。太冲：针入三分，留捻一分钟。内庭：针入三分，留捻一分钟。中脘：针入五分至一寸，留捻五分钟。间使：针入三分，留捻三分钟。绝骨：针入五分，留捻三分钟。

【助治】用铜钱蘸菜油，刮手肘弯、足膝弯、背脊与两脊旁筋肉高处，使皮肤现红紫色而止，内服荞麦汤。

【预后】多良。

【备考】《医学正传》：干霍乱刺委中出血，或十指头出血，皆是良法。《医学入门》：霍乱不可遽以米饮粥饭以助邪气，必所伤物吐泻已尽，然后以稀粥渐渐养之。

附录　名医治验案

江应宿治一人病霍乱，欲泻不下，心腹绞痛，脉沉伏，是干霍乱也。急令饮盐汤吐宿食痰涎碗许，并针刺手足眉心出血，与六和汤一剂而愈。

晏如曩岁旅苏，曾针马某，霍乱症象，脐腹绞痛，四肢厥冷，面青神昏。为针足三里、尺泽、委中、关元，腹痛愈，两手温，继为灸三阴交两穴，其病若失。曾拟《霍乱简明刺法》，载于《吴县报》。自返里后，居于市井，此症迩年来又不盛行，重危现象，亦不多见，至于暑中呕吐，中脘、天突或天枢，尽可立效，至于腹部绞痛，俗称绞肠痧之急症，依前篇寒霍乱备考《得效方》之灸法，大可挽于垂危也。

第五节　中风门

一、中经络

【病因】风为阳邪，每从表入，由皮肤而入经络，刺激神经。《内经》云：中于面，则下阳明；中于项，则下少阳；中于背则下太阳。故风之中人，三阳经络当其冲。

【证象】形寒发热，身重疼痛，肌肤不仁，筋骨不用，头痛项强，角弓反张，病皆起于猝暴，两脉弦浮，舌苔薄白。

【治疗】合谷：针入三四分，留捻二分钟。曲池：针入五分，留捻二分钟。阳辅：针入三分，留捻二分钟。阳陵：针入五分，留捻三分钟。内庭：针入二三分，留捻二分钟。风府：针入三分，留捻二分钟。肝俞：针入三分，留捻二分钟。

【助治】圣济大活络丸，用陈酒送服一丸。

【预后】良。

【备考】《针灸大成·八脉治症穴篇》：手足瘙痒，不能握物，先刺申脉，继针臑会、腕骨、合谷、行间、风市、阳陵泉。又《针灸秘穴篇》：中风四肢麻痹不仁，针肘髎、上廉、鱼际、风市、膝关、三阴交。《肘后方》：治中风莫如续命汤之类，然此可扶持初病，若要收全功，大艾为良，盖中风皆因脉道不利，血气闭塞也，灸则唤醒脉道，而气血得通矣。

淡安按：民十四秋，有徐家基人急足邀余父去针其弟，谓猝自田间归，寒战发一热，顷刻全身不能动，疼痛甚。余父为针少商、尺泽、委中出血，紫血出顿解，可转动，又针合谷、曲池、肩髃、阳陵、绝骨、昆仑、环跳、人中，病即轻减，与以西药阿斯匹灵片服之，当日即汗出而愈。

二、中血脉

【病因】风邪入中络脉，血脉为之痹阻而不通，热则筋弛，寒则筋急，因是㖞斜不遂之症见矣。

【证象】口眼㖞斜，或半身不遂，或手足拘挛，或左瘫右痪，脉弦或滑，舌白或红。

【治疗】口眼㖞斜。地仓：斜向左者，针灸右面，他穴皆同，针入三分,留捻二分钟,或灸三五壮。颊车:针入三五分,留捻二分钟;或灸三五壮。人中:灸三壮。合谷:针入四五分,留捻三分钟。间使:灸二十壮。

半身不遂。百会:灸三壮。合谷:先针无病一边,后灸有病一边,针他穴亦然,针入四五分,留捻二分钟,再灸三壮。曲池:针入五分,留捻二分钟,再灸三壮。肩髃:针入三分,留捻二分钟,再灸五壮。手三里:针入三五分,留捻二分钟。昆仑:针入三分,留捻二分钟,再灸三壮。绝骨:针入三分,留捻二分钟,再灸三五壮。阳陵泉:针入三五分,留捻三分钟,再灸五壮至十五壮。足三里:针五至八分,留捻二分钟,再灸五七壮。肝俞:灸五七壮。

左瘫右痪。针灸同上各穴。

手拘挛或麻木。手三里:针三四分,留捻二分钟,再灸三壮。肩髃:针入三分,留捻二分钟,再灸五壮。曲池:针入五分,留捻二分钟,再灸三壮。曲泽:针三分,留捻二分钟。间使:针三分,留捻一分钟,再灸三壮。后溪:针三分,留捻二分钟,再灸五壮。合谷:针五分,留捻二分钟,再灸二壮。

足拘挛或麻木。行间:针入二分,留捻一分钟,灸三壮。丘墟:针入三分,留捻二分钟,再灸三五壮。昆仑:针入三五分,留捻二分钟,灸五壮。阳辅:针入三分,留捻二分钟,灸三五壮。阳陵泉:针入五分,留捻二分钟,灸七壮。足三里:针入五至八分,留捻二分钟,灸五七壮。

【助治】黄芪三钱,桂枝一钱,白术一钱,当归二钱,煎汤服。

【预后】多针灸,良。

【备考】《百症赋》:颊车地仓穴,正口㖞于片时。《玉龙歌》:口眼㖞斜最可嗟,地仓妙穴连颊车,㖞左泻右依师正,㖞右泻左莫令斜。张石顽曰:凡口之㖞灸地仓,目之斜灸承泣,苟不效,当灸人中。夫气虚风入,则为偏上不得出,下不得泄,真气为风邪所陷,故宜灸。

经曰：陷下者灸之。罗谦甫云：如人中风后，更有步履不爽者，可刺十二井穴以接经络。朱丹溪云：可灸风市、百会、曲池、合谷、绝骨、环跳、肩髃。杨氏《治症总要》：半身不遂中风，绝骨、昆仑、合谷、肩髃、曲池、手三里、足三里，若针不知分寸，泻补不明，不分虚实，致病再发，当再针前穴，复刺后穴，肩井、上廉、委中。又左瘫右痪，三里（手足三里）、阳溪、合谷、中渚、阳辅、昆仑、行间，若因风痰灌注经络，血气相搏，再受风寒湿气，入内凝滞，致前数穴针之不效，可复针后穴，风市、丘墟、阳陵泉（先针无病手足，后针有病手足）。

淡安治锡城北门汤和之君口眼㖞斜症，为之灸地仓、颊车，二次而愈。当灸时病者觉肌肉收引，歪者因此遂正。

三、中脏腑

【病因】素多痰湿，体气不充，或有烟酒嗜好，或多恼怒，外邪乘虚直入脏腑经络，即今之所谓脑充血症。

【证象】口噤不开，痰涎上塞，喉中雷鸣，不省人事，四肢瘫痪，不知疼痛，言语謇涩，便溺不觉，脉或有或无。

【治疗】口噤不开。颊车：灸三五壮。百会：灸三五壮。人中：灸三五壮。

痰涎上壅。关元：灸十五壮至数十壮。气海：灸十数壮。百会：灸三五壮。

不语不知疼痛。神道：灸百壮至二三百壮。

言语謇涩。照"中经络"条。

半身不遂。各穴，针灸之。

【助治】真吉林人参三钱，煎汤服，并与黑锡丹一钱，参汤下。

【预后】多不良。

【备考】言语謇涩。《百证赋》：哑门、关冲，舌缓不语而要紧。《医宗金鉴》：哑门风府只宜刺，中风舌缓不能言。

神气昏冒。杨氏《治症总要》：中风不省人事，宜刺人中、中冲、合谷，各穴针之不效，必系针力不到，补泻不明之故。

口噤不开。《医学入门》：以地仓颊车针之。杨氏《治症总要》：颊车、人中、百会、承浆、合谷，俱宜刺。若风痰壅注，气血错乱，阴阳不得升降，刺前穴而不效，再针后穴，廉泉、人中。《灵枢经》曰：中风痰声盛如曳锯，服药不下，宜灸脐下穴，非取诸经穴也。

晏如按：痰涎壅盛，其因不一，或因胃热，或受风淫，亦有因肺气之逆者，故治法亦因之而异，胃热则下阳明，风淫则刺督脉（人中），因肺热则下列缺，若痰涎壅盛之时，已是真阳欲脱之候，非灸关元，曷克奏效。

附录　历代名医治验案

张洁古治真定府临济寺赵僧判中风愈后半身不遂症，刺十二经之井穴，以接经络，得愈。朱丹溪治一人中风口眼歪斜，语言不正，口角流涎，半身不遂，此元气虚弱，而受外邪，又兼酒色之过也。以人参、防风、麻黄、羌活、天麻、赤芍、白术等，加葱姜水煎，入竹沥半盏。随灸风市、百会、曲池、合谷、绝骨、环跳、肩髃、三里等，以凿窍疏风，得微汗而愈。

《医说续编》论：徐平中风，不省人事，得桃源主簿为灸脐中，百壮始苏，更数月乃不起。郑纠云：有一亲表中风，医者为五百壮而苏，后年八十余。使徐平灸三五百壮，安知其不永年耶。

范子默自壬午五月，口眼㖞斜，灸听会等三穴即正，右手足麻无力，灸百会、发际等七穴愈，次年八月间，气塞涎上，不能语，金虎丹腻粉服至四丸半，气不通，涎不下，药从口鼻出，魂魄飞扬，顷刻欲绝。灸百会、风池等，左右颊车，共十二穴，气遂通，吐涎几一碗许，继又十余行，伏枕半月余，遂平，尔后又觉意思少异于常，心中溃乱,即便灸百会、风池等穴立效。

韩贻丰治司空徐元正,风气满面浮虚,口角流涎不已,语含糊,不能出喉,两腿沉重,足趔趄不克逾户。脉之曰,此证非针不可,遂呼燃烛,为针百会、神庭、肾门、命门、环跳、风市、三里、涌泉诸穴,俱二十一针。方针之初下也,以为不知当作如何痛楚,须臾热气氤氲,不可名状,连声叹绝,以为美效,积久周身之病,一时顿去。

杨继周①云:曾治某中贵患瘫痪不能动履,有医何鹤松久治未愈,召予视曰,此疾一针可愈,鹤松惭去,予遂针环跳穴,果即能履。

晏如曾针通城白集西之太夫人,暴卒不省人事,口眼㖞斜,为针人中、中冲、合谷等穴而苏。又黄笃蕃世长之夫人,忽然左手足不遂,是微风所袭之故,为针合谷、足三里两穴,以其性畏针,又以酸麻行气为可惧,故仅针两穴,乃附以熨法(法用乳没、桑枝、茜草浓煎熨之)并拟加减风引汤一剂全愈。

按:此证有二种,有急性及缓性之别。急性易治,缓性难疗。如黄夫人之症,是急性也,故效最速。盖邪客不久,正气未伤,故针药并进,邪易出也。若病者初由微风所中,亦不见何等痛苦,致使风邪日盛,正气日伤,渐渐养成巨患,以致筋肉枯萎,不仁不用,如此而成半身不遂者,虽针药并进,亦难期必效也。兹再将刺法细述之,刺半身不遂,可刺其所病之左右,病在右者刺右,病在左者刺左。惟口眼㖞斜,则㖞向左者须刺右部,㖞向右者须刺左部,取穴之法,头上取下关、颊车二穴,臂上取曲池、合谷二穴,腿上取三里、悬钟二穴,通身取此六穴最佳。其手法用先深后浅得气即泻法。刺毕,病者当起,略停少时,再用针补其足三里以助胃。惟针后须缓行两小时最妙,万不可即刻安卧,致气血凝滞,而宿疾再发,即难

---

① 杨继周:当作"杨继洲"。见《针灸大成》。

治矣。

淡安按：中风瘫痪半身不遂之症，总以艾灸为愈。诚如晏如同志所谓"大艾为良"。盖艾能温通经络，活泼血液，兴奋神经也。然艾灸亦有主要穴，即曲池、肩髃、环跳、阳陵四穴，频频灸之，自能恢复其原状。余治锡邑薛瑞初之大夫人，年逾耳顺，瘫痪已二年余，就上述之四穴频频灸之，连续有百五十壮，而竟全愈，步履如恒。伟哉艾灸之力，诚非其他药石所能及。

四、类中风

【病因】肾虚多欲之人，阴气不固，虚阳易动，每挟风痰上壅，骤然跌仆，类似中风。

【证象】舌瘖神昏，痰壅气逆，口开目合，发直头摇，脉沉。

【治疗】照按"中脏腑"条施治。

【助治】老山吉林人参三钱，煎汤灌服。

【预后】不良。

第六节　惊风门

一、急惊风

【病因】小儿阴气不充，阳气有余，腠理疏散，易感风邪，或痰食积滞，发生蕴热，或胆怯猝受外物震惊，皆足致此病。

【证象】手足抽搐不定，面红颊赤，或角弓反张，不哭，直视，脉弦数或滑。

【治疗】少商：刺出血。曲池：微刺。人中：微刺。大椎：微刺。涌泉：微刺。中脘：微刺。委中：微刺。

【助治】琥珀抱龙丸，钩藤薄荷汤下，再服保赤散一分五厘，开水下。

【预后】良。

【备考】《杂病穴法歌》：小儿惊风少商穴，人中涌泉泻莫深。

《针灸大成·八脉治症篇》：小儿急惊风，手足搐搦，先取列缺，继针印堂、百会、人中、中冲、大墩、太冲、合谷。

淡安按：民十五春，同先父梦琴公在北濉，治一黄氏之子急惊甚剧，目上视，背反张，四肢牵引，身热不哭，脉浮数。先父为针大椎、人中、中脘、曲池、承山等穴，惊搐遂平。余为处散热定搐之剂而愈。

淡安又按：近今春冬二令，每以天时温燥，小儿易发生温痉，西医称之谓"脑膜炎"，谈虎色变，人心惶惑，其实即急惊风也。余近年遇此等症，俱刺人中、大椎、曲池、中脘、承山等穴，效果甚佳。

二、慢惊风

【病因】小儿禀赋薄弱，每在疟痢、热病、痘疹之后，元气不复，迁延致此。

【证象】面色淡白，神昏气促，四肢清冷，眼慢易惊，小便清白，大便溏薄，或完谷不化，虚寒潮热，喉中痰声，脉数虚细，舌苔淡白。

【治疗】大椎：灸三壮。天枢：灸五壮。关元：灸五壮。神阙：每日灸三壮。连灸十日。

【助治】白术三钱，白芍一钱，附子五分，炙甘草一钱，生姜五分，红枣五枚。

【预后】失治，至角弓反张则不治。

【备考】《得效方》：急慢惊风灸印堂。《针灸大成·八脉治症篇》：小儿慢脾风，目直视，手足搐，口吐沫，先针列缺，继针大敦、脾俞、百会、上星、人中。

附录　名医治验

冯鲸川治廉宪许淮江翁女二岁，患慢脾风，众皆为不可救矣。冯曰：脾胃亏损，元气虚弱，而舌不甚短，头不甚低，或有可治疗。急用附子理中汤三四服而少安，仍灸百会、三里穴，二七壮而愈。

晏如曾治镇某小儿，忽然角弓反张，目直视，口噤急不知人，延予诊视，乃为针人中、中冲、合谷、颊车、印堂等穴。未几得苏，而嬉笑如常，惟脉犹滑数，虽得更衣，脉未稍缓，乃为拟清火化痰之剂付之。予既返，彼家人以为厥疾既除，不忍再以苦药灌之，恐病者躁急而反转故态也，孰意是日子夜，而一厥如故，延余不及，致成不救，惜哉。

淡安治一邻家鞋店内之子三岁，患呕吐泄泻已半月余，面青眼泛，鼻出气冷，四肢厥逆，脉细无神，断谓不治。给与艾绒一大团，用墨在小儿腹上点关元、天枢二处，嘱其用艾灸而去。翌晨复来，面有神采。其母谓灸后即四肢温暖，呕吐泄泻俱止，欲吮乳矣。惟灸处溃烂，为敷玉红膏，并为书一方以与之，调理善后。

三、类惊风

【病因】小儿腠理不密，经络空疏，易受感冒发热，幼儿阴分不足，热易侵入神经，猝有痉厥似惊之症。

【证象】呵欠顿闷，发热而搐，项背强，身反张，或扬手掷足，烦扰不安，脉浮数，舌苔或白或黄。

【治疗】与急惊风同，参观"急惊风"条。

【助治】香葱根三枚，薄荷五分，豆豉三钱，钩藤一钱五分，煎汤服之。

【预后】良。

第七节 痉厥门

一、柔痉

【病因】太阳病发热，重感于湿，或误汗、误下，津烁液涸，风寒湿邪，因而乘之，以致此病。

【证象】发热汗出不恶寒，身体强，脉沉迟。

【治疗】合谷：针入四五分，留捻二分钟。曲池：针入五六分，留捻一二分钟。风府：针入三分，留捻二分钟。风门：针入二三分，留捻一分钟。人中：针入二分，留捻一分钟。复溜：针入三四分，留捻二分钟。

【助治】天花粉三钱，芍药二钱，桂枝一钱，甘草一钱，煎汤服。

【预后】良。

二、刚痉

【病因】太阳主表，为最外一层，即皮毛之部，因伤风而发热，重复感寒而得之。

【证象】发热无汗，口噤不语，气上冲胸，背反张，脚挛急，脉沉弦，舌苔白。

【治疗】与"柔痉"针灸同。加灸百会三壮、大椎五壮、太冲二壮、昆仑三壮。承山：针入三分，留捻二分钟。

【助治】麻黄五分，桂枝一钱，葛根一钱，白芍二钱，甘草一钱，煎汤服。

【预后】良者多。

【备考】《肘后歌》：刚柔二痉最乖张，口噤眼合面红妆。热血流入心肺府，须要金针刺少商。

三、痰厥

【病因】素多痰疾，偶因感触，痰阻中宫，因而厥逆。

【证象】喉间痰声,面白神昏,目闭不语,而脉沉滑。

【治疗】中脘:针入五至八分,留捻二三分钟。丰隆:针入五分,留捻三分钟。合谷:针入三五分,留捻二分钟。灵台:灸二三十壮。

【助治】陈胆星一钱,陈皮一钱,煎汤灌服。

【预后】佳良。

淡安按:昔年先父梦琴公,治一赵瑞安之甥,常患痰厥病,发时针中脘一穴立愈,嘱其时服半贝丸、指迷获苓丸,其父不信,发必购脑麝所制之惊药与服,未满十龄,头大逾常人一倍,顽木不灵,后复死。

四、食厥

【病因】多见于小儿,感冒发热,复伤饮食,郁于中焦,阻滞气机,猝然厥逆。

【证象】面黄嗳气,发热口渴,时时痉厥,胃脘高起,脉滑。

【治疗】内庭:微针。中冲:微针。按摩胃脘三百转,轻重得宜。

【助治】枳实导滞丸五钱,煎汤服。

【预后】良。

淡安按:食厥痰厥,已成小儿统病,易感风寒而发生者,其平素亦易患痰滞食伤之病。故外感风寒、内伤痰食,发生痉厥之症相继而起矣。针刺之外,常用按摩、散外邪、助舒化,颇具伟效。

五、气厥

【病因】中心抑郁,气量狭窄,寡欢多恼怒,遇有不如意事,神经猝受刺激而厥逆。

【证象】面色惨白,气促不语,神志虽清,而不能自主,脉迟缓或伏。

【治疗】膻中：针入二三分，留捻二分钟。建里：针入五分，留捻二分钟。气海：针入五分，留捻二分钟。内关：针入三分，留捻二分钟。

【助治】沉香磨服五分。

【预后】佳良。

淡安在望亭治一开茶店张某之妻，与人口角，受对方之辱骂，忿火未泄，气机郁结，猝然色变脉伏，不语，气上冲逆，喘息不已。延余往针，为刺膻中（沿皮而下）、中脘、气海，三针而气平语出。

六、寒厥

【病因】《经》云：秋冬则阴气盛而阳气衰。此人者质壮，以秋冬夺于所用，下气上争不能复，精气溢下，邪气因从之而上也，气因于中，阳气衰，不能渗荣其经络，阳气日损，阴气犹在，故手足为之寒也。

【证象】手足逆冷，身寒面赤，指甲冰而青紫，不渴而吐，下利清谷，腹痛或不痛，脉沉迟细，舌苔淡白。

【治疗】神阙、气海、关元：各灸数十壮至百壮。

【助治】干姜、附子、甘草各一钱，煎汤服之。

【预后】多灸者佳良。

【备考】《针灸大成·痹厥门》：寒厥刺太渊、液门。

七、热厥

【病因】手足肤冷为寒厥；手足热而指冷，则为热厥。热厥者，阳气盛也。

【证象】身热手足热，指甲暖红，烦渴昏冒，溺赤脉数，谵语自汗,舌红而干。

【治疗】行间：针入三分,留捻二分钟。涌泉：针入三分,留捻二分钟。复溜：针入三分,留捻二分钟。曲池：针入三分,留捻二分钟。合谷：针入三分,留捻二分钟。

【助治】柴胡一钱,芍药一钱,枳实一钱,甘草一钱,煎汤服之。

【预后】良者多。

【备考】《百症赋》：厥寒厥热涌泉清。

附录　名医验案

淳于意治故济北王阿母,自言足热而懑,意告曰,热厥也。即刺其足心,各三壮,按之无出血,病旋已。病得以饮酒大醉。

陈斗严治一妇人,病厥逆,脉伏,一日夜不苏,药不能进。陈视之曰,可活也,针取手足阳明（合谷、厉兑）,气少回,灸百会穴乃醒。

窦材治一妇人,时时死去,已二日矣,凡医作风治之不效。窦与灸中脘五十壮而愈。

孙晏如曾治叶某妇人,忽然昏厥不醒,状若尸厥,诸医束手。晏为针合谷、厉兑、三里,气渐舒,继针人中、内关,乃呕出寒痰盈盂,而神志顿清,未药而病全愈。

又治南通小巷曹姓妇人,忽然手足颤动,神志昏迷,口噤而目直视,状颇危急,延予诊视,脉象滑大,有时或止,是气机郁极,肝木不舒。乃为针合谷、人中、中脘、三里等穴,未几,神志转清,而颤动亦减,乃为复针申脉、临泣、后溪、合谷、行间,渐瘥。

第八节　癫狂门

一、狂症

【病因】七情过度,五志之火内燔,烁津炼液,悉成为痰,蒙闭心包神志,猖狂暴戾,无所不为矣。亦有伤寒症阳明热极而发狂者。

【证象】喜怒无常,歌哭无时,妄行妄詈,自高自尊,少卧不饥,两脉多滑大。伤寒阳明热盛而发狂者,登高而歌,弃衣而走,逾垣上屋等。

【治疗】间使:针入三四分,留捻二分钟。又针十三鬼穴。

伤寒阳明热盛发狂。曲池:针五分,留捻二分钟。大椎:针入二三分,留捻二分钟。绝骨:针入三四分,留捻二分钟。涌泉:针入二三分,留捻二分钟。期门:针入三分,留捻二分钟。

【助治】郁金丸,日服四五钱。

伤寒发狂,与生锦文①五钱,元明粉五钱,川朴一钱,枳实三钱,大下之。

【预后】多良。

【备考】《灵枢经》云:狂始生,先自悲也。喜忘苦怒善怨者,得之忧思,治之取手太阴、阳明,血变而止,及取足太阴、阳明(张隐庵曰:夫癫疾多因于阴实,狂疾有因阴虚。故越人曰:重阴者癫,重阳者狂。盖阴虚则阳盛,夫阴虚阳盛,则当泻阳补阴,然阴精生于阳明,而阳气根于阴中,阴阳互相资生之妙用。学者细心体会,大有裨于治也)。狂始发,少卧不饥,自高贤也,自辨志也,善骂詈,日夜不休,治之取手阳明、太阴,舌下少阴,视之盛者皆取之,不盛释之也(马元台云:此言舌之廉泉穴及手少阴之神门少冲是也)。

狂言、惊惕、善笑、好歌乐,妄行不休者,得之大恐,治之取手阳明、太阳、太阴。

狂目妄见、耳妄闻、善呼者,少气之所生也,治之取手太阳、太阴、阳明,足太阴头两顑。狂者多食,善见鬼神,善笑而不发于外

---

① 生锦文:生大黄。

者，得之有所大喜，治之取足太阴、太阳、阳明，后取手太阴、太阳、阳明。狂而新发，未应如此者，先取曲泉，左右动脉，及盛者，见血有顷已，不已，以法取之，灸骶骨二十壮。

二、癫症

【病因】亦由情志抑郁，所希不遂，以致郁痰，鼓①塞心包，神不守舍，发生无为意识之言动。

【证象】或笑或歌，或悲或泣，语言颠倒，秽洁不知，精神恍惚，如醉如痴，时轻时剧，经年不愈。

【治疗】依照狂症。间使：与十三鬼穴针疗，或灸心俞三四壮至十壮。

喜笑无时。人中：针入二分，留捻二分钟。阳溪：针入三分，留捻二分钟。列缺：针入三分，留捻二分钟。大陵：针入三分，留捻二分钟。神门：针入三分，留捻二分钟。

呆而不灵。少商：灸三壮。神门：针三分，留捻三分钟。涌泉：针入三分，留捻二分钟。中脘：针入一寸，留捻三四分钟。心俞：灸五壮。

多悲泣。百会：灸五壮。大陵：灸五壮。人中：针二分，留捻二分钟。

【助治】常服金箔镇心丸。

【预后】多针灸者佳良。

【备考】《灵枢经》云：癫疾始生，先不乐，头重痛，视举目赤色甚，作已而烦心，候之于颜，取手太阳、阳明、太阴，血变而止（马元台云：支正、小海、遍历、温溜、太渊、列缺是也）。

癫疾始作，而引口啼呼喘悸者，候之手阳明太阳。

---

① 鼓：原作"故"。疑误。

左强者攻其右,右强者攻其左。

癫疾始作,先反僵,因而脊痛,候之足太阳、阳明、太阴、手太阳,血变而止(按:足太阳委阳、飞扬、仆参、金门,足阳明胃经三里、解溪,足太阴脾经隐白、公孙,手太阳经支正、小海)。

治癫疾者,常与之居,察其所当取之处,病至,视其有过者泻之,置其血于瓠壶之中,至其发时,血独动矣。不动,灸穷骨二十壮。穷骨者,骶骨也。

《资生经》:癫痫,百会、风池。

张洁古曰:癫痫昼发治阳跷、申脉,夜发治阴跷、照海,各二七壮效。

《百症赋》:癫疾必身柱本神之令。

三、痫证

【病因】多起于病后虚怯,心肾阴虚,肝风胆火倏逆,痰涎上壅心包而发。

【证象】发时猝然眩仆,瘛疭抽搐,目上视,口眼㖞斜,口吐涎沫,忽作五畜之鸣,昏不知人,移时即醒,有一日数发或数日一发,两脉缓细,分有五痫。

【治疗】羊痫:吐舌目瞪,声如羊鸣。天井:灸七壮。巨阙:灸五壮。百会:灸三壮。神庭:灸三壮。大椎:灸三五七壮。涌泉:灸三壮。

牛痫:直视腹胀。鸠尾、大椎、间使、涌泉:各灸三壮。

马痫:张口摇头反张。仆参、风府、神门、金门、百会、神庭:各灸三至七壮。

猪痫:如尸厥吐沫。昆仑:针入三分,留捻二分钟。仆参:针入三分,留捻二分钟。涌泉:针入二分钟,留捻一分钟。劳宫:灸五壮。人中:针入二分,留捻一分钟。百会、率谷、腕骨、间使、少商：各灸三五壮。

鸡痫：善惊、反折、手掣自摇。灵道：灸三壮。金门：针入三分,留捻二分钟。足临泣、内庭：各灸三壮。

五痫吐沫。后溪、神门、少商、间使：各灸五壮。心俞：三壮。

目黑眼上视,昏不识人。囟会、行间、巨阙：各灸三四壮。

状如鸟鸣,心闷不喜闻语。鸠尾：灸五壮。

【助治】指迷茯苓丸,常服。

【预后】良。

【备考】《医学纲目》：痫病取鸠尾、后溪、涌泉、心俞、阳交、三里、太冲、间使、上脘。凡痫病必先下之,乃可灸,不然,则气不通,能杀人,针不拘此。

《赤水元珠》：凡灸痫必须先下之,乃可灸。不然,则气不通,能杀人,针则不拘。(鸠尾穴,必高手乃可下针,但宜灸,亦不可多壮,壮多则令人健忘)。

心痫：面赤心下热,短气喘息,灸巨阙三壮。

脾痫：面黄腹大,善利,胃脘并脘旁一寸,各三壮。(冲阳、隐白,两穴效)。

肝痫：面青反视,手足摇动,灸丘墟三壮。

肺痫：面白口吐沫,灸肺俞、少商、少阳各三壮。

肾痫：面黑,正直视,身不摇,如尸厥。(金门、少海、至阴、涌泉各三壮,灸一分)。

附录 历代名医治验案

朱丹溪治一妇人,积怒与酒,病痫目上视,扬手掷足,筋牵喉响流涎,定则昏昧,腹胀疼,冲心,头至胸大汗,痛与痫间作,昼夜不息。此肝有怒邪,因血少而气独行,脾受刑,肺胃间久有酒痰,为肝气所侮，郁而为痛，酒性喜动，出入升降，入内则痛，出外则痛，乘其入内之时，用竹沥、姜汁、参术膏等药甚多，痫痛间作无度。乘痛时灸大敦、行间、中脘，间以陈皮、芍药、甘草、川芎汤，调膏，与竹沥服之，无数。又灸太冲、然谷、巨阙，及大指半甲肉，且言鬼怪，怒骂巫者。朱曰：邪乘虚而入，理或有之，与前药佐以荆沥除痰，又用秦承祖灸鬼法，调理而安。

附秦承祖灸鬼法。即鬼哭穴，以两手大指相并缚定，用大艾炷骑缝灸之，务令两甲角及甲后肉四处着火，一处不着则不效。

窦材治一人得风狂，已五年，时发时止，百法不效。窦为灌睡圣散三钱，先灸巨阙三十壮，醒时再服，又灸心俞五十壮，服正心丹一料，但病患已久，须大发一回方愈，后果大发，一日全好。又一妇人产后得此症。亦如前灸，服姜附汤而愈。

韩贻丰治永和一少年患风狂，百治不效。为针百会二十针乃愈。又一妇人因夫病垂危，心患之，乃夫病愈，妇即病风狂，昼夜不思眠食，白日裸衣狂奔，或登高阜，或上窑房，莫能禁也。乞韩治，将至其家，其妇正在狂跳中，为针百会一穴，鬼眼二穴，各二十一针，针毕即醒，而前事茫然也。

杨继洲治锦衣张少泉夫人，患痫症，二十余载，曾经医数十，俱未验，来告予。诊其脉，知病入经络，故手足牵引，眼目黑瞀，入心则搐抖，须依理取穴，方保得全。张公善书而知医，非常人也，悉听予言，取鸠尾、中脘快其脾胃，取肩髃、曲池等穴理其经络，疏其痰气，使气血通流，而痫自定矣，次日平安。后以法制化痰健脾之药，每日与服。

又治户部王晋庵乃弟，患心痫疾数载矣。徐堂翁召予视之，须行八法开阖方可，公如其言，而刺照海、列缺，灸心俞等穴，其针待气至，乃行生成之数而愈。

晏如曾针何某痰火堵塞灵机，昏不知人，登高而歌，弃衣而走，狂无虚日，历三日后延予诊治。为针少商、厉兑、神门、曲池、百会、绝骨、太溪、飞扬、大钟、京骨,凡十九针。复与滚痰丸竹沥冲下数钱渐愈。

淡安治一望亭俞家桥农夫俞某之癫痫症,年十九,病已数年,神呆不灵,行走时常倾跌不苏,吐白沫,必逾时始苏而起,入夜则肢挺如尸,言语无伦,经一二时自愈。余为针大陵、神门、间使、后溪、人中、中脘、照海,病遂未发。越数日,又针一次。后一月,余迁居锡城时,闻未发过。

第九节 疟疾门

一、热疟

【病因】暑邪内伏,阴气先伤,阳气独发,故但热不寒。

【证象】发时骨节烦疼,但热不寒,肌肉销铄,烦渴或呕,脉数苔黄。

【治疗】太溪:针入三分,留捻二分钟。后溪:针入四五分,留捻二分钟。间使:针四五分,留捻二分钟。陶道:针入二三分,留捻四分钟。

【助治】不须。

【预后】良。

【备考】《内经》:疟脉缓大虚,便宜用药,不宜用针。《医学纲目》:凡疟取间使为妙。

二、寒疟

【病因】寒邪内伏于太阴脾经,与阴阳之气交争,而寒热作。

【证象】发时寒多热少,始而战栗头痛,继乃作热烦渴,逾数时汗出,或不汗出而解,脉多弦滑。

【治疗】大椎:灸五壮。间使:针入五分,留捻一分钟,再灸三壮。复溜:灸三壮。神道:灸二三壮。

【助治】无须。

【预后】良。

【备考】《百症赋》：寒疟兮商阳太溪验。《长桑君天星秘诀歌》：寒疟面肿及肠鸣，先取合谷后内庭。

三、间日疟

【病因】暑邪内伏之浅者，则日作；若病伏三阴，则须间日或三四日一作。日数愈多，则病潜伏愈深，故日发者轻，间日者重，三四日者更重。

【证象】与寒疟、热疟类同。

【治疗】与上同，惟日针灸一次，连治三日，无不愈。

【助治】无须。

【预后】佳良。

四、疟母

【病因】疟发时，多饮食生冷之品，或疟挟痰湿，结于脾脏而为肿胀，外皮按之，似为积块。

【证象】面黄白无华，寒热日作，或时作时止，饮食减少，胁下痞闷有块，两脉细弦，舌苔淡黄、或黄腻、或光剥。

【治疗】章门：针入四五分，留捻三分钟，再灸十数壮。脾俞：灸十数壮。每三日治一次。

【助治】疟块上贴消痞狗皮膏。

【预后】多良。

【备考】《医学纲目》：日久疟不愈，大椎，先针后灸，三七壮。或云第三骨节。

附录　名医验案

张子和治陈下一人病疟，三年不愈，止服温热之剂，渐至衰羸，求张治。张见其羸,亦不敢便投寒凉之剂,乃取《内经·刺疟论》详之曰:诸疟不已,刺十指出血。正当发时,令刺其十指出血,血止而寒热立止,咸骇其神。

有人患久疟者,诸药不效,或教之以灸脾俞即愈,更一人亦久患疟,闻之亦灸此穴而愈。盖疟多因饮食得之,故灸脾俞即效。

五、附录:疟病并有下列症者针之

头痛。腕骨:针入三分,留捻二分钟。风池:针入四五分,留捻二分钟。

呕吐。中脘:针入五分,留捻二分钟。内关:针入三四分,留捻一分钟。

心烦。神门、内关:各针入三分,留捻二分钟。

胃呆不食。公孙:针入三分,留捻二分钟。内庭:灸三壮。厉兑:灸二壮。中脘:灸三壮。章门:灸五壮。

吐嗽。肺俞:灸五壮。

淡安按,凡疟疾针时,宜于疟发前一小时,针大椎、间使、后溪并灸之,病无不愈。但宜忌食生冷腥腻之物半月,否则有复发之虑。针疟必三四发后乃针之为愈,一发即针每多失效。

第十节 泻痢门

一、寒泻

【病因】寒湿内蕴,饮食引之,脾乃失其健运,水谷因是不分,糟粕甚至不化,清浊混淆,留走肠间而泄泻矣。

【证象】肠鸣腹痛,大便泄泻,小便水少,四肢厥冷,体重无力,脉迟缓,苔白腻。

【治疗】神阙:灸三壮。三阴交:灸五壮。中脘:针入五分,留捻一分钟,再灸三壮。气海:灸三十壮。天枢:灸五壮。

【助治】不须。或白术二钱,茯苓三钱,煎汤服之。

【预后】良。

【备考】《古今医鉴》:泄泻三五年不愈,灸百会五七壮即愈。

《得效方》:灸泄痢,取天枢、气海,大能止泻。

朱丹溪曰:泄痢不止,灸神阙七壮,关元三十壮。

《医学纲目》:飧泻取阴陵泉、然谷、巨虚上廉、太冲。

《得效方》:泄泻如水,手足冷,脉欲绝,脐腹痛,渐渐短气,灸气海百壮。

淡安按:民十六,苏城临顿路王翁曰芳,年五十余,患泄已四年,日夜五六行,精神困惫,每觉肠鸣腹痛,则急如厕,一泄即止,逾一二时再行。其哲君瑞初与余善,邀余诊之。脉濡细,知为脾气下陷。《内经》所谓"清气在下,则生飧泄"。一切健脾止涩之品皆已遍服,近用阿芙蓉膏暂求一时之安忍。因知非药石可奏效,乃云此症能忍住半小时之痛苦则可治,告以故,允之。即为灸关元、天枢、脾俞、百会四穴,各十余壮,竟一次而愈。

二、热泻

【病因】暑湿热,直逼大肠,清浊不及分散,已暴注下迫而出矣。

【证象】泄泻黄糜,气秽,肛门灼热,口渴烦热,小溲短赤,苔黄脉数。

【治疗】太白:针入二分,留捻二分钟。太溪:针入三分,留捻二分钟。曲池:针入五六分,留捻二分钟。足三里:针入五六分,留捻二分钟。阴陵泉:针入三分,留捻二分钟。曲泽:针入三四分,留捻二分钟。

【助治】川连八分,大黄三分,甘草五分,枳实三钱,煎服之。

【预后】良。水入则泄,泄而复饮,则不良。

【备考】张洁古云:大渴饮水,多为滑泄,水入即泄,泄而复欲,此无药治,当灸大椎三五壮。

三、白痢

【病因】内脏虚寒,复进生冷,寒湿郁滞大肠,气机不宣,欲行不畅,而成痢矣。

【证象】腹痛下痢,青白粘腻,舌淡苔白或腻,脉沉郁或细。

【治疗】合谷:灸三五壮。关元:灸二三十壮。脾俞:灸十余壮。天枢:灸五壮。

【助治】不须。

【预后】良。脉浮大急,痰喘四肢厥冷者,不良。

四、赤白痢

【病因】赤白痢,比白痢深进一层。其原因由于暑湿热,酝酿肠中,肠壁腐败,脓血杂下,而为赤白。

【证象】腹痛下痢,里急后重,赤白相杂,腥秽不堪,日下数十行,痛苦万状,脉濡数或滑数,或弦,舌红而苔黄腻。

【治疗】小肠俞:针入三四分,留捻二分钟。中膂俞:针入三四分,留捻二分钟。足三里:针入六七分,留捻二分钟。合谷:针三四分,留捻二分钟。外关:针入三四分,留捻二分钟。腹哀:针入四五分,留捻二分钟。复溜:针入三四分,留捻二分钟。

【助治】香连丸三分,荷叶汤送下,日服三次。

【预后】下痢色如猪肝,如屋漏水者不良。

【备考】李东垣曰:下痢腹痛,便脓血,取丹田、复溜、小肠俞、天枢、腹哀。又里急后重,取合谷、外关。

《医学纲目》:痢不止,取合谷、三里、阴陵泉、中脘、关元、天枢、神阙、中极,又诸泻痢皆可灸大都五壮,商丘、阴陵泉,各三壮。

附录　名医治验案

黄子厚治一富翁病泄泻弥年，礼子厚诊疗，尽旬不效。子厚曰：予未得其理，求归。一日读《易》至乾卦"天行健"句及朱子之注，因悟向者富翁之病，乃气不能举，为下脱也。又作字持水滴吸水，初以大指按滴上窍，则水下溜无余，乃豁然悟曰：吾能治翁证矣。即往，至则为治，艾灸百会穴，未三四十壮而泄泻止矣。

虞恒德治一人泄泻三日垂死，为灸天枢、气海二穴愈。

罗谦甫治廉台主千户，年四十五，领兵镇涟水。此地卑湿，因劳役过度，饮食失节，至秋深疟痢并作，月余不愈，饮食全减，形羸瘦。仲冬舆疾归。罗诊脉弦细而微如蛛丝，身体沉重，手足寒逆，时复麻痹，皮肤痂疥，如厉风之状，无力以动，心复痞满，呕逆不止，皆寒湿为病，久淹真气衰弱，形气不足，病气亦不足。《针经》云：阴阳皆不足也，针所不为，灸之所宜。《内经》曰：损者益之，劳者温之。《十剂》云：补可去弱。先以理中汤加附子，温养脾胃，散寒湿，涩可去脱，养脏汤加附子，固肠胃，止泻痢，仍灸诸穴以并除之。《经》云：府会太仓，即中脘也。先灸五七壮，以温养脾胃之气，进淡饮食，次灸气海百壮，生发元气，滋荣百脉，充实肌肉，复灸足三里，胃之合也，三七壮，引阳气下交阴分，亦助胃气，后灸阳辅二七壮，接续阳气，令足胫温暖，散清温之邪。迨月余，病气去，神定如初。

窦材治一人休息痢，已半年，元气将脱，六脉将绝，十分危笃。为灸命门三百壮，关元三百壮，六脉已平，痢已止，两胁刺痛，再服草神丹霹雳汤方愈。一月后，大便二日一次矣。

晏如亦曾针灸右[①]痢症，里急后重，为针中脘、三里、天枢，及上下廉等，凡数次而愈。尝考下利脓血之症，西医谓之大肠炎，而不论大肠致炎之源，夫心生血，脾藏血，肝统血，其源似在三经，然

---

① 右：疑误，当作"下"。

肺与大肠表里,而主通调水道,水停气滞,则二便失常,故下血而夹白色者,与肺亦有关焉。症之病理各异,治法自殊,针灸与药石同也。本篇已分类述之,兹不多赘。

五、休息痢

【病因】暑毒瘀热,留于肠中曲折之处,药力难至之所,每感饮食失调,即发生下痢,数日自愈,过后再发,如休息然。

【证象】痢下,肠中觉微隐痛,乍发乍止,面黄食少,神倦肢疲。

【治疗】神阙:灸三五壮。天枢:灸五十壮。关元:灸数十壮。小肠俞:灸三壮。

【助治】鸦胆子仁,即苦参子仁,用龙眼肉包服数十丸,约每岁一粒,如年数。

【预后】良。

六、噤口痢

【病因】暑湿热瘀滞混杂,蕴阻中宫,脾之清气不升,胃则失其化力使然。

【证象】胸闷呕逆,痢下不止,心烦发热,饮食不下,舌黄腻,或燥,脉弦数。

【治疗】先照"赤白痢"条针之,再照"休息痢"灸之。

【助治】川连五分,干姜五分,枳实一钱,石菖蒲根一钱,佩兰叶一钱,煎汤服。

【预后】不良者多。

第十一节 咳 嗽 门

一、风寒咳嗽

【病因】肺主皮毛,风寒之邪,由外袭入,肺气先伤,清肃失司,气逆乃咳,气失舒化,痰渍入肺络而嗽乃作。

【证象】形寒头痛,或头晕,鼻流清涕,咳吐,痰浊白稠而爽,或咳而呕,或咳引胁痛,或咳而喘满,脉象浮滑,舌苔薄白或腻。

【治疗】列缺:针入二三分,留捻一分钟,复灸三壮。天突:针入三四分,留捻二分钟。风府:针入三分,留捻三分钟。合谷:针入三四分,留捻二分钟。肺俞:针入二三分,留捻二分钟,再灸三五壮。

兼呕者。再针太渊:针入二分,留捻一分钟。大陵:针入三分,留捻二分钟。兼引胁痛者,再针行间:针入三分,留捻二分钟。期门:灸三壮。

兼喘满者。再针三间:针入二分,留捻二分钟。商阳:针入一分,留捻半分钟。大都:灸三壮。

【助治】紫苏二钱,杏仁三钱,枳壳二钱,桔梗一钱五分,煎服之。

【预后】多良。

【备考】《医学纲目》:咳嗽寒痰取列缺穴。《通玄指要赋》:咳嗽寒痰,列缺堪治。《玉龙歌》:咳嗽风痰,太渊列缺宜刺。

二、痰热咳嗽

【病因】肺伏风热,烁津熬液,锻炼成痰,乃为咳嗽。

【证象】咳逆不畅,咯痰脓厚,口干胸闷,舌红苔黄,脉象浮数。

【治疗】经渠:针入三分,留捻二分钟。尺泽:针入三五分,留捻二分钟。鱼际:针入三四分,留捻二分钟。前谷:针入三分,留捻一分钟。解溪:针入三四分,留捻二分钟。陶道:针入三分,留捻三分钟。太冲:针入三分,留捻二分钟。曲泉:针入四五分,留捻二分钟。

【助治】桑叶二钱,桑皮二钱,桔梗一钱,黄芩二钱,地骨皮二钱,甘草五分,煎服。

【预后】多良。

三、虚劳咳嗽

【病因】寒或热伏于肺中,未能清澈外达,痰热内恋,肺阴消烁,失其下润,其火乃炎,肺燥金枯,阴损阳浮,而劳嗽成矣。

【证象】形瘦肉削,内热口渴,干咳无痰,颧红盗汗,气促神疲,脉象细弦数,舌绛或黄苔,或燥白苔。

【治疗】大椎、陶道:俱针入三分,留捻二分钟,再灸各三壮。肺俞、膏肓、鬼眼穴:各针入三四分,留捻二分钟,再各灸五七壮。关元:灸五壮。足三里:针入五六分,留捻三分钟,再灸三五壮。

【助治】马兜铃二钱,牛蒡子三钱,甘草一钱,杏仁三钱,糯米一撮,阿胶三钱,蛤壳一两,煎汤服。

【预后】不良者多。

【备考】《医学纲目》:体热劳嗽泻魄户。《标幽赋》:体热劳嗽,而泻魄户。

晏如按:《内经》所论咳嗽,概多实证,未及虚劳。惟阴虚阳炽,津液不能上升,俱足以使人咳嗽而久不愈。《金匮》所列四饮肺痿,及本篇助治,均足参观,若徒凭针灸,虽能治愈,总不如先以针灸通达其气,继以甘药,调补其虚为最佳也。辄在智者善为融变耳。

附录　名医治验案

窦材治一人病咳嗽,盗汗发热,闲倦减食,四肢逆冷,六脉弦紧,乃肾气虚也。先灸关元五百壮,予保命延寿丹二十丸,钟乳粉二钱,间日服金液丹百丸,一月安全。

四、痰饮咳嗽

【病因】原于平素积受之阴冷,凭脾胃之阳不足,不化而为痰饮,留着肺底,每感外邪,即行触发。

【证象】形寒吐逆,每届侵晨或初更,则作咳甚剧,咯痰白腻,胸闷或胁痛,甚或不能卧,脉濡滑,或沉濡而细。

【治疗】肺俞、膏肓:各灸十数壮至百壮。

【助治】无须。

【预后】佳。

淡安治一望亭殷埂上钱氏之痰饮咳嗽,病起于产后着寒,咳嗽经年不愈,咯痰稀白,咳甚于夜,终夜不得安枕。为针肺俞、天突、中脘、气海、足三里、丰隆六穴,并灸之,经四次针治,未服药而愈。

第十二节 痰饮门

一、湿痰

【病因】脾阳衰惫,湿停不化,蕴蒸成痰。

【证象】肢体沉重,腹胀脘闷,脉缓面黄,舌淡而腻,痰多易咯,或有湿痰流注,关节肌肉结核,或酸疼。

【治疗】脾俞:灸二十壮。肺俞:灸二十壮。膻中:灸五壮。中脘:灸五壮。乳下一寸五分:灸三壮。

兼骨节痛及结核者,于其结核上及骨节痛处灸之。

【助治】不须。

【预后】佳良。

淡安治苏城饮马桥吕某,面黄肿,不咳而痰多,肌肉间不时疼痛,此痛彼止,痛无定处,咯痰多则痛减,少则痛甚。西医谓为筋肉偻麻质斯,服药注射,无甚效果。来寓诊,按脉濡细,苔白滑,曰湿痰流走筋肉也。为针脾俞、中脘、关元、丰隆四穴并灸之，以后日灸一次，五日而大效，连灸半月而全愈。

二、燥痰

【病因】肺失清肃之权，津为热烁成痰。

【证象】喉痒而咳，咳则痰少而浓厚，面㿠白，气短促，咳而不爽。

【治疗】依照"咳嗽门·痰热咳嗽"而治之。

【助治】漂淡陈海蜇、莱菔、雪梨、荸荠四物共煎汤，常服之。

【预后】佳良。

三、风痰

【病因】肺失肃降，金乏其权，肝风内动，木火上僭，风火相灼，津乃成痰。

【证象】神机肃然蒙闭，神昏厥逆，四肢抽搐，痰声如锯，胸胁满闷，脉弦面青，两目怒视。

【治疗】大敦：针入一分，留捻一分钟。行间：针入二三分，留捻一分钟。中脘：针五六分，留捻三分钟。膻中：针二分，留捻二分钟。列缺：针入二分，留捻二分钟。关元：灸三壮。百会：灸三壮。大椎：灸三壮。人中：针入二分，留捻二分钟。

【助治】羚羊角五分磨冲，石决明一两，陈胆星一钱，生白芍四钱，制半夏一钱，钩藤三钱，煎汤服。

【预后】良佳者多。

【备考】晏如按：若风痰堵塞灵机，以致舌瘖不语，刺前列各穴未得效者，可复刺风府、哑门。张路玉曰：新病舌瘖不能言者，必是风痰为患，助治条①内，可加白僵蚕。

---

① 条：当作"涤"。

四、热痰

【病因】由于心火炽盛,湿热相蒸,蕴酿成痰,蒙闭清窍。

【证象】烦热口渴,神昏好睡,咯痰脓黄,脉洪面赤,神识不灵。

【治疗】经渠:针入二三分,留捻一分钟。阳溪:针入三分,留捻一分钟。阳谷:针入二分,留捻一分钟。支沟:针三四分,留捻二分钟。间使:针入三四分,留捻二分钟。灵道:针入二三分,留捻二分钟。

【助治】礞石滚痰丸三钱,竹茹、石菖蒲根煎汤送下。

【预后】良者多。

五、寒痰

【病因】命门之火式微,不能蒸化津液,水泛而为痰。

【证象】咳痰稀稠,面有青黑色,手足清冷,小腹拘急,小便少,脉沉细,舌润有青紫色。

【治疗】命门:灸十数壮。肾俞:灸十数壮。膻中:灸三五壮。肺俞:灸十数壮。

【助治】金匮肾气丸常服。

【预后】佳良者多。

六、痰饮

【病因】肥胖之体,痰湿最重,中气则弱,气虚痰盛,水聚成痰,留走肠间,身遂瘦削,故素盛而今瘦。

【证象】咳逆稠痰,肠间水声漉漉,头目眩晕,足下觉冷,甚或肌肉浮肿,脉弦滑,舌红润。

【治疗】天枢:灸十数壮。中脘:灸五壮。命门:灸十数壮。膏肓:灸十数壮。气海:灸十数壮。

【助治】桂枝一钱五分,茯苓三钱,白术三钱,甘草一钱,煎汤服。

【预后】良者多。

【备考】《医学纲目》：胸中痰饮，吐逆不食，取巨阙、足三里。又诸痰饮病，取丰隆、中脘。

七、悬饮

【病因】中宫阳气式微，三焦失疏，水停胁下，留积为饮。

【证象】咳唾白沫，胁下引痛，脉弦不紧，舌白而润。

【治疗】大椎：灸三壮。陶道：灸五壮。至阳：灸七壮。灵台：灸七壮。肝俞：针入三分，留捻二分钟，再灸七壮。

【助治】十枣丸，开水每日送下五分。

【预后】佳良。

八、溢饮

【病因】三焦水道不利，水入膈膜，溢于肌腠，走于四肢，喘急不能安卧。

【证象】肢节肿痛，筋骨烦疼，陡呕，咳嗽喘急，不得卧，脉浮弦。

【治疗】水分：灸五七壮。关元：灸五七壮。神阙：灸三壮。肺俞：灸五七壮。命门：灸五壮。中脘：灸五壮。足三里：灸五壮。

【助治】麻黄一钱，桂枝一钱，细辛五分，五味子五分，干姜一钱，白芍三钱，半夏二钱，甘草一钱，煎汤服。

【预后】良。

【备考】《甲乙经》：溢饮取中脘。

九、支饮

【病因】水气不化，支结于肺肠心下之处。

【证象】头眩,呕吐,胀满,咳逆,气短不得卧,脉弦细,舌淡润。

【治疗】依照"溢饮"治疗法。

【助治】半夏二钱,茯苓三钱,生姜三钱,煎服。

【预后】良者多。

十、伏饮

【病因】饮邪留伏筋骨俞穴之间,脾肾阳虚,不能蒸散。

【证象】腰背痛,心下痞,振振恶寒,身瞤剧,脉伏而滑。

【治疗】膻中:灸三壮。中脘:灸五壮。关元:灸三壮。肾俞:灸五壮。脾俞:灸五壮。膏肓:灸三十壮。

【助治】肉桂五分,茯苓三钱,煎汤送下。

【预后】佳良。

淡安按:先父梦琴公治徐家园徐茂生腰背痛,为针人中、后溪、肾俞、环跳、委中等穴数次,愈针愈剧。乃诊其脉沉而滑(针病大都审问病家所苦,辨其何经之病而针治之,不常按脉书,亦有针家不诊之文),曰得之矣。此饮邪伏于大阳俞穴之间也。乃针灸至阳、脾俞、命门、肾俞、关元,一治而减,再治而愈。

第十三节 哮喘门

一、热哮

【病因】痰热内郁,留于肺络,气为痰阻,呼吸有声。《灵枢经》云:中热而哮也。

【证象】身热口咳①,喘咳不得卧,声如曳锯,两脉滑数。

【治疗】天突:针入五分,留捻二分钟。膻中:针入二分,留捻二分钟。合谷:针入四五分,留捻一分钟。列缺:针入二分,留捻

---

① 咳:据上下文,当作"渴"。

二分钟。手三里：针入四分，留捻二分钟。足三里：针入五分，留捻二分钟。太冲：针入二三分，留捻二分钟。丰隆：针入四分，留捻三分钟。

【助治】无须。

【预后】佳良。

淡安按：先父梦琴公治章氏之女，十一岁，患哮甚，以舌甚红脉数，断为热哮。为针合谷、列缺、足三里、太冲与天突数穴，哮立止，越日复发，复针之，经四次而愈。

二、冷哮

【病因】痰饮积于胸中，留而不去，每遇风寒外束，阳气不得外泄，引动痰饮上逆而发。

【证象】形寒肢冷，咳嗽痰多，喉中有声，脉细弦或细滑，舌润不渴。

【治疗】灵台：灸五七壮。俞府：灸五壮。乳根：灸五壮。膻中：灸三壮。天突：灸三壮。

【助治】无须。

【预后】良。

三、实喘

【病因】吸受外邪，壅塞肺窍，气道为之阻塞，升降因是失常，呼吸喘迫矣。

【证象】胸高气粗，两肩耸动，不能卧，声达户外，有似气喘，两脉滑实。

【治疗】鱼际：针入三分，留捻一分钟。阳溪：针入三分，留捻一分钟。解溪、昆仑：各针入三分，留捻一分钟。合谷：针入五分，留捻二分钟。足三里：针入八分，留捻二分钟。期门：针入四分，留捻二分钟。乳根：针入三分，留捻一分钟。

【助治】麻黄五分，生石膏末三钱，杏仁三钱，甘草一钱，煎汤服。

【预后】良。若是面淡鼻冷，则不治。然速灸关元、气海各数十百壮，或有救。

【备考】《医学纲目》：咳嗽不得卧，取云门太渊。《医学入门》：喘急，列缺、足三里。《玉龙歌》：气喘急急不可眠，何尝日夜苦忧煎，若得璇玑针泻动，更取气海自然安。（气海先补后泻。）

四、虚喘

【病因】肾元亏损，丹田之气不能摄纳，气浮于上，而作气喘。

【证象】喘时声低息短，吸不归根，若断若续，动则更甚，心悸怔忡，两脉虚细。

【治疗】关元：灸数十壮。肾俞：灸十数壮。足三里：灸十数壮。

【助治】常服都气丸，早晚各三钱。

【预后】良。

【备考】《席弘赋》：虚喘须寻三里中。

晏如按：治喘证莫如肺俞穴，最有速效，若风寒喘哮，以灸为妙，予亦以此法治愈乡人李某者。若肾气上逆之虚喘，自当灸关元、肾俞，以纳气为要事也。

附录　名医治验

《资生经》：王叔权治一贵人，久患喘，夜卧不得而起行，夏月亦衣夹背心，知是膏肓病也，合灸膏肓而愈。又舍弟登山，为雨所搏，一夕气闷，几不救，见昆季必泣，有欲别之意。疑其心悲，为刺百会穴不效，按其肺俞，云疼如锥刺，以火针微刺之，即愈。因此与人治哮喘，只专刺肺俞，不刺他穴，惟按肺俞酸疼者，然后点穴，其他穴非是。

按：若不因痰而喘者，当灸肺俞，凡有喘与哮者，为按肺俞，无不酸疼，皆为专刺肺俞，又令灸而愈，亦有只专刺不灸而愈者，此病有浅深也。

第十四节　虚劳门

一、阳虚

【病因】肾中真阳虚衰，脾阳不旺，忧思愁虑而成。

【证象】目眩肢酸，膝下清冷，自汗气喘，纳食则胀，食减无味，怯寒短气，两脉虚大或沉细。

【治疗】命门：灸十数壮。鬼眼穴：灸十数壮。中脘：灸十数壮。关元：灸五十壮。神阙：灸五壮。脾俞：灸十数壮。

【助治】潞党参三钱，上肉桂五分，常煎服。

【预后】良。

【备考】《资生经》：真气不足，灸气海。《丹溪心法》：大病虚脱，本是阴虚，用艾灸丹田者，所以补阳，阳生阴长也。

淡安治锡城南门朱德兴君饮食如常，精神不振，四肢酸软，遇事畏惧，奇懒异常。询之是否阳痿。曰：不举已数月（朱君年三十三）。乃谓曰：此下元无火也。为灸命门、关元二穴，彼藏有猺桂，嘱为丸，服之果大愈。

二、阴虚

【病因】君相之火上炎，阴气亏损，精血过耗，骨髓枯竭，肾虚则水亏木旺，肺虚则气促咳血。

【证象】骨蒸潮热，咳嗽痰红，怔忡，盗汗，两脉虚数。

【治疗】依照第十一章咳嗽门"虚劳咳嗽"条。

【预后】不良者多。

【备考】《医学纲目》：盗汗不止，取阴郄泻之。《甲乙经》：虚损盗汗，取百劳、肺俞；汗不止，取曲差。又盗汗取阴郄、五里、间使、中极、气海。《医学入门》：骨蒸劳瘵，灸膏肓、三里。又：劳瘵骨蒸，或版齿干燥，大椎、鸠尾，各灸二七壮，又膏肓、肺俞、四花、大椎等穴，若灸之早，百发百中。

三、虚劳

【病因】精气虚惫之极，五脏气血、阴阳皆损，无以自荣。

【证象】皮毛枯槁，血脉不荣，食少肉削，腹胀肢弱，咳嗽盗汗，怔忡气促，泄泻等种种虚惫之象。

【治疗】依照第十一章咳嗽门"虚劳嗽"条与本章"阳虚"条。

【预后】不良者多。

【备考】《巢氏病源》曰：五劳者，志劳、思劳、心劳、忧劳、瘦劳，是也。《医学入门》：骨蒸、传尸、劳瘵，宜早灸崔氏四花穴，晚则无及。又痨虫居肺间，蚀肺系，故咯血声嘶，此所谓膏之上，肓之下，针之不到，药之不及，宜早灸膏肓俞、肺俞、四花穴为佳。《得效方》：治疗瘵，癸亥夜三更，六神皆聚之时，解去上体衣服，于腰上两傍微陷处，谓之腰眼，直身平立，以笔墨点定，始上床合面而卧，每灼小艾炷灸七壮，虫或吐出，或泻出即安，名曰遇仙灸。

晏如按：治此症必须癸亥夜之说，似涉荒诞，然亦须在夜深人静之时，风和日暖之候，谨慎从事，斯亦可矣。

附录　名医验案

窦材治一人身长五尺，因酒色伤，渐觉肌肉消瘦，令灸关元三百壮，服保元丹一斤。自后大便滑，小便长，饮食渐加，肌肉渐生，半年如故。

叶余庆，字元善，平江人，自云尝瘵疾，其居对桥而行，病不能度。有僧为之灸膏肓穴，得百壮，后二日，即能行数里，登降皆不倦，自是康强。其取穴法，但并手垂足，正身直立，勿令俯仰，取第七椎下两旁，同身寸各三寸，灸时以软物枕头后覆面卧，垂手附身，或临时置身，取安便而已，叶转为人灸，亦用此法。

第十五节 吐衄门

一、吐血

【病因】吐血分肺血与胃血，方书谓脏血、腑血者是。都由外感风热，郁于肺而抑咳伤肺；或胃热盛而逼血妄行，或跌扑损伤，有所坠堕，肺胃之络损使然；或怒则气上，络乃激损。要皆不出肺胃之血，每谓肝心脾皆能吐出者，非也。

【证象】肺血，血夹痰中而咳出。胃血，吐出呕出，盈盆盈碗，不夹痰中。面皆㤂白，脉多虚芤。

【治疗】咳血。百劳：针入三分，留捻二分钟，再灸五七壮。肺俞：针入三分，留捻一分钟，再灸五七壮。中脘：针入三分，留捻一分钟，再灸五壮。足三里：灸五七壮。列缺：针入二分，留捻二分钟，再灸三壮。风门：灸五壮。肝俞：针入三分，留捻二分钟，再灸五壮。

吐血。鱼际：针入三分，留捻二分钟。尺泽：针入五分，留捻一分钟，再灸三壮。支沟：针入四分，留捻一分钟。隐白：针入一分，留捻一分钟。太溪：针入五分，留捻二分钟。神门：针入三分，留捻一分钟。肺俞、肝俞、脾俞：各针入三四分，留捻一分钟，再各灸十数壮。

【助治】咳血：麦冬、贝母、海石，和六味丸，煎汤常服。吐血：十灰丸。

【预后】能善自保养，戒除色欲者良。

【备考】《得效方》：吐血，灸大陵。《医学纲目》：吐血，取风府、大椎、膻中、上脘、中脘、气海、关元、三里。李东垣曰：呕血，取上脘、大陵、郄门、神门。《医学入门》：吐血尺泽功无比。

二、衄血

【病因】阳络伤则血外溢，血外溢则衄血。良由风热壅盛而发，或烟酒恼怒刺激而出。

【证象】鼻中流血，谓之鼻衄，亦名红汗，亦有眼、耳、牙齿、皮肤中出者。

【治疗】鼻衄血。合谷：针入五分，留捻二壮。禾髎：针入二分，留捻二分钟。大椎、哑门：各灸三五壮。

眼衄血。睛明：针入三分，留捻一分钟。上星：针入二分，留捻二分钟。太阳：针入三五分，留捻二分钟。厉兑：刺出血。

耳衄血。窍阴（足）：刺出血。侠溪：针入二三分，留捻二分钟。翳风：针入三二分，留捻二分钟。

牙衄血。合谷：针入三四分，留捻二分钟。内庭：针入三分，留捻二分钟。手三里：针入三分，留捻二分钟。照海：针入二分，留捻二分钟。

皮肤出血。膈俞：针入三分，留捻二分钟，再灸五至十数壮。血海：针入五分，留捻二分钟，再灸三五壮。

【助治】韭汁、藕汁、荷叶汁、生地汁、侧柏汁、童便，和饮之。

【预后】良。

【备考】张洁古曰：衄、吐血、下血，取隐白、大陵、神门、太溪。《医学纲目》：衄血取上星、风府、哑门、合谷、内庭、三里、照海。朱丹溪曰：衄宜灸大椎、哑门，即止。《资生经》：衄血灸囟会、上星。《得效方》：鼻出血不止，名脑衄。灸上星五十壮。

附录　名医验案

朱丹溪治一壮年，患咳而咯血，发热，肌瘦，医用补药，数年而病甚,脉涩。此因好色而多怒,精神耗少,又补塞药多,营卫不行,瘀血内积,肺气壅遏,不能下降。治肺壅非吐不可,精血耗非补不可,唯倒仓法二者兼备,但使吐多于泻耳。兼灸肺俞二穴,在三椎骨下,横过各一寸半,灸五次愈。

窦材治一人患衄血,日夜有数升,诸药不效。窦为针关元穴,入二寸,留二刻,呼问病人曰:针下觉热否? 曰:热矣。乃令吸气出针,其血立止。

王执中母氏,忽患鼻衄,急取药服。凡昔与人服有甚效者,皆不效。因阅《集效方》云,口鼻出血不止,名脑衄,灸上星五十壮。以头上不宜多灸,只灸七壮而止,次日复作,再灸十一壮而愈。有人鼻常出脓血,执中教灸囟会亦愈,则知囟会、上星,皆治鼻衄之上法也,医者不可不知。

孙晏如曾治北乡郭某,鼻衄不止,百治无效,为针合谷、大椎、风府数穴,再灸上星五壮,至今已及两年,未一复发也。

第十六节 呕吐门

一、热吐

【病因】胃有蕴热,气不下降,而致呕逆,或怒激肝气,肝阳上亢,或肝胆风热上炎,皆致呕吐。

【证象】口渴作热,食入则吐,或苦或酸,头目昏眩,舌黄脉数。

【治疗】内庭:针入三分,留捻二分钟。太冲:针入三分,留捻二分钟。合谷:针入三分,留捻二分钟。曲泽:针入三五分,留捻二分钟。通里:针入二三分,留捻二分钟。阳陵:针入三五分,留捻一分钟。太溪:针入三分,留捻二分钟。通谷:针入二三分,留捻二分钟。

【助治】川连、吴萸、干姜、半夏各五分,煎汤服。

【预后】见呕吐不止,烦躁不安,四肢厥冷,脉细数无伦者不治。

【备考】《内经》：若呕吐有苦者，邪在胆，通在胃，取三里、阳陵泉。《百证赋》：烦心呕吐，幽门开彻玉堂明。

二、寒吐

【病因】脾胃之阳不振，寒湿浊邪，留滞中宫，乃上逆作呕吐。

【证象】呕吐稀涎，面青肢冷，胃脘不舒，口鼻气冷，不渴，舌润，苔白，脉缓细。

【治疗】中脘：灸五七壮。内关：灸三五壮。气海：灸五壮。胃俞：灸五七壮。间使：灸三壮。三阴交：灸三壮。膻中：灸三壮。

【助治】吴萸、干姜、甘草各五分，煎汤服之。

【预后】良。

【备考】李东垣曰：吐食不化，取上脘、中脘、下脘。

三、干呕

【病因】清浊之气，升降失常，阻拒于胸膈之间所致。

【证象】干呕不止，有声无物，但觉胸膈不舒。

【治疗】太渊：针入二分，留捻二分钟。大陵：针入二分，留捻二分钟。间使：灸十数壮。胆俞：针入二三分，留捻一分钟。隐白：灸二壮。章门：灸五壮。尺泽：针入三四分，留捻一分钟，再灸五壮。乳下一寸半：灸五壮。

【助治】小半夏汤。

【预后】概良。

【备考】《得效方》：干呕不已，四肢厥冷，脉绝，灸间使三十壮，此回生起死之法也。又呕吐无度，并干呕不止，尺泽、大陵皆灸三壮，又灸乳下一寸三十壮，又灸间使卅壮。《千金》：灸干呕法，干呕不止，所食即吐不停，灸间使三十壮，若四肢厥冷，脉绝不至者，灸之便通。

第十七节 噎 膈 门

一、寒噎

【病因】中宫阳气式微，寒气凝聚，脾气不能升，胃气不能降，而寒膈成矣。

【证象】脘腹胀满，呕吐清水，四肢厥冷，食不得入，面色㿠白，两脉迟细。

【治疗】膻中：灸三五壮。膈俞：灸五七壮。中脘：灸五壮，先针入三分，留捻二分钟，再灸之。足三里：针入五六分，留捻一分钟，再灸五壮。公孙：针入三分，留捻二分钟，再灸五壮。血海：灸二壮。

【助治】川椒五分，附子五分，川连三分，白术一钱，煎汤服。

【预后】多良。

【备考】《资生经》：取水分、气海灸之。《万病回春》：反胃灸肩井三壮即愈，乃神灸也。又膏肓俞灸百壮，膻中三里各灸七壮。

淡安治锡城李佩秋君之夫人胃脘胀痛，食不得入，水饮尚可容纳少许，病经年余。体瘦面黑，脉细舌芒，脐旁动气筑筑，水饮不能下者七日余，势极危殆。为刺脾俞、中脘、足三里三穴并灸之，经十余次之灸治，病竟全愈。

二、热膈

【病因】胃津枯耗，食道液燥，胃火上冲，而食不得下。

【证象】胃脘热甚，口苦舌燥，烦渴不安，面赤脉数，食入则吐。

【治疗】内庭：针入三分，留捻二分钟。阳辅：针入三分，留捻二分钟。然谷：针入三分，留捻二分钟。阳溪：针入三分，留捻二分钟。太白：针入二分，留捻一分钟。大陵：针入三分，留捻二分钟。膈俞：针入三分，留捻二分钟。大肠俞：针入三分，留捻二分钟。

【助治】酒浸生锦纹三钱,元明粉三钱,生甘草五分,生姜一钱,大枣三枚,煎汤服。

【预后】多良。

【备考】《灵枢经》云:饮食不下,噎嗌不通,邪在胃脘。刺法在上脘则抑而下之,在下脘则散而去之。

三、气膈

【病因】中心抑郁,忧结不解,则气郁于中,运化不行,肝气上逆,膈气不通。

【证象】噫气频频,中脘满痛,痛引背脊,胸闷气逆,食不得下,大便不利。

【治疗】中脘:针入五分至八分,留捻一分钟。膻中:针入二分,留捻一分钟,再灸三壮。气海:针入三分,留捻二分钟,再灸三壮。列缺:针入二分,留捻一分钟。内关:针入三分,留捻二分钟。胃俞:针入三分,留捻二分钟,再灸三五壮。三焦俞:针入三四分,留捻一分钟,再灸五壮。

【助治】半夏二钱,茯苓三钱,紫苏梗二钱,川朴一钱,煎汤服。

【预后】能达观者良。

【备考】李东垣曰:胃病饮食不下,取三里;吐宿汁吞酸,取章门、日月。

四、痰膈

【病因】顽痰留着食管之间,阻塞窍道,饮食下咽,每为所阻,隔而不得下。

【证象】咳嗽气喘,喉间痰声,胸膈胀闷不舒,饮食不能下咽,两脉滑实。

【治疗】膈俞:灸三十壮。天突:针入三分,留捻二分钟,再灸五壮。肺俞：灸五壮。丰隆：针入五分，留捻三分钟，再灸五壮。大都：灸三壮。下脘：灸五壮。

【助治】生姜汁一匙，莱菔汁三匙，月石粉五分，共调和炖温服下。

【预后】多良。

五、食膈

【病因】过饥之后，猝然暴食，壅满胃之上口，闭塞脾胃之机而成膈，犯者多属老年。

【证象】胸中痛，不得安，食难下咽而痛甚，甚或气塞不通，危殆不堪。

【治疗】依照"气膈"条。

【助治】木香、槟榔、人参、当归、藿香、甘草、枳实、大黄、厚朴为细末，蜜调润下。

【预后】不良者多。

【备考】《医学纲目》：五噎五膈，取天突、膻中、心俞、上脘、中脘、下脘、脾俞、胃俞、巨阙、中魁、大陵、三里。

六、虚膈

【病因】由于脾胃津枯血燥，胃腑干燥，而不能化纳。

【证象】肌肤干燥，饮食不下，便如羊屎，两脉虚涩，体倦神疲。

【治疗】膈俞：灸三十壮。合谷、太冲：各针入三四分，留捻三分钟。

【助治】常服人乳。

【预后】多不良。

晏如按：噎膈之症，寒热宜辨。王太仆云：食不得入，是有火也；食入反出，是无火也。后世医者，以此语为玉律。《内经》云：

三阳结谓之膈。则此症多属三阳热结,致涸津液,前后秘涩,下关既局,势必上涌,故食不能下,即下而仍出,是火上行而不下降。然则食入反出者,果因火上逆者乎？余不信也。李中梓云：脉大有力,当作热治,脉小无力,当作寒医。斯亦可矣。施治之法,饮食不得入者,可取中脘寸许,以泻邪气,气下而胃脘自开,饮食入反出者,可取下脘。如属寒症,针后复灸,俾热入内,阴寒自散,饮食自下矣。

附录　名医验案

《资生经》：王叔权曰：有人久患反胃,饮食致晚即吐出,见其气绕脐而转。予为点水分、气海并夹脐边两穴,他医久灸水分、气海即愈。

杨继洲治虞绍东翁患膈气之疾,形体羸瘦,药饵难治,诊得六脉沉涩,须取膻中,以调和其膈,再取气海,以保养其源,而元气充实,脉息自盛矣。后择时针上穴,行六阴之数,下穴行九阳之数,各灸七壮,遂全愈。

孙晏如治通城东街龚姓妇,饮食不下,中脘胀痛,痛引两胁,因循数日,药石无效。为针中脘一寸二分,以泻逆气。少顷,胸中畅达,饮食自下矣。

第十八节　鼓胀门

一、水鼓

【病因】脾肾之阳不振,脾不运输,肾不分利,水郁于内,化而为毒,溢于皮肤,散于胸腹,而肿胀如牛矣。

【证象】每于四肢头面肿起,渐延胸腹,皮肤黄而有光,胀大绷急,按之窅而缓起,脉浮,心悸气促。

【治疗】三阴交：针入一寸（因肿,针入宜多）,留捻二三分钟。

阴陵：针入一寸，留捻二分钟。绝骨：针入八分，留捻二分钟。水分：灸数十壮。阴交：灸数十壮。照海：灸五壮。人中：针入二分，用粗针泄水。

【助治】禹功丸三钱，开水送服。

【预后】腹现青筋，面色灰败，鼻出气冷者不良。

【备考】《资生经》：水肿惟得针水沟，余穴则针之水尽即死。庸医多为人针水分，杀人多矣。惟灸水分，最为要穴，盖此穴能分水，不使妄行。有人患水肿，灸水分与气海，翌日面削矣。又：四肢及面皆浮肿，灸水分、气海即消。

《千金方》"水病灸法"：灸肾俞，主百病水肿。水肿，灸陷谷随年壮。水肿上下，灸阴交百壮。水肿不得卧，灸阴陵泉百壮。

晏如按：徐洄溪"水病针法论"曰："水病风水肤胀，必刺五十七穴。""盖水旺必克脾土，脾土衰则遍身皮内皆肿。不特一经之中有水气也。若仅刺一经，则一经所过之地，水自渐消，而他经之水不消，则四面会聚并一经，已泻之水亦仍满矣。故必周身肿满之处，皆刺而泻之，然后其水不复聚耳。"此言《内经》刺五十七穴之义也。晏考水肿之病因不一，必审其内因寒、因风、因气、因血，宜细探其源，而后施以针灸。余恐刺五十七穴，亦不足尽其事也。且刺五十七穴，颇费时间，不若审其病因。如腰下肿者，可治其肾。喘息者，并治其肺。岐伯所谓水病者，"其本在肾，其末在肺，皆积水也"。至于五十七穴者，是古人示后学之准绳，不必泥于全刺也。惟三阴交、上下脘，及水分、关元、气海诸穴，是此症之主穴，刺后出针，亦宜多灸。俾得艾火温散，水气易为流通，今日未已，明日再刺，以愈为度。盖此等症，非累次针灸，不能开其闭结也。

附录　《内经》刺水肿之五十七穴

《水热穴论》曰：水俞五十七穴者，积阴之所聚也，水所从出入者,尻上五行行五者,皆肾俞也。注:尻上五行,每行五穴,凡二十五穴。脊中五:悬枢、脊中、命门、腰俞、长强,次两旁各五穴,即大肠俞、小肠俞、膀胱俞、中膂俞、白环俞,又次两旁各五穴,即胃仓、肓门、志室、胞肓、秩边。

伏兔上各二行,五行者,此肾之街也。注:伏兔上两行各五穴,左右共计四行,合二十穴,即任脉两旁之中注、四满、气穴、大赫、横骨,又次两旁之外陵、大巨、水道、归来、气冲。踝上各一行,行六者,此肾脉之下行也,名曰太冲。注:此谓复溜、阴谷、照海、交信、筑宾,合太冲为六穴,左右计十二穴。

淡安按:水肿之症,昔贤悉谓"土不制水",西医则谓"肾不分泌"。因肾为泌尿之器,水肿症,俱为小便短少,致水气泛滥,洋溢皮肤。余遇水肿症,先灸肾俞,小溲即多。观此西医谓"肾不分泌",较"土不制水"为确切。

二、气鼓

【病因】七情郁结而不畅,气道壅隔而不运,升降失常,留滞中焦,腹部为之䐜胀。

【证象】腹大皮色不变,按之窅而即起,喘促烦闷,脉弦郁。

【治疗】膻中、气海、脾俞、胃俞:各灸数十壮。

【助治】香附、木香、砂仁、沉香为丸服。

【预后】能怡悦静养者良。

三、实胀

【病因】寒湿生冷,多感多受,脾阳不振,失其乾运,湿浊阻滞,因而䐜胀。经曰:浊气在上,则生䐜胀者是也。

【证象】腹胀坚硬,大便秘结,行动呆滞,呼吸短促,脉沉滑或沉细。

【治疗】依照"气鼓"诸穴治疗,再多灸膈俞。

【助治】常服枳实消痞丸。

【预后】不良者多。

【备考】《医学纲目》：凡胀者取三里,是胀之要穴也,又取中脘、气海,或灸或针。晏如按：实胀泻三里、气冲,良,亦可取内庭。

四、虚胀

【病因】饮食起居,不善摄养,或病后饮食不慎,中气受伐,因而胀满。

【证象】腹部胀满,大便溏薄,小便清白,脉细少气,面淡唇白。

【治疗】关元、下脘、中脘、神阙、脾俞、胃俞、大肠俞：各灸三五壮。

【助治】常服枳术丸。

【预后】能于饮食调节者多良。

附录　名医治验

王执中曰：有里医为李生治水肿,以药饮之不效,以受其延待之勤。一日忽为灸水分与气海穴,翌日观其面如削矣。信乎水分之能治水肿也。《明堂》故云：若是水病灸大良。盖此穴能分水不使妄行耳。

第十九节　癥瘕门

一、癥

【病因】癥者真也,系血瘀痰食,借经络运行之迂滞而凝结成之。血瘀多结于少腹,食则多结于脘间,痰则多结于胁下。

【证象】面黄肌瘦,饮食减少,神疲体倦,胸脘腹间,有块硬腹,舌光脉涩。

【治疗】少腹有块。灸关元三十壮。间使：灸三十壮。太冲：

灸三壮。太溪：灸五壮。三阴交：针入三分，留捻二分钟，复灸五壮。膈俞：灸三十壮。

脐上胁下有块。神阙：灸五壮。下脘：灸三壮。上脘：灸十壮。章门：灸三十壮。脾俞：灸十壮。胃俞：灸十壮。

胁下两旁有块。章门：灸三十壮。期门：灸五壮。行间：针入三分，留捻二分钟。肺俞：灸三十壮。昆仑、太溪：各针入三分，留捻二分钟，复各灸三壮。

统治。块之中央针入，达之中心，留捻二分钟。块之上下左右四边，亦针入达中心，留捻二分钟，各于针孔上灸三壮。

【助治】少腹下血癥，服化癥回生丹；胁下左右痰块，服控涎丹；脘腹食块，服化滞丸（巴豆、三棱、莪术、青皮、黄连、半夏、木香、丁香、陈皮）。

【预后】大便溏薄，四肢浮肿，饮食减少，不任攻或补者，不良。

【备考】《医学纲目》：癥瘕积块。先于块上针之，甚者又于块首一针，立应，针讫灸之。又灸三里。

二、瘕

【病因】肝脾之气失和，肝气横逆，脾失输化，水饮、痰液凝聚成瘕，随气之顺逆运滞而时形时散。

【证象】发时胸胁脐腹或胀或痛，或嗳气，或呕吐，腹中有块攻冲，游移无定，脉沉细或弦郁，舌苔薄白。

【治疗】气海：灸数十百壮。肝俞、脾俞：各灸数十壮。

【助治】半夏、厚朴、吴萸、当归、川芎、枳壳、陈皮、附子、桂枝、茯苓、甘草、槟榔，煎汤服。

【预后】能和气怡悦，饮食调摄者佳。

【备考】《得效方》：癥瘕，灸足踝后宛宛中，灸随年壮。又灸气海百壮、中脘二百壮。

附录　名医治疗

杨继洲曾治熊可山,患痢兼吐血,并绕脐一块痛,至死,脉将危绝,医云不可治矣。杨诊之,脉虽危绝,而胸尚暖,乃为针气海,更灸之,五十壮而苏,其块即散,痛即止,后治痢及吐血得愈。

张子和治一童子,入门,状如鞠躬而行。张曰:此痃气也。令解衣揣之,二道如臂。其家求疗,先刺其左,如刺重纸,剥然有声,而令按摩之,立软,其右亦然。观者嗟异,或问之。曰:石关穴也。

永康应童婴腹疾,恒病偻行,久不伸。松阳周汉卿解裳视之,气冲其腹间者二,其大如臂。汉卿刺其一,魄然鸣,又刺其一,亦如之。稍按摩之,气血尽解,平趋如常。

孙晏如曾治东台汪良甫之夫人腹块攻痛。诸医罔效。当攻痛之时,气闭神昏,颇觉危急。某日侵晨,延余往诊,乃为针气海,用纯阴数及运气法,少顷,痛若失,块亦消。至夜分,痛又作,两胁似有块,攻痛弥甚,为针梁门、气冲,左右四穴顿愈。继用疏肝顺气,合调经散郁、调摄得愈。

晏如按,治癥瘕法,惟神应经针气块法,最有采处。谓结块有头尾,宜先摸定此块,即针块头一穴,针二寸半,灸二七壮,继于块中取一穴,针三寸,灸三七壮,终于块尾取一穴,针三寸半,灸七壮。其说各是,惟块形各殊,大小不一,若泥于此说,不以邪之浅深为目的,一任针二寸半、三寸、三寸半,恐不无有失也。余每针此病,必审其部位,究属何经。如块在近脐左右,则知病在冲任,乃就冲任取穴,以泻其邪,惟针浅深,必须探病邪之浅深,如针达病邪,则病者必感疼痛或酸麻,然后用六阴数,不住搓转,以泄其邪,再用子午捣臼法,慢按紧提,使病邪由里达表,如块有坚结不稍移动者,则再用龙虎交战法,先施九阳,复施六阴,以鼓潋其气,一针既已,复刺他穴。若病症经久,一时难消,不妨多针几次,自有渐消之象也。针后亦可灸之。要在智者善为变通耳。

淡安按：先父梦琴公凡治痞块，俱于块之正中一针，其首尾右各一针，五针刺于内，以艾绒圆置于针柄上燃之，使块内得热而散，约灸四五圆，然后出针。盖以消痞狗皮膏，无不愈者。

第二十节　五　积　门

一、心积

【病因】心积名曰"伏梁"，心经气血不舒，凝聚使然也。

【证象】脐上有块，形如屋梁，由脐至心下，伏而不动，心烦心痛，困苦异常，脉沉弦，舌绛。

【治疗】上脘：针入五分至一寸，留捻一分钟，再灸十数壮。大陵：针入三分，留捻二分钟。足三里：针入五七分，留捻二分钟。心俞：灸三壮。

【助治】伏梁丸内服。

【预后】能心旷神怡，保其冲和之气者可治。

【备考】《甲乙经》：伏梁，取上脘、三里。

二、肝积

【病因】肝积名曰"肥气"，肝经气逆，与瘀血积合而成。

【证象】左胁下有块如覆杯，寒热似疟，或咳呛胁下胀痛。

【治疗】章门：灸数十壮。中脘：灸数十壮。肝俞：灸三壮。行间：针三分，留捻二分钟，再灸二壮。

【助治】肥气丸服之。

【预后】良者多。

三、脾积

【病因】脾积名曰"痞气"，由于脾胃衰弱，气少运行，寒邪痰饮，积聚不化所致。

【证象】脘中胀痛，如覆大盘，面黄肌瘦，饮食不为肌肤，脉都沉搏或沉细。

【治疗】痞根穴：灸数十壮，多灸左边（凡属积聚皆宜灸此）。脾俞：灸十数壮。中脘：灸十数壮。内庭、足三里、隐白、商丘：各灸三五壮。行间：灸七壮。

【助治】五积丸服之。

【预后】良。

淡安曾治望亭姚宗浜、徐阿满之子，脾积年余，下脘胀痛有一块，如掌大，面黄肌瘦，时发寒热。于块之上下左右中央各刺一针，行龙虎交战手法毕，即于针柄上用艾燃灸之，有百二十壮，未觉热。翌日痛更盛，乃用雷火针熨之，立时痛止。至晚复痛更剧，汗出淋漓，未几大下，悉为青黑和黏腻之物，下脘立舒，块消无形。后处方善后而愈。

四、肺积

【病因】肺积名曰息贲，由于肺气不利，痰浊不化，结聚而成。

【证象】微寒微热，咳呛气促，右胁下覆大如杯，胸痛引背，脉细弦。

【治疗】巨阙：针入二三分，留捻二分钟，再灸数十壮。期门：针入三四分，留捻二分钟，再灸十数壮。经渠：灸三壮。肺俞：灸五壮。

【助治】息贲汤服之。

【预后】良。

【备考】《甲乙经》：息贲，取巨阙、期门。

五、肾积

【病因】肾积名曰奔豚，由肾气虚，寒邪结聚，或以房劳不节，复感寒凉,亦易作斯疾矣,然兹候亦疝气之由也。

【证象】形如豚,时上时下,痛引满腹,肢寒心悸,寒热不时,甚则痛攻心下。

【治疗】中极:灸三十壮。章门:灸十壮。肾俞:灸五壮。涌泉:灸五壮。三阴交:灸五壮。

【助治】奔豚汤服之。

【预后】良。

【备考】《甲乙经》:奔豚,取玉泉(即中极穴)、章门。《得效方》:奔豚上气,心痛欲绝,急以温汤浸手足,数数易之,仍灸气海、关元、期门、章门各百壮,中极五十壮。

第二十一节 三消门

一、上消

【病因】《内经》云:心移热于肺,传为膈消,膈消即上消,乃心肺之蕴热也。

【证象】心胸烦热,大渴引饮,饮不解渴,小便清长,脉细数,舌绛赤。

【治疗】人中:针入二分,留捻一分钟。承浆:针入二分,留捻二分钟。神门:针入三分,留捻二分钟。然谷:针入三分,留捻二分钟。内关:针入三分,留捻二分钟。三焦俞:针入三四分,留捻二分钟。

【助治】天花粉三钱,知母三钱,麦冬三钱,西洋参一钱,五味子五分,粉葛根一钱,煎汤服。

【预后】佳良。

二、中消

【病因】《经》云:邪在脾胃,阳气有余,阴气不足,则热中善饥。病乃阳明阴虚火旺也。

【证象】多食善饥，不为肌肤，小便多而味甜，关脉滑数，舌红苔黄。

【治疗】中脘：针入五分，留捻二分钟。三焦俞：针入三分，留捻二分钟。胃俞：针入三四分，留捻二分钟。太渊：针入二三分，留捻二分钟。列缺：针入二分，留捻二分钟。

【助治】酒浸生锦纹、元明粉各三钱，生甘草五分，煎汤服之。

【预后】良多。

三、下消

【病因】下消名肾消，为肝肾阴虚，虚则火旺而津液为之消烁也。

【证象】烦渴引食，小便多而浑浊，腿膝枯细，面色黧黑，脉细数，舌绛。

【治疗】然谷：针入三四分，留捻二分钟。肾俞：针入三分，留捻一分钟。腰俞：针入二分，留捻一分钟。肺俞：针入二三分，留捻二分钟。中膂俞：灸三壮。

【助治】六味丸服之。

【预后】不良者多。

【备考】《百症赋》：行间、涌泉，去消渴之肾竭。

附录 名医治验

窦材治一人频饮水而渴不止，曰：君病是消渴也，乃脾肝气虚，非内热也。其人曰：前服凉药六剂，热虽退而渴不止，觉胸胁气痞而喘。窦曰：前症只伤脾肺，因凉药复损伤气海，故不能健运，而水停心下也。急灸关元、气海各三百壮，服四神丹，六十日津液频生。方书皆作三焦猛热，下以凉药，杀人甚于刀剑，慎之。

晏如按：此节治疗项内，精详无遗，前录之治验，不过使读者得知此症之因，不仅属于津液内涸，虚火上炽也。

第二十二节　黄疸门

一、阳黄

【病因】脾胃湿热郁蒸，热胜于湿，发为阳黄。

【证象】一身尽黄，色明如橘黄，烦渴头汗，消谷善饥，大便秘而白色，小便赤，脉滑数，舌黄厚。

【治疗】中脘：针入五至八分，留捻一二分钟。足三里：针入八分，留捻二分钟。公孙：针入三分，留捻二分钟。委中：针入五分，留捻二分钟。腕骨：针入二分，留捻二分钟。至阳：针入二三分，留捻二分钟。胆俞：针入三四分，留捻二分钟。

【助治】茵陈三钱，生锦纹三钱，枳实三钱，栀子三钱，煎服之。

【预后】良。

【备考】《玉龙歌》：至阳亦治黄疸病，先补后泻效分明。又：黄疸亦须寻腕骨，金针必定夺中脘。《针灸大成·八脉治症篇》：黄疸遍身，皮肤面目小便俱黄，先取公孙，次取脾俞、隐白、百劳、至阳、三里、腕骨。《千金方》：黄疸，灸第七椎七壮，黄汗出。（至阳穴）

二、阴黄

【病因】寒湿在里，蕴于脾胃，寒胜于湿，越于皮肤，则为阴黄。

【证象】身目皆黄，黄色晦黯，有如烟熏，形寒胸痞，腹满，四肢酸重，渴不欲饮，舌淡而白，脉濡而细，大便白色。

【治疗】脾俞：灸十壮。心俞：灸三壮。气海：灸十五壮。合谷：灸三壮。至阳：灸五壮。中脘：针入一寸，留捻二分钟，复灸五壮。

【助治】茵陈三钱，附子五分，干姜二钱五分，桂枝二钱，白芍三钱,甘草一钱,煎汤服。

【预后】良。

淡安按:先父梦琴公治一丁家河头丁善生阴黄病,形寒腰酸,食少懒惰,为于背上用墨点至阳、脾俞二穴,嘱其妻用艾隔姜片日灸七壮,不半月而愈。

三、酒疸

【病因】饥时饮酒,或醉后当风而卧,入水浸浴,酒湿之热,为风水所遏,不得宣发,蒸郁为黄。

【证象】心下懊侬而热,不能食,时欲吐,胫肿溺黄,面发赤色,小便不利,心中热,足下热,脉弦实。

【治疗】依照"阳黄"条。

【助治】葛花解醒汤合茵陈蒿汤内服。

【预后】良。

【备考】《八脉治症篇》:酒疸,先取公孙,次取胆俞、至阳、委中、腕骨以应之。

四、女劳疸

【病因】醉饱入房,或小腹蓄血,或脾中湿浊下趋,脾肾之色外现,因而发黄。

【证象】额上黑,皮肤黄,微汗出,手足中热,薄暮发热,膀胱急,小便自利,大便黑,为女劳疸之的证。

【治疗】公孙:灸三壮。然谷:灸五壮。关元:灸三十壮。肾俞:灸五壮。至阳:灸三壮。中极:灸七壮。

【助治】硝石矾石散服之。

【预后】多半良。

【备考】《八脉治症篇》:女劳疸,身目俱黄,发热恶寒,小便不利,先取公孙,次取关元、肾俞、至阳、然谷。

五、黑疸
依照"女劳瘟"治。

六、食疸
【病因】由胃热大饥,过食停滞,致伤脾胃所致。

【证象】食毕即头眩,心中怫郁,腹满不安,遍身发黄。

【治疗】胃俞:灸五壮。内庭:针三分。至阳:灸七壮。三里:针一寸。腕骨:针二分。阴谷:针四分。

【助治】茵陈三钱,大黄、栀子各一钱,水煎服。

【预后】良。

附录　名医治验
窦材治一人遍身皆黄,小便赤色而涩,灸食窦穴五十壮,服姜附汤、全真丹而愈。

第二十三节　汗病门

一、实汗
【病因】体多痰湿,腠理不密,每因胃热蒸腾而成。

【证象】汗出蒸蒸,拭干即有,舌红苔黄,脉则弦滑。

【治疗】少商:针入一分,留捻一分钟。列缺:针入二分,留捻一分钟。曲池:针入五分,留捻二分钟。涌泉:针入二三分,留捻一分钟。然谷:针入三四分,留捻二分钟。冲阳:针入三分,留捻一分钟。大敦:针入一分,留捻一分钟。昆仑:针入二三分,留捻二分钟。

【助治】玉屏风散服之。

【预后】良。

二、虚汗

【病因】阳气内虚,阴中无阳,汗随气泄。盖阳虚阴盛而表不固,腠理疏而汗自出也。

【证象】汗自出而恶寒,身冷,脉虚微,舌淡红。

【治疗】合谷:针入四分,留捻一分钟。复溜:灸三壮。足三里:灸五壮。阴都:灸五壮。曲泉:灸三壮。照海:灸三壮。鱼际:灸三壮。

【助治】人参一钱,黄芪三钱,白术三钱,甘草五分,五味子五分,牡蛎三钱,煎服。

【预后】多良。

淡安按:十二回港陈德隆曾谓余曰,昔年患春温病后,自汗不止,药石无灵。遇一摇圈铃行医者过,使治之。彼令我两手露被外,掌向上,彼用灯芯蘸油燃着,猝烫两手腕后寸许。我顿惊,急缩手,觉汗已止矣。自此遂愈。举手以烫处示余,犹隐约辨出有一小白斑,适阴郄穴处也。

三、盗汗

【病因】卫气虚脱,不能鼓其气于外,以固肌表,而约束津液。每当目瞑之时,卫气行于阴而腠理疏,故出汗;寐则气复散于表而汗止。

【证象】合目入睡则汗泄,醒则汗收,气虚神疲,脉细,舌红而光。

【治疗】阴郄:针三四分,留捻二分钟。肺俞:灸三壮。脐上四寸旁开二寸:灸三壮。中极:灸三壮。

【助治】六味丸三钱,用麦冬三钱、五味子五分,煎汤送下,日三服。

【预后】兼咳嗽颧红发热者,不良。

【备考】《甲乙经》:虚损盗汗,取百劳、肺俞。汗不止,取曲差。盗汗,取阴郄、五里、间使、中极、气海。《医学纲目》:盗汗不止,取阴郄泻之。

四、黄汗

【病因】脾家湿热蕴蒸,由皮肤泄出,多得之汗出入水中浴,水从汗孔入,经蒸郁而为黄汗。

【证象】身肿而冷,状如周痹,胸中窒,不能食,反聚痛,暮躁不得眠,汗出而渴,位①如风水,汗沾衣,色正黄,如柏汁,脉自沉。

【治疗】合谷:针入四分,留捻二分钟。曲池:针入五分,留捻二分钟。足三里:针入五分,留捻二分钟。阴陵:针入三分,留捻一分钟。脾俞:针入三分,留捻一分钟。三焦俞:针入三分,留捻二分钟。中脘:针入五分半,留捻二分钟。人中:针入二分,留捻一分钟。

【助治】黄芪三钱,桂枝一钱,芍药二钱,苦酒四两,和水煎服。

【预后】良。

【备考】《针灸大成·八脉治症篇》:黄疸四肢俱肿,汗出染衣,先取公孙,继取至阳、百劳、腕骨、中脘、三里。

附录　名医治验

窦材治一人额上时时汗出,乃肾气虚也(阳明热,则额上出汗,常人多有此症,未可均断为肾虚也。然凡病咸有虚实,对症圆融,幸勿执一)。不治则成痨瘵,先灸脐下百壮,服金液丹而愈。

一人每日四五遍出汗,灸关元穴亦不止,乃房事后饮冷伤脾

---

① 位:据上下文,疑作"状"。

气,复灸右命门百壮而愈。

第二十四节　寤寐门

一、不眠症

【病因】思虑过度而伤心阴,神不守舍,乃为惊惕、畏恐、多思、终夜不寐。

【证象】转辗不寐,心烦焦急,善惊恍惚。

【治疗】太渊：针入二三分,留捻一分钟。公孙：针入四五分,留捻二分钟。隐白：针入一分,留捻一分钟。肺俞：针入三分,留捻一分钟。阴陵泉：针入三四分,留捻二分钟。三阴交：针入三分,留捻二分钟。

【助治】天王补心丹常服。

【预后】良。

【备考】《甲乙经》：惊悸不得眠,取阴交。又：不得卧,取浮郄。

二、多寐症

【病因】大劳大病之后,脾阳虚惫,精神不振,湿热内恋,神志不清,昏迷好睡。亦有以饮食不节,脾阳不振,终日欲睡不清。

【证象】四肢无力,呵欠频频,精神委顿,反复昏睡,脉则虚缓。

【治疗】肝俞：灸三壮。膈俞：灸五壮。百会：灸三壮。二间、三间：各灸一壮。太溪、照海：各灸五壮。厉兑：灸三壮。

【助治】香砂六君子丸服之。

【预后】良。

【备考】《医学纲目》：沉困睡多,无名指第二节尖屈指取之。《百症赋》：倦言嗜卧,往通里大钟而明。

第二十五节 脚 气 门

一、湿脚气

【病因】寒湿之气,袭入足胫、经络、皮肉,或湿热下注两足而得之。

【证象】两足渐肿,软弱无力,不便行走,心悸气促,甚至足跗至膝,浮肿特大,破之流水,酸重难动,两脉濡数。

【治疗】足三里:灸十壮。三阴交:灸十数壮。绝骨:灸十壮。阴市:灸五壮。阳辅、阳陵:各灸十壮。注意足肿按之热甚,则以上各穴改灸为针。

【助治】米皮糠炒至焦香,用赤砂糖日调服之。

【预后】良。

【备考】"治疗"条下有云:足肿按之热甚,则以上各穴改灸为针。此说务须注意。《资生经》云:脚气一病,最宜针,有热者不可灸。《资生经》:湿热脚气,红肿生疮,取中封、阳辅、风市、绝骨。又:脚气初发,先灸风市,次伏兔,次犊鼻,次三里,次上廉,次下廉,次绝骨,日日频灸,以百壮为率。

淡安治湿脚气刺三里①、阳辅、三阴交三穴,令食米皮糠,无不愈者,可谓湿脚气之特效疗法。

二、干脚气

【病因】暑热伤足三阴,阴液为热所灼,则枯细瘦弱,而为干脚气。

【证象】两脚瘦弱无力,日渐枯细,舌红,脉细数,或弦细。

【治疗】涌泉:针入三分,留捻二分钟。至阴:针入一分,留捻一分钟。太溪、昆仑:各针入三四分,留捻二分钟。阴陵、阳陵、三

---

① 三里:即足三里。

阴交、绝骨：各针入三四分，留捻一分钟。

【助治】虎潜丸日服之。

【预后】佳良。

【备考】《玉龙歌》：脚背疼痛起丘墟穴，斜针出血即时轻，解溪再与商丘识，补泻行针要辨明，行步艰难疾转加，太溪二穴效堪夸，更针三里中封穴，去病如同用手抓。《医学纲目》：足五指尽痛，取涌泉、然谷。《针灸大成·八脉治症篇》：干脚气，膝头并内踝及五指疼痛，先取照海，次取膝关、昆仑、绝骨、委中、阳陵泉、三阴交。

附录　名医验案

蔡元长知开府，正据案治事，忽如有虫自足行至腰间，即坠笔晕绝，久之方苏。据属云，此病非余山人不能疗，趣使召之。余曰：此真脚气也，法当灸风市。为灸一壮，蔡豁然复常，明日病如初，再召。余曰：除病根非千艾不可，从其言，灸五百壮，自此遂愈。

《资生经》：王执中旧有脚气疾，遇春则足稍肿，夏中尤甚，至冬渐消，偶夏间依《素问注》所说，三里穴之所在，以温针微刺之，翌日肿消，其神效有如此者，专刺且尔，况于灸乎？有此疾者，不可不知。凡灸脚气，绝骨、三里为要，而以爱护为第一，王旧有此疾，不履湿则数岁不作，若履湿则频作，自后凡有水湿，不敢着鞋践之，或立润地，亦不敢久，须频移足，而无后患，此亦爱护之第一义也。有达官久患脚气，多服八味丸愈，亦以脚气冲心，惟此药能治。

有人患脚弱且瘦削，后灸三里、绝骨而脚如故，益知"黄君针灸图"所谓绝骨治脚疾神效，信然也。

王执中母氏常久病，夏中忽脚肿，旧传夏不理足，不管着艾，护以针置火中令热，于三里穴刺之，微见血，凡数次，其肿如去，执中素患脚痛肿，亦以火针刺之，翌日肿消，后常灸。凡治此当先三里，而后之阳跷等穴也。

孙晏如曾治淮安船客陈某，患脚气，两膝肿痛异常，按之觉热，难施灸法矣。乃以温针刺其三里、绝骨、三阴交，左右凡六穴，顿松。复针昆仑、委中、阴谷、阳陵泉，左右凡八穴，疼痛肿胀若失，惟足弱不耐步履耳，是针法泻后失补之故。而彼已畏针，乃为拟方，以壮肾健步祛湿法，参伍为方。用杜仲、牛膝、秦艽、木瓜、干姜、黄芪、没药、乳香等药服两剂后，步履如常。

晏如按：吾通地质中海，湿气颇重，春夏之间，婴是疾者颇夥，数载之中，经余治愈者，不知凡几。余多以三里、三阴交、血海、委中、丘墟、风市、犊鼻、中封、涌泉、京骨、临泣等十数穴为主治。间有畏针者，余即以按摩法授之，亦有见效者。兹录于下。

脚气按摩法：涌泉在足心，湿气皆从此入，日夕之间，常以两足赤肉，更次用一手握指，一手摩擦，数目多时，觉足心热，即将脚趾略略动转，倦则稍歇，或令人擦之亦得，终不若自擦为佳，脚力强健，无痿弱酸痛之疾矣。

第二十六节　痿痹门

一、痿症

【病因】《经》曰："因于湿，首如裹，湿热不攘，大筋软短，小筋弛长。"软短为拘，弛长为痿。良以大热邪，烁伤精血，而皮毛筋骨为之痿软无力。

【证象】腿膝腰脚不利，或不能伸屈，或软弱而不履行，或冷麻而失其知觉。

【治疗】阳陵：灸十数壮。绝骨：灸三壮。大杼：灸五壮。（参观手足各病门）

【助治】虎潜丸常服。

【预后】多半良。

【备考】晏如按：细考《内经》五痿之论，总不外乎大经空虚，营卫之气不足也。故痿者四肢无力，举动不能，如委弃之状。夫此症既属大经空虚，刺之似非所宜，须灸承山、昆仑、曲池、三里诸穴，以唤醒脉气，俾阳精升达于四维，而痿症自愈矣。参看附录"名医治验"诸条。昔贤多以灸法而得效者，良有以也。

淡安按：曾闻家伯父谈其师罗哲初先生治一南京某氏子，全身痿疲，颈项四肢皆软瘫。为针大包一穴，与大剂黄芪、白术、甘草三味煎服而愈。录此以供治痿症之参考。

二、痹症

【病因】《经》云："风寒湿三气杂至，合而为痹。"风气胜者为行痹，寒气胜者为痛痹，湿气胜者为着痹，都由各经络受风寒湿各邪之袭击，而发生疼痛、拘急，等等。

【证象】筋骨二部分疼痛，或拘挛，或游行走痛，无定处。

【治疗】依照"痿症"治疗各穴，改灸为针，或针且灸之。（参观手足胸背各病门）

【助治】圣济大活络丸，服之。

【预后】佳良者多。

【备考】《内经·刺痹法》：春感风寒湿者，为筋痹，久不已，则内入于肝，病卧则惊，多饮小便数，取太冲、阳陵泉。夏感风寒湿者，为脉痹，久不已，则内入于心，病心下满，暴喘嗌干，善噫恐惧，取大陵、少海。长夏感风寒湿者，为肉痹，久不已，则内入于脾，病懈惰发咳，呕吐汗①，取太白、三里。秋感风寒湿者，为皮

---

① 呕吐汗：《素问·痹论篇》作"呕汁"。

痹，久不已，则内入于肺，病烦满喘呕，取太渊、合谷。冬感风寒湿者，为骨痹，久不已，则内入于肾，病肾胀足挛，尻以代踵，身踡，脊以代头，取太溪、委中。

晏如按：细读《内经》刺痹诸法，不外分经取穴，在藏取俞，在腑取合，在皮肉筋骨，刺皮肉筋骨，盖已示人刺痹之法矣。然医者尤须审查阴阳，辨明经络，勿失先后标本之序也。至针后行灸，尤见奇效。岐伯曰：刺痹者，熨而痛其痊坚，转引而行之。盖风寒湿沉着不去，久则络结而掣痊坚实，非熨而通之，无以散其痹，故针后施灸，较他病尤宜也。取穴之法，可参看手足胸背各门。

附录　名医治验

《资生经》王执中曰：《列子》载偃师造偈曰，废其肾则足不能行。人之患此，盖肾有病也。当灸肾俞，若一再灸而不效，宜灸环跳、风市、犊鼻、膝关、阳陵泉、三里、绝骨等穴，但按略酸痛处，即是受病处，灸之无不效也。

《夷坚志》：文安公守姑苏，以銮舆巡幸，虚府舍暂徙吴县，县治卑湿，旋感足痹，痛掣不堪，服药不效，乃用所闻，灼风市、肩髃、曲池三穴，终身不复作。又僧普清，苦此二十年，每发率两日，用此灸三七壮，即时痛止，其他验者益众。

蒋仲芳治张莳官，年十九，春来遍体筋骨疼痛，渐生小骨，久药不效。视其身累累如龙眼，盖筋非骨也，因湿邪淫筋，缩结而然。遂针委中、大椎以治其后，内关、三里以治其前，内服当归、生地、白术、秦艽、桂枝、桑枝、炙草、羌活、米仁、牛膝、生姜，入酒三分，以助药力。数日骨渐小，一月尽愈。

孙晏如曾治白蒲沈竣翁，患湿痹症，因循二十年，百治无效。庚午冬，步履艰难，起坐须人，腰背胀痛，两腿生核，如橘瓤然。此由年少豪饮，酒湿内蕴，久则经络缩结，气血之转运不畅，故感腰背胀痛等症也。为针环跳、白环、委中、阳陵泉、三阴交、足三里,左右共十二穴,用烧山火法针之,或参用隔角交经法,针后复灸足三里、阳陵泉。翌日,两腿之核,渐觉消失,复取风市、绝骨、悬钟、犊鼻,再灸膝关、风市,两腿之结核全消,而腰背之胀痛亦减。诊治凡六日,而二十年之痼疾,愈大半矣,步履亦爽。惟右足时感酸软,因年逾花甲,肾气亦亏,正拟补肾通络法,而沈翁曰:余服补肾剂,历十数载,服后反觉下体沉重,敢问何故?余曰:昔徐洄溪先生,谓下体痿弱,属虚者多,温补肝肾,亦不为过,但其中必有风痰寒湿,一味蛮补,亦有未到之处。因拟牛膝杜仲鹿茸丸意,合小活络丹法,为丸剂付之,调理渐愈。

第二十七节 疝气门

一、冲疝

【病因】寒湿之邪,久郁于内,化而为热,客寒触之,遂成斯疾。

【证象】气从少腹上冲心而痛,不得前后为冲疝。

【治疗】太冲:灸五壮。独阴:灸三壮。内太冲:灸五壮。甲根:针入一分,留捻一分钟,再灸三壮。

【助治】天台乌药散,用铁锈水调服五分。

【预后】多良。

【备考】《得效方》:诸疝上冲,气欲绝,灸独阴神效。

淡安按:望亭尚家桥俞长志,年近五十,患少腹痛,自觉有气攻少腹,惨痛欲死,冷汗淋漓,六日未食,奄然待毙。延余诊之。曰此冲疝也。在脐上用三角灸法,及灸关元与太冲,其痛立止。处金铃子散方,以善其后。

二、㿗疝

【病因】太阳寒湿之邪,下结膀胱,因而阴囊肿大。《经》云:三阳为病，发寒热，传为癫疝。

【证象】阴囊肿大，脉急，或痛，或麻木。

【治疗】曲泉：针入三五分，留捻二分钟。中封：针入三分，留捻二分钟，再灸三壮。太冲：灸三壮。商丘：针入二分，留捻一分钟，再灸三壮。

【助治】桂苓丸，用苍术、川朴、乌药、川柏，煎汤送服。

【预后】良。

淡安治望亭虎径谷徐阿生之戚，阴囊肿大而痛，不可按，寒热，脉弦。为针曲泉、中封、大敦三穴，即痛止，翌日肿消而愈。

三、厥疝

【病因】肝有郁热，寒邪外束，肝气乃不条达，因而横逆。

【证象】少腹疼痛，上下左右攻冲无定，甚则四肢厥逆。

【治疗】照海、太冲、独阴：各灸五壮。石门：灸七壮。又脐下六寸两旁各一寸：灸七壮。

【助治】无须。

【预后】良。

四、狐疝

【病因】肝所生病为狐疝，由于寒客厥阴、沉结下焦所致。

【证象】睾丸偏大，胯痛胀紧，卧则入腹，立则下坠。

【治疗】大敦：针入一分，留捻一分钟，再灸三壮。脐下六寸两旁各一寸：灸三壮。

【助治】蜘蛛散服之。

【预后】良。

【备考】《医学纲目》：狐疝，取太冲、商丘、大敦、蠡沟。

五、瘕疝

【病因】脾传之肾为瘕疝。由于脾经湿气,注于冲任交会之所。

【证象】腹有瘕痞,痛而且热,时下白浊,女子不月,男子囊肿。

【治疗】阴陵:针入三四分,留捻二分钟。太溪:针入三分,留捻二分钟。丘墟:针入三分,留捻一分钟。照海:针入三分,留捻二分钟。阴市:针入五分,留捻二分钟。

【助治】龙胆草五分,柴胡五分,车前子三钱,鲜生地三钱,栀子二钱,丹皮三钱,橘核二钱,吴萸五分,丹参三钱,茯苓三钱,煎汤服。

【预后】多良。

【备考】《医学纲目》:妇人瘕痛,与狐疝同,取天井、肘尖、气海、中极。

六、㿗疝

【病因】厥阴之脉循阴器,肝不条达,则血凝气滞,结于阴囊,而为㿗疝。

【证象】睾丸偏胀,坚硬如石,痛引脐中。

【治疗】通谷:灸数十壮。束骨:针入三分,留捻一分钟,再灸三壮。大肠俞:针入三分,留捻一分钟,再灸五壮。

【助治】橘核丸每日服之。

【预后】多良。

【备考】《医学纲目》:㿗疝偏坠,取大巨、地机、中极、中封、交信、涌泉。又水㿗偏坠,取阑门、三阴交。《资生经》:气冲专主㿗。

七、癃疝

【病因】湿邪下注,不慎所欲,致邪袭膀胱。《经》云肾脉滑甚为㿗癃,又云厥阴之阴盛脉胀不通,为㿗癃疝者是也。

【证象】少腹胀痛,小便闭塞,或有白淫。

【治疗】关元:针八分,留捻二分钟,再灸五壮,不灸亦可。三阴交:针三分,即透。中封:灸三壮。照海:针三分,留捻二分钟。太冲:针入三分,留捻一分钟。

【助治】瞿麦三钱,木通钱半,黄芩一钱,山栀钱半,连翘一钱,枳壳一钱,甘草一钱,川楝一钱,归尾一钱,桃仁一钱,山楂一钱,灯芯三寸,煎汤服。

【预后】多良。

【备考】《医学纲目》:诸疝大法,取大敦、行间、太冲、中封、蠡沟、阑门、关元、水道。又大墩主七疝痛。《得效方》:诸疝取关元,灸三七壮,大敦灸七壮。

附录　名医验案

《资生经》王叔权曰:舍弟少戏举重,得偏坠之疾。有客人为当关元两旁,相去各三寸,青脉上,灸七壮,即愈。王彦宾患小肠气,灸之亦愈。

顷关一男子,病卒疝暴痛,不任,倒于街衢,人莫能动,呼张救之。张引经证之邪气客于足厥阴之络,令人卒疝,故病阴丸痛也。急灸大敦二穴,其痛立止。夫大敦穴者,乃足厥阴之二穴也。(见《医说续编》)

郑亨老病疝,灸之得效,其法以净草一条,茅及麦秆尤妙,度病人两口角为一折,折断,如此三折,则折成三角,以一角安脐中心,两角在脐之下,两旁尖尽处是穴,若患在右即灸左,在左即灸右,两边俱患,即两穴皆灸。艾炷如麦粒大,灸十四壮,或二十一壮,即安也。(同前)

孙晏如曾针邻右单姓,疝痛症,累月常发,剧痛难堪,少腹有块隆起，如手臂然，某年夏，痛尤甚，汗出浃背，乃延余针。为取石门、气冲，忽然腹鸣块消，为灸大敦，又针关元得愈。

第二十八节　遗　精　门

一、梦遗

【病因】心为君火，肾为相火，欲念妄动，则君火摇于上，相火炽于下，水不能济，而精随以泄。

【证象】夜梦遗精，脉数舌红。

【治疗】心俞：针入三分，留捻二分钟。白环俞：针入三四分，留捻二分钟。肾俞：针入三四分，留捻二分钟。中极：灸三壮。关元：灸五壮。三阴交：灸五七壮。

【助治】三才封髓丹常服。

【预后】能清心寡欲者良。

【备考】《得效方》：梦泻精，取三阴交、合谷，灸二七壮。神效。《医学纲目》：遗精梦泻，心俞、白环跳、膏肓俞、中极、关元等穴，或针或灸。《百症赋》：针三阴与气海，专司白浊及遗精。《千金方》：梦泻精，灸中封五十壮。

男女梦与人交泄精，三阴交灸五壮神良。

二、滑精

【病因】色欲过度，心肾气虚，不能摄精，每因欲念一动，即不禁而滑出。

【证象】每在睡中，无梦自遗，或动念即遗，不拘昼夜，欲念顿生，即行滑下。

【治疗】精宫：灸数十壮。肾俞：灸五壮。关元：灸五壮。

【助治】金锁固精丸常服。

【预后】佳良。

【备考】《医学纲目》：虚劳失精，宜取大赫、中封。《得效方》：便浊失精，取肾俞。

附录　名医治验

王叔权曰：有士人年少，觅灸梦遗，为点肾俞穴，令其灸而愈。古人云，百病皆生于心，又曰百病皆生于肾。心劳生百病，人皆知之，肾虚生百病，人或未知也。盖天一生水，地二生火，肾水不上升，则心火不下降，兹病所由生也。人不可不养心，不可不爱护肾也。

第二十九节　淋浊门

一、五淋

【病因】淋分石淋、劳淋、血淋、气淋、热淋，都由肾水虚而不能制火，以致小肠膀胱间郁热不化，遂使下焦阴阳乖错，清浊相干，膏血沙石，悉从膀胱水道化出，淋沥不断，或闭塞其间，造成各种淋之名称。

【证象】石淋：小便难，而小便中夹有沙石冲出。劳淋：溺涩腹胀，小便淋沥困难，过劳即发。血淋：溺痛，带有血液。气淋：少腹满痛，溺有余沥。热淋：茎中痛热，小便赤涩。

【治疗】气海：针入五分，留捻二分钟。关元：针入五分，留捻二分钟。大敦：针入一分，留捻一分钟。行间：灸十壮。太溪：针入三四分，留捻二分钟。三阴交：针入四五分，留捻一分钟，再灸三五壮。阴陵泉：针入三五分，留捻二分钟。阴谷：针入三分，留捻二分钟。

【助治】石淋用黄蜀葵子煎汤服。劳淋用肾气丸。血淋用瞿麦、山栀、甘草煎服。气淋用瞿麦、冬葵子、冬瓜子、黄芩、木通、茅根、竹叶、滑石，煎汤服。热淋用丹皮、生地、木通、甘草、竹叶，煎汤服。

【预后】良。

【备考】石淋。李东垣曰：取关元、气冲、大敦。《千金方》灸法：石淋，脐下三十六种病，不得小便，灸关元三十壮。又灸气门三十壮。又灸大敦三十壮。

劳淋。《千金方》：劳淋灸足太阴百壮，穴在内踝上三寸。

血淋。《千金方》：血淋灸丹田，随年壮，又灸复溜五十壮，一云随年壮。东垣曰：血淋，取气海关元。

热淋。东垣曰：热淋取阴陵泉、关元、气冲。

气淋。《千金方》：灸关元五十壮。又灸玉泉傍相去一寸半，三十壮。

刘河间曰：淋，小便涩痛也。热客膀胱，郁结不能渗泄故也。严氏曰：气淋者，小便涩，常有余沥。石淋者，茎中痛，尿不得卒出。膏淋者，尿以膏出。劳淋者，劳倦即发，痛引气冲。血淋者，热即发，甚则溺血。以上五淋，皆用盐炒热填满病人脐中，却用筋头大艾七壮，或灸三阴交即愈。

淡安治锡城许康君劳淋证，小腹胀满，小溲浑浊，淋沥而热，困难奇痛，经二年余未少瘥。西医欲为剖割，畏危险未敢允。适余甫迁锡城，来针。为针阴陵、涌泉却肾经湿热，针合谷、尺泽以开肺气，膀胱俞、中极以鼓下元气化。针后约三小时，小溲通畅而愈，快甚。后以要事行急路四十里，病复发，仍针前穴再补肾俞而愈。

二、白浊

【病因】白浊有赤浊、白浊、湿热浊之分，然都由入房太甚或交媾不洁，败精瘀腐，蕴酿而成。

【证象】初起茎中热痛，滞下，小便疼痛，火灼如割，赤白之浊，如脓如浓，随溲冲出，不便时，茎口自流浓液，经过相当日数，则茎中不灼痛，小便则频数，浊液自滴。

【治疗】三阴交、关元：针之。

【助治】生白果肉汁，开水服冲一二枚。

【预后】良。

【备考】《医学纲目》：白浊肾俞灸，又取章门、曲泉、关元、三阴交。

附录　名医治验

《江西通志》载：新安富室，有男子淋溺不止者，渐痿黄，诸医束手。孙卓三治之，亦弗效。偶隐几坐，以手戏弄水灌，后孔塞则前窍止，开则可通。悟遂针脑后一穴，为灸火至三炷，立愈。

孙晏如曾治海门大生三厂徐永之先生，江西人。庚午夏，病少腹膜胀，小便淋涩，茎中痛，每至下午，则不能步履，痛苦不堪，医治罔效。乃饬人来通，邀余往诊，即乘汽车往。为针关元、章门凡三穴，腰部即觉舒适。余回通时，已属午后，而徐君送余登车，无甚苦痛矣。再三日，即来通就诊，惟觉淋浊时下，茎中切痛。以病经多日，气机下陷，不耐分利，因与补中益气法，合和肝意，拟方调理，精神渐愈，茎痛未松。乃针行间两穴，针后复灸，忽觉有一缕之气，蠕然上行，而达于痛处，颇惊为神奇，而茎痛愈矣。以后缓缓调摄，渐得如常。

第三十节　癃闭门

一、小便癃

【病因】多属于湿热郁阻膀胱，或败精瘀血，阻塞溺道，或由肺气不降，肾藏失强，皆足使小便闭塞。

【证象】茎中疼痛，溲不得出，小腹里急，脘腹痞满，胸闷气短，脉或滑或细。

【治疗】气海：针入三分，留捻一分钟。关元：针入四分，留捻二分钟。阴谷、阴陵：各针入三四分，留捻二分钟。三阴交：针入三四分，留捻二分钟。曲泉：针入三分，留捻一分钟。中极：针入三分，留捻一分钟，再灸三壮。

【助治】通关丸服三钱。

【预后】良。

【备考】《甲乙经》：癃闭取阴跷（即照海穴）、大敦、委阳、大钟、行间。《医学纲目》：小便淋闭，关元针八分，三阴交三分即透，阴谷、阴陵泉、气海、太溪、阴交。

二、大便闭

【病因】食积与邪热阻滞肠中，或血虚液枯，失其传送之源。

【证象】大便闭结，腹胀或痛，神疲肢倦，或烦扰不安，脉滑或芤，舌厚燥或舌尖光红、根部糙裂。

【治疗】承山：针入四分，留捻一分钟。照海：针入二三分，留捻二分钟。支沟：针入三四分，留捻一分钟。太溪：针入四分，留捻一分钟。太冲：针入二分，留捻二分钟。太白：针入二分，留捻一分钟。章门：灸五壮。大肠俞：灸五壮。

【助治】润肠丸，生大黄三钱，元明粉三钱，甘草一钱，煎汤服。

【预后】良。

【备考】《医学纲目》：大便不通，取三间、承山、太白、大钟、三里、涌泉、昆仑、照海、章门、气海，大便闭涩，其照海，针入五分，补二呼，泻六吸、立通，支沟针半寸，泻三吸，太白泻之。

第三十一节　便血门

一、大便血

【病因】经云："阴络伤，则血内溢；血内溢，则后血。"此症大都由血中蕴热,饮食不节,而损伤血络所致。

【证象】先便后血,名曰远血;或先血后便,名曰近血。面色黄淡,肢倦神疲,脉虚芤。

【治疗】承山:针入五分,留捻二分钟。复溜:针入三四分,留捻二分钟。太冲、太白:各针入二三分,留捻二分钟。大肠俞:灸五壮。尾闾骨尽处(即长强穴):灸数十百壮。膈俞:灸十数壮。

【助治】远血黄土汤,近血脏连丸。

【预后】良。

【备考】《资生经》:下血不止,量脐心与脊骨平,于脊骨上灸二壮即愈。

二、小便血

【病因】尿血因血室有热,血得热而妄行,或肝脾两虚,血室之血失于统摄所致。

【证象】小便溲血,脉虚无力,神疲肢倦。

【治疗】大陵:针入三分,留捻二分钟,再灸三壮。关元:针入五分,留捻一分钟,再灸五壮。

【助治】归脾丸服之。

【预后】良。

【备考】《针灸大成》八脉治症篇:小便淋血不止,阴器痛,先针照海,继取阴谷、涌泉、三阴交。

附录　名医治验

《陆氏续集验方》:治下血不已,量脐心与脊骨平,于脊骨上灸七壮即止。如再发,即再灸七壮,永除根。目睹数人有效,余常用此灸人肠风,皆除根,神效无比,然亦须按此骨处酸疼方灸之,不痛则不灸也。

第三十二节 痔 漏 门

一、痔漏

【病因】久居湿热之地，好食辛热炙脍之品，阴虚火旺，大便干燥，便通时，每与肠壁摩擦，日久月延，遂发生红粒小瘰而成痔，因痒溃破而成漏。

【证象】肛门有肉珠突出，有如鸡冠，或如鼠奶，种种形状，痛痒难忍，大便时，更痛苦不堪，鲜血淋沥，甚至不能坐立。

【治疗】承山：针入五分，留捻二分钟。昆仑：针入三分，留捻一分钟。脊中：针入三分，留捻一分钟，再灸三壮。飞扬：针入三四分，留捻三分钟。太冲：针入三分，留捻一分钟。复溜：针入三四分，留捻一分钟。侠溪：针入二分，留捻一分钟。气海：针入三四分，留捻一分钟。长强：针入三四分，留捻一分钟，再灸五七壮。与脐心相对脊上：灸十数壮，并再各开一寸，灸三五壮。

【助治】常服龟肉。

【预后】良。

【备考】《灵枢经》曰：痔疾取足太阳（承山）、取肾脉（长强）。《甲乙经》：痔痛取承筋、飞扬、委中、承扶、攒竹、会阴、商丘。《医学入门》：治诸痔及肠风，取脊十四椎下，各开一寸，灸之，久痔尤效。

附录 名医治验

峡州王及郎中，充西路安抚司判官，乘驴入骆谷。以素有痔疾，因此大作，其状如胡瓜，贯于肠头，热如烙灰火，至驿僵仆。主驿者曰，此病某曾患之，须灸即瘥。用柳枝浓煎汤先洗痔，便以艾炷灸其上，连灸三五壮，忽觉热气一道，入肠中，因大转泻，鲜血秽物，一时出，至痛止。泻后失胡瓜所在，乘驴而驰。

第三十三节　头部病门（头痛、眩晕、头肿胀）

一、头痛

【病因】头部多属三阳经络。头痛有正头痛与偏头痛之分，皆属于风寒袭人，兼夹痰热，然亦有精华内痹，郁于空窍，以致清阳不运而作痛者。

【证象】邪袭太阳，头痛在正中与项部；邪袭少阳，多患偏头痛；邪袭阳明或阳明之热上攻，则痛在额部。惟因风者恶风，因寒者恶寒，饮湿者头重，因火者齿疼，因郁热者心烦，因伤食者胸满，因伤酒者气逆，因伤怒者血逆。更有内风扰癫，头痛如破，昏重不安，乃属内虚，是不可不辨也。

【治疗】脑顶痛。上星：针入二分，留捻一分钟，再灸二壮。风池：针入二分，留捻二分钟。脑空：灸三壮。百会：针入一分，留捻一分钟，再灸三壮。天柱：针入二分，留捻二分钟，再灸三壮。少海：针入三四分，留捻二分钟。

正头痛。上星、神庭：各针入二分，留捻一分钟，再灸一二壮。前顶：针入二分，留捻一分钟。百会：针入一分，留捻一分钟，再灸二壮。合谷、丰隆：各针入四五分，留捻二分钟。昆仑、侠溪：各针入三四分，留捻二分钟。

额角眉棱痛。攒竹：针入四五分，留捻二分钟。合谷：针入四分，留捻二分钟。神庭：针入一二分，留捻一分钟。头维：针入二分，留捻二分钟。解溪：针入三四分，留捻二分钟。

头项强痛。风池：针入四五分，留捻一分钟。哑门：针入三分，留捻二分钟。肩井：针入四分，留捻一分钟。少海：针入四分，留捻一分钟。后溪：针入四五分，留捻二分钟。合谷：针入三四分，留捻一分钟。大椎、陶道：各针入二三分，留捻二分钟。

头项强急脊如折。风府：针入三分，留捻二分钟。承浆：针入二三分，留捻二分钟。

偏头痛。头维：针入二分，留捻一分钟。丝竹空、攒竹：各针入四分，留捻二分钟。风池：针入四分，留捻二分钟。前顶：刺入一分。上星：刺入一分。侠溪、液门：各针入三四分，留捻二分钟。

痰厥头痛。丰隆、曲池：各针五分，留捻二分钟。风池：针入四分，留捻五分钟。

酒醉后头痛。印堂：针入二分，留捻一分钟，刺出血。攒竹：针四五分，留捻一分钟，刺出血。手三里、足三里：各针入五六分，留捻二分钟。风门：针入三分，留捻二分钟。膻中：针入二分，留捻一分钟。中脘：针五六分，留捻二分钟。

【助治】宜疏风泻肝，如消风散、川芎茶调散，如系因怒血逆则宜降血潜肝，如凉膈散、逍遥散，如因肾虚不摄，则宜纳气补阴，用六味丸加味。

【预后】六淫外侵头痛多良，惟脑出血之头痛难治，《内经》所谓头痛甚，脑尽痛，手足青至节，死不治。

【备考】《医学纲目》：偏正头痛，取丝竹空、风池、合谷、中脘、解溪、足三里。又：正头痛，取百会、上星、神庭、太阳、合谷。又：眉棱骨痛，取攒竹、合谷、神庭、头维、解溪。又痰厥头痛，取丰隆。又：醉后头痛，取印堂、攒竹、足三里、风门、膻中。《资生经》：厥逆头痛，齿亦痛，灸曲鬓七壮。又：肾厥头痛，灸关元百壮。

附录　名医治验

《医学纲目》：一老妇久患头痛，因视其手足有血络皆紫黑，遂用针刺出血如墨汁，后刺受病之经，得全愈。《资生经》王叔权云：予年逾壮，寒夜观书，每觉脑冷，饮酒过量，脑亦痛甚，后因灸囟会而愈。有兵士患鼻衄不已，予教令灸此穴即愈。有人久患头风，亦令灸此穴即愈。但《铜人明堂经》只云主鼻塞不闻香臭等疾而已，故予书此以补其治疗之缺。

又有士人患脑热痛,甚则自床下,以头脑拄地,或得冷水稍觉安,而疼终不已,服诸药不效,人教灸囟会而愈,热疼可灸,况冷瘀乎?凡脑痛脾泻先宜灸囟会,而强间等穴盖其次也。

洁古治一人病头痛久矣,发则面颊青黄晕眩,目慵张而口懒言,体欲重且兀兀欲吐,此厥阴太阴合病,名曰风痰头痛,以局方玉壶丸治之,更灸侠溪后愈。

二、头风

【病因】素有痰火,复当风取凉,邪从风府而入脑,郁而为热则痛。夫头痛与头风并非二症,在新久去留之分耳,其痛卒然而至,易于解散者为头痛,其痛作止不常,愈后偶触又发者,头风也。

【证象】与头痛略同,惟更有因痰饮停于胃脘,口吐清涎,眩晕至三五日,不省人事,不进饮食,名醉头风,又有因劳役酒色,及多食脍炙动风发毒之物,以致痰结核块,或红或肿,而成雷头风者。

【治疗】与头痛治疗同,以风池、脑空、头维、合谷诸穴为主。

醉头风。攒竹:针入四分,留捻二分钟。印堂:针二分出血。三里:针八分。风府:针入三分,留捻一分钟。

雷头风。外关:针入三五分,得气即泻。百会:针入二分,留捻一分钟。中脘、太渊、风门。

【助治】宜泻肝疏风,用头风丸,然亦须审其为风热痰湿,气虚血虚也。醉头风则以疏肝化痰为主,用加味导痰汤。雷头风可用清震汤,升麻二钱,苍术二钱,荷叶三钱,煎服。

【预后】无定。

【备考】《玉龙歌》:偏正头风痛难医,丝竹金针亦可施,沿皮向后针率谷,一针两穴世间稀,偏正头风有两般,有无痰饮细推看,若然痰饮风池刺,倘无痰饮合谷安。注:风池刺一寸半透风府穴,此必横刺方透也,宜先补后泻,灸十一壮。合谷穴宜针至劳宫,灸二七壮。

附录 名医治验

窦材治一病人,头风发则旋晕呕吐,数日不食,为针风府穴向右耳入三寸,去来留十三呼,病人头内觉麻热,方令吸气出针。服附子半夏汤,永不复发。华佗针曹操头风,亦针此穴立愈。但此穴入针,人即昏倒,其法向右耳横下针,则不伤大筋而无晕,乃千金妙法也。

淡安治宜兴吕鹤生君,头前顶额痛半年余,常用毛巾紧束之稍安。为灸囟会、上星、头维三穴,痛立止。乃嘱其用艾隔姜片日灸上穴一壮,以防复发而善其后,未来复诊,想必愈矣。

三、眩晕

【病因】经云:诸风掉眩,皆属于肝。故眩晕之症,多属肝肾阴亏。而虚阳上越,其因风邪侵袭,痰涎上干者,亦或有之。

【证象】头重不举,目眩耳鸣,头旋心悸,震眩不定,亦或动即自汗,起则呕痰。

【治疗】头眩晕而呕。内庭:针入三分,留捻一分钟。丰隆:针入五分,留捻二分钟。中脘:针入五六分,留捻一分钟。风池:针入三四分,留捻一分钟,再灸三壮。上星:灸三壮。解溪:针三分,留捻二分钟。神庭:灸三壮。百会:灸二壮。

头眩晕。申脉:针入二分,留捻一分钟,再灸三壮。风池:灸五壮。上星、前顶:各灸三五壮。足三里:针入五六分,留捻一分钟,再灸三五壮。后顶、脑空:各灸三五壮。百会:灸三五壮。

脑昏目赤。攒竹:针入四分,留捻二分钟。丰隆:针入五六分,留捻二分钟。风府:针入三分,留捻一分钟,再灸三壮。

【助治】宜调补肝肾,常服六味丸。

【预后】无定。

【备考】《医学纲目》:眩晕取神庭、上星、囟会、前顶、后顶、脑空、风池、阳谷、大都、至阴、金门、申脉、足三里。又:眩晕怕寒,春夏常着棉帽,暂去即发,取百会、上星、风池、丰隆。

附录　名医治验

东垣治参政,年近七十,春间病颜面郁赤,若饮酒状,痰稠黏,时眩晕,如在风云中,又加目视不明。李诊两寸洪大尺弦细无力,此上热下寒明矣。欲药之,为高年气弱不任寒凉,记先师所论治上焦譬犹鸟集高巅,射而取之,以三棱针于巅前眉际,疾刺二十余,出紫黑血约二合许,时觉头目清利,诸苦皆去,自后不复作。

四、头面肿

【病因】手足六阳之经,虽皆上至头,而足阳明之脉循行面部者独多,故《古今医鉴》谓面病专属于胃,其或风热乘之,则令人面肿,如大头瘟、虾蟆瘟、颔颊肿等症,其病因多属于此。

【证象】面颐、颈项、目胞皆肿大如火热灼,气粗或肿,面有光泽,实邪之脉洪而滑,夹湿之脉濡而数,虚邪之脉细数或虚缓,舌色实症则红而有苔,或黄或白,虚则舌淡苔薄,或光绛中芒。

【治疗】头目浮肿火热,面赤。大头瘟、虾蟆瘟之类,急以三棱针贯刺头额部太阳之血络,出血仍不息,及足膝弯与手肘弯之血络,多出恶血。少商、商阳、中冲、少冲、少泽:皆刺出血。合谷:针入四分,留捻一分钟。曲池:针入五六分,留捻二分钟。尺泽:针入三四分,留捻一分钟。

头颔肿。阳谷:针入二分,留捻一分钟。腕骨:针入二分,留捻二分钟。商阳：针入一分，留捻一分钟。丘墟：针入三分，留捻二分钟。侠溪：针入三分，留捻一分钟。手三里：针入四分，留捻一分钟。

颊肿。颊车：针入三分，留捻二分钟。

头痒而肿。迎香：针入三分，留捻二分钟。合谷：针入四五分，留捻二分钟。侠溪：针入三分，留捻二分钟。

头目浮肿有光。目窗：针入二分，留捻二分钟。陷谷：针入三分，留捻二分钟。

头面浮肿有水光。水分：灸五壮。厉兑：针入一分，留捻一分钟，再灸二壮。人中：针入二分，留捻一分钟。

【助治】头面肿，宜疏风或泄火消毒，若气虚面肿而色不泽者，非温补不可也。

【预后】多良。

第三十四节 目疾门

一、目赤

【病因】目赤之因凡三，一曰风助火郁于上，二曰火盛，三曰燥邪伤肝。

【证象】或色似胭脂，或赤丝乱脉，或赤脉贯筋，或血灌瞳神。

【治疗】目赤不甚痛。目窗：针入一二分，留捻一分钟。大陵：针入三分，留捻一分钟。合谷：针入四分，留捻一分钟。液门：针入四分，留捻一分钟。上星：针入二分，留捻一分钟。攒竹：针入四分，留捻一分钟。丝竹空：针入三分，留捻二分钟。

目赤有翳。太渊：针入二分，留捻一分钟。临泣：针入二分，留捻一分钟。侠溪：针入三分，留捻二分钟。攒竹：针入四分，留捻一分钟，出血。风池：针入四分，留捻二分钟。合谷：针入四分，留捻一分钟。睛明：针入二分，留捻一分钟。中渚：针入四分，留捻一分钟。

【助治】宜疏风清热。

【预后】良。

【备考】《医学入门》：赤眼迎香出血奇，临泣太冲合谷似。

二、目肿胀

【病因】不外内外二因。外因者由暴风客邪，风热外袭；内因者乃由水火之邪，传脾脏而为炎躁之疾。

【证象】轻者肿胀如杯，重则形如虾式。外因者多泪而珠痛稍缓，内因者珠疼而睥方急硬。

【治疗】目赤肿翳羞明隐涩。上星、目窗：各针入三分，留捻半分钟。攒竹、丝竹空：各针入四五分，留捻一分钟，须出血。睛明：针入四分，留捻二分钟。瞳子髎：针入三分，留捻二分钟。合谷：针入四五分，留捻二分钟。太阳：针入三分，留捻二分钟。其周围血络刺出血。再以草茎刺鼻孔中出血，有特效。

眼暴赤肿痛。神庭、上星、囟会、前顶、百会：俱微刺出血。光明：针入三四分，留捻二分钟。地五会：针入三四分，留捻二分钟。

眼肿痛睛如裂出。入关、十指尖：各针刺出血。

【助治】大黄丸，食前服三十粒。

【预后】外因者多良，内因者难治。

三、目痛

【病因】目眦白眼痛，昼甚属阳，由五贼外攘者多；目珠黑眼痛，夜甚属阴，由七情内伤者多。

【证象】有白眼痛，有赤眼痛，若雷头风，偏头痛，亦或使目睛疼痛甚者，痛如针刺，泪滚滚下。

【治疗】眼赤暴痛而不肿。合谷：针入五分，留捻二分钟。手三里：针入四分，留捻一分钟。太阳：针入三分，留捻一分钟，刺出血。睛明：针入三分，留捻一分钟。

目痛不甚红。二间、三间、前谷、上星：各针入二分，留捻一分钟。大陵、阳溪：各针入三分，留捻一分钟。

目眦急痛。三间：针入二三分，留捻二分钟。

【助治】夏枯草散煎服

【预后】多良。

【备考】《医学纲目》：目眼痛取风池、通里、合谷、申脉、照海、大敦、窍阴、至阴。《玉龙歌》：眼痛忽然血贯睛，羞明更涩最难睁，须得太阳针出血，不用金刀疾自平。

四、目痒

【病因】或因风火，或由血虚。

【证象】轻者痒犹可耐，剧者竟若虫行。

【治疗】光明：针入四分，留捻一分钟。地五会：针入三分，留捻一分钟。

【助治】无须。

【预后】良。

五、目泪

【病因】风冲于内，火发于外，风热相搏，由是泪出。

【证象】有迎风则冷泪或热泪，有泪无定时。

【治疗】迎风流泪。头维：针入二分，留捻一分钟。睛明：针入三四分，留捻半分钟。临泣：针入三分。风池：针入四五分，各留捻一分钟。大、小骨空：各灸七九壮。

冷泪自流。肝俞：灸七壮。百会：灸三壮。风池：灸五七壮。后溪：灸五壮。大、小骨空：各灸五七壮。头维：灸三壮。

【助治】炉甘石、乌贼骨等分入龙脑少许，为极细末点之。

【预后】良。

【备考】《百证赋》：泪出刺临泣头维之处。《医学纲目》：迎风冷泪，眵多黑花，取大骨空、小骨空灸之，吹火灭，又取临泣、合谷。

六、风弦烂眼

【病因】风沿眼，系上膈有积热，自饮食中挟怒气而成者多。

【证象】眼弦因脓积而肿，于中生细小虫丝，遂年久不愈而多痒者是也。

【治疗】大骨空：灸九壮。小骨空：灸七壮，眼眶以三棱针刺出血。尺泽、太阳：皆刺出血。

【助治】柴胡、羌活、防风、赤芍、桔梗、生地、荆芥各一钱，炙草五分煎服，虚人加参芪一钱、当归七分。

【预后】多良。

【备考】《医学纲目》：烂弦风眼，取大骨空灸九壮，以口吹灭火，小骨空灸七壮，亦吹火灭，又以三棱针刺眶外出血即愈。

七、拳毛倒睫

【病因】由目紧急皮缩之所致也。盖伏热内攻，阴气外行，治当去其内热，泻其火邪，使眼皮得缓，则睫毛自出。

【证象】上下睑内急外弛，故睫毛皆倒，而刺里睛，既受刺则深赤生翳，羞明沙涩，畏风恶日，痛痒多眵。

【治疗】丝竹空：针入三分，留捻一分钟，再灸一壮。

【助治】大黄、甘草各二钱，郁李仁、荆芥穗各一钱，空心煎服。

【预后】良。

【备考】《医学纲目》：用手法攀出内睑向外，刺以三棱针出热血，以左爪甲迎往针锋立愈。

八、胬肉攀睛

【病因】或眼先赤烂多年,肝经为风热所冲而成,或用力作劳,致血旺心热而得。

【证象】或痒或痛,自两眦头胬出筋膜,若心气不宁,忧虑不已,遂致胬肉侵睛。

【治疗】睛明:针入四分,留捻二分钟。太阳:针入三分,留捻一分钟,刺出血。期门:针入三分,留捻一分钟。

【助治】大黄、黄芩、防风、薄荷各一钱二分半,右①剉,蜜少,同煎服。

【预后】多良。

【备考】《医学纲目》:胬肉攀睛,取睛明、风池、期门,太阳出血。《百证赋》:攀睛刺少泽肝俞之所。

九、目昏花

【病因】有因血液涩少,光华亏耗而昏者,有因目病失治,耗其目光而昏者。此外如六欲、七情、五味、四气、瞻视哭泣,亦可致眼目昏花。

【证象】或睛黄视眇,或干涩昏花,或萤星满目,或起坐生华。

【治疗】头维:针入二分。三里:灸五壮。承泣:针三分,留捻一分钟。攒竹:针四分。目窗:针二分。百会:刺出血。风府、风池:各针入三分。肝俞、胃俞:各灸五壮。

【助治】宜补肝养血。

【预后】多良。

【备考】《医学纲目》:目昏暗灸三里,针承泣,又取肝俞、瞳子髎。《玉龙歌》:肝家血少眼昏花,宜补肝俞力更加,更把三里频补

---

① 右:原文为竖排,"右"即"上"。

泻,还光盈血自无差。

十、暴盲

【病因】或因纵酒嗜辛,有所忿怒,或因色欲过度,悲伤太甚,亦有因积热而然者。

【证象】忽然视物不见,必急睡片时,始能见人物,然竟不辨为何人何物,是其证也。

【治疗】攒竹、前项、神庭、上星刺出血,鼻中以草茎刺出血(注意草茎之尖端须拭净)。

【助治】养血调肝,亦有用独参汤而效者。

【预后】无定。

十一、青盲

【病因】或伤于七情,或损其精血,年高病后,亦或得之。

【证象】瞳神如常,无或缺损,惟视物不见耳。

【治疗】巨髎:灸三壮。肝俞:灸七壮。商阳:刺出血。命门:灸三壮。

【助治】生地、茯苓、川芎、蔓荆子、熟地、防风、山药、菊花、细辛等分为末,制丸如桐子大,每服二十丸。桑白皮汤送下,亦可用明目石斛夜光丸,淡盐汤下,宜多服,统治眼疾。

【预后】无定。

【备考】《得效方》:青盲灸巨髎,又取肝俞、命门、商阳。

十二、雀目

【病因】肝血不足。

【证象】才至黄昏,便不见物,但至晓复明。

【治疗】肝俞:灸七壮。手大指甲后内廉第一节横纹头白肉际灸三壮。

【助治】蛤粉、黄蜡等分,右镕蜡搜蛤粉成剂,捏作饼子,每饼重三钱,用猪肝一片,重二两,竹刀批开,裹药一饼,麻线缠,入砂锅内以泔水煮熟,乘热熏目,至温吃肝并汁,以愈为度。

【预后】年轻者良。

【备考】《医学纲目》:雀目取神庭、上星、前顶、百会、睛明,出血即愈。又取肝俞。

十三、翳膜

【病因】属于实热,甚者多是肝气盛而发在表也,若因劳欲过度,或凉药过多,致阳气衰少,亦可生青白翳于大眦者,不可不辨也。

【证象】先感视物朦胧,继渐生膜如蝇翅,然惟翳象不一,有所谓圆翳、冰翳、滑翳、涩翳、散翳、横开翳、浮翳、沉翳、偃月翳、枣花翳、黄心翳、黑花翳等若干种,非一二语所能尽述之,故不赘。

【治疗】肝俞:针入三分,留捻一分钟,再灸三壮。命门:灸三壮。三里:灸五壮。光明:灸五七壮。睛明:针入四分,留捻一分钟。四白:针入三分,留捻一分钟。太阳:刺出血并针入三分,留捻一分钟。商阳、厉兑,各刺出血。

【助治】内服疏肝清热剂,外取明矾、黍米大纳眼中泪出拭之,日久自消。

【预后】多年老翳难治,新翳易疗。

【备考】《景岳全书》云,翳风灸七壮可治赤白翳膜。

附录　名医治验

张子和治女童,目忽暴盲不见物,此相火也。太阳阳明血气俱盛,乃刺其鼻中,攒竹穴与顶前五穴,大出血,目立明。张子和自病目或肿或翳,羞明隐涩,百余日不愈。张仲安云宜刺上星、百会、攒竹、丝竹空诸穴上血出,及以草茎内两鼻中出血,约升许,来日愈。

娄全善,男,目珠至夜痛连眉棱骨,及头半边肿痛,用黄连膏点之反甚,诸药不效,灸厥阴、少阳疼随止。半日又作,以夏枯草二两、香附二两、甘草四钱为末,每服一钱五分,清茶调下,四服良愈。

赵良仁云:丹溪先生尝用参膏治一老人目不明,昏暗如夜,正《灵枢》谓"气脱者,目不明"是也。余亦曾治一士人,患头风连左目壅痛,从戴人法,于百会上星出血者皆不效。遂在头偏左之足太阳所过第二行与上星对平,按之痛甚处出血,立愈。由是言针之与药,必切中病所,药与证对,然后可愈。前人之方,不过立规矩耳。

孙晏如曾针西乡张僮眼赤痛症,而痛牵引两鬓,为针睛明穴三分许,按三才法进针,行平补平泻法,历一小时眼痛已愈,而两鬓犹痛,为刺太阳紫脉上出血顿愈。

晏如按:针此症者,亦须验脉问病,审其邪热究在何经,乃泻何经之穴,庶免攻伐无过,且先能探本穷源,而后再刺近目诸穴,以治其标,标本无遗,厥疾自愈。虽年深久远,翳膜一时难除,然多针几次,复助以药力,自有渐愈之望,言不可治者,未得其术也。

淡安按:近年针目疾,凡老年目昏花视物不清晰,目无红丝,绝无异态,为针肝俞并灸之,多效,不必针他穴。又按:目红肿痛者,自耳后紫络上刺出血颇效,其他刺太阳、攒竹、睛明三穴,亦可使红肿痛即愈。又按:目淡红久而不愈者,刺肝俞、光明用补法即愈,大、小骨空之治迎风流泪亦有效,惟须经四五回之灸治可全愈。

第三十五节　耳疾门

一、耳聋

【病因】肾开窍于耳,少阳之脉络于耳,耳疾之病故多属肝胆之火,或肾气之弱也。劳伤气血,风邪袭虚,遂致暴聋,精脱肾惫,肝气虚衰,遂致重听。

【证象】两耳重听,其声嘈嘈,久则不闻声音。

【治疗】耳暴聋。天牖:针入三分,留捻二分钟。四渎:针入八分,留捻二分钟。又以苍术长七分,一头切平,一头削尖,将尖头插耳中,于平头上灸七壮,重者二七壮,觉内热而止。

耳聋实证。中渚:针入三分,留捻一分钟。外关:针入四分,留捻一分钟。和髎:针入二分,留捻二分钟。听会:针入二分,留捻二分钟。听宫:针入二三分,留捻二分钟。合谷:针入四分,留捻二分钟。商阳、中冲:各针入一分,留捻半分钟。金门:针入二分,留捻一分钟。临泣:首针入一二分,留捻一分钟。

重听无所闻。耳门:针入二分,留捻二分钟。听会:针入二分,留捻二分钟。听宫:针入二分,留捻二分钟。风池:针入四五分,留捻一分钟,再灸三壮。翳风:针入三分,留捻一分钟。侠溪:针入二三分,留捻二分钟。

【助治】因风邪乘虚者,宜辛凉疏散;因精脱肾惫者,宜滋阴补肾。惟此症须分新旧,新聋多热,宜散风热,开痰郁;旧聋多虚,宜滋补兼通窍之剂也。

【预后】多良。

【备考】《内经》刺耳聋法。

邪客于手阳明之络,令人耳聋,时不闻音,刺手大指次指爪甲上去角如韭叶,各一痏,立闻。不已,刺中指爪甲上与肉交者,立闻。其不时闻者,不可刺也。耳中生风者亦刺之如此数,左刺右,右刺左。

按:其不时闻者,乃内伤之聋症,不可刺也。

聋而不痛者,取足少阳;聋而痛者,取手阳明。

耳聋刺手阳明,不已,刺其通脉出耳前者。

按:手阳明穴俞主耳聋者有四穴,商阳、合谷、阳溪、偏历也,通脉通于耳外之脉,即听会穴是也。

耳聋无闻取耳中。耳鸣取耳前动脉。耳痛不可刺者,耳中有脓。若有干耵聍,耳无闻也。耳聋取手小指次指爪甲上与肉交者,先取手,后取足。耳鸣取手中指爪甲上,左取右,右取左,先取手,后取足。

注:耳聋无闻,当取耳中之听宫穴。耳鸣当取耳前动脉,即耳门穴。耳痛不可刺者,以耳中有脓故也。若脓积而为干耵聍,则耳必无闻,须出此干耵聍而痛可止矣。有耳痔聋者,当取小指次指即关冲穴,后又取足小指次指之窍阴穴。有耳鸣者,当取手中指之中冲穴,右鸣取左,左鸣取右,后又取足厥阴之大敦穴。

《医学纲目》:耳聋取中渚、外关、和髎、听会、听宫、合谷、商阳、中冲。又暴聋取天牖、四渎。

淡安寓望亭,针盛家桥冯老之耳聋病,诊其脉浮而弦,得之大怒。为之平肝胆上逆之火泻行间、足临泣、翳风、耳门四穴,翌日而愈。

二、耳鸣

【病因】肝胆之火挟痰火而上逆也,亦有因肝肾虚者。

【证象】耳鸣如蝉噪不休者属实,若其鸣泊泊然,霎时散,而霎时复鸣者属虚,以手按之而不鸣或少灭者属虚,按之而愈鸣者属实。

【治疗】耳内虚鸣。肾俞:灸五七壮。足三里:针入五分,留捻二分钟,再灸三五壮。合谷:针入四分,留捻二分钟。

耳内实鸣。液门:针入三四分,留捻一分钟。耳门:针入三分,留捻一分钟。足临泣:针入三分,留捻一分钟。阳谷:针入三分,留捻二分钟。后溪:针入三四分,留捻一分钟。阳溪:针入三分,留捻一分钟。合谷:针入四分,留捻一分钟。大陵:针入四分,留捻一分钟。太溪:针入三分,留捻二分钟。金门:针入二分,留捻二分钟。

耳鸣不能听远。心俞:灸五壮,逐日积灸至三十壮。

【助治】因痰火上逆者,宜降气平肝,如龙胆泻肝汤,类因肝肾虚弱者,宜调肝补肾,如六味丸类。

【预后】多良。

【备考】《医学纲目》:耳鸣取液门、耳门、中渚、上关、完骨、临泣、阳谷、前谷、后溪、阳池、偏历、合谷、大陵、太溪、命门。

三、聤耳

【病因】风热上郁,致耳中津液结核。

【证象】耳内生脓,时感耳窍闭塞。

【治疗】耳红肿痛。听会:针入二分,留捻一分钟。合谷:针入四分,留捻一分钟。颊车:针入三分,留捻二分钟。

聤耳生疮出脓水。合谷:针入三四分,留捻一分钟。翳风:针入三分,留捻一分钟。耳门:针入三分,留捻一分钟。

【助治】白矾、龙骨各三钱,黄丹二钱,干胭脂一钱,麝香少许,右为末先去脓水,次吹药入。

【预后】良。

附录 名医治验

吴孚先治张司马素有火症,两耳肿痛,系少阳风热,劝延针灸科刺听会,合两临泣。寻愈。

第三十六节 鼻疾门

一、鼻塞

【病因】或因风冷伤肺,津液凝滞,或火郁清道,致鼻气不宣。

【证象】香臭不知,呼吸不利。

【治疗】迎香:针入三分,留捻二分钟。上星:针入二分,留捻二分钟。合谷:针入四分,留捻二分钟。风府:灸三壮。百劳:灸五壮。前谷:灸三壮。

【助治】无须。

【预后】良。

【备考】《医学纲目》：鼻室不闻香臭，取迎香、上星、合谷。不愈，灸人中、风府、百劳、前谷。

二、鼻痔

【病因】肺中有食积热痰，致肺气热极，日久凝浊而成。

【证象】鼻生息肉发臭，窒塞作痛。

【治疗】风池：针四分，留捻三分钟。风门：针五分，留捻三分钟。风府：针三分，留捻二分钟。人中、禾髎：针入三分，留捻二三分钟。

【助治】辛夷一两，细辛、木通、木香、白芷、杏仁各二钱半，以羊髓、猪脂一两和药于石器内慢火熬成膏，取赤黄色放冷。入龙脑、麝香各五分，为丸，绵裹塞鼻中，数日愈。

【预后】多良。

三、鼻渊

【病因】风寒外束，内热则甚，而移热于脑之故也。

【证象】下浊涕不止。

【治疗】鼻流清涕。上星：针入二分，留捻一分钟，再灸一壮。人中：针入二分，留捻一分钟。风府：针入三分，留捻一分钟，再灸三壮。百会：针入一分，留捻半分钟，再灸三壮。风池：针入四五分，留捻二分钟。大椎：针入二分，留捻一分钟，再灸三壮。

鼻流臭秽浊涕，依照"流清涕"各穴治疗，但针不灸，加刺迎香、合谷二穴。

【助治】辛夷半两，炒苍耳子二钱半，白芷二两，薄荷五分，为细末。食后每服二钱。

【预后】良。

【备考】《医学纲目》：鼻流清涕浊涕，灸上星二七壮。又取人中、风府。不愈，又取百会、风池、风门，大愈。又鼻流臭秽，取上星、曲差、合谷、人中、迎香。《资生经》：鼻涕多，宜灸囟会、前顶、迎香。

四、鼻齇

【病因】血热入肺，久则血凝浊而色赤。（《素问·热论》：脾病者，自鼻先赤。按：此病因脾胃湿热上熏肺金。更因风寒外束，血瘀凝结而成。）

【证象】鼻色赤如鸡冠，或如豚肝。

【治疗】人中、迎香、上星：各针入二分，留捻二分钟。复乱刺鼻之红部，出血不惜。

【助治】日以白盐和津唾擦鼻无间。

【预后】多良。

附录　名医治验

丹溪治一中年人，右鼻管流浊且臭。脉弦小，右寸滑，左寸涩。灸上星、三里、合谷，次以酒芩二两，苍术、半夏各一两，辛夷、川芎、白芷、石膏、人参、葛根，各五钱，分七帖，服之痊愈。乃痰郁火热之证也。

王执中母氏，久病鼻干有冷气，问诸医者，医者亦不晓，但云疾病去自愈，既而病去亦不愈，后因灸绝骨而渐愈。执中亦尝患此，偶绝骨微痛，而着艾鼻干亦失，初不知是灸绝骨之力，后阅《千金方》有此证，始知鼻干之去，因灸绝骨也。若鼻涕多，宜灸囟会、前顶。大人小儿之病无异焉。

孙晏如十年前亦患鼻渊，臭涕频流，精神渐弱，中西医药百治无效。至乙丑年，负笈江南，研究针灸，乃以针灸法治之，犹无大效，偶读《内经》至"胆移热于脑，则辛顿①鼻渊"句，恍有所悟，因恩

---

① 顿：《素问·气厥论》作"頞"。

吾师为泻临泣、风池四穴,忽汗出而头清涕止矣。

第三十七节 牙齿门(牙痛)

【病因】齿为骨之余而属肾,其部位则隶于阳明。齿痛之因,除蛀齿、虫痛外,多半为阳明之热,与风寒袭击所致,不则少阴虚阳上亢矣。

【证象】牙龈红肿疼痛,舌黄者,阳明之热也。痛而不肿不渴,舌无苔者,阴虚阳亢也。恶风寒而牙痛者,风热也。齿有蛀孔者,虫痛也。

【治疗】齿肿痛。吕细:灸三壮。合谷:针入四分,留捻三分钟。颊车:针入三分,留捻二分钟。内庭:针入三分,留捻二分钟。

上爿牙痛。吕细:灸三壮。太渊:针入二分,留捻一分钟。人中:针入二分,留捻一分钟。

下爿牙痛。合谷:针入四五分,留捻三分钟。列缺:针入二分,留捻一分钟。承浆:针入二三分,留捻二分钟。颊车:针入三分,留捻二分钟。

蛀齿痛。合谷:针入四分,留捻二分钟。齿孔中填入樟脑少许。

牙疳疮。承浆:灸七壮。

【助治】无须。

【预后】良。

【备考】《灵枢经》曰:齿痛不恶清饮,取足阳明,上齿痛亦如之;齿痛恶清饮,取手阳明,下齿痛亦如之。《内经》云:手阳明之别,名曰偏历,主齿寒痛宜取之。《得效方》曰:手阳明有入口遍齿者,名曰角孙,上齿龋取之。《资生经》云:牙痛屈手大指本节后陷中,灸三壮,初灸觉牙疼,再灸觉牙有声,三灸痛止,永不复作,左痛灸右,右痛灸左(按即阳溪穴)。

淡安按:余治任何齿痛,但刺合谷一穴悉愈,间有不愈者,再针内庭，无不愈者。惟蛀齿痛无效，然亦可暂时止痛。

第三十八节　口舌门

一、唇病

【病因】唇属脾，风则润动，寒则掀缩，热则干裂，血虚则无色，气郁则疮肿，唇有病可随症以治脾。

【治疗】唇肿。内关：针入三分，留捻二分钟。神门：针入三分，留捻二分钟。合谷：针入四分，留捻二分钟。足三里：针入五六分，留捻二分钟。内庭：针入三分，留捻一分钟。三阴交：针入三分，留捻一分钟。

唇动如虫行。人中：针入二分，留捻二分钟。

唇干咽不下。三间：针入二分，留捻一分钟。少商：刺出血。

唇噤不能开合。合谷：针入三四分，留捻二分钟。承浆：灸三壮。

【助治】可用黄柏饮片贴唇上。

【预后】良。惟茧唇症，唇不能开合者，亦可不治而愈。

【备考】《得效方》：茧唇不能开合，灸虎口，男左女右，又灸承浆三壮。

二、口病

【病因】脾开窍于口，口干口渴多属脾胃有热，若口噤不开，是属虚邪乘隙而袭足阳明经也。

【治疗】口干燥。尺泽：针入四分，留捻一分钟。曲泽：针入三分，留捻一分钟。大陵：针入三分，留捻二分钟。二间：针入二分，留捻半分钟。少商、商阳：各刺出血。复溜：针入三分。

口中干而有黏液。手下廉：针入四分，留捻二分钟。太溪：针入三分，留捻二分钟。

口渴。人中：针入二分，留捻半分钟，再灸二壮。颊车：针入三分，留捻一分钟，再灸二三壮。地仓：灸三壮。太冲：针入四分，留捻二分钟。（参观"中风门·口眼喎斜"条）

口噤不开。颊车：灸五壮。合谷：针入四分，留捻二分钟，再灸三壮。人中：针五分。

【助治】口渴当清阳明之热，生地、元参、知母、石膏、黄芩、人参、甘草之类。口禁当解阳明之邪，凉膈散或涤痰汤。

【预后】多良。

三、舌病

【病因】心开窍于舌，心火盛则舌干或破口，舌疼痛有疮，重舌、木舌、蛇舌亦莫非心火之炽也。他若厥阴气缩则舌卷舌急，伤寒热毒则舌纵不收。

【证象】舌干无津，舌破出血，舌疮糜烂，舌强难言，重舌则舌下燃肿如舌状，木舌则舌肿满口而语謇，舌卷舌急，舌纵不收。

【治疗】舌干。廉泉：刺出血。

舌疮。承浆：针入二分，留捻三分钟。人中：针入二分，留捻二分钟。合谷：针入四分，留捻二分钟。金津、玉液：各刺出血。委中：针入四五分，留捻二分钟。后溪：针入三四分，留捻二分钟。

舌强。哑门：针入三分，留捻二分钟。少商：刺出血。鱼际：针入三分，留捻一分钟。中冲：刺出血。阴谷：针入三分，留捻一分钟。然谷：针入三分，留捻二分钟。

重舌。十宣：各针入二分出血。金津、玉液：各刺出血。合谷：针入五分透劳宫，泻三分钟。人中：针入二分。海泉：出血。

舌风舞（蛇舌）。手三里：针入四分，留捻四分钟。

舌出血。内关：针入三分，留捻二分钟。太冲：针入二分，留捻二分钟。三阴交：针入三分，留捻二分钟。

舌肿难言。廉泉：针入三分，留捻二分钟。金津、玉液：各刺出血。天突：针入三分，留捻一分钟。风府：针入二三分，留捻二分钟。然谷：针入三分，留捻二分钟。并于舌尖、舌傍各刺出血。

舌卷。液门：针入四分，留捻二分钟。二间：针入二分，留捻二分钟。

舌纵不收。阴谷：针入四分，留捻二分钟。风府：针入三分，留捻二分钟。

舌急不能伸出。哑门：针入三分，留捻一分钟。

【助治】外以青黛散掺之，内服泻黄散、黄连汤等以泻其火。

【预后】多良。

【备考】《医学纲目》：舌肿难言，取廉泉、金津、玉液，各以三棱针出血，又取天突、少商、然谷、风府。《资生经》：舌急取哑门，舌缓取风府。《万病回春》：凡舌肿胀甚，先刺舌上①或舌傍出血，惟舌下廉泉穴禁针。《医学纲目》：舌卷取液门、二间。

附录　名医治验

一老人舌根肿起，渐至满口且热，甚凶。张戴人曰：血实者宜决之，以铍针日砭八九次，出血约二三盏，渐觉肿消痛减。夫舌者，心之外候。心主血，故血出愈。

第三十九节　咽喉门（喉风、乳蛾）

【病因】咽喉之病，前人分为七十二症，综其要，不外虚实二种：虚者系虚火上炎；实者都由痰火及风热抑遏而已。

【证象】喉风，咽喉肿红刺痛，痰多不能咽物，甚则咽喉肿塞，汤水不能进一匙。乳鹅则生于蒂丁（小舌头）之旁，形如乳头，红肿

---

① 刺舌上：此后衍"或舌上"三字，删。

疼痛，妨碍饮食，或一边或两边，有肿硬者，有碎腐者。发生猝暴者，多属实火；缓慢者，多为虚火。实者之初起，每有形寒发热，脉则浮滑；虚则无形寒发热、头痛见象。

【治疗】喉闭。少商：刺出血。合谷：针入四分，留捻二分钟。尺泽：针入四分，留捻二分钟。风府：针入三分，留捻二分钟。关冲、窍阴：各刺出血。照海：针入三分，留捻二分钟。

喉痹。颊车：针入三分，留捻一分钟。少商：针入一分，留捻一分钟。经渠：针入三分，留捻一分钟。合谷：针入四分，留捻一分钟。尺泽：针入四分，留捻二分钟。神门：针入三分，留捻一分钟。大陵：针入三分，留捻二分钟。足三里：针入五六分，留捻二分钟。丰隆：针入四分，留捻一分钟。涌泉、关冲、少冲、隐白：各刺之。

喉中如梗。间使：针入三四分，留捻二分钟。三间：针二分，留捻一分钟。

咽肿。中诸：针入三分，留捻一分钟。太溪：针入三分，留捻二分钟。少商：刺出血。

咽外肿。液门：针入四分，留捻一分钟。

喉痛。风府：针入三分，留捻二分钟。液门：针入三四分，留捻二分钟。鱼际：针入三分，留捻一分钟。

单乳蛾。玉液、金津：各刺一针。少商：针入一分，留捻一分钟。

双乳蛾。少商：针入一分，留捻一分钟。合谷：针入四分，留捻二分钟。廉泉：针入三分，留捻二分钟。

【助治】表实者宜荆防败毒散；里实者雄黄解毒丸，或清咽利膈汤；阴虚者，用养阴清肺汤等。按症施治。

【预后】早治者可全十之九。

【备考】《灵枢经》云：阳明之别名曰丰隆，其病气逆则喉痹卒痹,宜取之。又曰咽喉闭塞取照海。《丹溪心法》：喉闭,少商、合谷、尺泽,皆针之。《医学纲目》：喉痹,因恶血不散故也,砭出恶血最为上策。又：喉痹刺手少阴,即神门穴。又云：喉痹取丰隆、涌泉、关冲、少商、隐白、少冲。李东垣曰：喉闭,刺少阳井,即关冲、窍阴。又云：喉痹、乳蛾,取少商、照海。《得效方》：咽喉肿痹,针风府,主咽喉诸病及毒气归心等项恶症,无不效。又针少商,咽喉肿痛皆治之,又针合谷、上星,治颊肿、缠喉风证等,又针足三里。

附录　名医治验

窦材治一人患喉痹,痰气上攻,咽喉肿塞。灸天突穴五十壮,即可进粥,服姜附汤一剂即愈。此治肺也。

娄全善治一男子喉痹,于太溪穴刺出黑血半盏而愈。由是言之,喉痹以恶血不散故也。凡治此疾暴者,先服养阴清肺汤；不愈,次取痰；不愈,又次取污血也。

薛立斋治于县尹喉痹肿痛寒热,此手少阴心火二经为病,其证最恶,惟刺患处出血为上。因彼畏针,足少阴相火先以凉膈散服之,药从鼻出,急乃愿刺,则牙关已紧不可刺,遂刺少商二穴,以手勒去黑血,口即开,乃刺喉间。治以前药及金锁匙吹之,顿退。又以人参败毒散加芩连、元参、牛蒡,四剂而平。

又男子咽喉肿闭,牙关紧急,针不能入。先针少商二穴,出黑血,口即开。更针患处,饮清咽利膈散一剂而愈。大抵吐痰,针刺皆有清散之意,故效。此症不用针刺,多致不救。

曩岁晏如旅苏,有吴仆患喉痹,肿痛异常,汤饮已难下咽。余师为刺少商,并针天容寸许,透过肿处,乃吐出紫血数口。翌日肿痛即愈。晏如亦曾针多人,惟率用天突、少商两穴,复助治以药剂,其效颇速也。

第四十节　手足病门（手足不能屈伸、行立、疼痛、酸麻）

【病因】手足、肘膝酸麻疼痛，不能屈伸、行动等，都由风寒袭入经络，或血液干枯，不荣四肢，或跌仆损伤、挫闪所致。

【证象】脾主四末，四末即四肢也；肾主关节。手足湿疮肿痛，皆属脾胃；痛痒疮疡，皆属心火。寒多则筋挛骨痛，热多则筋缓骨消。手足之病，多取脾、胃、肾三经而治之。他如：手阳明之脉病，肩前臑痛，大指、次指痛不用；手太阳之脉病，肩似拔，臑似折；手少阳之脉病，肩臑肘臂外皆痛，小指、次指不用；手厥阴之脉病，手心热，肘臂挛急腋肿；手太阴之脉病，臑臂内前廉痛，厥，掌中热；手少阴之脉病，臑臂内后廉痛，厥，掌中热痛。各随其经而针灸之。

【治疗】手酸痛。曲池：针入五六分，留捻半分钟，再灸三壮。合谷：针入五分，留捻二分钟。肩髃：针入四分，留捻一分钟，再灸三壮。

指挛痛。少商：针入一分，留捻一分钟。

臂肿痛连腕疼。液门：针入四分，留捻一分钟。中诸：针入三分，留捻二分钟。阳谷：针入三分，留捻二分钟。

臂顽麻。少海：针入三分，留捻二分钟，再灸三壮。手三里：针入三四分，留捻一分钟，再灸三壮。天井、外关、经渠、支沟、阳溪、腕骨、上廉：各灸三五壮。

肘拘挛痛。太渊：针入三分，留捻一分钟。曲池、尺泽：各针入四五分，留捻二分钟。

手筋急难伸。尺泽：针入四分，留捻一分钟，再灸三壮。

手战动摇。曲泽：针入三四分，留捻二分钟，再灸三壮。少海：针入三分，留捻一分钟。阴市：针入三分，留捻二分钟。

手腕无力。腕骨：针入三分，留捻二分钟，再灸三壮。列缺：灸三壮。

臂连背痛。手三里：针入四五分，留捻二分钟。

手连肩疼。合谷：针入四分，留捻二分钟。太冲：针入三分，留捻一分钟。

肩端红肿。肩髃：针入四分，留捻二分钟。

手掌手背生疮。劳宫：针入三分，留捻一分钟，再灸三五壮。

臂内廉痛。太渊：针入二三分，留捻一二分钟。

臂寒冷。尺泽：针入三分，留捻一分钟，再灸五壮。神门：针入二分，留捻半分钟，再灸三壮。

肘挛。尺泽：针入五六分，留捻二分钟。肩髃：针入四分，留捻一分钟，再灸三壮。小海：针入四五分，留捻二分钟。间使：针入五分，留捻一分钟。大陵：针入三分，留捻一分钟。后溪：针入三分，留捻二分钟。

肘臂手指强直不能屈。曲池：针入一寸，留捻三分钟。手三里：针入五分，留捻二分钟。外关：针入五分，留捻二分钟。中诸：针入四分，留捻一分钟。以上四穴，并各灸三五壮。

手臂冷痛。肩井：灸三壮。曲池：灸七壮。下廉：灸五壮。

手指拘挛筋紧。曲池：针入六分，留捻一分钟，再灸三壮。阳谷：针入三分，留捻二分钟，再灸三壮。合谷：针入五分，留捻二分钟，再灸三壮。

手臂红肿。曲池：针入一寸，留捻二分钟。通里：针入三分，留捻二分钟。中诸：针入四分，留捻一分钟。合谷：针入四分，留捻一分钟。手三里：针入四分，留捻二分钟。液门：针入四分，留捻二分钟。

五指皆疼。外关：针入五分，留捻三分钟。

腰连脚痛。环跳：针入一寸二分，留捻三分钟。行间：针入三分，留捻一分钟。风市：针入四五分，留捻二分钟。委中：针入一寸，留捻一分钟。昆仑：针入三四分，留捻一分钟。申脉：针入二分，留捻一分钟。

腰连腿疼。腕骨：针入三分，留捻二分钟。足三里：针入六七分，留捻一分钟。

脚膝痛。足三里：针入六七分，留捻二分钟。绝骨：针入三分，留捻二分钟。阳陵、阴陵：各针入三四分，留捻二分钟，再各灸三壮。三阴交：针入三分，留捻一分钟，再灸三壮。申脉：针入三分，留捻二分钟。

脚膝麻木。依照"脚膝痛"条治，再灸太冲三分，留捻二分钟。

膝痛。阳陵泉：针入四分，留捻一分钟，再灸三五壮。

脚连胁痛。环跳：针入一寸，留捻二分钟。阳陵泉：针入四分，留捻一分钟。

膝红肿。膝眼：针入四分，留捻二分钟。膝关：针入五分，留捻一分钟。行间：针入三分，留捻一分钟。

腿膝无力。风市、阴市：各灸五七壮。绝骨：针入三分，留捻一分钟，再灸三壮。条口：灸五壮。

腿疼。后溪：针入四分，留捻三分钟。环跳：针入一寸五分，留捻二分钟。

腿股红肿。环跳：针入二寸，留捻二分钟。居髎：针入三分，留捻一分钟。委中：刺血络。

脚膝肿。至阴：针入一分，再灸三壮。承山：针入五分，留捻二分钟。昆仑：针三分，留捻二分钟。委中：针入一寸，留捻二分钟。足下廉：针入三分，留捻一分钟。

脚跟痛。内庭：针入三分，留捻一分钟。仆参：针入二分，留捻一分钟。

脚气酸痛。肩井：针入四五分，留捻一分钟。足三里：针入一寸，当捻半分钟，再灸五壮。阳陵泉：针入三分，留捻一分钟，再灸五壮。

足酸麻。太溪：针入三分，留捻一分钟，再灸三壮。昆仑：针入三分，留捻二分钟，再灸五壮。

脚气肿。足三里：灸五七壮。三阴交：灸五壮。绝骨：针入三分，留捻一分钟，再灸三壮。

草鞋风。昆仑：针入三分，留捻二分钟。申脉、太溪：针入三分，留捻一分钟。

鹤膝风。阳陵、阴陵：各针入三四分，留捻二分钟。

足不能步。绝骨：针入三分，留捻二分钟。条口：针入四分，留捻二分钟。太冲：针入三分，留捻一分钟。足三里：针入六七分，留捻二分钟，再灸三壮。中封：针入三分，留捻二分钟。曲泉：针入三分，留捻一分钟。阳辅：针入三分，留捻一分钟。三阴交：针入三分，灸五壮。

脚腨挛急（转筋）。金门：针入二三分，留捻一分钟。丘墟：针入三分，留捻一分钟。然谷：针入三分，留捻一分钟。承山：针入三分，留捻一分钟，再灸五七壮。

腿冷如冰。阴市：针入三分，留捻一分钟，再灸五七壮。

股膝内痛。委中：针入一寸，留捻二分钟。三里：针入三分，留捻二分钟。三阴交：针入三分，留捻一分钟，再灸三五壮。

足寒热。三里、委中：各针入一寸，留捻一分钟。阳陵：针入五分，留捻一分钟。复溜：针入三分，留捻二分钟。然谷、行间、中封：各针入三四分，留捻一分钟。大都、隐白：针入一分，留捻半分钟。

足寒如冰。肾俞：灸五七壮。

脚心疼。昆仑：针三分，灸二壮。涌泉：灸五壮。

诸节皆痛。阳辅：针入三分，灸七壮。

足挛。肾俞：灸五壮。阳陵：针三分，灸五壮。阳辅：针三分，灸五壮。绝骨：针三分，灸三壮。

【助治】四肢之病，属诸寒湿痰者十之七，剂多用温通；属肾虚者十之一，药剂主用厚味以补之；其他则属诸挫闪伤经络之气，无须助治。

【预后】概良。

【备考】《医学纲目》：五指拘挛取三间前谷。五指间痛，取阳池外关合谷。两手挛急偏枯，取大陵。肘挛筋急取尺泽。臂臑麻痹，取肩髃、手三里、外关、肩井、曲池、手上廉、合谷。肘痛手可屈伸，取天井尺泽。肘臂脱痛，取前谷、液门、中渚。腕痛，取阳溪、曲池、腕骨。

李东垣曰：肩不可动，臂不可举，取肩髃、巨骨、清冷渊、关冲。

《资生经》：环跳穴，司足之安否。《医学纲目》：腿膝挛痛，或枯黑，取风市、阳陵泉、曲泉、昆仑。髀胫痛急，取风市、中渎、阳关、悬钟。腰脚痛，取委中、昆仑、人中、阴市。膝痛足蹶，取环跳、悬钟、居髎、委中。髀痛胫酸，取阳陵泉、绝骨、中封、临泣、足三里、阳辅。

附录　名医治验

王执中云：有贵人，手中指挛，继而无名指亦挛，医为灸肩髃、曲池、支沟而愈。支沟在腕后三寸，或灸风池，多有不灸支沟或灸合谷云。

杨继洲治腾柯山母，患手臂不举，背恶寒而体倦困，虽盛暑喜穿棉袄，诸医俱作虚冷治之。为诊其脉沉滑，此痰在经络也。针肺俞、曲池、三里穴，是日即觉身轻，举手便利，寒亦不畏矣。后投除湿化痰之剂而愈。

又治吕小山患结核在臂，大如柿，不红而痛，医云是肿毒。杨谓是痰，结核在皮里膜外，非药可愈，从针手曲池，行六阴数更灸二七壮，以通其经气，不数日即平安矣。

又治李渐庵夫人，患产后血厥，两足忽肿大如股，甚危急，徐、何二公召杨视之。脉芤而歇至，此必得之产后恶露未尽，兼风邪所乘，阴阳邪正相激，是以厥逆不知人事，下体肿痛。病势虽危，针足三阴经，可以无虞。果如其言，针行饭顷而苏，肿痛立消失。

又李义河患两腿痛十余载，诸药不能奏效，延杨治之。诊其脉浮滑，风湿入于筋骨，岂药力能愈，须针可痊。即取风市、阴市等穴针之，病不复发。

又户部王疏翁，患痰火炽盛，手臂难伸。杨见其形体强壮，多是湿痰流注经络之中。针肩髃疏通手太阴经与手阳明经之湿痰，复灸肺俞穴以理其本，则痰气可清，而手臂能举矣。

又工部许鸿宇患两腿风，日夜痛不止，卧床月余，命杨治之，而名医诸公坚执不从。许公疑而言曰：两腿及足无处不痛，岂一二针所能愈。杨曰：治病必求其本，得其本穴会归之处，痛可立止，痛止即步履，旬日之内必能进部①。许公从之。为针环跳、绝骨，随针而愈，不过旬日，而进部矣。

孙晏如曾治顾乐中太夫人足痛，诊其脉象细数，知其肝阴不足，不能涵养筋络，致骨节热痛，入夜尤甚。先逆养其肝阴，和其血脉，撰方付之，服药三剂，脉象渐和，疼痛犹故。为针足三里与膝关、三阴交等数穴，用提紧慢按，得气即退法，不数日步履如常矣。

又吕四汪吉甫之夫人，患半身疼痛，诸医诊治。有谓系风邪外袭者，有谓系暑湿犯筋者，调治多法，仍属无效，而精神疲弱，夜不成寐，病势加甚，吉甫即来通延余往诊。脉象弦细，舌光少苔，侵晨盗汗，形瘦骨小，纯属肝病见症，针肩髃、足三里、期门三穴，即觉舒适异常，后用逍遥散加山萸肉数钱，三日后能安睡，盗汗愈，身痛如失，余即回通。

晏如按：观上两案，可见妇科肢痛，不可一味以风寒湿为致病之源，必须诊察明了，而后施以治法。守师说，不足恃也。

---

① 进部：进"工部"。

又某裁缝，右臂疼痛不举，为针曲池、肩髃，即能伸屈，继针中渚、阳池而工作如常。又观音山东乡王某女，因负重挫闪经络之气，左部手足疼痛异常，动作遂感不利，睡眠亦觉不安，买舟送至通城，延余针治，为取中渚、阳池、外关、阳陵泉、申脉、两三里、环跳凡八穴，用平补平泻法，针毕，步履如常，登舟返里。

第四十一节　胸腹门（胸胁痛、痹胀满、腹疼、膜胀）

【病因】胸胁为肝胆经之所部，腹为太阴经所部，肝胆二经之气不条达，则胸胁痛胀随之，太阴之气郁滞，或寒痰交阻，则腹痛、腹胀随之矣。

【证象与治疗】中脘胀满。足三里：针入八分，留捻二分钟。中脘：针入一寸，留捻二分钟，再灸五壮。

心胸痞满。阴陵、承山：各针入四分，留捻二分钟。

胸中苦闷。建里：针入六七分，留捻二分钟。内关：针入四五分，留捻二分钟。肩井：针入四分，留捻二分钟。

胸满噎塞。中府：针入三分，留捻二分钟。意舍：针入三四分，留捻二分钟。

胸胁支满。章门：针入四分，留捻二分钟。腕骨：针入三分，留捻一分钟。支沟：针入四分，留捻二分钟。申脉：针入三分，留捻二分钟。

气胀攻心。内庭：针入三分，留捻二分钟。临泣：针入三分，留捻二分钟。

胁肋痛。气户：针入三分，留捻二分钟。华盖：针入二分，留捻二分钟。阳陵泉：针入五分，留捻二分钟。支沟：针入三分，留捻一分钟。

两乳刺痛。太渊：针入三分，留捻二分钟。

心下酸凄。听宫：针入二分，留捻二分钟。脾俞：针入三四分,留捻二分钟。

胸痹。太渊：针入三分,留捻二分钟。

胸痛。肩井、天井：针入三分,留捻二分钟。支沟：针入四分,留捻二分钟。间使：针入四分,留捻二分钟。三里：针入八分,留捻二分钟。丘墟：针入三分,留捻二分钟。

腹胀。阴陵：针入三分,留捻二分钟。中极：灸数十壮。

腹痛。太溪：针入三分,留捻二分钟。气海：灸三壮。天枢：灸七壮至数十壮。大肠俞：灸三十壮。中脘：针入一寸,灸五壮。

其他参观"噎嗝""鼓胀""五积""泻痢"等门。

【助治】酌用疏肝行气之药微助治之。

【预后】概良。

【备考】《内经》：两胁痛,取窍阴、大敦、行间。《医学纲目》：胁痛,取悬钟、窍阴、外关、三里、支沟、章门、中封、阳陵泉、行间、期门、阴陵泉。胁并胸痛不可忍,取期门、章门、行间、丘墟、涌泉、支沟、胆俞。胸骨胀痛,取公孙、三里、太冲、三阴交。《灵枢经》：脐腹痛,取阴陵泉、太冲、足三里、支沟、中脘、关元、天枢、公孙、三阴交、阴谷,又脐腹切痛,取公孙。《医学纲目》：脐中痛,溏泄,灸神阙效。腹痛取内关、支沟、照海、巨厥、足三里。《得效方》：脐腹痛甚,灸独阴神效。

附录　名医治验

张景岳治一姻家,年力正壮,素饮酒,常失饥伤饱,偶饭后胁肋大痛。自服行气化滞等药,复用吐法,尽出饮食。吐后逆气上升,胁痛虽止而上壅胸胀,胀痛更甚,且加呕吐。用行气破滞等,呕痛止而左乳胸胁之下聚结一块,胀实拒按,每戌亥子丑之时,胀不可当。因呕吐止,乃峻下之,又不应,而胀愈甚。后灸章门十四壮,以逐结滞,不三日胀乃渐平,食乃渐进。

孙晏如曾治方某夫人,腹痛异常,略加抚按,即疼痛不堪,神昏欲厥,且饮食难纳,虚汗淋漓,舌苔中芒,脉象细弱,又现虚损之象,延医诊治。未得见效。因循旬余,势将不堪忍耐,乃延余针,诊其脉象细数,血气已属两亏,而腹痛异常,又似实证,处方自属棘手,针刺亦觉难施。而予既赴约,又不愿不一为力,乃针关元一寸,用平补平泻法,顿觉疼痛若失。因拟养血补气剂付之,调理数次乃愈。

第四十二节　腰背门(背痛、背强、腰酸痛)

【病因】背为太阳经之部分,其强其痛,都为太阳经气着寒或气滞。腰则肾主之,腰部酸痛,苟非跌仆挫闪所致,则皆当以肾虚治之。

【证象与治疗】肩背疼。手三里:针入五分,留捻二分钟。肩髃:针入五分,留捻二分钟。

背连胛疼。昆仑:针入四分,留捻二分钟。绝骨:针入四分,留捻二分钟。肩井:针入四五分,留捻三分钟。

背疼。膏肓俞:针入三分,留捻一分钟,再灸五七壮。

背强。哑门:针入三分,留捻一分钟。人中:针入二分,留捻一分钟。

背内牵痛不得屈伸。合谷:针入四分,留捻二分钟。复溜:针入四分,留捻二分钟。昆仑:针入三分,留捻二分钟。

背觉拘急不舒。经渠:针入三分,留捻一分钟,再灸。

背痛。经渠:针入三分,留捻一分钟。丘墟:针入三分,留捻一分钟。鱼际:针入三分,留捻一分钟。昆仑:针入三分,留捻一分钟。

脊膂强痛。委中:针入一分,留捻三分钟。人中:针二分,留捻一分钟。

腰痛。环跳：针入一寸五分，留捻二分钟。委中：针入一分，留捻三分钟。

肾弱腰疼。肾俞：灸五壮至十数壮。

腰疼不能立。大都：针入二分，灸三壮。肾俞：针入四分，灸五壮。委中：针入一寸，留捻二分钟。复溜：针入三分，留捻一分钟。

腰连脚痛。环跳：针入一寸五分，留捻二分钟。风市：针五分，留捻一分钟。行间：针入二分，留捻二分钟。

腰酸疼耳鸣。肾俞：灸三十壮。

【助治】无须，或服补肾之剂。

【预后】良。

【备考】《丹溪心法》：腰曲不能伸，针委中出血立愈。《得效方》：腰背痛以针决膝腰勾划中青赤络脉出血便瘥。《医学纲目》：腰痛，灸肾俞三七壮即瘥。肾虚腰疼，取肾俞、人中、委中、肩井。挫闪腰疼，取尺泽（勿灸）、委中、人中、阳陵泉、束骨、昆仑、下关、气海。腰强痛，命门、昆仑、志室、行间、复溜。《百症赋》：背连腰痛，白环、委中曾经。

附录　名医治验

窦材治一老人腰腿痛不能步行。令灸关元三百壮，更服金液丹，强健如前。按：此法惟沉寒痼冷者宜之。

王叔权曰：舍弟腰疼出入甚艰，余用火针微微频刺肾俞，则行履如故。初不灸也，屡有人腰背佝偻，来觅点灸。予意其是筋病使然，为点阳陵泉令归，灸即愈，筋会阳陵泉穴也。然则腰又不可专泥肾俞，不灸其他穴也。

孙晏如治城东曹右腰疼不可俯仰，为白环俞、委中两穴，顿觉舒适异常。予针此症，最喜用此两穴，而多得见效，惟肾虚者须以牛膝、杜仲、寄生壮肾剂助之。

淡安在望亭针一后宅某氏子(其姓名已忘),由三人扶挟至诊室,腰痛伛不能仰,鞠躬而行,卧则腹下垫絮,转侧皆不能,背部按之作剧痛。与葛生怀清共针之。先泻人中,次针环跳、委中、昆仑三处,同时用泻法,同时出针,病者即时起立而行,见者无不惊奇。

第三章 针灸治疗分类摘要

第一节 内 景 篇

一、精

梦遗泄精:心俞、白环俞、膏肓俞、肾俞、中极、关元、三阴交,或针或灸。无梦泄精:肾俞、关元、中极,灸之。精溢失精:中极、大赫、然谷、太冲,针之。精浊自流:中极、关元、三阴交、肾俞,灸之。虚劳失精:大赫、中封,灸之。

二、气

一切气疾必取气海,或针或灸之。气逆:尺泽、商丘、太白、三阴交,针之。噫气上逆:太渊、神门,针之。短气:大陵、尺泽,针之(属气实者);大椎、肺俞、神阙、肝俞、鱼际,灸之(属气虚者)。少气:间使、神门、大陵、少冲、足三里、下廉、行间、然谷、至阴、肝俞、气海,或针或灸之。上气:太冲,灸之。欠气:通里、内庭,针之。气急食不消:太仓,灸之。冷气脐下痛:关元,灸百壮。

三、神

精神萎靡:关元、膏肓,灸之。善恐心惕惕:然谷、内关、阴陵泉、侠溪、行间,针灸之。心澹澹大动:大陵、三里,针之。健忘:列缺、心俞、神门、中脘、三里、少海、百会,或针或灸。失志痴呆:神门、中冲、鬼眼、鸠尾、百会、后溪、大钟,灸之。妄言妄笑:神门、内关、鸠尾、丰隆,针之。

四、血

衄血、吐血、下血:隐白、大陵、神门、太溪,针之。衄血不止:囟会、上星、大椎、哑门,俱灸之;或以三棱针于气冲出血之,再针合谷、内庭、三里、照海。吐血:针风府、大椎、膻中、上脘、中脘、气海、关元、三里,或灸大陵。呕血:上脘、大陵、曲泽、神门、鱼际,针之。大便血:关脉芤,大便出血数斗者,膈俞伤也,灸膈俞。咳血:列缺、三里、肺俞、百劳、乳根、风门、肺俞,针之。虚劳吐血:中脘、肺俞、三里,灸之。口鼻出血不止:上星,灸之。下血不止:脐心对过脊骨上,灸七壮。

五、梦

惊悸不眠:阴交,针。烦不得卧:浮郄,针之。沉困睡多:无名指第三节尖,屈指取之,灸一壮。胆寒不得睡:窍阴,针灸之。多梦善惊:神门、心俞、内庭,针之。

六、声音

卒然无音:天突,针之。厥气走喉不能言:照海,针之。喉痹卒瘖:丰隆,针之。暴瘖:合谷,针之;天鼎、间使,亦针之。

七、言语

瘖不能言:合谷、涌泉、阳交、通谷、大椎、支沟,针之。舌强难言:通里,针之。舌缓不能言:哑门,针之。舌下肿难言:廉泉,刺之。

八、津液

多汗：先泻合谷，次补复溜。少汗：先补合谷，次泻复溜。盗汗：阴都、五里、间使、中极、气海，针之。盗汗不止：阴郄，泻之。虚损盗汗：百劳、肝俞，灸之。伤寒汗不出：合谷、复溜，俱针泻之。

九、痰饮

痰饮：诸凡痰饮必取丰隆、中脘。胸中痰饮不食：巨阙、足三里，灸之。溢饮：中脘，灸之。痰饮久患不愈：膏肓穴，灸之，愈多愈妙。（参观"咳嗽门"）

十、胞宫

月经不调：中极、三阴交、肾俞，针之。月经断绝：中极、三阴交、肾俞、合谷、四满、三里，针灸之。崩漏不止：血海、阴谷、三阴交、行间、太冲、中极，针灸之。赤白带下：中极、肾俞、三阴交、章门、行间，针灸之。白带：中极、气海、委中，针之。白带：曲骨、承灵、中极（参观"妇人门"），针灸之。

十一、虫

痨瘵：膏肓、鬼眼、四花穴，灸之。（参观"痨瘵门"）

十二、小便

癃闭：照海、大敦、委阳、大钟、行间、委中、阴陵、石门，针之。小便淋闭：关元、三阴交、阴谷、阴陵、气海、太溪，针之。石淋：关元、气海、大敦，针之。气淋：气海、关元，针之。血淋：阴陵、关元、气冲，针之。小便滑数：中极灸，肾俞、阴陵、气海、阴谷、三阴交，针之。遗尿不禁：阴陵、阳陵、大敦、曲骨，针灸之。茎中痛：行间，灸；中极、太溪、三阴交、复溜，针之。白浊：肾俞，灸之；章门、曲泉、关元、三阴交,针之。妇人阴中痛:阴陵泉,针灸之。妇人转脬不得尿:曲骨、关元,针灸之。(参观"前阴门")

十三、大便

渴饮泄泻:大椎,灸三五壮。泄泻久年不愈:百会,灸五七壮。久泄痢:天枢、气海,灸之。泄痢不止:神阙,灸七壮;关元,灸三十壮。溏泄:脐中、三阴交,灸之,以多为妙。飧泄:阴陵、然谷、巨虚、上廉、太冲,壮灸之。泄泻如水,肢冷脉绝,腹痛短气:气海,灸百壮。下痢脓血腹痛:丹田、复溜、小肠俞、天枢、腹哀,针之。冷痢:关元,灸五十壮。里急后重:合谷、外关,针之。痢不止:合谷、三里、阴陵泉、中脘、关元、天枢、神阙、中极,针灸之。一切下痢:凡诸下痢,皆可灸大都五壮,商丘、阴陵各三壮。大便闭塞:照海、支沟、太白,针之。大便不通:二间、承山、太白、大钟、三里、涌泉、昆仑、照海、章门、气海,针之。妇人产后二便不通:气海、足三里、关元、三阴交、阴谷,针之。

第二节 外景篇

一、头

眩晕:神庭、上星、囟会、前顶、后顶、脑空、风池、阳谷、大都、至阴、金门、申脉、足三里,随宜针灸之。眩晕怕寒,春夏常着棉帽:百会、上星、风池、丰隆,针灸之。偏正头痛:丝竹空、风池、合谷、中脘、解溪、足三里,针之。正头痛:百会、上星、神庭、太阳、合谷,针之。肾厥头痛:关元,灸百壮。厥逆头痛,齿亦痛:曲鬓,灸七壮。痰厥头痛:丰隆,针之。头风头痛:百会,针;囟会、前顶、上星、百会,灸之。头风:上星、前顶、百会、阳谷、合谷、关冲、昆仑,针灸之。头痛项强脊反折:承浆,先泻复补;风府,针之。头风面目赤:通里、解溪,针之。头风眩晕:合谷、丰隆、解溪、风池。头项强急:风府、针灸之。头项俱痛：百会、后顶、合谷，针之。眉棱骨痛：攒竹、合谷、神庭、头维、解溪，针之。脑痛脑冷脑旋：囟会，灸之。

二、面

面肿：水分，灸之。面痒肿：迎香、合谷，针之。颊肿：颊车、合谷，针之。面目臃肿：肘内血络及陷谷，多刺出血。

三、目

眼睛痛：风府、风池、通里、合谷、申脉、照海、大敦、窍阴、至阴，针之。目赤肿翳，羞明隐涩：上星、百会、攒竹、丝竹空、睛明、瞳子髎、太阳、合谷，针之；内迎香（即鼻孔，以草茎刺出血），刺出血。目暴赤肿痛：睛明、合谷、太阳（出血）；上星、光明、地五会。诸障翳：睛明、四白、太阳、百会、商阳、厉兑、光明。各出血：合谷、三里、光明、肝俞，各灸之。胬肉攀睛：睛明、风池、期门、太阳，针出血。烂弦风：大、小骨空，各灸七壮；以口吹火灭，于弦眶刺出血。迎风冷泪：临泣、合谷，针之；大、小骨空，各灸七壮，口吹火灭。青盲：巨髎，灸之；肝俞、命门、商阳，针之。目昏暗：三里，灸之；承泣、肝俞、瞳子髎，针之。雀目：神庭、上星、前顶、百会、睛明，出血；或灸肝俞、照海。暴盲不见物：攒竹、太阳、前顶、上星、内迎香，俱针出血。睛肿痛，睛欲出：八关（即十指间歧缝处），各刺出血。眼戴上：第二椎骨、第五椎骨上，各灸七壮，一齐着火。眼痒疼：光明、五会，针之。眼毛倒睫，丝竹空，针之。白翳：临泣、肝俞，灸之；或肝俞，灸七壮；第九椎节上，灸七壮；合谷、外关、睛明，针之。目赤肤翳：太渊、侠溪、攒竹、风池，针之。赤翳：攒竹、后溪、液门，针。目眦急痛：三间，针之。目眶上下黑：尺泽，针三分。

四、耳

耳鸣：百会、听宫、耳门、络却、液门、中渚、阳谷、商阳、肾俞、前谷、完骨、临泣、偏历、合谷、大陵、太溪、金门，针灸之。耳聋：中渚、外关、禾髎、听会、听宫、合谷、商阳、中冲，针之。聤[①]耳流脓水：耳门、翳风、合谷，针之。暴聋：天牖、四渎，针之。重听：耳门、风池、侠溪、翳风、听会、听宫，针之。（灸暴聋法：用苍术长七分者，一头切平，一头削尖，塞耳内，于平头处灸七壮，耳内觉甚熟，即效。）

五、鼻

鼻流清涕：上星，灸二七壮，又针人中、风府；不愈再灸百会、风池、风门、大椎。鼻塞不闻香臭：迎香、上星、合谷，针之；不愈灸人中、百劳、风府、前谷。鼻流臭秽：上星、曲差、合谷、迎香、人中，针灸之。鼻涕多：囟会、前顶、迎香，灸之。鼻中瘜肉：风池、风府、禾髎、迎香、人中，针灸之。久病流涕不禁：百会，灸之。鼻衄（参观"内景篇血部"）。

六、口

口干：尺泽、曲泽、大陵、三间、少商、商阳，针之。消渴：水沟、承浆、金津、玉液、曲池、劳宫、太冲、行间、商丘、然谷、隐白，针灸之。唇干有涎：下廉，针之。唇干咽不下：三间、少商，针之。唇动如虫行：水沟，针灸之。唇肿：迎香，针之。口噤不开：颊车，灸之；支沟、外关、列缺、厉兑，针灸之。

七、舌

舌肿难言：廉泉、金津、玉液，各以三棱针出血；天突、少商、然

[①] 聤：疑作"聤"。

谷、风府，针之。舌卷：液门、二间，针之。舌纵涎下：阴谷，针灸之。舌急：哑门，针之；少商、鱼际、中冲、阴谷、然谷，针之。舌缓：风府，针之；太渊、内庭、合谷、冲阳、三阴交，针之。舌肿如猪胞：舌下两傍针出血，以蒲黄末满掺舌上。

八、齿

齿痛：合谷，针之。上齿痛：人中、太渊、吕细、足三里、内庭，针之。下齿痛：承浆、合谷、颊车，针之。

九、咽喉

喉闭：少商、合谷、尺泽，针之；关冲、窍阴，亦针之。咽痹：内有恶血者，砭出恶血自愈。缠喉风：少商、合谷、风府、上星，针之。喉痹：神门、尺泽、大陵、前谷，针之；丰隆、涌泉、关冲、少商、隐白，针之。咽喉闭塞：照海、曲池、合谷，针之。乳娥[①]：少商、合谷、玉液、金津，针出血。喉痛：风府，针之。累年喉痹：男左女右，大指甲第一节，灸二三壮。咽食不下：膻中，灸之。咽外肿：液门，针之。喉中如梗：间使、三间，针之。咽肿：中渚、太溪，针之。

十、颈项

项强：承浆、风府，针之。颈项强痛：通天、百会、风池、完骨、哑门、大杼，针之。颈项痛：后溪，针之。颈肿：合谷、曲池，针之。项强反折：合谷、承浆、风府，针之。

十一、背

脊膂强痛：人中，针之。肩背疼：手三里，针之；肩髃、天井、曲

---

① 乳娥：乳蛾。

池、阳谷，针之。背痛连髀：五枢、昆仑、悬钟、肩井、胛缝，针之。脊强浑身痛：哑门，针灸之。背疼：膏肓、肩井，针之。背肩酸疼：风门、肩井、中渚、支沟、后溪、腕骨、委中，针之。背强直：人中、风府、肺俞，针灸之。背拘急：经渠，针之。背肩相引：二间、商阳、委中、昆仑，针灸之。胁与脊引痛：肝俞，针灸之。

十二、胸

九种心痛：间使、灵道、公孙、太冲、足三里、阴陵，针灸之。卒心痛：然谷、上脘、气海、涌泉、间使、支沟、足三里、大敦、独阴，针灸之。胃脘痛：足三里，针灸之。膺酸痛：魂门，针灸之。心中痛：内关，针灸之。心痛引背：京骨、昆仑，针之；不已，再针然谷、委阳。心痹痛：巨阙、上脘、中脘，针灸之。厥心痛：京骨、昆仑，针灸之；不已，再针灸然谷、大都、太白、太溪、行间、太冲、鱼际。虫心痛①：上脘、中脘、阴都，灸之。血心痛：期门，针灸之。伤寒结胸：支沟、间使、行间、阿是穴，针之。（附：结胸灸法：用巴豆十粒，去皮研细，黄连末一钱，以津唾和成饼，填脐中，以艾灸其上，俟腹中有声，其病去矣，不拘壮数。灸了，以手帕浸温汤拭之，以免生疮）。胸痞满：涌泉、太溪、中冲、大陵、隐白、太白、少冲、神门，针灸之。缺盆痛：太渊、商阳、足临泣，针灸之。胸满：经渠、阳溪、后溪、三间、间使、阳陵、三里、曲泉、足临泣，针灸之。胸痹：太渊，针灸之。胸胁痛：天井、支沟、间使、大陵、三里、太白、邱墟、阳辅。胸中澹澹：间使，针灸之。胸满支肿：内关，针之；膈俞，灸之。胸②胁满引腹：下廉、丘墟、侠溪、肾俞，针灸之。胸中寒：膻中，灸之。心胸痛：曲泽、内关、大陵，针灸之。（一切心腹胸胁，腰背苦痛，川椒为

---

① 虫心痛：虫扰所致的心痛。
② 胸：原作"肿"。据上下文改。

细末,醋和作饼贴痛处,用艾烧之知痛而止)

十三、胁

胁痛：悬钟、窍阴、外关、三里、支沟、章门、中封、阳陵、行间、期门、阴陵,针灸之。胁引胸痛不可忍：期门、章门、行间、丘墟、涌泉、支沟、胆俞,针灸之。胁胸胀痛：公孙、三里、太冲、三阴交,针灸之。腰胁痛：环跳、至阴、太白、阳辅,针灸之。胁肋痛：支沟、外关、由池,针之。两胁痛：窍阴、大敦、行间,针灸之。胁满：章门、阳谷、腕骨、支沟、膈俞、申脉,针灸之。胁与脊引：肝俞,针灸之。

十四、乳

妒乳：太渊,针之。乳痈：膺窗、乳根、巨虚、下廉、复溜、太冲,针之。乳痈痛：足三里,针之。无乳：膻中,灸之；少泽,针之。引肿痛：足临泣,针之。

十五、腹

腹痛：内关、支沟、照海、巨阙、足三里,针之。脐腹痛：阴陵、太冲、足三里、支沟、中脘、关元、天枢、公孙、三阴交、阴谷,针灸之。腹中切痛：公孙,针灸之。脐中痛溏泄：神阙,灸之。积痛：气海、中脘、隐白,针灸之。肠鸣泄泻：水分、天枢、神阙,灸之。小腹痛：阴市、承山、下廉、复溜、中封、大敦、关元、肾俞等穴,针灸之。小腹急痛不可忍：灸足第二趾中节下横纹当中,灸五壮。凡小肠气、外肾吊疝气、卒心痛,皆宜之。

十六、腰

腰痛：肾俞,灸之。腰屈不能伸：委中,针之出血。腰痛不得俯仰：人中、环跳、委中,针之。肾虚脑痛：肾俞,灸之；肩井、委中,针之。挫闪脑痛：环跳、委中、昆仑、尺泽、阳陵、下髎，针之。腰强痛：命门、昆仑、志室、行间、复溜，针之。腰如坐水中：阳辅，灸之。腰疼难动：委中、行间、风市，针之。

十七、手

五指拘挛：二间、前谷，针灸之。五指痛：阳池、外关、合谷，针灸之。两手拘挛偏枯：大陵，灸之。肘挛筋急：尺泽，针刺之。手臂痛不能举动：曲池、尺泽、肩髃、手三里、少海、太渊、阳溪、阳谷、阳池、前谷、合谷、液门、外关、腕骨，针之。臂寒：尺泽、神门，灸之。臂内廉痛：太渊，针之。臂腕侧痛：阳谷，针之。手腕动摇：曲泽，针灸之。手腕无力：列缺，针灸之。肘臂手指不能屈：曲池、三里、外关、中渚，针灸之。手臂冷痛：肩井、曲池、下廉，灸之。手臂麻木不仁：天井、曲池、外关、经渠、支沟、阳溪、腕骨、上廉、合谷，针灸之。手指拘急：曲池、阳谷、合谷，针灸之。手热：劳宫、曲池、曲泽、内关、列缺、经渠、太渊、中冲、少冲，针之。手臂红肿：曲池、通里、中渚、合谷、手三里、液门，针之。掌中热：列缺、经渠、太渊、劳宫，针之。肩臂不可举动：曲池、肩髃、巨骨、清冷渊、关冲，针灸之。腋肘肿：尺泽、小海、间使、大陵，针之。腋下肿：阳辅、丘墟、临泣，针之。肩膊烦疼：肩髃、肩井、曲池，针之。臂酸挛：肘髎、尺泽、前谷、后溪，针灸之。两胛肩痛：肩井、支沟，针灸之。腕痛：阳溪、曲池、腕骨，针之。肘臂腕痛：前谷、液门、中渚，针之。

十八、足

腿膝挛痛：风市、阳陵、曲泉、昆仑，针灸之。髀胫急痛：风市、中渎、阳关、悬钟，针灸之。足痿不收：复溜，针灸之。膝痛足厥：环跳、悬钟、居髎、委中，针灸之。髀痛胫酸：阳陵泉、绝骨、中封、临泣、足三里、阳辅，针之。膝内廉痛：膝关、太冲、中封，针之。膝外廉痛：侠溪、阳关、阳陵，针之。足腕痛：昆仑、太溪、申脉、丘墟、商丘、照海、太冲、解溪，针灸之。足指尽痛：涌泉、然谷，针灸之。膝中痛：犊鼻，针之。膝肿：足三里，以火针刺之，再针行间。脚弱瘦削：三里、绝骨，针灸之。两腿如冰：阴市，灸之。腰脚痛：环跳、风市、阴市、委中、承山、昆仑、申脉，针灸之。股膝内痛：委中、三里、三阴交，针之。腿膝酸疼：环跳、肩井、三里、阳陵、丘墟，针之。脚膝痛：委中、三里、曲泉、阳陵、风市、昆仑、解溪，针之。脚胻麻木：环跳、风市，针之。足麻痹：环跳、阴陵、阳辅、太溪、至阴，针灸之。髀枢痛：环跳、阳陵、丘墟，针之。足寒热：三里、委中、阳陵、复溜、然谷、行间、中封、大都、隐白，针之。足寒如冰：肾俞，灸之。胻酸：承山、金门，灸之。足胻寒：复溜、申脉、厉兑，针灸之。足挛：肾俞、阳陵、阳辅、绝骨，针灸之。脚肿：承山、昆仑、然谷、委中、下廉、风市，针灸之。腿肿：承山、昆仑，针灸之。足缓：阳陵、绝骨、太冲、丘墟，针灸之。脚弱：委中、三里、承山，针灸之。两膝红肿痛：膝关、委中、三里、阴市，针之。穿跟草鞋风：昆仑、丘墟、照海、商丘，针之。足不能行：三里、曲泉、委中、阳辅、三阴交、复溜、冲阳、然谷、申脉、行间、脾俞，针灸之。脚腕酸：委中、昆仑，针灸之。足心痛：昆仑，针灸之。脚转筋：承山，针之。脚气：风府、伏兔、犊鼻、三里、上廉、下廉、绝骨，依次灸之。

十九、皮

癞风：左右手中指节宛宛中，灸三五壮。疬疡：同上。遍身如虫行：肘尖，七壮；曲池、神门、合谷、三阴交，针之。

二十、肉

赘疣：左右手中指节宛宛中，灸三五壮；支正，亦灸之；于其上亦灸三五壮。

二十一、脉

伤寒六脉俱无：复溜、合谷、中极、支沟、巨阙、气冲，各灸七壮；又气海多灸之。干呕不止，四肢厥冷脉绝：间使，灸三十壮。

二十二、筋

筋挛骨痛：魂门，针灸之。膝曲筋急不能舒：曲泉，针灸之。筋急不能行，内踝筋急：灸内踝三十壮。外踝筋急：灸外踝三十壮。膝筋挛急不开：委阳，灸二七壮。筋痿由于肝热：补行间，泻太冲。筋挛阴缩痛：中封，灸五十壮。

二十三、骨

脊膂膝痛：人中，针之。筋挛骨痛：魂门，针灸之。骨软无力：大杼，灸之。

二十四、前阴

寒疝腹痛：阴市、太溪、肝俞，灸之。疝瘕痛：照海，灸三五壮；阴陵、太溪、丘墟，针灸之。卒疝：丘墟、大敦、阴市、照海，针灸之。癩疝：曲泉、中封、太冲、商丘，针灸之。㿗癖小腹下痛：太溪、三里、阴陵、曲泉、脾俞、三阴交，针灸之。肠癖癩疝小肠痛：通谷，灸五十壮；束骨、大肠俞，针灸之。偏坠木肾：归来、大敦、三阴交，灸之。阴疝：太冲、大敦，灸之。阴入腹：大敦、关元，灸之。小便数：肾俞、关元，灸之。阴肿：曲泉、太溪、大敦、肾俞、三阴交，针灸之。阴茎痛：阴陵、曲泉、行间、太冲、阴谷、肾俞、中极、三阴交、大敦、太溪等，针灸之。遗精：肾俞，灸之。转胞不溺或淋漓：关元，针灸之。白浊：肾俞、关元、三阴交，针灸之。寒热气淋：阴陵泉，针之。小便黄赤：三阴交、太溪、肾俞、气海、膀胱俞、关元，针之。小便赤如血：大陵、关元，针之。阴缩痛：中封，灸之。膀胱气：委中、委阳，针灸之。小肠气上冲欲死：风府、气海、独阴，灸之各七壮。木肾大如升，不痛：大敦、三阴交，针灸之。木肾红肿痛：然谷、阑门，针之。诸疝：关元，灸三七壮；大敦，灸七壮。（灸疝法：以草秆量患人口两角长，折如三角形，以一角当脐心，两角在脐之下傍角处是穴。左灸右，右灸左，四十壮。）

二十五、后阴

痔疼：承山、长强，针灸之。痔痛：承筋、飞扬、委中、承扶、攒竹、会阴、商丘等，针灸之。脱肛：大肠俞、百会、长强、肩井、合谷、气冲，针灸之。痔漏：以附子末，津唾和作饼子如钱大，安漏上以艾火灸令微热，干则易新饼，日灸数枚，至内肉平始已。暴泄：隐白，针灸之。洞泄：肾俞、天枢，灸之。溏泄：太冲、三阴交，针之；神阙，灸之。泄不止：神阙，灸之。痢疾：曲泉、太溪、太冲、太白、脾俞、小肠俞，针之。便血：承山、复溜、太冲、太白，针灸之。大便不禁：大肠俞、关元，灸之。大便下重：承山、解溪、太白、带脉，针灸之。肠风：尾闾尽骨处，灸百壮。肛脱不收：百会、尾闾，灸七壮；脐中，灸随年数。血痔：承山、复溜，灸之。久痔：二白、承山、长强，灸之。（灸痔法：除上法治疗外，于对脐脊中灸七壮，各开一寸再灸七壮。）

第三节　杂　病　篇

一、风

中风痰盛，声如曳锯：气海、关元，灸二三百壮，或能救之。卒中风，㖞斜，涎塞不省：听会、颊车、地仓、百会、肩髃、曲池、风市、三里、绝骨、耳前、发际、大椎、风池等，灸之。中风目戴上视：丝竹空，灸之；第二椎骨、第五椎骨上，各灸七壮，一齐下火。口眼㖞斜：听会、颊车、地仓，灸之；向右㖞者，于左㖞陷中灸之，反者反之。半身不遂：百会、囟会、风池、肩髃、曲池、合谷、环跳、三里、风市、绝骨,灸之。口噤不开:人中、合谷、颊车、百会,针之;或灸翳风。失音不语:哑门、人中、天突、涌泉、神门、支沟、风府等,针之。脊反折:哑门、风府,针之。风痫、惊痫:风池、百会、尺泽、少冲,针灸之。中风:宜灸各经之井穴。中风中府之预兆:手足或麻或疼,良久乃已,此将中府之候,宜灸百会、曲鬓、肩髃、曲池、风市、三里、绝骨。中风中藏之预兆:凡觉心中愦乱,神思不怡,或手足麻痹,此将中脏之候,宜灸百会、风池、大椎、肩井、曲池、间使、三里。骨痹:太溪、委中,针灸之。筋痹:太冲、阳陵,针灸之。脉痹:大陵、少海,针灸之。肉痹:太白、三里,针灸之。皮痹:太渊、合谷,针灸之。

二、寒

伤寒头痛寒热:一日针风府,二日针内庭,三日针足临泣,四日针隐白,五日针太溪,六日针中封;在表刺三阳经穴,在里刺三阴穴。六日过经未汗,刺期门。注意:一日、二日等,非一定指日数言。其在太阳经,则刺风府;在阳明经,则刺内庭;在少阳经,则刺临泣。惟将满一周,尚未得汗,则刺期门。治伤寒,不外汗、吐、下三大法,今述写于下。

汗法:针合谷,入二三分,行九九数,稍定再行之,俟汗出而止,始出针。

吐法:针内关,入二三分,先行九数六次,再行六数三次,再行子午捣白法三次,治病人呼气几次,提气上行而吐之。

泻法:针三阴交,入三分,行六数,使病人秘口鼻气、鼓腹使气行下而泻之。

伤寒大热不止:曲池、绝骨、陷谷,针之;又二间、内庭、前谷、通谷、液门、侠溪,针之。伤寒头痛:合谷、攒竹,针之。伤寒汗不出:合谷,针之;又风池、鱼际、经渠、二间,针之。伤寒汗多:内庭、合谷、复溜,针之。伤寒头痛太阳证:完骨、京骨,针之。伤寒头痛阳明证：合谷、冲阳，针之。伤寒头痛少阳证：阳池、丘墟、风府、风池，针之。伤寒结胸：先使人于心蔽骨下正痛处左畔揉之，以毫针刺左畔，再针左支沟、左间使、左行间。右亦依上法刺之。缓缓呼吸，渐渐停针，立愈。伤寒胸痛：期门、大陵，针之。伤寒胁痛：支沟、阳陵，针之。伤寒身热：陷谷、吕细、三里、复溜、侠溪、公孙、太白、委中、涌泉，针之。伤寒寒热：风池、少海、鱼际、少冲、合谷、复溜、临泣、太白，针之。伤寒余热不尽：曲池、三里、合谷、内庭、太冲，针之。伤寒大便秘：照海、章门，针之。伤寒小便不通：阴谷、阴陵泉，针之。伤寒发狂：百劳、间使、合谷、复溜，针之。伤寒不省人事：中渚、三里，针之。伤寒阴毒危极：脐中，灸二三百壮；气海、关元，亦灸二三百壮。伤寒阴证，玉茎缩入：令人捉住，于茎口灸三壮。伤寒六脉俱无：复溜、合谷、中极、支沟、巨阙、气冲，灸之。伤寒手足厥冷：大都，针灸之。伤寒热退后再热：风门、合谷、行间，针之。伤寒悲恐：太冲、内庭、少冲、通里，针之。伤寒项强目瞑：风门、委中、太冲、内庭、三里、阴交，针之。角弓反张：天突先针，次针膻中、太冲、肝俞、委中、昆仑、大椎、百会。

三、湿

湿病禁艾灸。惟湿痹及湿热脚气、痿证宜施针，通经络之气为佳。

四、火

骨蒸劳热：膏肓、三里，灸之。骨蒸劳热，形象未脱者：四花穴，灸之。体热劳嗽：魄户，灸之。两手大热，如在火中：涌泉，灸三五壮。骨蒸热，板齿干燥：大椎，灸之。身热如火，足冷如冰：阳辅，灸之。心烦：神门、阳溪、鱼际、腕骨、少商、解溪、公孙、太白、至阴，针之。烦渴心热：曲泽，针之。心烦怔忡：鱼际，针之。虚烦口干：肺俞，针灸之。烦闷不卧：太渊、公孙、隐白、肺俞、阴陵、三阴交，针灸之。胃热不良：下廉，针灸之。嗜卧不言：膈俞，针灸之。胃热：绝骨，针灸之。

五、内伤

胃弱不思饮食：三里、三阴交，针灸之。三焦邪热不嗜食：关元，灸之。全不思食：然谷，针出血。饥不能食，饮食不下：章门、期门，针灸之。饮食不多，心腹膨胀，面色痿黄：中脘，灸之。食多身瘦：先取脾俞，后取章门、大仓，针灸之。饮食不下，膈塞不通，邪在胃脘：上脘、下脘，针灸之。胃病饮食不下：三里，针灸之。呕吐宿汁，吞酸嘈杂：章门、神阙，针灸之。

六、虚劳

五劳羸瘦：足三里，针灸之。体热劳嗽：魄户，针灸之。虚劳骨蒸，盗汗：阴郄，针灸之。真气不足：气海，灸之。虚劳百证：膏肓、四花、腰俞，皆宜灸之；然宜于阳虚证。

七、咳喘

咳嗽有痰：天突、肺俞、丰隆，针灸之。咳嗽上气，多吐冷痰：肺俞，灸五十壮。咳嗽声破喉嘶：天突，针灸之，久患喘嗽，夜不得卧膏肓，灸之。久嗽：膏肓、肺俞，灸之。伤寒咳甚：天突，灸二七壮。喘急：肺俞、天突、足三里，灸之。哮喘：肺俞、天突、腹中、璇玑、俞府、乳根、气海，针灸之。咳喘不得卧：云门、太渊，针之。喘满痰实：太溪、丰隆，针之。气逆发哕：膻中、中脘、肺俞、三里、行间，针灸之。呃逆：中脘、膻中、期门、关元，灸之；直骨穴，灸之。咳逆不止：乳根二穴，灸之；或气海，灸之；或灸大椎。（如年壮肺胀痰嗽不得卧，但可一边眠者，左侧灸右足三阴，右侧灸左足三阴。）咳嗽：列缺、经渠、尺泽、三里、昆仑、肺俞等，针灸之。咳引两胁痛：肝俞，针之。咳引腰尻痛：鱼际，针之。（附灸哮喘断根法：以细索套颈，量鸠尾骨尖，其两端旋后，脊骨上索尽处是穴。灸七壮或三七壮。）

八、呕吐

善呕有苦水：三里、阳陵泉，针之。吐食不化：上脘、中脘、下脘，针灸之。反胃：膏肓，灸百壮；膻中、三里，灸七壮。又：灸肩井五七壮。朝食暮吐：心俞、膈俞、膻中、巨阙、中脘，灸之。五噎五嗝：天突、膻中、心俞、上脘、中脘、下脘、脾俞、胃俞、通关、中魁、大陵、三里，针灸之。呕吐不纳：曲泽、通里、劳宫、阳陵、太溪、照海、太冲、大都、隐白、通谷、胃俞、肺俞等穴，针之、灸之。呕逆：大陵，针灸之。呕哕：太渊，针之。干呕无度不止，肢厥脉绝：尺泽、大陵，灸三壮；乳下一寸，三十壮；间使，三十壮。

九、胀满

腹中膨胀：内庭，针灸之。单膨胀：水分，针一寸五分，复灸五十壮；三阴交，灸；复溜、中封、公孙、太白，针之。胀满：中脘、三里，针灸之。心腹胀满：绝骨、内庭，针灸之。胃腹膨胀气鸣：合谷、三里、期门，针之。腹坚大：三里、阴陵、丘墟、解溪、期门、冲阳、水分、神阙、膀胱俞，针灸之。小腹胀满：中封、然谷、内庭、大敦，针之。（参观"腹部门"）

十、浮肿

浑身卒肿，面浮洪大：曲池、合谷、三里、内庭、行间、三阴交，针之；内踝下白肉际，灸三壮。四肢面目浮肿：照海、人中、合谷、三里、绝骨、曲池、中脘、腕骨、脾俞、胃俞、三阴交，针之。浮肿膨胀：脾俞、胃俞、大肠俞、膀胱俞、水分、中脘、三里、小肠俞，针灸之。水肿气胀满：复溜、神阙，针之。四肢及面胸腹皆浮肿：水分、气海，灸百壮。

十一、积聚

心积伏梁：上脘、三里，针灸之。肺积息贲：巨阙、期门，针灸之。肾积奔豚：中极、章门，针灸之；又气海，灸百壮；期门，灸三壮；独阴，灸五壮；章门，灸百壮。气块冷气：气海，灸之。心下如冰：中脘、百会，针灸之。痰积成块：肺俞，灸百壮；期门，灸三壮。小腹积聚：肾俞，灸以年壮；肺俞、大肠俞、肝俞、太冲，各灸七壮。腹中积聚，气行上下：中极，灸百壮；悬枢，灸三壮（在第十三椎下）。痞块：于块之头中尾各针一针，而灸二三七壮，再于痞根穴（在十二椎下两傍各开三寸半）多灸之。

十二、黄疸

黄疸：至阳、百劳、三里、中脘，针灸之。食疸：三里、神门、间使、列缺，针之。酒疸：公孙、胆俞、至阳、委中、腕骨、中脘、神门、小肠俞，针之。女劳疸：公孙、关元、至阳、肾俞、然谷，各灸三壮。（三十六种黄疸灸法：先灸脾俞、心俞各三壮，次灸合谷三壮，次灸气海百壮，中脘针之）

十三、疟疾

久疟不愈：大椎，针之复灸之。温疟：中脘、大椎，针之。痰疟寒热：后溪、合谷，针之。寒疟：三间，针之。疟热多寒少：间使、三里，针之灸之。疟寒多热少：复溜、大椎，灸之。久疟不食：公孙、内庭、厉兑，针灸之。足太阳疟：先寒后热，汗出不已，刺金门。足少阳疟：寒热心惕汗多，刺侠溪。足阳明疟：寒久乃热，汗出喜见火光，刺冲阳。足太阴疟：寒出善呕，呕已乃衰，刺公孙。足少阴疟：呕吐甚，欲闭户而居，刺大钟。足厥阴疟：少腹满，小便不利，须刺太冲。疟母：章门，针而灸之。

十四、温疫

虾蟆瘟：少商、合谷、尺泽、委中、太阳等穴，针刺出血。大头瘟：少商、商阳、合谷、曲池、尺泽、委中、厉兑，针刺出血。

十五、霍乱

干霍乱：委中，针刺出血；十指井穴，针刺出血。霍乱吐泻不止垂死：天枢、气海、中脘，灸数十百壮。霍乱吐泻转筋：中脘、阴陵、承山、阳辅、太白、大都、中封、昆仑，针之。霍乱干呕：间使，灸七壮，不愈再灸之。霍乱闷乱：脐中，灸七壮；建里，针而灸之；三焦俞、合谷、太冲、关冲、中脘等穴，针之。霍乱暴泄：大都、昆仑、期门、阴陵、中脘，针之。霍乱已死，尚有暖气者：脐中，以盐填满，灸二七壮，气海，百壮；大敦，七壮。

十六、癫痫

心邪癫狂：攒竹、尺泽、间使、阳溪，针灸之。癫狂：曲地，灸七壮；少海、间使、阳溪、阳谷、大陵、合谷、鱼际、腕骨、神门、液门、肺俞、行间、京骨，各灸之；冲阳，灸百壮。癫痫：百会、神门，各灸七壮；鬼眼，三壮；阳溪、间使，三十壮；神门、心俞，百壮；肺俞，百壮；申脉、尺泽、太冲、曲池，各七壮。狂言：太渊、阳溪、下廉、昆仑，针灸。狂言不乐：大陵，针灸之。多言：百会，针灸之。喜笑：水沟、列缺、阳溪、大陵，针之。善哭：百会、水沟，针之。卒狂：间使、合谷、后溪，针之。狂走：风府、阳谷，针之。发狂：少海、间使、神门、合谷、后溪、复溜、丝竹空，针之。呆痴：神门、少商、涌泉、心俞，针灸之。发狂，登高而歌，弃衣而走：神门、后溪、冲阳，针之。

羊痫：天井、巨阙、百会、神庭、涌泉、大椎，各灸之；又于第九椎下灸三壮。牛痫：鸠尾、大椎，各灸三壮。马痫：仆参、风府、脐中、金门、百会、神庭，各灸之。犬痫：劳宫、申脉，灸三壮。鸡痫：灵道，灸三壮；金门，针之；足临泣、内庭，各灸三壮。猪痫：昆仑、仆参、涌泉、劳宫、水沟、百会、率谷、腕骨、内踝尖，各灸三壮。五痫吐沫：后溪、神门、心俞，灸百壮，鬼眼，灸百壮；间使，灸三壮。目戴上视不识：囟会、巨阙、行间，灸之。

附　邪祟针灸十三鬼穴

一、鬼宫"人中穴"。二、鬼信"少商穴入三分"。三、鬼垒"隐白穴入二分"。四、鬼心"大陵穴入半寸"。五、鬼路"申脉穴火针三分"。六、鬼枕"风府穴入二分"。七、鬼床"颊车穴入五分"。八、鬼市"承浆穴入三分"。九、鬼窟"劳宫穴入二分"。十、鬼堂"上星穴入二分"。十一、鬼藏"会阴穴入三分"。十二、鬼腿"曲池穴火池针五分"。十三、鬼封"舌下中缝刺出血"。

凡男女或歌、或笑、或哭、或吟、或多言、或久默、或朝夕嗔怒、或昼夜妄行，如狂如癫，似若附有精灵妖孽者，依上穴次第针之，再针间使、后溪。

十七、妇人

月经不调：气海、中极、带脉、肾俞、三阴交，针灸之。月经过时不止：隐白，针之。下经如冰，来无定时：关元，灸之。漏下不止：太冲、三阴交，针灸之。血崩：气海、大敦、阴谷、太冲、然谷、三阴交、中极，针之。无嗣：关元，灸三十壮；或灸阴交、石关、关元、中极、商丘、涌泉、筑宾。滑胎：关元左右各开二寸，灸五十壮；或中极傍各开三寸，灸之。难产催生，及下死胎：太冲补，合谷补，三阴交泻之。横生手先出：足小指尖，灸三壮。胞衣不下：三阴交、中极、照海、内关、昆仑,针之。产后血晕:三里、三阴交、支沟、神门、关元,针之。赤白带下:曲骨,灸七壮;太冲、关元、复溜、天枢,灸百壮。干血痨:曲池、支沟、三里、三阴交,针灸之。产后痨:百劳、肾俞、风门、中极、气海、三阴交,针灸之。无乳:膻中,灸之;少泽,补之。产后血块痛:曲泉、复溜、三里、气海、关元,针之。

十八、小儿

脐风撮口口噤:然谷,针三分,灸三壮。惊痫:鬼眼穴,灸之(即二手足大拇指相并缚之,于爪甲下灸之。少商、隐白穴①也),余参观"癫痫门"。惊风:腕骨,针之。脱肛:百会,灸七壮;长强,灸三壮。惊风危急难救:两乳头下黑肉上,三壮。泻痢:神阙,灸之。冷痢:脐下二寸,灸之。吐乳:膻中下一寸六分,名中庭,灸五壮。吐沫尸厥:巨阙,七壮,中脘,五十壮,灸之。角弓反张:百会,灸七壮;天突,灸三壮。夜啼:百会,灸三壮。脐肿:对脐脊骨上,灸三壮或七壮。口蚀龈臭秽:劳宫,灸一壮。肾胀偏坠:关元,灸三壮;大敦,灸七壮。遍身生疮:曲池、合谷、三里、绝骨、膝眼,针之。遗尿:气海,百壮;大敦,三壮。羸瘦食不化:胃俞、长谷(脐旁二寸),灸七壮。

十九、疡肿

痈疽毒肿:初起旋肿,肿上灸三七壮;已溃或化毒危急,灸骑竹马穴。疔肿在面部:于合谷、足三里、神门针灸之。疔肿在手部:于曲池七壮。疔肿在背部:肩井、三里、委中、临泣、行间、通里、少海、太冲,针灸之,并灸骑竹马穴。痈疽发背初起不痛者,以蒜片着疮顶处以艾灸之,不痛者灸之痛,痛者灸至不痛而止。(附

---

① 穴:原作"灸"。据上下文改。

骨疽：于间使后一寸，灸如年壮。）疮疥：肺俞、神门、大陵、曲池，针之。马刀侠瘿：绝骨、神门，灸之。热风瘾疹：曲池、曲泽、合谷、列缺、肺俞、鱼际、神门、内关，针之。皮风痒疮：曲池，灸二百壮；神门、合谷，灸三七壮。瘰疬：百劳，灸三七壮至百壮；肘尖，百壮。瘰疬之第一种①以针贯核正中，用雄黄末拌艾灸之。

---

① 种：疑作"核"。

《增订中国针灸治疗学》跋

道之能行于当代,书之能传于久远,盖亦有由矣!昔者仲圣作《伤寒》,勤求古训,博采众方,理致精微,变化难极。是以其道行于当代,则可以挽救横夭沦丧;其书传于后世,则可以使人见病知源。历百世而不朽者,书之所存,道之所寄也。

澄江承淡安先生,世医也,具活人术,得《灵》《素》之秘要,稔经穴之会归。睹时难年荒,贫病交迫,以汤药之珍贵,不足普救危亡。遂不惜尽泄其所秘,著针灸专书以公世。至民国二十年夏,书成。颜曰:《中国针灸治疗学》,概其内容约有四编:一曰总论,二曰经穴,三曰手术,四曰治疗。生理病理,包涵万类;新说旧说,冶于一炉。经穴则按图可索,手术则一拨中机,原原本本,若纲在纲,诚为初学针灸者之阶梯,入门之捷径也。再版之时,复经南通孙晏如先生增补治疗医案于其后,故又曰《增订中国针灸治疗学》。迄今已历六版,不翼而能飞,不胫而能走,风行海内,使人服膺于千里之外者,殆亦书之所存,道之所寄也。

建明间尝检讨历代之针灸书籍,大多亡佚,如《灵枢》《甲乙》《千金》《外台》于针灸学说,其详略各有异同;王惟德之《铜人腧穴针灸图经》、西方子之《明堂灸经》,一字皆宝,实树后人之规范也;至如王国瑞之《扁鹊神应针灸玉龙经》,陈会、刘瑾之《神应经》,杨继洲之《玄机秘要》等,皆为专家所授,草泽①铃医之流亚②也;又如滑伯仁之《十四经发挥》、高梅孤之《针灸节要》《针灸集英》,汪石山之《针灸问对》等,则皆为儒医世家所著之书,其词旨理论,明畅透澈。惟专家所授者,虽不免以讹传讹,犹可保存什一③之秘宝;儒医所辑者,学无所授,阅者知其然而不知其所以然,难免随意弃取,得其粗而遗其精。于是后之针灸家,亦因而分二派矣。淡安先生之著是书也,既不耻伍于草泽铃医之流,复不偏附于理学儒医之辈,得江湖之奥秘,证以实验,释以哲理。二者折衷,兼而有之,故能曲尽其妙。此不独道之能盛行于斯世,亦将仲圣之书,并传于不朽矣。凡读先生之书者自知之,固不待建明之饶舌也。

建明,江西清江人也,幼秉庭训,研习医籍。复于乙亥初夏,负笈江南,学针灸于先生,得先生之耳提面命,始知经络穴腧之端倪。曾记先生之言曰:所谓经络穴道者,皆假定之名词也。上古无方药,但以镵石④挢引⑤按杭⑥毒熨以治病,故今日偶针此而愈某病,明日复砭彼而愈某病。刺之,不当,则发生弊端;针之,得当,则立见奇效。所有陆续发现者,一一纪之,而假定其名曰,某某穴,主某病,某某穴,宜禁忌。再历千百世之时期,经亿万人之试验,遍身之孔穴,遂按部可稽矣。于是有圣人焉,作《内经》,包之为十二经,演之为三百六十五穴。故其穴之附近者,所主之病,亦大同而小异。《内经》既作,孔穴有归纳,经脉有定名,后之人,历经试验,未尝无

---

① 草泽:野草丛生、低洼积水的地方。指民间。
② 流亚:同一类的人或物,犹言等辈。
③ 什一:十分之一。
④ 镵石:古代石制针具名。即砭石。
⑤ 挢引:指按摩和导引法。
⑥ 按杭:《史记·扁鹊仓公列传》作"案杌"。指按摩和导引法。

所获也。有之,不能再纳之于正经以乱绪统。于是又有奇经奇穴之逐渐发见焉。斯言也,抉膜导窾,发古人所未发,启迪后学,蔑以加矣。兹当六版付梓之时,先生使建明任校对,故谨书数语,以志弗谖云尔。

中华民国二十五年季春月受业谢建明书
于无锡中国针灸学社之南窗

新著中国针灸外科治疗学

罗兆琚 著

纪 军 校注

校注说明

1. 本书以民国二十五年(1936)中国针灸学研究社铅印本为底本,以1951年中国针灸学研究社铅印本为对校本。凡底本与校本互异,若显系底本脱衍倒误者,予以勘正,不出校。

2. 将繁体竖排改为简体横排,采用现代标点方法,对原书进行重新标点,并对部分字词加以注释。

3. 俗写字、异体字、古今字一般予以径改。通假字一般予以保留,出校说明。

4. 凡底本中明显因刊刻导致错别字,如"颛"误作"髑","倍"误作"棓"等予以径改。

5. 对于反复出现的生僻字词、术语,均采用首见出注的原则。

6. 底本中部分专业名词术语与现代通行说法不一致,如黄蘗、茨实等,保持原貌,不作改动,酌情出注说明。

7. 对于部分生僻中药、穴位等专业术语予以注释,以供参考。个别专业术语,如神度、山布爪皮、插花针法等,因查见资料所限,暂存疑待考。

8. 书中存有少量不符合现代医学认知的疗法,如饭蝇入药,人中疔局部刺血后挤尽恶血等,为保持原貌不做删改。

序

　　罗子兆琚,有心人也,年长于余而谦抑过之。吾社初设,即不耻下问,纳贽①为友。关于针学问题,借飞鸿之往返,穷源竟委,研讨无遗。吾即心仪其人,知为有志之士。迨《针灸杂志》刊行,按期投稿,悉皆精心之作,明白晓畅,启发来者匪浅也。因知其抱负远大,志在阐扬国粹而造福人群,与吾心不谋而合,遂益钦敬之。乙亥(1935)之夏,余自东瀛归,创设"针灸讲习所",即电聘为讲师,罗子不惮关山遥越,辞别高堂,捐弃诊务,远离乡井,冒暑而来,赞襄②擘划③,建议颇多,其热忱为何如哉! 尤可佩者,授课之余,则管臣在握,挥写不辍,其为斯道之努力,诚为我社同人所不及。今夏罗子以其新辑《外科针灸治疗学》稿见贻④,检其内容,将外科病症,分门别类,罗列靡遗,并注明其病因症状,继则示以针灸疗治之法,又附药石助治以殿其后,简明切要,深中肯綮⑤,为我医界辟一新途径,为我人群谋一新解除痛苦之法焉。吾侪生逢末世,虽不能如圣贤之立德立言,为社会标榜,为后人楷式,亦应尽所知以贡献于群众。斯不负天之生我! 罗

---

① 纳贽:初次拜见长者时馈赠礼物。
② 赞襄:辅助,协助。
③ 擘(bò)划:亦作"擘画"。筹划,布置。
④ 贻:赠给。
⑤ 深中肯綮:比喻分析透彻,切中关键。綮,读作"綮"。肯綮:指骨筋相连处,比喻事物的关键。

子斯辑之成，其贡献于社会群众子。罗子诚有心人也。今为之剞劂①行世，并撮数言以序之。

民国二十五年岁在丙子菊有黄华②之月
承淡安书于澄江龙砂山麓之蛰庐

---

① 剞劂（jī jué）：雕版；刻印。
② 菊有黄华：每一节气有十五天，其中每五天称为一候，因此每一节气中有三候，用以概括气候特征和特有现象。"菊有黄华"为寒露节气的第三候。

自　序

稽夫国家之兴,在乎民族之盛;民族之盛,在乎民质之强;民质之强,在乎医药之精。医药者,乃保卫民族健康之工具也。西人医药,重乎科学。吾国医药,重乎哲理。而科学之源,则不越乎哲理。哲理云者,乃宇宙万有之原理也,为人类以智慧探求宇宙间一切根源之学问。东京帝国大学生理教授永井潜先生云:哲理者,实自然科学及医学之保姆也。彼西人则持此理而研究之,务穷神达化,精益求精,而后已焉。我国则故步自封,不求演进,故落伍之诮,病夫之讥,实咎由自取。同人苟不奋振钻研,何能昭雪耻辱,何能保卫健康,而致民族于强盛者哉?窃思我国医药一道,已历四千六百余年,任何文明国家,孰能企及?且国医中之针灸术,正若星辰之丽天,日月之普照,至圣至神,无以蔑加,诚属生命根本之医术也。惜国人不知自图,群趋欧化,舍己从人,炫异逞奇,非至毁灭国粹不止。殊不知科学锐进之西欧,尚舍其机化本能,而从事研究神经物理疗法。所谓神经物理疗法者,乃吾针灸术之科学词语也。此术为吾国所发明,祖鞭①自应先着,奚能再落人后?盖针灸之术,虽淹没已久,所幸天道好环,继起有人,贤哲当世,出而提倡,发扬光大,不数年已风行全国,普惠灾黎矣。予虽下愚,岂甘居后!并不

---

① 祖鞭:即祖生鞭,语出《世说新语·赏誉》刘孝标注引《晋阳秋》:"吾枕戈待旦,志枭逆虏,常恐祖生先吾着鞭。"后遂用以表示勤奋、争先之意。

忍视此大好国粹,被人弃若弁髦①者也。爰不自揣谫②陋,曾编著《针灸便览表》、《针灸实用指要》、《针灸穴腧治疗歌》等集,并一切言论杂说,俱经刊于《针灸杂志》内,以冀唤醒黄魂,惊起酣梦,俾同趋于针灸阵线,一致奋斗。区区之志,如斯已耳。兹仍本公开原旨,除每日从事于针枪艾弹以谋出路外,乃将平日经验、挚友口述、业师医案、先贤成法等,汇汇成篇,颜之曰《新著中国针灸外科治疗学》,以辅助承淡安夫子所著之《中国针灸治疗学》之所不及。然固无当于著作,斯乃聊备一格③,以供同志参考之需而已。至于抉微阐奥,愧予未能,侥幸弋④名,则吾岂敢。此书杀青在即,特赘数言以为之志。幸祈高明先进,有以教正焉。是为叙。

中华民国二十五年八月丙子之孟秋⑤朔⑥
中国针灸学研究社研究股主任
广西柳州蔚群罗兆琚叙

---

① 弁(biàn)髦:弁,黑色布帽;髦,童子眉际垂发。古代男子行冠礼后,即弃弁剃髦,故喻弃置无用之物。
② 谫(jiǎn):浅薄。
③ 聊备一格:聊,姑且。格:法式、标准。姑且算作一种法式、标准。
④ 弋:取得。
⑤ 孟秋:农历七月。
⑥ 朔:农历每月初一称为朔。

编辑大意

一、针灸万能，几为全球所公认，惟学识渊博之方家，经验有素之高手，方能语此，非可概论也。兹考历代针灸典籍，向无分门别类之外科著作，诚属憾事。鄙人不揣谫陋，爰①就个人之临床实验，或得诸师友之医案，暨先贤成法，分类编纂成篇。既可辅助中国针灸社承社长澄安先生所著《中国针灸治疗学》一书之所不及，复可以为后进者作一外科针灸治疗之准绳，简明确当，极便实用。

二、是书计分头面、胸腹、背脊、四肢、杂证等五门。按门分类，朗若列眉。且俱皆提纲挈领，纲举目张。虽未能包罗万有，然亦可称针灸治疗外科疾证之嚆矢②。

三、是书对于各病之原因、证象等叙述，非常明确。治疗用穴之考订，亦极周详。助治多求单方，尤为简当。学者倘能依法施用，确有起废拔痼之功，绝无模棱泛滥之弊。此书编著阅时二载，数易其稿，始克③蒇事④，诚属煞费苦心。

四、古代名医之言论，堪作吾人之法则者，具摘要录出，以作治证诊断之南针。读者宜勤加熟览，切不可忽略视之。

五、治疗诸法，悉含有深意存在。读者能细加玩索，不难逐类

---

① 爰：于是。
② 嚆（hāo）矢：响箭。因发射时声先于箭而到，故常用以比喻事物的开端。嚆：呼叫。
③ 始克：方能，才能够。
④ 蒇（chǎn）事：指事情办理完成。

旁通，洞中窍要。

六、治疗法中，经外奇穴竟占十之二三。希读者诸君，将拙制之《针灸便览表》（见《针灸杂志》第一卷第一期至第六期内）对照参阅，则寻取自易，俟稍闲暇，再将该奇穴编成专书，俾供同志钻研探讨。

七、是书所取用之穴，其宜针宜灸，或补或泻，及刺入分寸，所灸壮数，概未明题。读者宜因其病象之状态，于临床时相机应变，庶免囿于一隅，贻误病机。至于助治，多为经验单方，俾便穷乡僻壤，随时随地均可择施。故所列之经穴（或奇穴）与单方，俱以能适实用为依归。

八、疔疮喉症，最为危险，能朝发夕死，随发随死，治之之法，稍有失误，便难挽救。故本书特将此二证，广为搜集，详细举列，以备救急之需，庶免临证默思揣想之苦。

九、是书虽举证四百四十余条，而纰谬支离，自知不免。尚希海内明达，不吝指教，俾将来续篇出世，得以重订则幸甚。

目 录

诊治指南 …………… 1465
  疔疮论………… 1470
  痈疽论………… 1470
  丹毒论………… 1472
  疮疡论………… 1472
  瘿瘤论………… 1473

头面门 …………… 1474
一、眉目部 ………… 1474
  （一）雀目 ……… 1474
  （二）眼睫毛倒 …… 1474
  （三）青盲眼 …… 1475
  （四）迎风冷泪 … 1475
  （五）烂弦风 ……… 1476
  （六）眼目赤肿 … 1476
  （七）偷针眼 ……… 1477
  （八）眼红肿痛 … 1477
  （九）目肿生翳 … 1478
  （十）瞳人痒 ……… 1478
  （十一）头目浮肿
    ………… 1478
  （十二）眼目被伤
    ………… 1479
  （十三）眼暴肿 … 1479
  （十四）目羞明 …… 1479
  （十五）目生胬肉
    ………… 1480
  （十六）目生内障
    ………… 1480
  （十七）眉心疔 …… 1480
  （十八）上下眼胞疔
    ………… 1481
  （十九）眉燕疔 …… 1482
  （二十）眉下丝行疔
    ………… 1482
  （二十一）白眼痧
    ………… 1482
  （二十二）蟹眼痧
    ………… 1483
二、耳部 …………… 1483

（一）耳红肿痛 …… 1483
（二）聤耳生疮出脓
　　………… 1483
（三）耳鸣 ………… 1484
（四）耳痒耳痛 …… 1484
（五）耳聋气痞疼痛
　　………… 1485
（六）重听无闻 …… 1485
（七）耳根红肿疼痛
　　………… 1486
（八）左耳根肿核
　　………… 1486
（九）右耳根肿核
　　………… 1486
（十）耳痛 ………… 1486
（十一）耳后疔 …… 1487
（十二）耳下疔 …… 1487
（十三）耳门疔 …… 1488
（十四）耳涌疔 …… 1488
（十五）耳垂疔 …… 1488
（十六）耳内一切肿痛
　　………… 1488

三、鼻部 ………… 1489
（一）鼻流污浊 …… 1489
（二）鼻生息肉闭塞
　　不通 …… 1489
（三）鼻渊 ………… 1489

（四）鼻流清涕嚏不止
　　………… 1490
（五）鼻塞不闻香臭
　　………… 1490
（六）鼻衄不止 …… 1491
（七）鼻砒痧 ……… 1491
（八）鼻疮或鼻中一切
　　疾证 ……… 1491
（九）鼻节疔 ……… 1492
（十）山根疔 ……… 1492
（十一）鼻尖疔 …… 1492
（十二）穿鼻疔 …… 1493
（十三）鼻环疔 …… 1493

四、口唇部 ………… 1493
（一）口内生疮 …… 1493
（二）口生蚀疮龈烂
　　臭气冲人 … 1494
（三）口眼㖞斜 …… 1494
（四）口干 ………… 1495
（五）口噤不语 …… 1495
（六）口疮臭秽人不
　　可近 ……… 1495
（七）口臭不可近人
　　………… 1496
（八）口中诸病 …… 1496
（九）口吐清涎 …… 1497
（十）口角流涎 …… 1497

（十一）唇菌 ……… 1497
（十二）唇肿 ……… 1498
（十三）唇紧口难开
　　　　……… 1498
（十四）唇动如虫行
　　　　……… 1498
（十五）唇吻燥裂
　　　　……… 1498
（十六）张口不合
　　　　……… 1499
（十七）上反唇疔
　　　　……… 1499
（十八）下反唇疔
　　　　……… 1499
（十九）锁口疔 …… 1500
（二十）吊角疔 …… 1500
（二十一）内反唇疔
　　　　……… 1500
（二十二）火焰疔
　　　　……… 1501

五、齿舌部 …………… 1501
（一）上齿痛及牙关
　　　不开 …… 1501
（二）下齿痛及颊红
　　　肿痛 …… 1501
（三）牙龈肿痛 …… 1502
（四）牙疳龈蚀烂
　　　……… 1502
（五）齿齲 ……… 1503
（六）牙齿肿痛 …… 1503
（七）青腿牙疳 …… 1504
（八）牙关脱臼 …… 1504
（九）舌缩难言 …… 1505
（十）舌吐不收 …… 1505
（十一）舌强不语
　　　　……… 1505
（十二）舌缓不语
　　　　……… 1506
（十三）舌肿难言
　　　　……… 1506
（十四）重舌肿胀
　　　难语 ……… 1506
（十五）舌尖疔 …… 1507
（十六）羊舌痧 …… 1507
（十七）一切舌症
　　　　……… 1507
（十八）蛇舌痧 …… 1508
（十九）黑舌痧 …… 1508

六、咽喉部 …………… 1508
（一）咽喉肿痛 …… 1508
（二）喉痹 ……… 1509
（三）喉痈 ……… 1509
（四）喉喑 ……… 1510
（五）喉中如梗 …… 1510

(六) 喉疗 …………… 1510
(七) 咽喉闭塞水粒
　　不下 …………… 1511
(八) 咽喉肿闭 ……… 1511
(九) 双乳蛾 ………… 1511
(十) 单乳蛾 ………… 1512
(十一) 走马喉痹
　　　……………… 1513
(十二) 缠喉风 ……… 1513
(十三) 烂喉痹 ……… 1513
(十四) 淡红喉痹
　　　……………… 1514
(十五) 锁喉风 ……… 1514
(十六) 锁喉痈 ……… 1514
(十七) 飞扬喉 ……… 1515
(十八) 白喉证 ……… 1515

七、头盖部 ……………… 1516
(一) 头风 …………… 1516
(二) 头痛 …………… 1516
(三) 头肿 …………… 1517
(四) 头痛项强不能
　　回顾 …………… 1517
(五) 头项红肿强痛
　　　……………… 1518
(六) 大头疗 ………… 1518
(七) 插花疗 ………… 1518
(八) 前发际疗 ……… 1519

(九) 天门疗 ………… 1519
(十) 天庭疗 ………… 1519
(十一) 鹤顶疗 ……… 1520
(十二) 天顶疹 ……… 1520
(十三) 头颔肿 ……… 1520
(十四) 脑后疹 ……… 1521

八、面颊部 ……………… 1521
(一) 面肿 …………… 1521
(二) 骨槽风 ………… 1521
(三) 两颊红肿生疮
　　　……………… 1522
(四) 须髭发毒 ……… 1522
(五) 面痒如虫行
　　　……………… 1522
(六) 葡萄疗 ………… 1523
(七) 迎香疗 ………… 1523
(八) 散笑疗 ………… 1523
(九) 太阳疗 ………… 1524
(十) 印堂疗 ………… 1524
(十一) 泪堂疗 ……… 1524
(十二) 颧骨疗 ……… 1525
(十三) 面岩疗 ……… 1525
(十四) 颐疗 ………… 1525
(十五) 颧髎疗 ……… 1526
(十六) 牙咬疗 ……… 1526
(十七) 颊车疗 ……… 1526
(十八) 人中疗 ……… 1527

(十九) 地合疗 …… 1527
　　　(二十) 撑耳风 …… 1527
　　　(二十一) 七星赶月疗
　　　　　　…… 1528
九、颈项部 …… 1528
　　　(一) 头疽 …… 1528
　　　(二) 蟠蛇疬 …… 1529
　　　(三) 五瘿 …… 1529
　　　(四) 九子疡 …… 1530
　　　(五) 天柱疽 …… 1531
　　　(六) 后发际疗 …… 1531
　　　(七) 正对口疗 …… 1531
　　　(八) 偏对口疗 …… 1532
　　　(九) 蜂窝疬 …… 1532
　　　(十) 惠袋疬 …… 1533

胸腹门 …… 1534
一、胸腋部 …… 1534
　　　(一) 联珠疗 …… 1534
　　　(二) 瓜藤疬 …… 1534
　　　(三) 马刀疡 …… 1535
　　　(四) 吼喘胸膈急痛
　　　　　　…… 1535
　　　(五) 腋痛 …… 1535
　　　(六) 对胸痧 …… 1536
　　　(七) 慢心锐毒 …… 1536
　　　(八) 卧胸疗 …… 1536

　　　(九) 腋下疗 …… 1537
　　　(十) 龟胸 …… 1537
　　　(十一) 穿胸疹 …… 1537
　　　(十二) 胸痹 …… 1538
二、乳胁部 …… 1538
　　　(一) 乳痈 …… 1538
　　　(二) 乳岩 …… 1538
　　　(三) 乳疖 …… 1539
　　　(四) 乳头生疮 …… 1540
　　　(五) 乳发 …… 1540
　　　(六) 吹乳 …… 1540
　　　(七) 乳汁不通 …… 1541
　　　(八) 妇人乳少 …… 1541
　　　(九) 妒乳 …… 1542
　　　(十) 乳上下疗 …… 1542
　　　(十一) 胁下块痛
　　　　　　…… 1543
　　　(十二) 渊疽 …… 1543
三、腹脐部 …… 1544
　　　(一) 臌胀 …… 1544
　　　(二) 鼓胀痧 …… 1545
　　　(三) 气鼓痧 …… 1546
　　　(四) 双蛊胀 …… 1546
　　　(五) 气胀 …… 1546
　　　(六) 单腹胀 …… 1547
　　　(七) 脾虚中满 …… 1547
　　　(八) 胃痛 …… 1548

（九）胃岩 …………… 1548
（十）大肠痈 ………… 1548
（十一）大肠痧 ……… 1549
（十二）小肠痈 ……… 1549
（十三）小肠痧 ……… 1550
（十四）肺痈 ………… 1550
（十五）脐中出脓…… 1551
（十六）中脘疽 ……… 1551
（十七）子午痧 ……… 1552
（十八）少腹疽 ……… 1552
（十九）水鼓痧 ……… 1552
（二十）肚胀痧 ……… 1553
（二十一）肚翻痧
　　　………… 1553
（二十二）厥心痛
　　　………… 1553
（二十三）钻心痧
　　　………… 1554
（二十四）隔食痧
　　　………… 1555
（二十五）盘脐痧
　　　………… 1555
（二十六）绞肠痧
　　　………… 1555

背脊门 ……………… 1557
一、肩背部 …………… 1557

（一）发背 …………… 1557
（二）瘿瘤 …………… 1558
（三）肉龟疮 ………… 1558
（四）肩井疔 ………… 1559
（五）痈疽发 ………… 1559
（六）背脊疔 ………… 1560
（七）肩背红肿疼痛
　　　………… 1560
（八）龟背 …………… 1561
（九）背痛 …………… 1561
二、腰脊部 …………… 1562
（一）佝偻 …………… 1562
（二）腰带痛 ………… 1562
（三）腰痛 …………… 1562
（四）脊痛 …………… 1563
（五）下搭手 ………… 1563
（六）中石疽 ………… 1563
（七）针腰痧 ………… 1564
（八）缠腰火丹 ……… 1564
（九）肾俞发背 ……… 1564

四肢门 ……………… 1565
一、肘臂部 …………… 1565
（一）手臂红肿疼痛
　　　………… 1565
（二）手臂痛不能举
　　　………… 1565

（三）臂疽 …… 1565
（四）臂痛 …… 1566
（五）臂痹 …… 1566
（六）臂厥 …… 1566
（七）肘痛 …… 1567
（八）手臂风痹 …… 1567
（九）手臂背生疮 …… 1567
（十）肘臂挛急酸重 …… 1568
（十一）脉门红丝疔 …… 1568
（十二）腕痛瘀 …… 1568

二、指掌部 …… 1568
（一）十指疔 …… 1568
（二）螺纹疔 …… 1569
（三）食指疔 …… 1569
（四）中指疔 …… 1569
（五）无名指疔 …… 1570
（六）小指疔 …… 1570
（七）擎珠疔 …… 1570
（八）手背疔 …… 1571
（九）手背生毒 …… 1571
（十）手心热 …… 1571
（十一）手槽疔 …… 1571
（十二）手指节痛不能屈伸 …… 1572

（十三）手腕肿大 …… 1572
（十四）两手颤振不能握物 …… 1572
（十五）手指拘挛筋紧 …… 1572
（十六）手指瘀 …… 1573
（十七）白线瘀 …… 1573
（十八）红丝疮 …… 1573
（十九）脱骨疽 …… 1573
（二十）腕骨痛 …… 1574

三、腿膝部 …… 1574
（一）鹤膝风 …… 1574
（二）髌骨疔 …… 1575
（三）环跳疽 …… 1575
（四）脚气疮 …… 1576
（五）脚气冲心 …… 1576
（六）牛头痈 …… 1577
（七）脚上红丝疔 …… 1577
（八）脚气 …… 1577
（九）足寒如冰 …… 1578
（十）足麻痹 …… 1579
（十一）足不收 …… 1579
（十二）足痿不能行 …… 1579
（十三）下石疽 …… 1580

（十四）咬骨疽 …… 1580
（十五）足寒热 …… 1581
（十六）风痹脚胻麻木
　　………… 1581
（十七）膝腿酸痛
　　………… 1581
（十八）脚肿 …… 1582
（十九）缩脚痧 …… 1582
（二十）足挛 …… 1582
（二十一）膝胫酸痛
　　………… 1583
（二十二）两足颤掉
　　不能移步
　　………… 1583
（二十三）腿寒痹痛
　　………… 1583
（二十四）腿叉风
　　………… 1584
（二十五）腓腨疽
　　………… 1584
（二十六）腿坚硬
　　如石 …… 1584
（二十七）膝痛不能
　　屈伸 …… 1585
（二十八）大脚风
　　………… 1585
四、跗趾部 …… 1585

（一）脚拐毒 …… 1585
（二）内踝疽 …… 1585
（三）足发背 …… 1586
（四）足跟痛 …… 1586
（五）脚趾黑疽 …… 1587
（六）足趾痛 …… 1587
（七）足趾拘挛筋紧
　　不开 …… 1587
（八）足底发热 …… 1587
（九）足跗发热五指
　　尽痛 …… 1588
（十）涌泉疔 …… 1588
（十一）涌泉痈 …… 1588
（十二）穿跟草鞋风
　　………… 1588
（十三）脚背红肿疼
　　痛 …… 1589
（十四）足跗肿不消
　　………… 1589

杂证门 …… 1590
一、浑身部 …… 1590
（一）肿身痧 …… 1590
（二）五紧痧 …… 1590
（三）母猪痧 …… 1591
（四）血痧 …… 1591
（五）夹梅痧 …… 1591

(六) 刺毛痧 ……… 1592
(七) 青筋痧 ……… 1592
(八) 乌痧 ……… 1592
(九) 偏枯痧 ……… 1592
(十) 栀黄痧 ……… 1593
(十一) 闷痧 ……… 1593
(十二) 热痧 ……… 1593
(十三) 类疟痧 ……… 1594
(十四) 内疔 ……… 1594
(十五) 浑身浮肿
　　　　……… 1594
(十六) 四肢浮肿
　　　　……… 1595
(十七) 身痛 ……… 1595
(十八) 浑身筋骨痛
　　　　……… 1596
(十九) 手足筋挛屈
　　　伸艰难 …… 1596
(二十) 浑身搔痒
　　　　……… 1596
(二十一) 四肢走注
　　　疼痛 …… 1597
(二十二) 百节酸痛
　　　　……… 1597
(二十三) 手足麻痹
　　　不知疼痒
　　　　……… 1597

(二十四) 颤振 …… 1598
(二十五) 风动如虫行
　　　　……… 1598
(二十六) 浑身发红
　　　　……… 1598
(二十七) 厉节风
　　　　……… 1599
(二十八) 半肢风
　　　　……… 1600
(二十九) 浑身浮肿
　　　生疮 …… 1600
(三十) 虚损乏力
　　　　……… 1601
(三十一) 流注 …… 1601
(三十二) 水肿 …… 1601
(三十三) 解㑊 …… 1603
(三十四) 五噎 …… 1603
二、疮毒部 ……… 1604
(一) 痈疽 ……… 1604
(二) 瘰疬 ……… 1605
(三) 瘰疬结核 …… 1606
(四) 疮疡 ……… 1607
(五) 红丝疔 …… 1607
(六) 白癜风 …… 1608
(七) 白驳风 …… 1609
(八) 紫癜风 …… 1609
(九) 白游风 …… 1609

（十）赤游风 …… 1610
　　（十一）风疹 …… 1610
　　（十二）粟疮 …… 1610
　　（十三）浑身生疮
　　　　…… 1611
　　（十四）赘瘤 …… 1611
　　（十五）癣疾 …… 1611
　　（十六）疥疮 …… 1612
三、前阴部 …… 1612
　　（一）阴痿不举 …… 1612
　　（二）阴茎易举 …… 1613
　　（三）阴精易泄 …… 1613
　　（四）阴缩 …… 1614
　　（五）偏坠 …… 1614
　　（六）木肾 …… 1614
　　（七）偏大偏小 …… 1615
　　（八）阴茎痛 …… 1615
　　（九）阴汗 …… 1615
　　（十）阴湿 …… 1615
　　（十一）阴卵肿大
　　　　…… 1616
　　（十二）阴肿 …… 1616
　　（十三）阴户肿 …… 1616
　　（十四）阴挺 …… 1617
　　（十五）阴门红肿
　　　　…… 1617
　　（十六）阴吹 …… 1617

　　（十七）阴寒 …… 1618
　　（十八）阴菌 …… 1618
　　（十九）阴疮 …… 1619
　　（二十）阴臭 …… 1619
　　（二十一）阴痒 …… 1620
　　（二十二）吞珠疔
　　　　…… 1620
　　（二十三）含珠疔
　　　　…… 1620
　　（二十四）遗溺 …… 1621
　　（二十五）遗精 …… 1621
　　（二十六）溲血 …… 1622
　　（二十七）小便不通
　　　　…… 1622
　　（二十八）小便不禁
　　　　…… 1622
　　（二十九）小便黄赤
　　　　…… 1623
　　（三十）滑精 …… 1623
四、后阴部 …… 1623
　　（一）脱肛 …… 1623
　　（二）痔疮 …… 1624
　　（三）痔漏 …… 1625
　　（四）大便不通 …… 1625
　　（五）大便泄泻 …… 1626
　　（六）便血 …… 1626
　　（七）肛门生疮 …… 1627

（八）脏毒 ………… 1627
五、损伤部 …………… 1627
　　（一）闪挫腰痛 …… 1627
　　（二）闪挫胁肋痛
　　　　 ……………… 1628
　　（三）跌扑腰痛 …… 1628
　　（四）折伤手腕 …… 1628
　　（五）跌打损伤 …… 1629
　　（六）破伤风 ……… 1629
六、花柳部 …………… 1630
　　（一）鱼口便毒 …… 1630
　　（二）下疳 ………… 1630
　　（三）横痃 ………… 1631
　　（四）杨梅疮 ……… 1632
　　（五）杨梅结毒 …… 1633
　　（六）花柳入骨 …… 1634
　　（七）杨梅肉疳 …… 1635
　　（八）五淋 ………… 1635
　　（九）赤浊 ………… 1636
　　（十）白浊 ………… 1636
七、急救部 …………… 1637
　　（一）七窍出血 …… 1637
　　（二）吐矢 ………… 1637
　　（三）伤死 ………… 1638
　　（四）疯狗咬伤 …… 1639
　　（五）溺死 ………… 1639
　　（六）缢死 ………… 1640

　　（七）中恶死 ……… 1641
　　（八）暴厥死 ……… 1641
　　（九）邪祟 ………… 1641
　　（十）花风死 ……… 1642
　　（十一）走阳 ……… 1642
　　（十二）夹阴伤寒
　　　　 ……………… 1643
　　（十三）疗疮走黄
　　　　 ……………… 1645
八、妇女产育部 ……… 1646
　　（一）经漏下不止
　　　　 ……………… 1646
　　（二）月水断绝 …… 1646
　　（三）经无定期 …… 1647
　　（四）经来色淡 …… 1647
　　（五）经来成块 …… 1647
　　（六）月经不调 …… 1648
　　（七）血崩 ………… 1648
　　（八）转胞 ………… 1649
　　（九）带下 ………… 1649
　　（十）交骨不开 …… 1650
　　（十一）难产 ……… 1650
　　（十二）逆产 ……… 1651
　　（十三）死胎不下
　　　　 ……………… 1651
　　（十四）胞衣不下
　　　　 ……………… 1652

(十五) 产后血晕 …………… 1652

(十六) 产后阴户不闭 …… 1653

(十七) 产后恶露不止 …… 1653

(十八) 产后恶露不行 …… 1653

(十九) 产后血块痛 …… 1654

(二十) 产后烦热 …… 1654

(二十一) 倒经痧 …… 1654

(二十二) 锁经痧 …… 1655

九、小儿部 …………… 1655

(一) 脐风 …… 1655

(二) 天钓 …… 1656

(三) 夜啼不止 …… 1657

(四) 元焦 …… 1657

(五) 马牙疳 …… 1658

(六) 胎毒 …… 1658

(七) 遗毒 …… 1659

(八) 小儿脱肛 …… 1659

(九) 小儿疳眼 …… 1659

(十) 小儿陡然卒死 …… 1660

诊治指南

张景岳曰：阴根于阳，阳根于阴。凡病有不可正治者，当从阳以引阴，或从阴以引阳，各求其所属而治之。如求汗于血，生气于精，乃从阳以引阴也。又如引火归源，纳气归肾，乃从阴以引阳也。此即水中取火，火中取水之义。

又曰：阴之病也，来缓而去亦缓。阳之病也，来速而去亦速。阳生于热，热则舒缓；阴生于寒，寒则挛急。

又曰：寒邪中于下，热邪中于上，饮食之邪中于中。

又曰：考之《中藏经》曰：阳病则旦静，阴病则夜宁。阳虚则暮乱，阴虚则朝争。盖阳虚喜阳助，所以朝轻而暮重；阴虚喜阴助，所以朝重而暮轻。此言阴阳之虚也。若实邪之候，则与此相反。阳邪盛者，则朝重而暮轻；阴邪盛者，必朝轻而暮重。此阳逢阳王[①]，阴得阴强也。其或昼或夜，时作时止，不时而动者，以正气不能主持，则阴阳胜负，交相错乱，当培以正气为主，则阴阳将自和矣。但或水或火，宜因虚实以求之。

又曰：病有六变者，表里寒热虚实也，斯即医中之关键。明此六者，万病皆指诸掌矣。以表言之，则风、寒、暑、湿、火、燥，感于外者是也；以里言之，则七情、劳欲、饮食，伤于内者是也。寒者，阴之类也，或为内寒，或为外寒，寒则多虚；热者，阳之类也，或为内热，

[①] 王：通"旺"，旺盛。《庄子·养生主》："神虽王，不善也。"

或为外热，热则多实。虚者，正气不足，内出之病多不足；实者，邪气有余也，外入之病多有余。

又曰：病必自表而入者，方得谓之表证。若由内以外，便非表证矣。经曰：从内之外者调其内，从外之内者治其外。从内之外而盛于外者，先治其内而后治其外；从外之内而盛于内者，先治其外而后调其内。此内外先后之治法，不可不知也。

又曰：热在表者，为发热头痛，为丹肿斑黄，为揭去衣被，为诸痛疮疡。热在里者，为瞀①闷胀满，为烦渴喘结，为气急叫吼，或躁扰狂越。热在上者，为头痛目赤，为喉疮牙痛，为诸逆上冲，为喜冷舌黑。热在下者，为腰足肿痛，为二便秘涩，或热痛遗精，或溲浑便赤。

又曰：寒在表者，为憎寒，为身冷，为浮肿，为容颜青惨，为四肢寒厥。寒在里者，为冷咽肠鸣，为恶心呕吐，为心腹疼痛，为恶寒喜热。寒在上者，为吞酸，为膈噎，为饮食不化，为嗳腐胀哕。寒在下者，为清浊不分，为鹜溏②泻，为阳痿，为遗尿，为膝寒足冷。

又曰：阳脏之人多热，阴脏之人多寒。阳脏必生平喜冷畏热，即朝夕食冷，一无所病，此乃阳之有余也。阴脏者，一犯寒凉，则脾肾必伤，此乃阳之不足也。盖阳强者少，十惟二三；阳弱者多，十常五六。然恃强者多反病，畏弱者多安宁。

李东垣曰：凡痈疽脓溃肿毒侵里证候，其危恶者，须辨虚实。夫虚者难补，实者易泻，补泻之法，不可轻用，若或少差，利害甚大。然而虚实证端，不可不辨。有疮之虚实，有脏腑、气血、上下、真邪等之虚实，故不同也。分而言之，则肿起坚硬脓稠者，乃疮疽之实也；肿下软慢脓稀者，乃疮疽之虚也。泻痢肠鸣，饮食不入，呕吐无时，手足并冷，脉弱皮寒，小便自利，或小便难时，大便滑利，声音不

---
① 瞀：目眩昏花，眼目不明。
② 鹜溏：指大便水粪相杂，青黑如鸭粪的病症。

出，精神不爽者，悉属脏腑之虚也；大便硬，小便涩，饮食如故，肠满腹胀，胸膈痞闷，肢节疼痛，口苦咽干，烦燥多渴，身热脉大，精神昏塞者，悉属脏腑之实也。凡诸疮疽，脓水清稀，疮口不合，聚肿不赤，肌寒肉冷，自汗色脱者，乃气血之虚也；肿起色赤，寒热疼痛，皮肤壮热，脓水稠粘，头目昏重者，乃血气之实也。头疼鼻塞，目赤心惊，咽喉不利，口舌生疮，烦燥饮冷，睡语咬牙者，乃上实也；精滑不固，大便自利，腰脚沉重，睡卧不宁者，乃下虚也。肩项不便，四肢沉重，目视不正，睛不了了，食不知味，音嘶色败，四肢浮肿者，乃真气之虚也；肿焮尤甚，痛不可近，积日不溃，寒热往来，大便秘涩，小便如淋，心神烦闷，恍惚不宁者，乃邪气之实也。

又曰：真气夺则虚，邪气盛则实。

又曰：诸痛为实，痒麻为虚。

蒋示吉曰：凡真阳之衰败，必由真阴之亏损。

又曰：药能治病补虚，不能移情易性。病人素性乖张，最难调治。

又曰：阳虚则恶寒，阴虚则生热。

又曰：午前热主于补气，午后热主于补血。

冯鲁瞻曰：内外之证，最忌标实而本虚，泻之不可，补之无功，极为危险，全在防微杜渐，标本得宜，使脾肾之元阳生发，则阴邪之凝滞释然矣。

又曰：治不足之法以治有余则可，治有余之法以治不足则不可。

又曰：寒之不寒，是无水也。热之不热，是无火也。无水者，壮水之主以镇阳光；无火者，益火之源以消除阴翳。此达至理于绳墨之外。

又曰：痈疽初作，便宜灼艾，乃用药以外涂四围，中留口出毒，如疮小则通敷之，既溃，以膏贴之，以手探肿，上热者有脓，不热者无脓也。

又曰：凡痈疽疮疖，轻重缓急，大有不同，治之之法，总宜察其虚实冷热，或重或轻，对症下药，无失先后次序。治法当分初、中、末三层，初宜散热，并解毒通经为主，以图消去；中宜排托为主，以图散去余毒；末宜补、宜托、宜温，以图易于收功，此治之之大法也。

张景岳又曰：补泻之法，补亦治病，但当知其要耳。如新暴之病，在少壮者，乃可攻之泻之，攻法但可用于暂，未有衰久之病而屡攻可以无害者，故攻不可以收缓功。延久之病而体气虚弱者，理宜温之补之，乃可用于平常，未有根本既伤而舍补可以复完者，故补不可以求速效。然尤有其要，盖凡临症治病，不必论其有无虚证，但无实证可据而为病者，便当兼补，以调荣卫精血之气；亦不论其有无火证，但无热证可据而为病者，便当兼温，以培命门及脾胃之气。此补泻要领，苟不知此，未有不致决裂败事者也。

《机要》云："气无补法"。庸俗之论也！以其为病痞满壅塞，似难于补，不知正气虚，而不能运行，则邪气滞而为病。经云：壮者气行则愈；怯者、弱者则着而为病。苟不用其补法，气何由而行乎。

《元戎》云：荣卫充满，抑遏而为痈者，当泻之以夺盛热之气；荣卫虚弱，壅滞而为痈者，当补之以接虚怯之气。故东垣先生云：疮疡虽面赤伏热，不得攻里，里虚则下利。

又曰：《素问》寒痛例，经云：肾移寒于脾，发为痈肿少气。脾移寒于肝，发为痈肿拘挛。

又云：诸寒痈肿，此皆安生？岐伯曰：生于八风之所变也。又曰：地之湿气，感则害人皮肤经脉。

《圣济》云：衣服过厚，表易着寒，所得之原，大抵如此。或发不变色，或坚硬如石，或捻之不痛，久则变色疼痛，渐软而成脓，如泔而稀，久而不瘥，疮口不合，变为疳漏，败坏肌肉，侵损骨髓，以致痿痹。

张仲景曰：疮家虽身体疼痛，不可发汗，汗之发痉，苟不详审，妄为汗下，以致血气亏损，反延陷，少壮者难以溃敛，老弱者多致不救。

李东垣又曰：凡治疮疡，其治表者，不云发汗，而曰托里。其治里者，不云攻下，而曰疏通。其治经络者，不云疏通，而曰和荣卫。盖欲保全元气为主，而不专于攻疮也。今之医者，每以能速愈为高手，汗下峻攻，温毒漫治，虽其毒或速散，不知元气已伤，而天年夭矣，可不慎哉！可不戒哉！

《金鉴》云：凡治疗证贵乎早，阴阳经络更宜晓。在下宜灸上宜针，速医即愈缓难保。

又曰：经云，痈气之瘜①者，当以针开除去之。

又曰：凡治痈疽，不问阴阳表里，日数远近，但未见脓时，俱宜灸之。

又曰：痈疽初起七日以前，开结拔毒，非灸不可。其不痛者灸至知痛，痛者则灸至不痛。盖因着毒则不痛，至好肉则痛，必灸至知痛者，乃令火气至好肉方止也。着皮肉未坏处则痛，着毒则不痛，必灸至不痛者，乃令火气着毒方止故也。

又曰：中府穴隐隐疼痛者，乃肺痈也。关元、天枢二穴隐痛微肿，按之腹内急痛者，乃大肠痈也。中脘穴隐痛微肿，寒热如疟者，乃胃痈也。章门穴隐痛微肿者，乃脾痈也。巨阙穴隐痛微肿，令人寒热心痛者，乃心痈也。京门穴隐痛微肿，令人寒热往来者，乃肾痈也。石门穴隐痛微肿者，乃三焦痈也，宜与大肠痈同治。中极穴隐痛微肿者，乃小肠痈也。凡内痈外疽，本经之募穴上，外皮必浮肿，内则隐痛，其根浅者为痈，其根深者为疽。内痈可治。内疽则不可治矣。

---

① 瘜：体内赘生的肿物。

疔疮论

夫所谓疔疮者，以其疮形如疔盖而得名。其疮多生于头面四肢等部，初发黄疱，中或紫黑，必先痒而后痛，先寒而后热。凡人一二日间，恶寒发热，四肢沉重，心悸眼花，头疼体痛，稍异如常之象，亟宜遍身寻认，如见有颗粒或小疮，与常患之疮稍异者，即是疔也。大抵初起紫疱者多，起堆核者少。发于手部与头部者多，发于别处者少。其生于两足者，多有红丝至脐。其生于两手者，多有红丝至腋。若生于唇面口内者，多有红丝入喉。以针刺疮，不痛无血，是其证也。经云：膏粱之变，足生大疔。大抵多由恣食厚味，卒中饮食之毒，或感受四时不正之气，或感触蛇毒之毒，或感染疫死牛马猪羊之毒，抑或人汗入于肉食物品之中而误食之，皆能生此疔疮也，务宜审而治之。若呕逆直视，谵语如醉者，则不可治矣。又有内疔一证，与外疔之证大致相同，但疮形不现，每经过数日之间，必有一处肿起者，即是内疔所发之处。若现肿而腹内痛甚者，便须作内疔治之，切不可缓，缓则杀人。盖因此等疮毒，乃火证也，迅速之至，有朝发夕死者，有随发随死者，有三五日不死，以至一月半月而必死者，此乃脏腑之乖逆，性情之激变，及节候之寒热燥湿之所致，且其毒有浅深，倘一失治，能立判死亡，可不慎欤！

痈疽论

凡人处世而无疾病者，乃水升火降、精秘、血盈、气绥之所致也。《养生篇》曰：毋摇尔精，毋劳尔形，皈以静默，可以长生。盖静则生水，动则生火。水能生万物，火能克万物。故百病多由火而生，其发于外者为痈疽。痈者，壅也。毒腾于外，病属六腑，故毒之腾于外者，其发暴而所患浮浅，因其病源禀于阳分中，阳气轻清，浮而高起，故其易肿易脓，易腐易敛，盖以其不伤筋骨，易治之证也。疽者，阻也。毒攻于内，病属五脏，故其发缓而所患深沉，因病源禀于阴分中，阴血重浊，性质多沉，故能伤筋蚀骨，难治之证也。年壮之人，气血胜毒则顺。年老之人，毒气胜血则险。七情六欲者，皆盗人元气之贼也，戕人生命之工具也。人苟能疏于此者，无不多安多寿；若人常亲于此者，莫不有损有伤。但人之能明于此者鲜矣！人之能远于此者亦鲜矣！盖以情欲之动作，无所不好，无所不为。故经云：喜伤心，怒伤肝，忧伤肺，思伤脾，悲伤魂魄，恐伤肾，惊伤胆，此等七情皆能损耗吾人身中元气萌蘖①也。至于六欲者，皆能夺人之钟灵真性也。又所以为苦为疾，为实为痛，以及休废诸衰，败病恶疮，尽皆出于此等之情欲也，医者患者，宜慎察之。六淫者，风、寒、暑、湿、燥、火也。风也者，为四时不正之肃杀气，发而最能中人。寒也者，乃节候不调，或疾风，或暴雨、冰雪、严寒所伤，或口贪生冷之物所致。暑也者，乃亢阳酷日，烁火流金，湿热重蒸而中。湿也者，乃从坐卧久阴卑湿之地，或身骤临风雨潮气所浸。燥也者，为阴虚内热，消烁津液，不能滋润脏腑，以致皮肤枯槁、便干为燥。火也者，生于心绪烦扰，醇酒膏粱②，及房欲不节所动。凡此六淫者，皆从外而入之，体实之人，虽遇之而不中，体弱之人，感之即便随发。又有感之而不即发者，因邪气客于脏腑、经络、关节之内，积袭日久，或待内伤，或因外感邪气，触而后发。既发之后，当参寒热温凉、邪正胜负而治之。膏粱者，醇酒肥鲜炙煿之物也。时人多以火炭烘熏，或以油酥燖③煮，或味香燥甘甜，或嗜咸酸辛辣，又至于腌藏厚料，顿煮重汤，以取爽口快心，不顾其消阴烁脏。又有得之于宠荣适心，精神飞旷，温床厚被，炉火围匡④，每未饥而先食，未冷而先裘，快意从心，色欲太过，姬妾满前，性交未已，惟快于

---

① 萌蘖：萌，生芽、发芽。蘖，树木砍去后又长出来的新芽。喻事物的开端。
② 粱：通"粱"。《淮南子·人间》："养以刍豢黍粱。"
③ 燖：用火烤熟。
④ 匡：安适。清魏源《武林纪游》诗之九："衡门下有泌，洋洋可乐饥。中有考槃士，匡咏先王诗。"

一时,则阴消于平日。故所生是疾者,少见于藜藿①,多起以膏梁,惟识膏粱味短,不及藜藿味长。凡知命保生者,当之避之,幸勿自残其身可也。

丹 毒 论

丹者,人身忽然焮②赤如涂丹之状,故谓之"丹"。或发手足,或发腹上,每如手掌大,皆由风热恶毒之所致也。其重者,亦有如疽之类。若不急治,则痛不可堪,久乃坏烂,流出脓血。若发于骨节间,便令四肢赤肿。其毒入肠则杀人,故名之曰"丹毒",小儿得之最忌。

疮 疡 论

吾人之体,凡内热外虚者,偶为风湿所乘则生疮。所以然者,因肺主气,候于皮毛。脾则主血,候于肌肉。气虚则肤腠开,易为风湿所乘。内热则脾血温,脾血既温,则肌肉生热,温热相搏,故每于头面肢体各部生疮。其疮初起如疱,须臾生汗,热甚者则变为脓,亦有随瘥随发者。凡久疮者,固属内热外虚,为风湿所乘,五脏内热,实气甚盛,肌肉热不减,故其热留滞不歇,疮乃经久不瘥。至于肿之生也,皆由风邪、寒热、毒气客于经络,伏于肌腠,使血涩不通,壅结而成肿。其风邪所作者,则肿而无头无根,浮在皮上,如吹之状,不赤不痛③,或肿或散而无常。其寒气与血相搏而作者,则有根有头,色赤肿痛。其因热毒而作者,亦无正头,但其急肿,而热久不消,气结盛壅则为脓。其候非一,统称之为"肿疡"可也。

---

① 藜藿:指粗劣的饭菜。
② 焮:底本为"腹",据《诸病原候论·丹毒病诸候》改。
③ 痛:原为"射",据《诸病源候论》改。

瘿瘤论

瘿者,由于忧恚气结所生,亦曰"饮沙冰"。沙随气以入于脉,搏于颈下而结成之。其初作者与樱核相似,适当颈下,皮宽不急,垂下槌槌然①者是也。恚气结成瘿者,但垂核槌槌无脉也。凡饮沙冰而成瘿者,有核瘟瘟②无根,浮动于皮肤中。又云:瘿有三种之称,其曰血瘿者,可破而愈之;其曰息肉瘿者,可割而愈之;其曰气瘿者,可针而愈之。瘤者,乃皮中忽肿,初起如梅李,渐长渐大,不痛不痒,亦不结强③,言留结不散,故谓之为"瘤",不治必至坯④大,则不复消,虽不能杀人,亦亟应慎之,不可妄治辄破者也。

---

① 槌槌然:指瘿瘤肿起貌。槌,古同"捶"。
② 瘟瘟:形容瘿核块垒。
③ 强(jiàng):僵硬。
④ 坯:一种瓦器。

头面门

一、眉目部

(一) 雀目

【病因】由肝热肾虚,阴微阳盛所致。或因暴怒大忧,抑或大病之后,肝血亏弱,亦能致之。

【病状】日中两目照常见物,迨至日暮,即入昏黑之境,一无所见,如雀儿之目,每入夜则不能视,故名"雀目",亦名之曰"雀盲",又名之为"鸡盲"。

【治疗】睛明,瞳子髎,阳白,行间。另灸手大指甲后一寸处,内廉横纹尖头,白肉际中一壮,屈指取之,此名凤眼穴,乃经外奇穴也。

【助治】用雄猪肝一块(或鸡肝更妙),以竹刀破开,纳夜明砂入内扎好,米泔水煎至七分,或饭上蒸熟,取肝细嚼,将汁送下,或为丸亦可。

【附记】此证禁出血,宜补其肝,调养其胃为主。

(二) 眼睫毛倒

【病因】乃因酒色过度,或由脾热肝风,合邪上壅,及内部损伤,阴气外行,两目紧急皮缩之所致也。

【病状】上眼疱之皮松弦紧,睫毛倒向里面,内刺睛珠,枯涩难开,频频下泪。

【治疗】瞳子髎,丝竹空,攒竹,睛明,上星,阳陵泉,太冲。

【助治】用石燕①为末,净水调,点眼弦上,常以黄连水洗之。或用木鳖子为末,棉裹塞于鼻孔中(左塞右,右塞左),一二夜即愈。或用冬天壁上干蝇研末,时向鼻中嗅之。

【附记】此证宜急去其内热邪火,则皮缓而毛自顺矣。

(三) 青盲眼

【病因】此由七情不和,神气耗散,或积血亏损而胆力不充,以致玄府郁遏,光华不得发越,而致成青盲之证。

【病状】两目或一目视之似无他病,但不能见物,或瞳子之颜色,现为青色。俗名呼之为"睛光瞎眼"。

【治疗】太渊,睛明,肝俞,合谷,光明,四白,商阳,通天,络却,巨髎,瞳子髎。

【助治】用菟丝子、补骨脂、巴戟天、牛膝、枸杞、肉苁蓉,各一两为末,加青盐二钱,猪肾一个,切开去筋膜,入前药末一钱,将线扎紧,以老陈酒烧烂食之。或用白羊肝一具,竹刀切片,以川黄连末一两,熟地黄二两,同捣为丸,如梧桐子大,远食茶下七十丸,每日服三次。

(四) 迎风冷泪

【病因】由肝肾血亏,或肝经虚而有热,肾水不足以养肝,遂致精华之气,不能灌注而收摄,泪液遂迎风而出。亦有因酒醉当风,或产后当风,以及房事后当风,均能致成此证。

【病状】每见风则泪自流出,除此之外,别无其他异状。患此证者,多属中年以上之妇人。

---

① 石燕:甘、咸、凉,归肾、膀胱经。具有除湿热、利小便、退翳之功。

【治疗】睛明,临泣,风池,腕骨,肝俞,大骨空,小骨空,头维。

【助治】用全归身、人参,各三两,官桂、陈皮,各二两,炮干姜、炒白术、白茯苓、炙甘草、川芎、细辛、白芍,各五钱,共研为末,每用二钱,加生姜大枣,煎汤调服。或用木耳一两,烧存性,木贼一两,和为细末,每服二钱,以清米泔水煎服。或以青鱼胆,和人乳汁,蒸三次,露①三次,点眼角,再用桑叶煎水洗之。

(五) 烂弦风

【病因】由湿热郁于肝经,肝邪上攻于目所致。或因初生时,洗浴不净,秽水留积于眼廉之内,亦能致之。

【病状】周年眼弦赤烂,涩痒难堪,见风尤甚。

【治疗】睛明,临泣,四白,合谷,光明,三里。另灸头维、大骨空、小骨空,各三壮。又用绳从左眼外眦角起,量至内眦角止,截断之,按于两眉中心之印堂穴处,向上量之,于绳头之尽处灸七壮。

【助治】用顶上炉甘石②(煅)一两,飞丹五钱,枯矾二钱五分,朱砂一钱,铜绿二钱,共研极细末,先将荆芥、陈茶叶二味,煎汤洗患处,乘湿将药末敷上。

(六) 眼目赤肿

【病因】此证因伤寒未解而犯房事,上盛下虚,气血上壅,则血灌瞳人。或怒气伤肝、房劳伤肾、饮食不节,致令饥饱醉劳,有伤脾胃,遂使心火上炎不散,而成此证。

【病状】两目红赤而痛,怕日羞明,甚则下泪,疼痛多眵。

【治疗】睛明,瞳子髎,临泣,上星,合谷,风池,行间。太阳刺

---

① 露:一种中药炮制方法,指药物经水蒸气蒸馏出芳香水。
② 顶上炉甘石:指质量上乘的炉甘石。

血,内迎香刺血。

【助治】用鹅不食草五钱,真青黛、川芎,各一两,共为细末,将药末少许,嗅入鼻中(或以新白布泡水,蘸药入鼻中亦可),口含温水,以泪出为度。或用黄丹和白蜜,调敷两太阳穴,亦可。或以龙胆草一钱,净水煎服。

(七) 偷针眼

【病因】由脾经受风热所致。或因心胆小肠等经之火,壅盛而致也。

【病状】生于眼皮之毛睫间,形如豆粒,眼胞高肿,色赤多痛,久则溃脓。

【治疗】小骨空,合谷,二间,后溪,攒竹,睛明,太阳,光明,行间。再寻患者背上之膏肓穴处,必有小红点,以针挑破即愈。又法,视察患者胸背之上,必有小疮窠累,宜以针挑出血,则此证不治自愈。如不见红点小疮,即以木梳背频频刮之,其红点自现。

【助治】用生南星、生地黄,各等分,同捣成膏,贴两太阳穴。或用白芨磨水点患处,均效。

(八) 眼红肿痛

【病因】此证因肾水受亏,心火上炎,肝不能制,则心肝二脏之血不能归元,血气上壅灌注瞳人,故赤肿不散而疼痛。

【病状】眼胞红肿,白睛亦发红赤之色,其肿痛尤如针刺。

【治疗】睛明,合谷,四白,临泣,太溪,行间,劳宫,肾俞。另灸太阳穴三壮,艾炷如小麦大。

【助治】宜用决明子炒研细末,调茶敷两太阳穴,干则易之。或照"眼目赤肿"条治之。

（九）目肿生翳

【病因】此证由邪火上逆，肝肾素虚，遂令邪热上攻，致成此证。

【病状】眼球肿胀，翳膜障蔽视线，以致视物不清，甚或渐至失明。

【治疗】攒竹，睛明，丝竹空，临泣，神庭，上星，囟会，前顶，太溪，行间，后溪，阳白。

【助治】掘地三尺，取净黄土搅水，澄清洗之。或用草决明（晒干，不见火。研末）四两，生鸡肝一个（不落水），共和匀，加酒饭上蒸熟食之。

（十）瞳人痒

【病因】由风邪冲克肝胆二经所致。

【病状】眼珠痒极难忍。

【治疗】攒竹，光明，睛明，四白，地仓，阳白，承泣，地五会。

【助治】用六味丸加枸杞、菊花同服。

（十一）头目浮肿

【病因】由于风火之邪上煽所致。

【病状】两目畏光，赤涩作痛，头面浮肿，状如大头伤寒之证，夏月多患斯疾。

【治疗】目窗，陷谷，列缺，水沟，颊车，上星，神庭。

【助治】酒炒黄芩、黄连，各五钱，人参三钱，桔梗、橘红、元参、柴胡、草稍①、各二钱，连翘、牛蒡子、板蓝根、马勃，各一钱，白僵蚕、升麻，各七分，净水煎服。

---

① 草稍：即甘草稍。

(十二) 眼目被伤

【病因】因特殊情形,或被跌扑打击,致伤目胞或眼球。

【病状】或因打扑、或因撞伤、或因刺触,致睛珠胀痛,胞肿难开,红肿疼痛不可忍。

【治疗】只取大陵穴,初次灸七壮,逐日减一壮,减至七日止,则全愈矣。

【助治】用生地黄、生薄荷、生苣叶、生土当归、朴硝,各等分捣烂,贴两太阳穴。另用野山漆叶,捣敷患处。或用牛口涎,日点患处二次。或用生地黄浸酒,捣敷患处。

【附纪】此证属伤科,应列入杂证门损伤部,今列于此者,乃编纂时之误也。

(十三) 眼暴肿

【病因】此证因时气而作,乃血气壅滞、或当风睡卧、或饥饱劳役失调所致。

【病状】眼珠忽然红肿突起,状如鱼胞,或似水晶,赤肿疼痛难堪。

【治疗】合谷,列缺,睛明,攒竹,丝竹空,神庭,上星,百会,三里,绝骨,光明,地五会。

【助治】宜以净白蒺仁去壳研细,除净油汁,调白蜜,以骨簪点入眼角内。或用川羌活煎浓汤,先熏后洗。

(十四) 目羞明

【病因】因心经火旺,肝血燥热所致。

【病状】畏见光亮,每于明亮之处,则痛涩而不能视。

【治疗】睛明,丝竹空,攒竹,瞳子髎,合谷,二间,小骨空,光明,行间。太阳刺血。

【助治】以皮硝五钱，净水二钟①，煎至一钟，先熏后洗。或参阅"眼目赤肿"条治之。

(十五) 目生胬肉
【病因】由心经有火，或肝火侵心，心火上犯，或失眠过度，不论其为虚火实火，均足以熏灼而生胬肉。
【病状】两目或一目中生瘀肉，胬出于目之两眦角，时觉疼痛。
【治疗】风池，肝俞，睛明，太阳，合谷，少泽，期门，行间。
【助治】用老麻雀粪，钵中研细，以甘草水泡一夜，去水焙干，取洁净乳汁调匀，灯心蘸点患处。或用青萍②少许，研烂，入冰片少许，贴眼皮上，过夜渐消。如胬肉忽起迅速者，用刀上铁锈，以凉水少许调匀点之。

(十六) 目生内障
【病因】由肝肾二脏素虚，或因肝胆风热上攻所致。
【病状】目因疼痛，日久失治，致令膜翳日厚，障蔽瞳人，视线日弱，甚或至于失明。
【治疗】睛明，瞳子髎，临泣，风池，内关，合谷，光明，地五会，太冲，行间，肝俞，肾俞。
【助治】参阅"目肿生翳"条治之。

(十七) 眉心疔
【病因】此证由心肺二经之火毒熏蒸所致，或由肝脾二经邪热蕴积而成。

---

① 钟：酒杯、茶杯，与"盅"通。
② 青萍：浮萍的别称。

【病状】生于两眉中心,印堂穴处,色黑木痛,麻痒难忍,根脚坚硬,如铁钉状,寒热交作,或初起色赤,净肿焮痛,甚至高突如龙眼,烦躁口渴,坐卧不安。

【治疗】隐白,大敦,地合①,商阳,大椎,至阳,龙舌②,合谷,人中,百劳③。

【助治】用鲜天南星,以米醋摩涂患处。又法,寻头顶巅上之红毛,迅将其拔尽,以泄其毒,则疮势自轻。或用蜘蛛拔毒法,先将疔头用磁片刺破,乃寻活蜘蛛一个,越大越好,放于疔疮上,蜘蛛自能奔赴刺处,吸拔其毒,少时蜘蛛不动,即取放冷水中,令其吐出毒气,便能自活,如不愈,再用蜘蛛,另行吸拔,以毒尽为止。

【附记】凡遇初起,似疔非疔,或暗疔不知其处,宜以生黄豆令患者嚼之,如嚼之无豆腥气,即是疔疮。或以甑④中气垢少许,令患者纳之口中,如身上有一处痛甚者,即是疔疮。又凡患疔疮,必有红丝之路,急用针于红丝所至之处刺出血,及刺疔头四畔出血。若针之不痛,或无血者,宜将针烧红,频烙患处,以痛为度。若下部所患,多宜隔蒜灸之,痛则灸至不痛,其不痛者则灸至痛,若灸之而不痛者,宜明火灸之,及针疔四畔⑤,出去恶血,却再以三棱针深刺,破其疔头,外以雄黄、白矾等分研细末,酒调敷患处。

(十八)上下眼胞疔

【病因】此证不外乎邪热蕴积,或因感受四时不正之气,或由七情郁结,血气塞滞,或嗜食煎炙厚味,或误食中瘟禽兽肉质及一切霉烂食物,以致毒邪内结,蕴于五脏,流注于经络而成。

---

① 地合:经外奇穴,位于下颌骨正中向前突起之高点处。
② 龙舌:经外奇穴,又名内龙舌。位于上臂屈侧正中线上,腋前皱襞下0.5寸。
③ 百劳:经外奇穴,位于大椎穴直上2寸旁开1寸。
④ 甑:古代一种蒸食物的炊具。
⑤ 四畔:即四周。

【病状】生于目之上下眼廉处,坚硬有脚,四边微赤,多痒少痛,其势既成,则状如汤火烧灼,恶寒发热,神昏心烦。

【治疗】隐白,厉兑,上星,曲池,地合,百劳,肩井,龙舌,中冲,委中。

【助治】参阅"眉心疗"条。

(十九)眉燕疗

【病因】多由煿灸厚味,或疫死肉质,及七情郁结,邪热蕴积之所致也。

【病状】生于攒竹穴处,其根在隐白、大敦二穴,证象与上二症略同。

【治疗】牙咬①,龙舌,曲池,大椎,百劳,大敦,隐白,肩井,耳门。

【助治】参阅"眉心疗"条。

(二十)眉下丝行疗

【病因】此为肝经实邪所致。

【病状】生于眉毛之下,眼廉之上,证象与上略同。

【治疗】上星,地合,曲池,肘尖,百劳,肩井,合谷。

【助治】参阅"眉心疗"条。

(二十一)白眼痧

【病因】此证由感受时邪,或流行之厉气,犯于督脉所致。

【病状】时痧发时,常翻白眼,故因此名之。

---

① 牙咬:经外奇穴,位于面部,颧骨后下缘凹陷与下颌角连线之中点。

【治疗】百会,上星,列缺,十宣。另灸顶门①三壮。

【助治】参阅腹脐部"钻心痧"条。或照各痧证条酌施亦可。

(二十二) 蟹眼痧

【病因】由感受不正之邪热时气,而成此证。

【病状】时痧发时,满头紧痛,两眼睛凸出,如蟹眼一般,故名之曰"蟹眼痧"。

【治疗】宜先用手拇指抵住眼眶,后针印堂,睛明,百会,上星,客主人,风池,列缺,十宣。

【助治】参阅上证。

二、耳　　部

(一) 耳红肿痛

【病因】此证乃热气上壅,或因触伤,瘀热之气不散,亦有由伤寒不解,而得此证者,或三焦及胆经之风热上攻所致。

【病状】耳孔内红肿疼痛,连及太阳、头顶等处,并时闻鸣声。

【治疗】听会,翳风,颊车,上星,合谷,三里。

【助治】用青鱼胆汁,和顶梅片②少许,调匀滴入。或用胭脂、枯矾,铁锈,各等分,研极细末吹之。

(二) 聤耳生疮出脓

【病因】此由耳内原有油液,被风搏结而成核,或因剔耳,触损耳内鼓膜,致成耳疮,时流污秽脓汁。

【病状】耵聍塞耳,时或隐痛,常流脓液污汁于耳外。

---

① 顶门:囟会穴的别名。
② 顶梅片:指质量上乘的冰片。

【治疗】翳风,耳门,听会,合谷,三里,外关,曲池。

【助治】以胡桃肉研烂,榨取此油一钱,和入冰片三分,每用少许滴入。或用桑螵蛸烧存性,加入麝少许,不时掺入。

(三) 耳鸣

【病因】由肾气不足,精血亏弱,精气不上升,致令浊阴反蒙塞清窍。或因醇酒厚味,痰湿积滞,或因胃火与痰湿相搏,浊阴阻塞上焦,以致耳鸣响,或因肾精不足,肺与肾①脉俱虚,阴火妄动之故,均足以致成此证。

【病状】鸣声如蝉,霎时即散,或左或右,时时闭塞。又或汩汩有声,如蛙鸣锣响,鼓吹不已,致外入声为内声所混,听之不清。实证则耳鸣若塞,虚证则时发时止,每值劳倦则鸣,入夜则鸣。

【治疗】听会,翳风,少冲,中冲,商阳,合谷,三里,天柱,复溜。

【助治】以麝香五分,全蝎十四个,薄荷叶十四张,将麝香、全蝎二物分匀,用薄荷叶包裹,瓦上焙干,研为细末,滴水捏作挺子②,塞入耳内。

(四) 耳痒耳痛

【病因】此乃血分虚而有热,肝肾之火上炎,致使耳窍中不时作痒或痛,伏邪不去所致也。

【病状】耳中奇痒难堪,日加爬搔,其皮益厚,其痒益甚,甚者必以铁刀刬③刮,虽稍觉快意,而挖爬每感疼痛,以其听道中皮坚如铁,积久成习,不易剥削也。

【治疗】客主人,听会,翳风,外关,合谷,三里,大敦。

---

① 肾:底本为"大",据1951年版改。
② 挺子:即锭子。
③ 刬(chǎn):同"铲"。

【助治】宜用胡桃肉煨熟，塞入耳中。或以生乌头一枚，乘湿削如枣核状，塞入耳中，日换数次，坚皮渐落，其痒痛可止。另参阅"头痛"条。

（五）耳聋气痞疼痛

【病因】因为外物所伤，或被大声震破听宫鼓膜，或生而耳窍不通，或由壮盛精气闭塞，或为年衰精气不足，或肝胆郁火，阳明有热，痰湿上蒸，酒色是耽，均足使清气闭滞，灵窍不通，而致成此证也。

【病状】两耳全聋，或一耳不聪，或耳中作响而聋，或突然暴聋，或清窍闭塞，不闻声音，或由耳鸣而渐至耳聋。

【治疗】听会，翳风，耳门，外关，肾俞，三里，然谷，风池，大杼。

【助治】暴聋者，取苍术一节，一头削尖，一头切平，乃将尖头插入耳中，令患者将头稍侧，使耳孔向上，在平头处，置艾绒于上，燃火而灸之，其气透入耳内，则自听矣。若久聋者，用活鼠一个，置热汤内浸死，破喉取胆，真红色者是也，另用川乌头一个，泡去皮，细辛二钱，胆矾五分，共为末，以鼠胆和匀，再焙干研细，加入麝香少许，用鹅毛管吹入耳中，口含茶水，每日二次，十日见效。

（六）重听无闻

【病因】此乃风热浊气，留滞不化，以致阻于清窍，成为重听。

【病状】较耳聋为轻，听外来声音不真，如隔一重，或须再听一次，方能明了，故名"重听"。

【治疗】耳门，风池，侠溪，翳风，听会，听宫，天容，曲池，外关。

【助治】用活磁石两块，剉如枣核大，擦麝香少许于磁石尖上，塞两耳窍中，口含生铁一块，候一时两耳气透，飒飒有声为度，数次即效。

(七) 耳根红肿疼痛又名耳门毒

【病因】由于三焦及肝、胆二经之风毒上攻所致。

【病状】每生于耳根,或耳之上下前后,红肿而疼痛异常,又名为"耳门毒"。

【治疗】翳风,颊车,曲池,外关,合谷,太冲,临泣。

【助治】宜用海螵蛸一钱,黄柏三分,青黛三分,梅片一分,共研细末,麻油调涂患处。

(八) 左耳根肿核

【病因】此证因三焦郁热,化成风火,乘肝、胆二经之怒气上攻,凝结而成。

【病状】生于左耳根后,初起如痰核,渐增肿势,状如伏鼠,燉赤疼痛,寒热往来,亦有按之不痛,但觉微胀,亦有称之为"惠袋疬"者。

【治疗】翳风,后溪,外关,肘尖,曲池,大椎。另参阅"惠袋疬"条及"瘰疬"条。

【助治】参阅"惠袋疬"条及"瘰疬"条。

(九) 右耳根肿核

【病因】此证与前证相同。

【病状】生于右耳根之后,一切证象,皆与前同,亦有称其为"蜂窝疬"者。

【治疗】翳风,颊车,外关,合谷,后溪,大椎。另参阅"蜂窝疬"条及"瘰疬"条。

【助治】参阅"蜂窝疬"条及"瘰疬"条。

(十) 耳痈

【病因】因过啖炙煿,醇酒厚味,或七情不和,怒气遏郁,以致肝胃火旺,胆气上逆,或色欲过度,水亏火亢,实火相火炎上,皆能致成此证。

【病状】耳根焮热胀痛,耳窍壅塞,久则破溃,其脓稠黏臭秽。

【治疗】肩井,肩髃,曲池,合谷,百劳,至阳,龙舌,太冲。另刺食指尖根。

【助治】生白矾六钱,枯白矾三钱,明雄黄一钱,共研极细末,筛过再碾千余下,麻油调敷患处。已溃脓者,则加入梅片五分,和匀吹入耳内。

(十一) 耳后疔

【病因】此证由膀胱兼肝胆二经之火毒上蒸而成。

【病状】生于耳后高骨处,形如椒目,痛连腮脑,有时或恶寒发热。

【治疗】至阴,肩井,至阳,面岩①,中冲,大椎,百劳,委中,印堂,中指尖根。

【助治】用雄黄、白矾,各等分,为细末,酒调敷患处。或用白菊花叶、芙蓉花叶,同捣敷之亦可。

(十二) 耳下疔

【病因】此乃三焦郁热,化成火毒,或由饮食丹石热药,其毒蕴积不散,致成此证。

【病状】生于耳根之下,翳风穴处,其证象与耳后疔略同。

【治疗】合谷,悬颅,本神,肩井,插花②,面岩,环跳,窍阴,大椎,百劳,印堂,太冲。

【助治】参阅"耳后疔"条,或参阅目部"眉心疔"条,或照后列

---

① 面岩:经外奇穴,位于面部,鼻翼之凸出处平行两侧,上直对眶下缘外1/4与内3/4交界点。
② 插花:经外奇穴,位于头部,当两额角发际直上1.5寸。

各疗证条，酌治之。

（十三）耳门疗—名耳茸疗
【病因】此证属于三焦、肝、胆、诸经之风火热毒上攻所致。
【病状】生于耳门穴处，其证象大致略与上同。
【治疗】肩井，合谷，外关，关冲，中冲，大椎，地合。
【助治】参阅"耳下疗"条。

（十四）耳涌疗
【病因】此证为三焦、胆、脾三经之火毒郁结，上蒸所致。
【病状】生于耳轮尖上，即耳尖之处，证象与上症大致相同。
【治疗】合谷，肩井，龙舌，大椎，百劳，至阳，中冲，中指尖根。
【助治】参阅"耳下疗"条。

（十五）耳垂疗
【病因】此证与耳涌疗同。
【病状】生于耳垂之上，故名"耳垂疗"，即妇女带耳环处也，其他与上证同。
【治疗】百劳，大椎，陶道，肩井，曲池，合谷，灵台。
【助治】参阅"耳下疗"条。

（十六）耳内一切肿痛
【病因】此证系由三焦、胆经之风热上攻所致。
【病状】耳中不时作痛，或肿而且痛，或时流脓水。
【治疗】百会，听宫，听会，耳门，翳风，风池，大杼，曲池，外关，合谷，商阳。
【助治】用附子、苍术，各等分，共研细末，裹棉塞耳孔内。

三、鼻 部

(一) 鼻流污浊

【病因】由胆移热于脑,或肺热不宣,或寒气郁于肺经所致。

【病状】鼻中常流浊涕,久则如脓,腥臭难堪,甚则头眩虚痛,脑力日损,与鼻渊证略同。

【治疗】上星,风府,悬颅,曲池,内关,列缺,合谷。

【助治】以荆芥穗研细末,每服三钱,生姜汤调下。

(二) 鼻生息肉闭塞不通

【病因】此证乃风、湿、热三种郁于肺经,熏蒸于鼻,日久凝滞不散而成。

【病状】鼻孔中生肉瘜,初颇微小,逐渐大如石榴子,其色红而微硬,撑塞鼻孔,阻碍呼吸,甚则瘜肉胀满,鼻梁两旁为之胀大。

【治疗】印堂,上星,通天,风府,禾髎,迎香,风门,列缺,承山。

【助治】用轻粉二钱,杏仁七粒,白矾五钱,共为细末,吹入鼻中,即化为水。或用明矾一两,蓖麻仁七粒,盐梅①五枚,麝香一分,共研成丸,如枣核大,以新棉包裹塞入鼻中,自愈。

(三) 鼻渊

【病因】由风寒袭入于脑,郁久化热,经云:"胆移热于脑",此之谓也。

【病状】此证或称"鼻渊",或称"脑漏",乃鼻涕时下如白带,有时或黄或红,作脑髓状,气甚腥臭。

【治疗】曲差,上星,百会,通天,迎香,素髎,风府,风门,列缺,

---

① 盐梅:白梅的异名。味酸、涩、咸,性平,具有利咽生津,涩肠止泻,除痰开噤,消疮止血的功效。

悬钟。

【助治】用丝瓜藤近根处者,烧过存性,研为细末,每服三钱,食后黄酒送下,另时时将此药末,嗅入鼻中,亦属有效。

【附记】另用绳一条,量头之圆径一周,乃将所得之长度,挂于颈项后发际处,贴脊垂下,其绳尽处,用墨点记,再由眉心印堂穴起,量至素髎穴止,其所得之度数,照前点记处,反向上量,绳尽处又点记之,又另量鼻头两旁(即鼻孔外侧,鼻环尽处),所得之横寸,照前第二次点记处横开,两头尽处,亦各点记之,一排三穴,各灸十一壮。又法,取曲池穴直上一寸,为一穴,再直下一寸,亦为一穴,连曲池共成三穴,每穴各灸九壮,左右俱同。以上二法,亦可以治鼻流污浊之证。

(四) 鼻流清涕嚏不止

【病因】此证由于伤风,肺经受寒所致。

【病状】鼻孔时流清涕,气息滞塞不通,时嚏不已。

【治疗】神庭,上星,通天,迎香,风府,肺俞,列缺,太渊,膻中,三里。

【助治】用苦丁香、甘遂,各二钱,青黛、草乌尖、枯白矾,各二分,共为细末,麻油和为锭,纳入鼻孔中。

(五) 鼻塞不闻香臭

【病因】此证由肺感风寒,鼻窍滞塞过久而成。

【病状】鼻孔闭塞不通,不闻香臭,张口呼吸,状颇困难。

【治疗】上星,百会,通天,临泣,迎香,天柱,列缺,合谷,前谷,厉兑。

【助治】用瓜蒂、藜芦,各等分,共为细末,每用一钱,棉裹塞鼻孔中,日二易之。或以通关散嚏之。

(六) 鼻衄不止

【病因】此证由七情之火,劳役暗损,伤其真阴,血虚生热,或过啖炙煿、酒色是耽,热自内生,胃络受伤,或暑热之邪内逼,或表寒而热闭于经。以致迫血妄行,逆流而上,成为鼻衄。

【病状】血自鼻中涌出,甚则盈盆盈盂,不能骤止,面色惨白,六脉虚大,或时流时止。

【治疗】上星,风府,承光,曲池,合谷,鱼际。

【助治】用乱发烧灰存性,吹鼻孔中。

【附记】另用灯心蘸油,燃火灸少商穴三壮,左灸右,右灸左,若两孔出血,则左右齐灸,无不立愈。或用陈墨磨浓汁,以灯草数条,蘸塞鼻孔中,再将两耳吹之,左吹右,右吹左,若两孔出血,则左右齐吹之。

(七) 鼻䶎痧

【病因】由肺中有热,外为风邪所骤遏,而致成此证。

【病状】时痧骤发时,或左鼻塞,或右鼻塞,或双鼻俱塞。

【治疗】宜先用灯草熏鼻取嚏,而后刺上星,百会,风府,水沟,迎香,前谷,厉兑,十宣。

【助治】用白矾末,每服一钱,阴阳水①调下。

(八) 鼻疮或鼻中一切疾证

【病因】此乃肺经之火郁而不散,时时上攻,熏蒸于鼻窍中所致。

【病状】生于鼻窍内,初起鼻中觉干燥作痛,继则生状如粟粒

---

① 阴阳水:又名生熟水。明李时珍《本草纲目·水·生熟汤》:"以新汲水、百沸汤合一盏和匀,故曰生熟。今人谓之阴阳水。"

之物,甚则鼻外焮赤微肿,痛似火炙,或鼻中似酸似痛,或气息窒塞不通。

【治疗】上星,百会,通天,禾髎,迎香,水沟,曲池,列缺,合谷,前谷,鱼际,悬钟。

【助治】用元参泡软,卷塞鼻孔之中。或用杏仁捣烂,以人乳和之,敷于患处。

(九) 鼻节疗—名鼻梁疗

【病因】由脾、肺二经之郁火凝结,而成此证。

【病状】此证生于鼻柱(即鼻部之正中处),痛引脑门。一切证象,参阅目耳两部诸疗条。

【治疗】印堂,上星,耳门,承浆,地仓,地合,大椎,百劳,长强,关冲。

【助治】以荔枝肉及烂黄色溏鸡屎,同捣涂之。或参阅各疗条而酌施之。

(十) 山根疗

【病因】此乃脾、肺二经之火毒,凝结上冲所致。

【病状】此症生于鼻之末端,两目正中之处,重则神昏,宜五日内治之。稍缓则毒气攻心,难治。若神昏呕哕,鼻肿如瓶者,不治。

【治疗】印堂,水沟,地合,颧髎,大椎,百劳,长强,合谷。

【助治】参阅"眉心疗"及"鼻节疗"条。

(十一) 鼻尖疗

【病因】此乃脾、胃二经之火毒蕴积,凝滞而成。

【病状】此证生于鼻之尖端,素髎穴处。其他证象,参阅鼻节、山根二疗条。

【治疗】水沟,地合,印堂,大椎,灵台,龙舌,合谷。

【助治】参阅"山根疗"条。

(十二) 穿鼻疗

【病因】此乃肝、肺二经血气滞塞,或因感受四时不正之邪热火毒,凝结而成。

【病状】此证生于鼻梁之两旁,初起如疥如粉刺,或发小泡,或起疙瘩,始或痒或麻木,继则渐痛,或生一侧,或两侧同时而生,能令鼻梁穿烂,故名之曰"穿鼻"。

【治疗】上星,印堂,地仓,地合,面岩,大椎,百劳,长强,关冲,厉兑。

【助治】参阅"山根疗"条。

(十三) 鼻环疗

【病因】此证与穿鼻疗之原因略同。

【病状】生于鼻端两侧,如环状之笑缝中,证象与穿鼻疗略同。

【治疗】大椎,陶道,身柱,长强,印堂,耳门,颊车,地合,关冲,外龙舌①(即内龙舌穴之正对处)。

【助治】参阅"山根疗"条。或以白菊花、金银花、紫花地丁,各等分,煎服。

四、口 唇 部

(一) 口内生疮

【病因】此证因上盛下虚,心火上炎,脾胃俱败,或因思虑过甚,多醒少睡,以致心肾不交,虚火上炎而致也。

---

① 外龙舌:经外奇穴,位于上臂伸侧正中线上,腋后皱襞下 0.5 寸,与内龙舌相对。

【病状】疮生口内,满口白斑微点,或白腐糜烂,蔓延全部口腔。

【治疗】水沟,承浆,金津,玉液,海泉①,长强,合谷,劳宫。

【助治】以黄柏一味,用蜜炙透,频含口内。或用黄柏、黄连、生栀子、干姜末、北细辛,各等分,共研细末,每用少许,频擦患处。又或用硼砂、焰硝②,含于口中。另以天南星为末,用醋调贴涌泉穴上,神效无匹。

【附记】倘三焦热极,致令口内生疮者,宜取关冲,外关,列缺,合谷,水沟,迎香,金津,玉液,地仓等穴以治之。

(二) 口生蚀疮龈烂臭气冲人

【病因】此证因血气旺盛,脾胃有邪热积滞,实火上蒸;若气血虚,则脾胃浊滞,虚火上炎。举凡涎痰不清、湿热不化、饮食不节、忧思不遂,均足以致之。

【病状】口中生疮,肿痛不已,或腐烂延蔓,口气腥臭,令人难近。

【治疗】合谷,大陵,承浆,水沟,三里,另劳宫先针后灸。

【助治】以生附子研末,涂敷两足心涌泉穴处,口中含甘草、白矾,引火下行。或用吴茱萸末,入晚包敷足心涌泉亦可。又或用天冬、麦冬、元参,共研末蜜丸,噙入口中咽汁。

(三) 口眼㖞斜

【病因】因经络之血液亏耗,偶为暴风所袭,则牵掣筋脉,而失其控制功用,故而㖞斜。或经络空虚,内风自动,亦能致此。然皆属足阳阴与手太阳之筋急使然也。

---

① 海泉:经外奇穴,位于口腔内,当舌下系带中点处。
② 焰硝:即芒硝。

【病状】口吻与眼陡然歪斜不正，不能自主。

【治疗】颊车，水沟，地仓，听会，丝竹空，列缺，太渊，合谷，二间。

【助治】取好烧酒一斤，用小口瓶烫热，纳巴豆二三粒入内，将患者手掌置于瓶口上熏之，左㖞熏右手，右㖞熏左手。或用肉桂油揩擦，左患治右，右患治左，亦颇有效。

(四) 口干

【病因】脾胃虚弱，津液不行，无以上输于口，致令口咽干燥烦渴，而成此证。

【病状】口中干燥，舌咽亦均觉干枯，但欲滋润，不欲多饮，虽饮亦不能解也。

【治疗】尺泽，曲泽，大陵，太渊，鱼际，少商，商阳，关冲。

【助治】以元参一二片，频含口中，便生津液。

【附记】凡久病见此证者，乃脾胃将败，津液就枯，难治之征也。若病后见此者，属脾胃气虚也，亦有因肾火衰而见此者。

(五) 口噤不语

【病因】由风寒之邪袭入阳明胃络，故环口之筋脉挛急而牙关紧闭，不能开合，致成此证。

【病状】上下牙床紧闭，挖之不开。

【治疗】颊车，支沟，外关，列缺，内庭，厉兑，哑门，风府，天突。

【助治】用细辛、皂角、生半夏、菖蒲，各等分，研末，吹鼻取嚏。

(六) 口疳臭秽人不可近

【病因】由肠胃不清，变化生湿，湿盛生热，致使湿热熏蒸，以伤上焦气分，满口生疮腐烂，臭气逼人。

【病状】患者以小儿为多，口内腐蚀，甚或连及咽喉，或白腐不肿,或肿而且痛,或腥臭之气逼人。

【治疗】十宣,水沟,金津,玉液,承浆,列缺,合谷,劳宫,大陵。

【助治】硼砂研细末,加犀黄末、珍珠末,各少许,溶于水中,用丝棉拭洗患处。

(七) 口臭不可近人

【病因】此乃肠胃不清,浊气不能下行而上犯,或由胃中实火上冲,或由胃中虚火上蒸所致。

【病状】口中时有秽浊臭气,或口干,或泛酸。

【治疗】十宣,少商,通里,大陵,水沟,承浆,金津,玉液。

【助治】用香薷煎汤,含漱不辍,甚效。或用白牵牛为末,每晨用以擦牙漱口。或用香白芷七钱,研末,食后井水调服一钱。或用豆蔻、细辛、硼砂、山楂灰,各一钱,加白糖制为小饼,日含数枚,可以去臭生香,神效之至。

(八) 口中诸病

【病因】多属脾胃心肺肝胆之病,大都为热邪上升所致。

【病状】其证象约有数端,兹分述于后。

1. 口中时常自觉有辣味者,是为口辛。
2. 口中时常自觉淡而乏味者,是为口淡。
3. 口中时常自觉味苦者,是为口苦。
4. 口中时常自觉干枯不润者,是为口涩。
5. 口中时常自觉味咸者,是为口咸。
6. 口中时常自觉味酸者,是为口酸。
7. 口中白腐糜烂,有若疳蚀者,是为口糜。
8. 口中一切颗粒疼痛疾症,均称之为口疮。

【治疗】水沟,承浆,金津,玉液,海泉,十宣,列缺,合谷,劳宫,涌泉。

【助治】宜就其证象之情况,参阅口部各条,自行酌施可也。

(九) 口吐清涎

【病因】由于肺胃之气虚弱,不能运行水道,以致上逆,频频唾吐清涎,而成斯证。

【病状】每日无故频呕清涎,或吐清稀酸水。

【治疗】大陵,膻中,中脘,劳宫,中魁,合谷,三里,公孙。

【助治】宜用白术、茯苓、猪苓、泽泻、肉桂等药煎服之。

(十) 口角流涎

【病因】此乃脾胃之病也,脾冷则流冷涎,胃热则流热涎。

【病状】每从口角流出,绵绵不已,睡熟时尤甚,以致浸淫红赤,口角生疮。

【治疗】地仓,颊车,合谷,中脘,三里。

【助治】宜用黄连、葛根、茯苓、扁豆、滑石、白术、甘草等类以清理之。

(十一) 唇菌

【病因】此乃心脾积热,上攻于唇嘴所致。

【病状】嘴唇陡然翻突向外,形如猪嘴,周时必死。

【治疗】中冲,劳宫,隐白,合谷。另灸少商三五壮。

【助治】用蚯蚓十条,捣烂,吴茱萸二钱,研末,加灰面少许,热醋调敷两足心涌泉穴处,用布捆住,半日一换,以愈为止。内服银花、绿豆、川黄柏、茯苓、黄连等药以清理之。

【附记】此属危险急证,宜参阅下列之上下反唇疔之治疗、助治等法,兼而治之可也。

(十二) 唇肿

【病因】此证由于积滞,或肝、脾二经有热所致。

【病状】口唇肿胀赤痛。

【治疗】迎香,承浆,合谷,三里,太冲,巨髎,曲池。

【助治】以生蒲黄二钱,川连一钱,顶上梅花冰片①一钱,共为细末,麻油调敷患处。

(十三) 唇紧口难开

【病因】此由风痰袭入经络所致。

【病状】口唇紧急,口难张开。

【治疗】颊车,承浆,天突,曲池,合谷,三里。

【助治】用马齿苋捣汁敷之。或用五倍子、诃子肉,各等分为末,香油调敷亦可。

(十四) 唇动如虫行又名唇瞤动

【病因】此乃脾虚不能收摄所致。

【病状】唇口时时蠕动不止,有如虫行。

【治疗】水沟,承浆,地仓,迎香,合谷,公孙。

【助治】宜用山药、白术、扁豆、苡仁、龙眼、红枣、芪皮等药以服之。

(十五) 唇吻燥裂

【病因】此证乃脾热所致。

【病状】上下唇干板燥裂,皮起皵缝,常出血干痛。

【治疗】承浆,外关,内关,合谷,少商,关冲,隐白。

---

① 顶上梅花冰片:质量上乘的冰片。

【助治】宜用胭脂敷之,如干裂出血者,则用桃仁捣烂,和猪油调敷患处。

【附记】若唇干口渴,或咽不下者,宜取三间、少商、合谷、关冲、下廉等穴以治之。

(十六) 张口不合

【病因】此证乃胃经虚弱,被风邪潜入,颊颔筋失其功用之所致也。

【病状】凡大笑或呵欠后,口张不能复合。

【治疗】承浆,地仓,颊车,支沟,合谷,神道,三阴交。

【助治】用真乌梅肉五钱,搓成丸样,含于牙根尽处。

(十七) 上反唇疗

【病因】此由脾经火毒上攻所致。

【病状】生于口唇之上,初起如粟,痛痒不定,坚硬如铁,其形甚微,其毒极深,其色或紫、或赤、或白,寒热交作,烦闷作呕,唇反甚则令唇外翻,倘唇口上下作紫黑色者,其根行甚急,不一日能令头面肿大,三四日即死,属迅速之急证也。

【治疗】中冲,委中,面岩,龈交,印堂,关冲,龙舌,耳门,食物①尖头,隐白。

【助治】内服紫花地丁、金银花、白芍、桔梗、知母、生甘草等药以清之,外以雄鸡冠血点患处,或用大虾蟆肝贴之亦可。

(十八) 下反唇疗

【病因】此乃胃经之火毒上攻所致。

---

① 食物:疑为"食指"之误。

【病状】生于口唇之下,其余悉与上证同。

【治疗】照上证取穴外,另加刺地合。

【助治】悉照"上反唇疗"条治之。

(十九)锁口疗—名地仓疗

【病因】此乃心、脾二经之火毒上攻所致。

【病状】生于上口唇之口角处,故名"锁口"。其锁甚者,则口不能开,其余证象,与上、下反唇疗相同。

【治疗】地合,上星,印堂,龙舌,耳尖,耳垂,委中,面岩,中冲,隐白。

【助治】参阅上、下反唇疗条。

(二十)吊角疗—名锁井疗

【病因】此乃心、胃二经之火毒上攻所致。

【病状】此证生于下口唇之两口角处,故名"吊角",其根在于承浆、地仓二穴处,其余证象,与上、下反唇疗及锁口疗等条同。

【治疗】承浆,地仓,委中,隐白,肩井,巨骨,耳尖,十王①。

【助治】参阅上、下反唇疗条。

(二十一)内反唇疗

【病因】此证之原因,与上、下反唇疗相同。

【病状】此证生于口唇之内面,故名之为"内反唇",其余悉与上、下反唇疗同。

【治疗】照上反唇疗取穴,外加地合、合谷二穴以治之。

【助治】用生蚬去壳,取肉捣融敷患处,其余参阅上、下反唇疗条。

---

① 十王:经外奇穴,位于手十指爪甲后正中赤白肉际。

（二十二）火焰疔

【病因】斯乃由于火毒蕴积心经，遂发此证。

【病状】此证生于唇口，或手掌及指节之间，其初起乃红黄小泡一点，痛痒麻木，或如火燎，甚则寒热交作，烦躁舌强，言语恍惚，头晕心烦。

【治疗】其生于唇口者，宜参阅上列唇口诸疔条治之；其生于手掌指节间者，宜参阅指掌部各疔条而酌治之。

【助治】除按照唇口指掌诸疔条治法外，若脉洪便闭者，急须下之，如大黄、生栀子、连翘、丹皮、黄连、木香之属，均可酌用。

五、齿舌部

（一）上齿痛及牙关不开

【病因】由胃中蕴积湿热，上浮于牙龈，或因风寒之邪，袭入胃络，致令环口筋脉挛急，痛甚则牙关为紧闭不开。

【病状】上齿剧痛，甚或寒热交作，牙床紧闭，挖之不开。

【治疗】太渊，外关，合谷，颊车，吕细[①]，耳门，下关，二间。

【助治】宜用川椒、北细辛、白芷、防风，煎汤漱口。或用草乌头与北细辛，共为细末，先以冷水漱净口齿，以手指点药擦患处，吐去涎沫即愈，但药末切不可咽下。倘牙痛牵引耳内疼痛者，可用鲜菖蒲根捣汁，滴入耳内，左痛滴右，右痛滴左，或以皂荚炙热，熨患处及颊车穴亦可。或参阅"头痛"条。

（二）下齿痛及颊红肿痛

【病因】由于脾脏蕴积湿热，偶为风邪所乘，以致湿热遏郁牙

---

① 吕细：所指有二。一为太溪穴别名。出《卫生宝鉴·流注（通玄）指要赋》："牙齿痛，吕细堪治。"注："一名太溪。"二指内踝尖穴。《针灸集成》："吕细二穴，在足内踝尖。主治牙痛，灸二七壮。"

床,而成此证。

【病状】寒热交作,阵痛不已,颔颊内外,赤红肿痛。

【治疗】外关,阳溪,合谷,承浆,水沟,颊车,吕细。

【助治】将患处牙龈刺出血,另用生地、独活,以酒侵透,含于口中。或用山豆根一片,含之亦可。或参阅"头痛"条。

(三) 牙龈肿痛

【病因】此乃胃中火盛,复感风热所致。

【病状】牙龈高肿,并作胀痛。

【治疗】角孙,小海,颊车,合谷,三里,阿是穴刺血。

【助治】以精盐末擦患处,或含山豆根亦可。另参阅"头痛"条。

(四) 牙疳龈蚀烂

【病因】此乃胃火炽盛,血液溃败,遂致毒邪上窜,牙肉崩腐蚀烂。

【病状】口中发臭,牙床出血,继则龈肉腐烂,齿牙脱落,甚或龈肉发黑,齿牙疏卸,唇缺腮穿。

【治疗】劳宫,液门,地仓,合谷,三里。另灸承浆穴七壮。艾炷如小麦。

【助治】用犀黄、铜绿、人中白、胆矾、青黛、大梅片、薄荷、黄柏,各等分为末,擦敷患处均可。内服黄连、银花、连翘、甘草、绿豆之属,以清胃火。若穿腮唇缺者,急用青黛二钱、乳香一钱、轻粉一钱、麝香五分、白砒一分,共研极细末,以香油调稠,薄摊纸上,贴患处。内服人中黄、川连、柴胡,各五钱,石膏一钱五分,知母、连翘、牛蒡子、灯心、犀角、元参、荆芥、防风、竹叶,各一钱,煎汤饮之。或用黄蘗①一钱,青黛一钱,冰片一分,研为细末,擦患处亦可。

---

① 黄蘗:即黄柏。蘗,同"檗"。

（五）齿龋

【病因】此乃阳明经之风热相搏所致。

【病状】牙龈宣肿作痛，遇风则病甚，常作歪口吸气之状，牙齿腐蚀成孔，时出臭脓，久则龈齿宣露。

【治疗】少海，小海，阳谷，合谷，液门，二间，颊车，承浆，三里，内庭，厉兑。

【助治】以火硝一钱，冰片一分，明雄黄一分，元明粉五分，研为细末擦患处。或用荜拨一钱，川椒五分，石膏三钱，青盐四分，共研细末点患处。

（六）牙齿肿痛

【病因】此证皆缘肾经虚败，上盛下虚，气血不调，或因风寒所袭，冷饮所逼，以致湿热遏郁牙床，遂作疼痛肿胀，或牙齿蛀蚀，生虫作痛。

【病状】牙齿剧痛，或大发寒热，或阵阵作痛，牙龈肿痛，或时发时止。

【治疗】吕细，颊车，合谷，二间，承浆，龙舌，三里，肾俞。

【助治】用樟脑少许，以棉裹如扣大，塞于患处，外用皂角炙火灸之。或用秋天茄花阴干，旋烧研末，涂于痛处即止。或用萝卜子①十四粒，生研，以人乳和之，左痛滴右鼻，右痛滴左鼻。或参阅"头痛"条。

【附记】齿为肾之标，故齿疾多肾证。兹条而析之，上齿乃胃络所经，止而不动，喜寒饮而恶热饮；下齿为肠络所贯，嚼物能动，喜热饮而恶寒饮。其为病也，不外风、火、虫、虚四种，治法稍异，宜因证酌施，慎毋妄投药饵，致令偾事。兹将各种治法列举于后，以

---

① 萝卜子：原文作"萝葡子"。

备临床采用。

1. 风火牙痛,取曲池,合谷,颊车,承浆。
2. 虫牙痛,取二间,大迎,颊车,合谷,三里,地仓。
3. 虚寒牙痛,取三里,少海,太溪,合谷。
4. 上爿牙痛,加取耳门;下爿牙痛,加取列缺。

(七) 青腿牙疳

【病因】由骤感非时之气,或水土不服,以致上下寒热不和,气血失调,发为此证。

【病状】凡病腿肿色青者,其上必发牙疳。如患牙疳腐蚀者,其下必发青腿。二者常相因而致。此证同于脚气病,及败血病之类。内地人初至边外者,每多罹斯疾。盖因边外严寒,本非素习,又以缺少谷食,多食牛羊,致令寒湿停于下,湿火蒸于上,上则成为牙疳,下则成为脚气,乃二症合一之病也。

【治疗】上部照牙疳证取穴,另用隔蒜灸法,灸耳门边际肉五壮,左痛者灸右,右痛者灸左。下部照脚气证取穴。另用三棱针,向腿上青黑处,刺出恶血,以杀毒势,而通阳气。总之,以宣其血气,通其经络,使毒气不得凝结为主。

【助治】以牛肉片或羊肝片,贴于脚部刺血处,日日如是,直待黑退为止。或用芥菜子捣细,烧酒调贴,少刻即洗去,以拔出积毒。内用马脑一个,以竹刀挑去筋膜,热黄酒冲服(分两次服亦可),服后盖被熟寐取汗,汗出则其病自减也。

(八) 牙关脱臼

【病因】此由肾肺虚损,元神不足,或谈笑忘倦,元气不能接续,致令颞颥筋失其功用所致。

【病状】下颏脱落,不能收上,致令口腔异常,语言不清,饮食不利。

【治疗】颊车,听会,下关,承浆,百劳,合谷。

【助治】用生天南星研末,以姜汁调敷两腮颊。内用白术一两,炙北芪、防风,各五钱,煎服亦效。

(九)舌缩难言

【病因】此证乃心脾积热,热则筋缩,或寒凝胸腹,寒则筋滞,或气分虚弱,无力舒展,以致成舌缩之证。

【病状】舌本短缩,难以语言。

【治疗】哑门,心俞,外关,膻中,海泉,廉泉。另以三棱针刺舌尖,令其出尽恶血,以蜡烛油涂之。

【助治】宜苡米、山栀、黄连、黄柏、黄芩、僵蚕、薄荷、菖蒲之属,酌而用之。

(十)舌吐不收

【病因】此乃阳气怫郁,心脾火亢上炎,扰及舌本所致。

【病状】舌本吐出口外不收,或肿痛吐出,或无故伸出。

【治疗】涌泉,兑端,外关,神门,手三里,少冲,三间。

【助治】以冰片五分掺舌上,再用黄连、人参、白芍,各三钱,柴胡、石菖蒲,各一钱,净水煎服数剂。

(十一)舌强不语

【病因】多因风淫所胜,或心脾之积热所致也。

【病状】舌本肿胀,塞满口中,或僵硬如木,不能转掉。

【治疗】哑门,曲池,鱼际,二间,少冲,中冲,少商,阴谷,然谷。

【助治】用蓖麻子油蘸纸捻,点火吹灭,以烟熏之即消。

(十二) 舌缓不语

【病因】由肾阴亏耗过甚所致。

【病状】舌本伸长，萎软无力，不能收引，致令语言艰难。

【治疗】太渊，合谷，冲阳，内庭，昆仑，三阴交，风府。

【助治】宜炙龟板四两，炒黄柏、炒知母各二两，干姜五钱，共研细末，以猪脊髓或酒糊丸，如梧桐子大，每服六七十丸，盐汤送下。

(十三) 舌肿难言

【病因】此由心火炽盛，浊血壅滞，或湿痰滞于舌根，宿热相搏，遂致此证。

【病状】舌本胀大满口，坚硬疼痛，甚者闭塞咽喉，能立时气绝。

【治疗】廉泉，金津，玉液，十井①，曲池，合谷，内关，哑门，天突。另用三棱针频刺舌面十数针，令出恶血。（切忌刺中中央）

【助治】用蓖麻子四十粒，纸上榨取油，乃将该油纸卷实，烧烟熏之。内服黄连、黄柏、黄芩、栀子、荆芥、牛蒡子、薄荷之属。

(十四) 重舌肿胀难语

【病因】由心脾蕴积之邪热上攻，或酒后当风取凉，风乘于湿，化热上蒸，或忧思过度，郁热化火，以致循经上冲于舌，乃成为此证。

【病状】舌下血脉胀起，形如小舌，或连贯而生如莲花之状，甚至头痛项强，身发潮热。日久则溃烂腐秽，不可收拾。

【治疗】海泉，金津，玉液，十宣，承浆，合谷，隐白。再以三棱

---

① 十井：据《针灸精粹》，其定位在"手十指头"。存疑待考。

针刺患部,令出恶血。用盐汤嗽口。

【助治】用巴豆半粒,饭四五粒,共捣烂为饼,如黄豆大,贴于印堂穴上,待四围起泡,去之即愈。

(十五) 舌尖疔

【病因】此心、脾二经之火毒上攻,阳气怫郁所致。

【病状】舌尖之上生紫泡,其形如豆,坚硬异常,疼痛应心,时发寒热。

【治疗】中冲,大椎,百劳,长强,少冲,少府,十宣,承浆,印堂。

【助治】用川连五分,莲心五枚,煎浓汁涂患处。或用硼砂、元明粉各五钱,朱砂六分,上梅片五分,共研极细末吹之(此药亦可治舌上生疮,及喉中腐烂等症)。

(十六) 羊舌痧

【病因】因感受时邪,毒袭心、肺二经所致。

【病状】病者之舌,状如羊舌之伸出口外,故因而名之。舌斜左者,眼亦斜左;舌斜右者,眼亦斜右。初起必胸膈疼痛,日久不治,则邪正相拒,满身胀痛,多笑如痴。

【治疗】金津,玉液,地仓,肩井,肺俞,手三里,合谷,少商,中冲,委中。

【助治】参阅"钻心痧"及各痧证条。或服清心,利肺,解毒,泄邪之药为主。

(十七) 一切舌症

【病因】凡属舌症,多系心、脾、肺三经之邪热或火毒上蒸所致。

【病状】或舌上生疮,或舌生硬衣,或舌生芒刺,或舌干舌裂,证象不一。

【治疗】兑端，少冲，神门，合谷，内关，中渚，外关，廉泉，复溜，阿是穴。

【助治】参阅"舌尖疗"条。

(十八) 蛇舌痧

【病因】由感受时气，心经本虚，故易直中其邪，致成此证。

【病状】舌出如蛇舌，伸缩不已，故此得名，且呕酸水及顽痰甚多。

【治疗】先刮肩井，缺盆，后针中脘，气海，手三里，内关，中冲，舌尖，十宣。

【助治】先检查头顶，有无红发，如有即速拔去之，后以白矾末一钱，开阴阳水调服。

(十九) 黑舌痧

【病因】此乃感受时邪浊气，中于心经，致成此证。

【病状】时痧发时，舌变黑色，稍久则枯焦而硬。

【治疗】紫宫，膻中，臂臑，聚泉①，内关，合谷，少冲，十宣。

【助治】参阅"钻心痧"及各痧证条。

六、咽 喉 部

(一) 咽喉肿痛

【病因】多由于喜怒无常，嗜饮好色，以致阴虚火旺，或过食煎炒，胃火不降，致令肝胆实热上蒸，攻于咽喉，发为肿痛。

【病状】少阴少阳二经之脉，并系于咽喉，火势上炎，急者则为喉痹，缓者则为喉肿。由实火者，多见烦渴便秘，若风痰壅塞之状；由虚火者，多见喉舌干燥，及便涩脉虚之状。

---

① 聚泉：经外奇穴，位于舌上面中点，当舌中央直缝上。

【治疗】少商,人迎,天突,曲池,合谷,商阳,中冲。

【助治】参阅"舌尖疗"条。或用炒黄柏、炒蒲黄、煅人中白、青黛各一两,冰片五分,硼砂五钱,共为细末吹之。

【附记】预防喉恙之法,宜用莱菔菜①,任风霜雨露吹打,收下阴干,不时煎汤饮之。或冬月临卧,食服萝卜②数片,均可永免喉患。又凡患喉症者,如见口渴气喘,痰如桃胶,全颈皆肿,面色紫或青,或纯白无神,手足指甲亦皆青黑者,均属不治之证。

(二) 喉痹

【病因】由肝肺火盛,复感风寒,以致热毒陷于厥阴之分而成。无论伤寒、温病、热病,及天行大头瘟,湿痰,火郁等证,皆能郁蒸,致使阴火亢害,成为此证。

【病状】喉中闭塞不通,咽喉肿痛,面赤腮肿,甚则项外慢肿,喉中有块如拳,汤水难咽,语言不出。

【治疗】风池,合谷,人迎,大杼,天突,尺泽,少商,经渠,阳溪,大陵,二间,前谷,颊车。

【助治】青鱼胆阴干为末,壁钱③焙枯,另取秧根上螺蛳(用尖顶),各等分,研极细末吹之。或用儿茶、硼砂、胆矾,各等分,共入铁勺内镕枯,俟冷定后刮下,研细末吹之。或以巴豆去壳研末,入北细辛少许,同再研,铺于纸上,裹成条剪断,塞入鼻孔内,左患塞右,右患塞左,左右俱患,两孔同塞,咽喉立通。

(三) 喉痈

【病因】由过食辛辣、炙煿、火酒等物,致令肠胃之热,上蕴于

---

① 莱菔菜:即莱菔叶。
② 萝卜:原文作"萝葡"。
③ 壁钱:又名壁镜、壁虫、壁蟢,味咸、微苦,性凉,具有清热解毒,定惊、止血的功效。

喉，或脾脏积热，致成此证。

【病状】喉间红肿而痛，甚则作脓腐溃，关脉洪大，呼吸不利。

【治疗】少商，商阳，关冲，少冲，人迎，合谷，颊车，通里。

【助治】用五倍子、白僵蚕、甘草，各等分，研为细末，以白梅肉捣丸，如弹子大，每噙一丸入口，听其自化。

（四）喉喑—名失音

【病因】由肺气不通，或因痰热，或因肺寒，或因湿滞，或因阴枯，以致喉管壅塞，音带发生障碍，而成此证。

【病状】发言无音，或咽喉不利，声音不出，甚至手足清冷。

【治疗】哑门，间使，支沟，灵道，鱼际，合谷，阴谷，复溜，然谷。

【助治】用猪肉同白蜜，共煎成膏，频服之。或用生地、麦冬、玉竹、紫菀、蜂蜜之属，常煎服以润其燥。

（五）喉中如梗

【病因】此证多由七情郁结所致。

【病状】喉中忽结硬块，大如桂圆，梗塞喉间，吞吐不出，甚至不通水食，危急欲死。

【治疗】合谷，间使，三间，通里，金津，玉液，人迎，天突，照海。

【助治】以胆矾含口内，吐尽恶涎自愈。或用百草霜和蜂蜜为丸，如茨实①大，新汲水化一丸灌下，甚者不过二丸。

（六）喉疔—名喉旁蝎子疔

【病因】此证由肺、胃火燔所致，其毒根在合谷、少商二穴处。

---

① 茨实：即芡实。

【病状】生于喉间,形如鞋钉,尖而且长,状似蝎子,故因而名之。色紫坚硬,初起但觉麻痒,旋即肿大。

【治疗】少商,合谷,商阳,鱼际,尺泽,太冲,然谷,照海。

【助治】用鲜菊花梗叶四两,煎汤温服。或用野菊花根叶煎汤亦可。

(七) 咽喉闭塞水粒不下

【病因】由风热聚于咽喉,以致壅塞不通。

【病状】咽喉壅塞疼痛,呼吸困难,水粒不下。

【治疗】合谷,少商,商阳,后溪,人迎,天突,照海,十宣。

【助治】用皂角末嗅之,喷嚏数次。另以李树根之皮,磨水涂于喉外。

(八) 咽喉肿闭

【病因】此证多由阴虚之体,血分伏火上升,以致发生肿闭。

【病状】咽喉燥痛,两边红肿,呼吸闭塞不利,口苦溲黄,知饥能纳,但此外并无形寒身热之状,与乳蛾证象迥异。

【治疗】曲池,合谷,通里,颊车,金津,玉液,璇玑,中渚,太溪。

【助治】参阅"舌尖疔"及"喉痹"二条。

(九) 双乳蛾

【病因】此由居处不宜,以致热毒上蒸,痰气郁结,或瘾疹不清,风热上冒。大凡肺经积热,风热乘之,均能致成此证。

【病状】生于帝丁①两旁,形似两乳头,又如蚕蛾状,故名之为"乳蛾"。形色红肿,胀痛殊甚,吞吐不利,口亦难言,痰涎壅塞,则

---

① 旁丁:即悬雍垂。

口噤难开。

【治疗】少商、商阳、金津、玉液,俱刺出血。另针合谷、人迎。

【助治】用牙皂一钱,僵蚕八分,共研细末吹之。或用冰硼散、西瓜霜之属吹之亦可。又或以米醋调皂角末,涂擦颈下与下颏,干即换涂,乳蛾自破。另参阅"单乳蛾"条。

【附记】此证亦有形如枣粟者。其生于左者,乃胃中热毒所致;生于右者,乃肺气热盛所致。此皆指单乳蛾而言也。然无论其为双为单,凡生于关上者轻,生于关下者重。如男子患此,可从鼻梁正中,寻至头顶;女人则从脑后,寻至头顶;小儿则看虎口,若见有水泡红点,宜立即挑破,其病即愈。

又法,令患者握拳,于其中、食两指尖夹缝尽处灸九壮(较劳宫穴稍偏),涌泉穴先抹豆豉,后灸九壮,亦能立愈。

若遇此证厥重,不省人事,气若绝者,急宜用吴茱萸末以醋调之,敷于涌泉穴处,再刺二商①出血,便能化危为安。

(十) 单乳蛾

【病因】此证亦属风热劳郁而起。余参阅上证。

【病状】生于帝丁之侧,证象与双乳蛾同,甚者则手足厥冷,头目昏沉。

【治疗】照上证取穴外,另加刺海泉一穴。

【助治】参阅上法。或另用元明粉和醋,灌入喉中,以鹅毛探搅,吐出顽痰即愈。或用金银花茎叶,捣自然汁半碗,煎八分服之。或用牙皂一两打碎,丝瓜子一两二钱,取置瓦上,文火炙干,研为细末,加梅片少许,和匀吹鼻,左患吹右,右患吹左,双者则左右齐吹,取嚏数次即愈。另参阅"双乳蛾"附记条。

---

① 二商:据本症"治疗"之取穴,二商当指少商、商阳二穴。

(十一) 走马喉痹

【病因】此乃因肝火上升，脾受克制，以致火毒闭于喉中，蕴而为痹，内外皆肿。

【病状】此证喉内外俱肿，急如走马，故因而名之。甚者寒热交作，或头痛发热，其脉洪大者顺，沉细者逆。

【治疗】少商，商阳，关冲，大敦，隐白，合谷，人迎。

【助治】用马勃、焰硝各一两，为细末吹之，吐出涎血即愈。

(十二) 缠喉风

【病因】由于平日嗜食膏粱厚味而又多怒伤肝所致，或因肺感湿邪，风痰上壅，阴阳闭结，内外不通，亦能致之。

【病状】喉肿而大，连项肿痛，喉内有红丝缠紧，势如绞缚，又如蛇缠，且麻且痒，手指甲青，手心壮热，痰气壅盛，关下闭塞，甚者身发寒热，角弓反张，牙关紧闭，乃喉证中之至急证也。

【治疗】少商，商阳，关冲，少冲，少泽，中冲，合谷，曲池，人迎，天突。

【助治】用鹅翎蘸桐油以扫喉中，吐出痰涎即愈。或用蛇床子烧烟熏喉中，涎流即开。亦可用白矾末，调鸡子清灌之。或以猪牙皂角，醋炙为末吹之。另用郁金一钱，雄黄二钱，巴豆三分，共研细末，泛水为丸，如芥子大，每服十二丸，开水送下。

(十三) 烂喉痹

【病因】此乃肝胃热毒，外感时邪，致发斯证。

【病状】喉中形如花瓣，烂肿白斑，痛叫不食，目睛上泛，六脉洪大。

【治疗】少商，商阳，关冲，少冲，璇玑，天突，人迎，合谷，照海。

【助治】参阅"喉痹"及"走马喉痹"二条,或"淡红喉痹"条。

(十四) 淡红喉痹

【病因】此乃伤寒时邪未清,斑毒内蕴所致。

【病状】喉肿如鸡子,饮食不下,身发寒热,眼红呕吐,关脉沉细,尺、寸二脉虚数,其色淡红。

【治疗】按照前证取穴。

【助治】参阅前证。或用青鱼胆一个,入胆矾、梅片各少许于内,阴干之,每用少许点患处取吐。

(十五) 锁喉风

【病因】由于肺寒胃热,阴阳结滞,气机壅塞所致。

【病状】喉中肿大如鸡卵,外无形迹,内则闭塞,气滞不通,多痰而喘。

【治疗】少商,商阳,关冲,曲池,尺泽,合谷,通里,天突。

【助治】参阅"缠喉风"条。或用万年青根头,切碎捣烂,绞汁灌下,吐出痰涎即愈。

(十六) 锁喉痈

【病因】此乃感受时邪风热,积聚肺、胃二经,或兼挟心经火毒上攻所致。

【病状】生于结喉内,肿塞疼痛,多喘多痰,甚则口噤身强,手足反张。

【治疗】少商,商阳,大椎,天柱,百劳,肩井,丰隆,无名指尖。

【助治】用鲜土牛膝、马兰根各一两,金果兰净末、毛茨菇[①]净

---

① 毛茨菇:即山慈菇。

末,各一钱,共捣浓汁,以鹅翎蘸汁刷喉内,吐出风痰即愈。

(十七) 飞扬喉

【病因】此乃风热上壅,以致毒发上腭,咽喉阻塞不通。

【病状】上腭红肿,咽喉之气不能畅通,咽物不下,从帝丁中飞扬满口。

【治疗】少商,商阳,地仓,合谷。阿是穴刺血。

【助治】以冰硼散吹之。另参阅"舌尖疔"条。

(十八) 白喉证

【病因】因素体阴虚,或遇燥气流行,或过食辛热之物,或伏热熏蒸,致火动如肺,发而为白喉之证。

【病状】初恶寒发热,头痛背胀,遍身骨节疼痛,喉中或痛、或不痛而觉哽,或初起即见白点,或二三日后,方始发现白点,继则成为白条、白块,甚至满口皆白。

【治疗】在下腭骨曲角向内一寸处,近廉泉穴旁边,直向上针刺一二寸深,虽危能愈。再加刺少商,商阳,曲池,合谷。

【助治】宜用青果灰、黄柏、川贝、冰片、儿茶、薄荷叶、凤凰衣①,各等分,共研细末,每吹少许。或用苍耳草煎水服之亦可。

又法,用独头大蒜,捣成泥状,取如豌豆大,敷于经渠穴上,男左女右。另用瓦楞子,或相类之物,盖上扎住,阅②五六小时,必起水泡,乃将银针挑破之,揩去毒水即愈。

【附记】凡喉内疼病,多属外感风热,内有肝火上蒸所致,可用薄荷叶一钱,京元参一两,煎水服之,无不应验。此二物于未病之

---

① 凤凰衣:即鸡蛋壳的内膜,具有养阴清肺,敛疮,消翳,接骨的功效。
② 阅:经历。

前,可以预防,已病则可以治愈,诚神方也。

七、头盖部

(一) 头风

【病因】此证由于痰热风火,郁遏经络,以致气血壅滞,时而清阳不升,风邪上犯,遂发为头风。

【病状】头痛时作时止,每值寒燠①不均、劳动失节、愤怒忧郁之变,辄一触即发,或满头作痛,或偏痛于一旁。

【治疗】百会,神庭,上星,风府,头维,列缺,三里,申脉,金门。

【助治】取元精石②末,入羊胆中阴干,水调吹鼻中,左痛吹右,右痛吹左,左右俱痛者,即两孔齐吹,能立止痛。或用草乌头、山栀子等分为末,以自然葱汁,随病左右,调涂太阳穴及额前印堂穴,切勿近眼,宜谨避风。

(二) 头痛

【病因】由六淫之邪内侵,清气不运,邪阻经隧,郁而化热,热邪上犯,以致脉满而为胀痛,或滞而生寒,寒邪上犯,以致脉缩而为引痛,或内伤劳倦、虚热上升,或脾胃不足、阴寒郁滞,皆足以冲激经脉,蔽覆清阳,遂使头部各神经发生紧张作用,因而致痛。

【病状】或因感冒头痛,或时时作痛,或痛于太阳,或痛于里内,或阵阵剧痛,或微微刺痛,或痛连眼目,或耳鸣作痛,或脉浮而滑,或脉短而涩。

【治疗】神庭,上星,头维,强间,丝竹空,太阳,列缺,丰隆。

---

① 燠(yù):暖,热。
② 元精石:即玄精石,味咸,性寒,具有清热、明目、消痰的功效。

【助治】用决明子炒研,调茶敷两太阳穴,或用附子末调敷亦可,干则易之。或以天南星、茴香,各等分,生研末,盐醋煮面糊丸,每服二十丸,姜汤送下。

【附记】凡属痛证,可用滴乳香、明雄黄、猪牙皂角、生川乌、明月石、上沉香、上辰砂、高良姜、正官桂、北细辛、锦大黄、巴豆,各四分,正川麝二分,共研极细末,以小红枣肉打和为丸,如黄豆大,每用一粒,以新棉花包裹,塞鼻孔中,男左女右,如患头痛、腹痛、身痛、牙痛、暨各种痛证,无不立止如神。

(三) 头肿

【病因】此乃涎痰上壅,滞塞经络所致。

【病状】头面肿大如斗,饮食不思,呻吟欲睡。

【治疗】百会,风府,上星,前顶,水沟,颊车,大陵,合谷,丰隆,复溜,公孙。

【助治】宜用瓜蒂二分,赤小豆一分,各自捣筛为散,另以香豉一合,热汤七合,煮作稀粥,去渣滓,取汁和散,温服之,以鸡翎扫喉探吐,吐则肿消(惟诸亡血虚者忌之)。

(四) 头痛项强不能回顾

【病因】此乃肾阳不足,或风寒之气上乘,亦有由湿热之邪上蒸而致者。

【病状】头痛而觉重,或如裹如蒙,或如重物压按,颈项强直,不能俯仰、转侧、回顾。

【治疗】承浆,头维,上星,风府,风池,列缺,三里,内庭。

【助治】宜用酒浸大黄为末,调服少许,或擦敷太阳穴亦可,或参阅"头痛"条。

（五）头项红肿强痛

【病因】由风热或湿邪，客于三阳诸经，上袭于头所致。

【病状】头项先觉胀痛，次乃红肿，时寒时热，甚则强痛拘急。

【治疗】承浆，风府，风池，肩井，颊车，百会，大椎，临泣，申脉。

【助治】宜用川芎一钱，茶叶二钱，净水一钟，煎五分，食前服之。

（六）大头疔

【病因】由风热邪毒之气，袭入三阳之经，乘虚上攻于头颅所致。

【病状】生于印堂穴上寸许，其毒重者，则头颅肿大，甚至腮颐耳目俱肿，其毒根在于长强，其余证象，参阅上列诸疔条。

【治疗】长强，大椎，百劳，上星，地仓，地合，合谷，中冲，食指尖端。

【助治】用朱砂、雄黄、轻粉、草乌、海金砂，各一钱，共为细末，化蟾酥为丸，如绿豆大，每服三丸，以葱白一根，劈破夹药在内，将线缚住，红火灰内煨令香，乃解去线，连须带药嚼下，以温水送之，盖被取汗，切忌生酸醋冷。

（七）插花疔—名描鬓疔

【病因】此乃肝、胆二经之邪热火毒上蒸所致。

【病状】生于本神穴处，其证象宜参阅上列诸疔条。

【治疗】悬颅，印堂，大椎，地合，窍阴，大敦，至阳，耳门，百劳，长强，合谷，神度①。

【助治】宜用川乌、草乌、苍术、细辛、白芷、薄荷、防风、甘草，

---

① 神度：或为神庭、神堂之误。存疑待考。

各五钱,共研细末,和鸡蛋清调涂,留顶出气。

(八) 前发际疗

【病因】此证多由过啖炙煿、膏粱厚味,致令火毒凝结,随督脉上升而成。

【病状】生于悬颅穴处,其根在长强、大椎二处。一切证象,参阅上列诸疗条。

【治疗】长强,环跳,窍阴,地合,大椎,曲池,合谷,神堂,龙舌,百劳,鹤顶,燕利①。

【助治】参阅"眉心疗"条。

(九) 天门疗

【病因】此证为肝、肺二经之火毒上攻所致。其生于左者,乃肝经之结毒也;生于右者,乃肺经之结毒也。

【病状】生于头临泣穴处。左属肝毒,右属肺毒。其余证象,宜参阅上列各疗条。

【治疗】长强,本神,地仓,龙舌,地合,面岩,悬颅,大椎,陶道,身柱。

【助治】参阅"眉心疗"条。

(十) 天庭疗

【病因】此乃七情不和,脏腑失调,以致邪热火毒,循督脉之经气上壅所致。

【病状】其疗生于上星穴处。其证象与上列诸疗同。

【治疗】长强,肩井,面岩,大椎,本神,颊车,地合,中冲,合谷,

---

① 燕利:经外奇穴,据罗兆琚《针灸便览表》,位于"脊第五椎两旁"。

食指尖端。

【助治】参阅"眉心疔"条。

(十一) 鹤顶疔—名佛顶疽

【病因】多由炙煿厚味、膏粱醇酒之邪热,蕴积不散,致令其循督脉之经气上升于天顶,而成斯证。

【病状】生于头巅顶中,百会穴处,初起形如粟米,焮赤疼痛。

【治疗】大椎,上星,印堂,水沟,长强,委中,涌泉,地合,太冲,内耳垂。

【助治】紫荆皮五两,独活三两,赤芍二两,白芷一两,石菖蒲一两,共研细末,葱头煎浓汤,或以热酒调涂患处(不必留头)。

(十二) 天顶痧

【病因】此由外邪传入巅顶,遂致痧毒蕴于头部顶上,发出而成斯证。

【病状】当时痧发时,其头部顶心,作特殊之紧胀疼痛。

【治疗】百会针后隔姜灸七壮,或以艾绒烧针尾亦可,再针合谷及至阴二穴,以泄其毒。若失治则成摇头之痼疾矣,另取曲池,列缺,三里,太冲,十宣。

【助治】参阅"钻心痧"条。或多服清解之剂。

(十三) 头颔肿

【病因】此证乃属风热上乘所致。

【病状】头颔部位高肿,甚则焮赤热痛。

【治疗】阳谷,腕骨,前谷,商丘,丘墟,侠溪,列缺,手三里。

【助治】参阅"头肿"及"头项红肿"条。

（十四）脑后痧

【病因】此证多由于风邪侵袭入脑所致。

【病状】值时痧发生之际，脑中痛而神志昏蒙。

【治疗】风府，风池，风门，臑臑，肩井，列缺，大椎，十宣。

【助治】参阅"钻心痧"条。

【附记】此证切不可发表，倘误投表剂，能立即致死，慎之慎之。

八、面 颊 部

（一）面肿

【病因】此由风火之邪，循经上炎，或肺脾不运，水湿泛溢所致。

【病状】或肿而兼作痛发热，或但浮而不热不痛。

【治疗】水沟，上星，颊车，天牖，风池，支沟，间使，中渚，液门，解溪，复溜，行间，厉兑。另灸水分。

【助治】宜用大腹皮、冬瓜皮、茯苓皮、桑白皮、五加皮之类以服之。

（二）骨槽风

【病因】此证因忧思恐虑，太阳受病，结于大肠之间，邪毒交生，灌于经络之内。或因郁怒伤肝，致筋骨紧急、思虑伤脾，致肌肉结肿、膏粱厚味，致脓血臭秽。又小儿生此，乃禀气虚弱，或风暑湿热，或肥甘过度而起，此皆致病之源也。

【病状】起于耳前，连及腮颊，筋骨隐痛，日久腐溃，腮之里外筋骨，仍慢肿硬痛，牙关拘急，此皆属邪风深入筋骨之故也。

【治疗】颊车，地仓，曲池，合谷，列缺。另灸女膝穴[①]，每日三

---

① 女膝穴：经外奇穴，出《癸辛杂识》。别名女须。位于足后跟，当跟骨之中点处。

五壮,及身垂下①五分处,每日灸七壮。

【助治】用米泔水洗患处。另用雄黄、枯矾、蚕蜕纸灰、倍用文蛤,共研细末撒之。

(三) 两颊红肿生疮

【病因】由肠胃之热毒熏蒸,血分上壅,或痰滞上焦,以致肿而不散,成为此证。

【病状】两颊红肿焮热,或发生疮疡。

【治疗】合谷,列缺,地仓,颊车,承浆,金津,玉液,临泣,三里。另灸阿是穴,初灸九壮,以知热为度,逐日递减。

【助治】用淡豆豉研末,唾和成饼,量患处大小覆之,上置艾绒缓缓灸之(此亦名豆豉饼灸)。

(四) 须髭发毒

【病因】由脾胃虚热,心肺邪风上攻所致。

【病状】生于承浆之侧,憎寒壮热,形如羊刺,四边硬肿,痛楚麻痹,时流黄水。

【治疗】太阳,风府,合谷,外关,列缺,申脉,太溪。

【助治】用木香、沉香、乳香、各五分,巴豆霜一钱五分,共研为细末,肥胶枣②二个半,去净皮核,捣和为丸,如茨实大,每服一丸,缓缓细嚼,白滚水一口送下。

(五) 面痒如虫行

【病因】由风热乘于阳明之脉,上攻所致。

---

① 身垂下:疑为耳垂下之误。
② 胶枣:大枣的别名。

【病状】面部时觉痒若虫行。

【治疗】迎香,风府,风池,曲池,列缺,合谷,至阴。

【助治】用黄柏、黄连、胡粉,各等分,共研细末,和猪脂油调擦面部。

(六) 葡萄疔

【病因】由肺肾热毒内蕴所致。

【病状】此证多生于面上,紫色光亮如葡萄,顷刻间累累如贯珠。或仅生一粒,形如葡萄。然亦有发于周身者,初起言笑如常,一日后见鼻衄即死。

【疗治】大椎,百劳,上星,地合,合谷,委中。

【助治】宜用白菊花、紫花地丁,各四两,生甘草四钱,净水煎服。另用吴茱萸研末,调米醋敷两足涌泉穴,日换一次。

(七) 迎香疔

【病因】此证乃阳明经之风热火毒上升所致。

【病状】生于迎香穴处。初起如小泡,麻痒微痛,一二日后,结核板硬,肿连面唇,恶寒身热,最易走黄。

【治疗】商阳,合谷,曲池,地合,上星,大椎,百劳,长强,会阴,阿是穴。(如刺出似脓汁之水一滴,再将紫血挤尽,迟则毒水散开,便肿大而毒散蔓,难治矣。)

【助治】用鲜地丁草,白菊花梗叶,捣浓涂敷患处。

(八) 散笑疔

【病因】此证与迎香疔略同。或由脾、肾二经之风热火毒上蒸,客于肺经所致。

【病状】生于迎香穴外侧,平开约三分之处。其证象略如上症所述。

【治疗】长强,龈交,百劳,关冲,地合,上星,印堂,合谷,隐白,少商。

【助治】参阅"眉心疗"、"迎香疗"二条,及各疗敷涌泉之法。

(九) 太阳疗

【病因】由于肺经被风邪所蕴,热毒上攻,致成此证。

【病状】生于左、右太阳穴处,又号"白帝门"。其根在大椎。初起小泡,继则焮痛麻痒,甚至发热恶寒,神志不清。

【治疗】关冲,大椎,百劳,天柱,印堂,耳门,地合,窍阴,肩井,合谷,大敦,至阳。

【助治】参阅"眉心疗"及"插花疗"条。

(十) 印堂疗

【病因】由于心、肺二经之火毒上攻所致。

【病状】生于印堂穴处。黑色木痛,麻痒难忍,根脚坚硬,状如铁钉,寒热交作。或初起色赤,浮肿焮痛,甚至高突如龙眼,烦躁口渴,坐卧不安。

【治疗】长强,关冲,大椎,百劳,天柱,水沟,地合,颧髎,耳门,合谷,少商。

【助治】取白菊花连梗叶,捣出自然汁一钟,滚酒兑服。或以酒煮白菊化梗叶服之,亦可,然不如生汁为效。如无鲜者,即用甘菊花四两煎服,少则不效。

(十一) 泪堂疗

【病因】此属肝、胃二经之邪热火毒熏蒸所致。

【病状】生于承泣穴处。坚硬有脚,其状若钉,甚则焮痛麻木,寒热不安。

【治疗】太阳,耳尖,地合,商阳,合谷,灵台,三里,食指尖端。

【助治】用苍耳草梗中之虫一条,和白梅肉三四分,同捣如泥,贴于患处。

(十二)颧骨疔

【病因】由过食煿炙、药酒,以致胃经积火邪毒,蕴结而成。

【病状】生于颧骨之间,不分左右。初起如粟米,黄色小泡,旋如赤豆,或起疙瘩,或白色顶凹,坚硬如钉,痒麻疼痛。

【治疗】厉兑,大敦,少泽,龙舌,合谷,鹤顶,悬颅。(左生刺右,右生刺左)

【助治】用白芨末五分,以清水澄之,淀定去水,摊于厚纸上贴之,良效。

(十三)面岩疔

【病因】此为肝、肺二经之邪热火毒上攻,熏蒸所致。左属肝毒,右属肺毒。

【病状】生于颧骨之下、鼻环之旁。其证象与颧骨疔略同。

【治疗】上星,印堂,悬颅,颊车,耳门,地合,大椎,龙舌,曲池,合谷,少商,大敦。

【助治】用生大黄、雄黄、各一两,共研细末,饭糊作三十二丸,以年龄推算,一岁服一丸,至多不得过三十二丸,每用开水吞服之。

(十四)颐疔—名双钳

【病因】由于阳明经之火毒上升所致。

【病状】生于腮前骨处。初起如粟,二三日间,面鼻赤肿,甚则咽喉、颈项皆肿。

【治疗】肩井,曲池,合谷,商阳,印堂,耳门。

【助治】以五爪龙①、野菊花、大蒜,各等分,共捣烂兑入热酒,绞汁服之,得汗立愈。

(十五) 颧髎疗 一名对齿疗

【病因】由阳明郁火,乘风热上升所致。

【病状】生于颧髎穴处。其证象参阅颧骨疗条。

【治疗】少泽,中冲,商阳,合谷(左生刺右,右生刺左),翳风,厉兑。

【助治】参阅"颧骨疗"及"眉心疗"条。

(十六) 牙咬疗

【病因】此证乃胃经火毒,或太阳经之湿热外发所致。

【病状】生于颧髎穴下,颊车穴上。初起如粟米,继则痛连腮项,痒麻难堪。

【治疗】合谷,曲池,手三里,中冲,地仓,水沟,地合,厉兑,阿是穴上下左右。

【助治】用菜子油、真麻油和服。或用饭蝇七个,去翅足,加入顶上梅片二厘,同捣烂,敷疗上,一日夜便肿消痛止。

(十七) 颊车疗

【病因】此乃阳明经之邪热火毒,凝滞而成。

【病状】生于颊车穴处。始发如粟米,继则麻痛。

【治疗】少商,商阳,合谷,肩井,地仓,承浆,灵台。

---

① 五爪龙:乌蔹莓的别名。为葡萄科乌蔹莓属植物乌蔹莓的全草或根。味苦酸,性寒,具有清热利湿,解毒消肿的功效。

【助治】用铁锈末一两,轻粉一钱,麝香少许,共为细末,先将患处刺破,以药末点入内,醋调面糊敷盖之。

(十八) 人中疔
【病因】因膏粱厚味、醇酒煿炙,五脏蕴热,或七情内伤,致毒邪结聚,循督脉经气上攻,而成斯证。

【病状】生于人中穴处,此乃督脉经行之地。轻者状若蚊咬,重者形如粟粒,或如水泡,痛不可忍,根盘蔓肿不透,面目浮肿,或坚硬燉红,恶寒身热,恶心呕吐,肢体拘急,若三四日后,或嚏如痉,神识模糊,甚至不省人事,牙关紧闭。

【治疗】长强,委中,上星,印堂,地合,大椎,百劳,陶道,身柱,龈交,合谷,阿是穴(刺后挤尽恶血)。

【助治】用蛔虫洗净,加顶上梅片少许,捣烂敷患处,令其流尽毒水,自愈。

(十九) 地合疔
【病因】因脾胃火毒内蕴,由任脉升腾上攻,结聚而成。

【病状】生于下颌骨棱正中央处。初起如粟米,旋即绷硬,其色或赤或白,或紫黑色,或不痛或麻痒。此系任脉所经之处,其形甚微,其毒极深,其行甚速,不日即四围肿大,甚则饮食不进,肿连下颏。

【治疗】委中,鹤顶,承浆,上星,颧髎,合谷,中冲。另刺中指第三节,近掌处之横纹中。又刺阿是穴(刺后挤尽恶血)。

【助治】参阅"人中疔"条。或用五谷虫一钱,瓦上焙干,白矾三钱,蟾酥三分,以烧酒溶化敷之,流出毒水即愈。

(二十) 撑耳风——名痄腮
【病因】此乃由于阳明胃热所致。

【病状】生于两腮间,肌肉不着骨之处。焮肿而痛,寒热往来,日久溃脓。

【治疗】大迎,风池,合谷,听会,颊车,三里,内庭。另用灯草蘸清油燃火灸虎口下寸许、手背微凹之处三壮,左灸右,右灸左。

【助治】用皂角二两,生南星二钱,糯米一合,共研细末,以清鸡蛋清调敷患处。或用猪胆汁三个,生姜汁、米醋各半杯和匀,磨京墨敷之。

(二十一) 七星赶月疔

【病因】此由脾、胃二经之火毒上升,血中伏热不泄之所致也。

【病状】多生于面上,由一枚而渐增至七枚,攒聚四围,形如小疮,顶有黑点,或杂一大疮于内,或生于口吻四周,初起恶寒发热,久则壮热,甚则头面肿大,神志不清,终日昏闷。

【治疗】委中,隐白,厉兑,曲池,合谷,大椎,百劳,上星。

【助治】参阅"人中疔"条。另细心检察其头顶,若有红发生出者,急宜拔去,以泄其毒。内用紫花地丁、金银花,各一二两,或加生甘草、知母、桔梗、白果等类煎服之。

九、颈项部

(一) 头疽

【病因】由少阳火郁,或风温湿热相乘,以致气血凝滞,郁于经络,遂发而为此证。

【病状】生于颈项两旁,红肿不消。初起头痛身热,或寒热往来,颈项强痛。

【治疗】风府,肩井,承浆,天容,曲池,列缺,外关。

【助治】宜用乳香一两,没药一两,麝香一钱五分,雄精五钱,先将乳、没、雄三味,各研秤准,再和麝香共研之,煮烂黄粟米饭一两,入药末,捣和为丸,如莱菔子大,晒干,每服三钱,热陈酒送下,醉覆取汗,酒醒即消。

(二) 蟠蛇疬

【病因】此由于饮食不洁、居处不宜、七情不和,以致肝经郁火,肺经邪热,煎熬成痰,滞于经络,遂使筋缩结核,发而为疬,多属于少阳经病。

【病状】生于项间,绕项结核,连串而发,累累如贯珠,甚或憎寒发壮热,咽项强痛,或推之不移,或推之可动。

【治疗】天井,风池,缺盆,肩髃,曲池,外关,十宣,肘尖,大椎。另参阅"瘰疬"条,或"瘰疬结核"条。

【助治】用夏枯草熬膏,以开水冲服。另参阅"惠袋疬"条及"瘰疬"条。

【附记】凡患瘰疬者,男子不宜见太阳青筋暴露、潮热咳嗽、自汗盗汗等象;女人不宜见眼内红丝、五心寒热。如见此征象者,多为逆证。

(三) 五瘿

【病因】多由外感六淫之邪,荣卫气血凝郁,或由内伤七情,怒气湿痰停滞,或山岚水土之气偏胜,以致血气凝聚而成。

【病状】五瘿者乃瘿证中之统称也,其证象亦有五种,兹分述如下。

一曰石瘿,其疮有若石质之坚硬者。

二曰气瘿,如棉之软,其疮每随喜怒而为之消长者。

三曰血瘿,其疮上有赤脉交错之纹者。

四曰筋瘿,其疮每现筋络如细丝者。

五曰肉瘿,其疮如袋状,皮色高起不变者。

以上所述，乃五瘿之形也，每生于颈项之间，其证象不痛不痒，属于阳症。色红而突，皮宽不急，蒂小而下垂。（切忌破口，破则脓血崩溃，多致伤生。）

【治疗】扶突，天容，天突，缺盆，俞府，膺中俞，膻中，列缺，丘墟，蠡沟，合谷，十宣。

【助治】宜用海带、海藻、海蛤、昆布，四药俱洗净焙干，炒泽泻及连翘各五钱，猪靥、羊靥各十枚，共研细末，炼蜜为丸，如芡实大，每用一二丸，卧时含化，慎忌饮食一切发物。

（四）九子疡

【病因】此由于居处饮食之不适，以致肝、胆二经之邪火郁热，滞于经络，致成此结核之证。

【病状】多生于颈项，或耳垂之后。初如豆粒，后若梅李，连串而生，累如贯珠，其数适九颗，故有"九子"之名，其余参阅"蟠蛇疬"条。

【治疗】肩井，肩髃，曲池，肘尖，列缺，合谷。另灸阿是穴，日三五壮。另参阅"瘰疬结核"条。

【助治】宜用鸡蛋一个，净水煮熟，破为两片，去壳及黄，以真麝香一分，上梅片五分，掺疡上，乃将蛋一半片盖上，外以干艾一大团，燃烧蛋上灸之，待至其疡大痛为度，如其痛不可忍者，方将艾暂除去，俟痛止再烧，蛋干再换，每日夜约烧五六次，次日又换新蛋，及冰、麝二品，如法再灸。另用蒲公英、夏枯草、金银花，各三钱，甘草节一钱五分，煎水连服数剂。

【附记】此证患处，推之其能移动者为无根，属阳易治；推之不能移动者为有根，属阴难治。倘如"蟠蛇疬"之附记云者，必成疮疬，乃不治之证也。

(五) 天柱疽

【病因】此由上焦郁毒,蕴于督脉,气血凝滞,致成此证。

【病状】生于项后高骨(名为天柱骨,即大椎骨之上端)。初起形如卧蚕,肩背拘急,继则痒极入骨,恶心呕逆,甚则色黑形陷,出血神昏。

【治疗】至阳,曲池,支沟,后溪,关冲,三里,涌泉。另阿是穴用隔蒜法,以痒止为度,灸之以有泡者为顺,其无泡者为逆。

【助治】宜用活鲫鱼一尾,去净鳞肠,加入头垢五钱,共同捣烂,另入蜜糖半杯,搅匀从外敷入里,中留一孔出毒气,即时能止痛,二次全消。或用甘蔗渣,同白干狗屎研末和匀,掺普通疮疡膏药上贴之,虽垂死,亦可愈。

【附记】凡患脑疽证者,亦可参照此法而治之。

(六) 后发际疔

【病因】由于膀胱集热,火毒上壅所致。

【病状】生于项后风池穴处。初起如粟粒,痒麻难堪,一二日后,则恶寒发热,甚或神志不清。

【治疗】至阴,至阳,长强,肩井,曲池,大椎,百劳,委中。

【助治】用朱砂、京墨,各等分,共研极细末,以蟾酥化汁为丸,如梧桐子大,每服二丸,以葱白煎汤送下,日服二次。

(七) 正对口疔

【病因】因饮食炙煿之毒,或七情之火,郁热积于上焦,蕴于督脉,而成此证。

【病状】生于天柱骨间,哑门穴处。初起痒而不痛,有一小吻,顶上有小点如麻子,或红或黄者是,继则身发寒热,其势甚速。倘肩背拘急,项强不能转侧,以致神昏呕秽者,凶。

【治疗】长强,上星,印堂,耳尖,地合,大椎,百劳,合谷,腰眼,委中。

【助治】于初起时,用小竹刀,将泡挑破,不可深刺,挤出一点白脓,然后轻轻细刮,带刮带挤,耐心将毒水挤刮净尽,则轻者消散,重者转轻。若溃后有细筋白腐,须用钳剪修剔干净,否则必致反复。如四围肿者,宜用溏鸡屎调荔枝核末,围敷肿处。

【附记】凡初起如粟粒状之颗粒,其先痛后痒者为疔,又痒又痛者为疽,单痛而不痒者为痈。疔疽之生于头面者,多应禁灸,正对口疔来势虽猛,其证属阳,尚为易治,若偏对口疔则来势稍缓,其证属阴,极为难治。

(八) 偏对口疔

【病因】由膏粱厚味炙煿之食品,积久酿成火毒,蕴结于五脏,毒蓄于膀胱,发为此疔。

【病状】生于天柱骨旁之软肉处,适当天柱穴之部位。其证象一如正对口疔,但比正对口疔尤为险恶。

【治疗】至阳,印堂,长强,委中,至阴,地合,大椎,陶道,合谷。

【助治】用九头兰花根、射干,二味同捣,入盐少许,贴敷患处。内服南星、半夏、贝母、木香等药物。

【附记】此证较正对口疔为险恶。若见身倦沉重,体热而白,形寒疮黯等象者,始终切忌误服凉药。如旁生多数小疮者,更不可轻视,否则即见面目俱肿,烦躁不安,变生不测,乃属危证之征。

(九) 蜂窝疬

【病因】由于饮食不洁,以致肝经郁火,肺经邪热,煎熬成痰,滞于经络,蕴蓄而成此结核之证。

【病状】生于右耳根后,初起如豆如粒,后则如梅如李,连串而生,累累似贯珠之状,其最甚者,或至身体,憎寒壮热,咽项亦为之强痛。

【治疗】翳风,颊车,天井,少海,曲池,合谷,后溪,大椎。另参阅"瘰疬"及"瘰疬结核"条。

【助治】参阅"蟠蛇疬"条,并"惠袋疬"条。

(十) 惠袋疬

【病因】其原因与蜂窝疬证同。

【病状】生于左耳根后。一切证象,与"蜂窝疬"及"左耳根结核"二条略同。

【治疗】翳风,后溪,曲池,合谷,肘尖,天井,臂臑,大椎。另参阅"瘰疬"及"瘰疬结核"条。

【助治】用独头大蒜十五个,金虫十个,火蜈蚣五条,以净麻油十两,将上药浸入,慢火熬枯,滤净,再熬至滴水成珠,乃下宫粉①三两,俟成膏稍冷,再下乳香、没药、儿茶、血竭各五钱,研为极细末,梅片五分,和筛入膏内搅匀,拔尽火气,贴于患处。蜂窝疬证,亦可用此膏贴之。

---

① 宫粉:即铅粉。为铅经加工制成的碱式碳酸铅。味甘、辛,性寒,具有消积,杀虫,解毒,生肌,燥湿止痒功效。

胸腹门

一、胸腋部

（一）联珠疗

【病因】由于感受湿邪热毒，蕴积于心肺之间所致。

【病状】每于胸间两旁，各生红白瘰疱，湿烂疼痒，浸淫不已，直长一条，连生十余个不等，状如串珠，联络不辍，故名之曰"联珠"，久则不治。

【治疗】大椎，百劳，肩髃，天井，少海，阳陵泉。另阿是穴及第十九椎骨、第二十椎骨。

【助治】宜用端午日门前所悬挂之菖蒲，连根叶切碎，瓦上焙枯，研为细末，以香油调涂患处。

（二）瓜藤疬

【病因】由于三焦、肝、胆诸经之邪热，蕴积而成斯证。

【病状】生于胸前，连延腋下，累累如瓜藤，其形颇长，坚硬疼痛，如烧如烙，色赤如火。

【治疗】肩井，膻中，大椎，大陵，外关，支沟，曲池，阳陵泉。另参阅"瘰疬"及"瘰疬结核"条。

【助治】宜用夏枯草煎汤，远食温服之，并熬成膏，涂患处。若破口者，则以真熊胆烘热，涂敷患处。另参阅"瘰疬"条。

(三) 马刀疡

【病因】与前证略同。

【病状】生于腋下,其形颇长,状似马刀,故因而名之。其坚硬如石,或生耳下,沿至缺盆,或生肩上,沿至胁下。甚至胸侧累累,赤色如火,其痛如烧如烙,日久则溃烂出脓。倘其疮孔受风,即成漏证而危殆。

【治疗】肩井,大椎,肺俞,膻中,风池,曲池,天井,阳辅,太冲,临泣,渊液,阳陵泉。

【助治】参阅前证。或服人参、黄芪、白术、当归、白芍、川芎等药物,自易获效。

(四) 吼喘胸膈急痛

【病因】由病邪内伏,阻滞于胸膈之间所致。

【病状】按之急痛,气喘而烦躁狂乱,或胀满不安,手足厥冷。

【治疗】彧中,天突,肺俞,列缺,内关,阴交,三里,太冲。

【助治】热极痛甚者,宜取蚯蚓四条,洗净捣如泥,入生姜汁、荷薄汁各一茶匙,蜂蜜半酒杯,和井水调服。甚者加冰片一二分,再揉心下片时。若胀满手足厥冷者,宜用山药研细末,每服二钱,米汤下。如胸膈饱胀,腹中又饥又痛者,宜用白胡椒七粒研末,好酒冲服。

(五) 腋痛

【病因】由于少阳胆经之湿热,留滞于经络之间所致。

【病状】腋下肿痛,其在左者,属于气滞,其在右者,属于血凝。

【治疗】少海,间使,少府,阳辅,丘墟,临泣,申脉,委阳,尺泽,大陵。

【助治】宜用茯苓一两,人参五钱,共研粗末,每用三钱,净水并服,日次之。

(六) 对胸痧

【病因】由肺经有邪,复感受湿气之毒,乃致成为此证。

【病状】于时痧发时,当胸有筋硬起,或青或红,或紫或黑。

【治疗】尺泽,委中,肺俞,列缺,少商,十宣。另横刺该筋上三针,以出血为度。

【助治】宜用山茨菇、五倍子各二两,麝香三钱,大戟、草河车、雄黄各五钱,千金子一两,共为细末,米饮调和,每服五六分。

(七) 慢心锐毒

【病因】由心经火毒炽盛,凝结而成此证。

【病状】初起时,心窝有块渐大,肿痛渐增,心口高发,毒陷即死,诸医束手,群书亦无药治之法,诚属危殆之坏证也。

【治疗】急用柔草一条,度量病者两手十指之内侧,自爪甲旁起,至各指本节末横纹中止,共积得长度若干,再将标准草,平中置于结喉处,双环至背脊中央,两端合拢之尽头处,用墨点记,定为中穴,再取本人之中指节,同身寸法,按定中穴,各开一寸,亦用墨点记之,各灸三壮,同时燃火,勿分先后,灸毕全愈。再刺中冲,少冲,内关,通里,支沟,照海,太冲。

【助治】宜酌用和平轻泻之剂以下之。

(八) 卧胸疗—名井疽

【病因】此乃心经之邪热火毒炽盛,凝结而成斯证。

【病状】发于胸前心窝,任脉之中庭穴处。其初起如豆大,继则肿势渐增,心躁如焚,肌热如火,自汗唇焦,大渴饮冷,来势甚凶。属阳而红活高肿者顺,属阴而黑陷平塌者逆。若见冷气攻心,精神恍惚,呕吐冷痰,恶食腹胀者不治。

【治疗】参阅上证灸治法。另加刺中脘,关元,气海,大椎,百劳,陶道,身柱,至阳。

【助治】宜用绿豆粉、人参、雄黄、辰砂、白豆蔻、元明粉、茯苓、甘草、乳香、冰片等药以服之。另参阅"眉心疗"条。

(九) 腋下疗—名挟痈

【病因】由肝、脾二经之血热久蓄,兼夹忿怒,凝滞而成斯证。

【病状】发于腋际,初起暴肿焮硬,色赤疼痛,身发寒热。

【治疗】肩井,巨骨,至阳,灵台,曲池,合谷,涌泉,太冲。

【助治】宜用葫芦巴①三钱,焙干研细末,以木瓜酒调服。

(十) 龟胸

【病因】由风痰停饮,积聚心胸,复感风热所致,或生前禀赋不足,骨质软弱所致。此证与龟背常互相为因,相并而起。龟背渐高,其胸常被累而成此证;龟胸方作,其背亦常被累而成龟背。参阅"龟背"条。

【病状】多见唇红面赤,咳嗽喘促,胸骨高如覆掌,乃胸骨及肋骨之失其常态也。其基于先天之衰弱者为多,若基于后天者,乃由肺热胀满,因而胸骨高突也。

【治疗】乳根,外丘,大杼,绝骨,巨阙,中脘,章门,肺俞,列缺。

【助治】宜用大黄,麻黄,百合,桑皮,木通,枳壳,甜葶苈,杏仁,芒硝等药制丸常服。另参阅"龟背"条。

(十一) 穿胸痧

【病因】由感受湿邪,袭于肺经,以致胸膈阻滞,发而为痧。

【病状】当时痧发时,胸腹钻痛,鼻流清涕。

【治疗】少商,中冲,少冲,内关,紫宫,上脘,气海,太冲,十宣。

---

① 葫芦巴:微苦,性温,无毒。具有温肾助阳,散寒止痛的功效。

【助治】参阅"钻心痧"条。或以白矾末一钱,用阴阳水调服之。

(十二) 胸痹

【病因】此由阳气不宣,肺胃之痰饮蕴积不行,以致痹于胸中,故名之为"胸痹"。

【病状】胸膈痹痛,大便坚结,短气不足以息。

【治疗】太渊,曲池,关元,阴交,阳陵泉,三里,丰隆,太冲。

【助治】宜用瓜蒌,薤白,白酒等类,以宣通其阳气。

二、乳胁部

(一) 乳痈

【病因】由于肝胆之气郁结,胃经热毒壅滞,以致阻遏血气,发为此证。

【病状】患者以妇女为多。乳房焮肿作痛,继则时时跳动成脓溃烂。参阅"乳岩"条。

【治疗】膻中,少泽,大陵,俞府,乳根,下廉,三里,侠溪,委中,临泣,肩井,鱼际,膺窗,复溜,太冲。

【助治】用生蒲公英捣汁,以酒冲服,渣敷患处,略睡片时即消。或用柳树根,刮去皮,捣烂,于锅内蒸热,布包熨之,冷则随换,过宿即消。

(二) 乳岩[①]

【病因】由肝血不舒,脾气不运,肝脾两伤,结气滞于乳房,以致阻碍不通,结而成核,愈结愈坚,愈凝愈大,失治溃烂,遂成斯证。

---

① 岩,病证名。凡结块坚硬如石,表面高低凹凸不平,像山岩一样,溃后状如岩洞之体表恶性肿瘤曰岩。岩义同嵒、癌。

【病状】生于乳房之内,初如枣栗,渐如棋子,无红无热,有时隐痛,继则渐渐增大,按之坚而不动。经过年深月久,则潮热恶寒,始觉大痛,牵引胸腋,肿如覆碗,高凸如岩顶,肉色光亮,内含血丝,先腐后溃,污水时流,有时涌冒臭血,腐烂深如岩壑,翻花突如泛莲,疼痛连心,或内生蛆虫,不痛而痒。

【治疗】屋翳,肓门,阿是穴隔蒜灸。其余参阅"乳痈"、"乳发"、"乳疽"等条。

【助治】用活鲫鱼肉一条,鲜山药去皮,共捣如泥,加麝香少许,涂敷核上,如觉痒极,切勿搔动,可隔衣轻轻揉之,七日一换,旋涂旋消。或用广木香末五钱,调香油作饼,量患处大小贴之,饼上以热熨斗熨之。或用山慈菇一钱,胡桃肉三个,共同捣融,黄酒送服。又或以百药煎研末,每用三钱,酒一盏煎服。或取生蒲公英捣敷患处。或用瓜蒌四钱,全当归四钱,生草节一钱,大贝母三钱,制没药、制乳香各一钱,煎服。

(三) 乳疖①

【病因】由房事过度,肾阴暗伤,不能润滋乳脉,或量窄善怒,肝旺血燥,无以荣养乳脉,以致乳中气血凝滞,结核而成乳疖之证。

【病状】此证男女具有患之。乳中结核,红肿成块,异常疼痛。或云:男子之有乳疖,犹妇女之有乳岩也。

【治疗】少泽,大陵,膻中,乳根,屋翳。另以西江淡豆豉,研为细末,唾和成饼,量患处大小覆之,上铺艾绒,缓缓灸之。未成者即消,其已成者,则祛逐毒邪而愈。

【助治】频服八味丸。或用热蟹壳煅灰存性,研细末,以香麻油调敷患处,甚效。

---

① 疖:底本为"节",据1951年版改。

(四) 乳头生疮

【病因】此乃由肝失条达,胃气不降,遂致湿热郁滞,蒸于乳头而成疮。

【病状】乳头生疮,搔之则流黄汁,甚至腐去半截。

【治疗】乳根,少泽,肩井,膻中,列缺,三里,行间。

【助治】用檞木皮煎汤,频洗患处。或用天麻,白菊花,川芎,当归身,羌活,白芍,甘草等药煎汤洗之。外以黄连研极细末,加胡粉和匀,敷于患处。又或以生鹿角三分,生甘草一分,共研细末,用生鸡蛋黄一个,入药搅匀,置铜器内,炙温敷之。倘疮烂痒甚者,用芙蓉花或叶,阴干研末掺之。或用蚌壳研末五钱,加轻粉五分,冰片一分,和共再研匀,以金银花煎汤,调擦患处。或用生芝麻,不拘多少,嚼敷患处亦效。或用胭脂、蛤粉为末掺之。

(五) 乳发

【病因】由胃腑湿火久郁,以致凝结而成此证。

【病状】生于乳房,焮赤肿痛,其势更大于乳痈,皮肉能以尽腐。

【治疗】足临泣,乳根,天枢,梁丘,天溪。另将乳头卷向上,于其尽处,点灸七壮。又用绳一条,挂于项上,双垂至乳头尽处,截断之,乃将此绳,反向后背。一边要垂直,一边要斜向直绳处,两端相交,乃于其相交处点记之,灸七壮。(此灸法乃当患部之背面处)

【助治】参阅"乳痈"条。或用蒲公英一两,金银花二两,酒、水各一碗,煎至半干,再兑酒一小杯服之。

(六) 吹乳 —名外吹乳

【病因】由乳母以乳哺儿时,儿已入睡,犹含乳头于口内,受儿口气或鼻气,吹入乳房,以致乳汁凝结,乳不能泄,遂结核成肿。或由乳母之肝、胃二脏,原有湿浊之气留滞,于哺乳时又感受凉气,而成此证。

【病状】乳房肿硬作痛,不能手按,甚则发热,或寒热往来,烦躁口渴,日久溃脓。然亦有不痒不痛,惟结核坚硬者。

【治疗】中府,膻中,少泽,少商,列缺,大敦。另于患处用隔蒜灸法,以觉热为度。(若不急治,则壅滞结毒,而变成乳痈。)

【助治】初起宜忍痛吮出乳内宿汁,可望渐消。若肿痛时,宜以天南星磨敷,并用手轻揉。或用荆芥、羌活、独活,煎汤熏洗。另用陈皮一两,甘草一钱,净水煎服。或以皂角烧灰,细研蛤粉和匀,热酒调服后,并以手频揉其乳,自可消散。或用远志焙枯,酒服二钱,以渣敷乳上,肿痛自消。倘或吹乳成痈,可用猪板油一斤,以冷水侵贴患处,热即换之。或用甘菊花根叶捣烂,酒冲服,渣敷患处。或以鲜蟹一只,捣烂,热烧酒冲服。或用葱一大把,捣成饼,加麝香少许,摊乳上,以铁罐盛火熨之,须臾汗出即愈。

(七) 乳汁不通

【病因】多因妇人气血不足,无以化生乳汁;或体肥脂肪过多,难以化生乳汁;或气血因七情之偏,经络壅滞,乳汁停闭,皆能致成此证。

【病状】妇人产后乳汁不下,或点滴全无,或因不通而发生寒热,抑或不通而乳房发生肿痛,以致乳腺阻塞不通。

【治疗】乳根,鸠尾,巨阙,神藏,膻中,神阙,内关,大陵,少泽,关冲。

【助治】用葵菜子、缩砂仁等分,研末,每服二钱,热酒送下。或用皂角刺、蔓荆子,各烧灰存性,等分为末,每服二钱,温酒下。或用京三棱三个,水二碗,煎汁一碗,洗患处,亦效。

(八) 妇人乳少

【病因】由于身体虚弱,气血不足,或饮食不良,致令乳汁难以化生。

【病状】妇人乳汁缺乏,或不通利。

【治疗】前谷,内关,合谷,少泽,膻中。

【助治】用雄猪前蹄一个,鬼馒头①二个,并煮食之,一日即通,虽无子女之人食之,亦能有乳。或用鲤鱼头,烧为末,酒调服三指撮②。或以干胡荽③煎汤饮之,乳汁自来。或以穿山甲研末,米泔水调服。或用赤砂糖煮豆腐,以醇酒下之。或用羊肉二斤,黄芪八两,干地黄、归身、川断各四两,牛膝二两,同煮绞浓汁,入蜜四两,熬如饴,每以温酒调服一匙。或常用赤豆煮食,乳汁自能渐增。

(九) 妒乳

【病因】因妇人新产,乳汁生而乳头不通,小儿既未能吸吮,手捏又未能通利,致令乳汁蓄结于中,熏蒸化热,而成斯证。

【病状】初起乳部有块,继则壮热大渴,全乳胀硬掣痛,不能近手,久则酿脓成痈。

【治疗】太渊,列缺,乳根,膻中,少泽。

【助治】以仙人掌一块,小酒糟一团,生姜一块,共同捣烂,入肉桂末少许,炒热兑酒服,留渣敷患处。或用蔓荆子捣烂,兑酒服之,渣敷患处。或以生蔓青根捣烂,和盐醋浆水煮汁洗之,若和鸡蛋调敷亦效。或以丁香末水调服一钱,亦效。

【附记】此证初起,宜以手捋捏去汁,更令人吮去败乳,然后依法疗治,乃易生效。不尔,则必溃而成痈。

(十) 乳上下疗

【病因】此由肝经郁滞,脾脏失调,致令邪热痰湿阻滞,毒归乳

---

① 鬼馒头:木莲的别名。
② 三指撮:古代用药剂量单位,意为用三个手指撮取药物。
③ 胡荽:别名芫荽。

部,蕴蓄而成斯证。

【病状】生于乳部(或乳房)之上下。其在左者属气滞,其在右者属痰阻。一切证象,与卧胸疗略同。

【治疗】龙舌,曲池,中脘,关元,大椎,灵台。另髌骨上下(凡疗疮生于乳之上者,则用髌骨以上之二指处,其于乳下者,则用髌骨以下之二指处)。

【助治】参阅"眉心疗"及诸疗条。或用白菊花叶,芙蓉花叶,加赤砂糖少许,捣敷患处。

(十一) 胁下块痛

【病因】或因气滞,或因瘀阻,或因痰浊,俱不外乎肝火太旺,气郁不舒所致。

【病状】胁下痛引小腹,在左者属气,在右者属血,属气为气郁,属血者乃死血,每能令人善怒。

【治疗】章门,支沟,气户,中脘,大陵,阳陵泉,临泣,丰隆,三里,行间。

【助治】宜用芒硝二钱,阿魏三分,麝香三厘,研和铺于患处,周围以面粉调水作条围住,以防药味散开,上面覆以青布一方,随用热熨斗频频熨之,使药气内走即觉腹中畅快,其痛顿止矣。

(十二) 渊疽

【病因】由爱恚太过,肝胆两经之气郁滞不舒,积久成脓所致。

【病状】生于胁下,初起坚硬,肿而不红,日久方溃,得稠白脓者顺,如豆浆水者险,疮口有声,似儿啼者,此属内膜透也。

【治疗】曲池,合谷,阳陵泉,三里,太冲。如疮口有声者,宜加灸阳陵泉二七壮。

【助治】宜用白蜡、白芨,共研为末,调酒频服。

三、腹脐部

(一) 臌胀

【病因】此证由于脾阴受伤,胃虽能纳,脾不运化,或因怒伤肝,渐蚀其脾。脾虚则清浊相混,隧道不通,郁而为热,留而为湿,湿热相并,以致腹胀如鼓,故又名之为"鼓胀"。

【病状】此证以手按之,下陷不起者,乃水臌也;随手即起者,为气臌也;周身老黑,皮色内有紫黑斑点者,为血臌也。凡大热如火者、身发寒热如疟者、四肢发黑者,俱属难治。如腹胀脉大者为命绝;唇口黑暗者为脾绝;缺盆平者为心绝;手足心平者为肾绝;肚脐翻突向外者为肺绝;背平者为肝绝。俱属不治之证。再阴茎肿烂,或泻后身起青筋,大便泄泻,周身破皮,亦属难治。先起于四肢者难治。若先起于腹,后及四肢者易治。其腹皮绷急如鼓,中空无物,是其证象也。

【治疗】复溜,公孙,中封,太白,水道,三里,阳陵泉,三阴交,气海,关元。另多灸水分穴。

【助治】用雄鸡粪一碗,好酒侵透,滤去渣,取酒饮之。兹另将水臌、气臌、血臌等单方,开列于后。

1. 治水臌单方

(1) 取大蒜、田螺、车前子等分,熬膏,摊贴脐中。

(2) 数年陈蚕豆三四两,加红糖二三两,蚕豆连壳煎熬,新病一次愈,重者不过二三次,神效无比。

2. 治气臌单方

(1) 用雄猪肚一个,装入大虾蟆一只,研大砂仁一两,老丝瓜根半根,破烂败鼓皮手掌大一块,炙焦紫背浮萍一两,以麻线将肚口缝好,置于新砂锅内,水泡过肚面,用柴桑火煮烂,去净浮油,乃将肚中之药解除,洗净,以竹刀切片,仍放于原汤中,再加真紫油厚朴、台乌各五钱,鸡心槟榔、大腹皮、沉香、醋炒枳壳各三钱,醋炒莞花、绵大戟面包煨、研细上梅片、甘遂面包煨各二钱,用文武火,再煎数滚,候原汁约有一大碗时,便将药去净,取猪肚与汤,分作二三次服。惟沉香、梅片二味,不宜见火,应于临服时,和入肚汤内食之。服后大便下白沫为验,其臌即消。严禁盐酱一百二十天。

(2) 以香附子一斤,童便浸三日,焙干为末,作丸如梧桐子大,旋覆花汤下四五十丸。

3. 治血臌单方

用雄猪肚一个,装入茜草一两,雄鸡屎四两,炒焦紫背浮萍一两,老丝瓜根半条,如前法煎煮。至切片后,再加蚂蟥一条,烧枯存性,干漆三钱,煅令烟尽、炒虻虫、研真花蕊石、真血竭各三钱,红花、降香各五钱,甘遂、大戟面包煨、醋炒莞花各二钱,亦如上法煮食。服后以大便下黑水为验,禁忌与上同,但方内蚂蟥必不可少。俟病愈后。乃照解蚂蟥毒治法解之。

4. 附治水肿单方

(1) 以白商陆根去皮,切如豆大一杯,水煮一盏,更以米一盏,同煮成粥,每日空心啜食。

(2) 砂仁,土狗①一个,等分研和,调酒服。

(3) 取冬瓜一个,切去两头,中间置火烧之,接取其两头流下之水服之。

5. 附解救蚂蟥毒法

(1) 以蜂蜜调水频饮之,蚂蟥即化为水,可无害。

(2) 以牛羊血同猪油饮之,即下而无害。

(二) 鼓胀痧

【病因】由于湿热内蕴于脾,复感受四时不正之邪气所致。

---

① 土狗:蝼蛄的别名。

【病状】常时痧发生之际,其腹胀如鼓,脐突筋青,心窝将平,指尖发黑。

【治疗】委中,三阴交,隐白,太溪,内庭,中脘,合谷,大肠俞,手足三里,十宣。

【助治】参阅"钻心痧"条。或以苏合香丸服之亦可。

(三)气鼓痧

【病因】由感受湿邪,与郁气相搏结,滞于中焦,致成此证。

【病状】初起发寒热,腹渐臌大如鼓,食量日减,手足麻而乏力,脉沉伏,卒然腹痛胀紧,口唇指甲俱黯。

【治疗】十王,尺泽,委中,曲池,中脘,气海,阳陵泉,三里。

【助治】宜用木香,砂仁,槟榔,栗梗,红枣等药煎百沸服之。

(四)双蛊胀

【病因】此乃酒色过度,内伤脏腑,血气不能周环,遂成此证,或由脾胃失健,运化无力,饮食不化,痰热停滞而成,或内伤瘀血,或孳生虫患,阳气为之阻遏,邪气留于腹中,亦能致成此证。

【病状】肚腹胀大,按之如鼓,随手而起,甚至饮食日减,四肢肿胀。

【治疗】水道,气海,曲池,合谷,支沟,阴陵泉,三里,内庭,公孙,复溜,行间,临泣。另灸水分穴。

【助治】用干猪尿胞一个,高粱酒六两,大黄、胆矾各三钱,研为末,装入胞中,以线紧扎其口,系于当脐,五昼夜一换。

(五)气胀

【病因】因七情郁结,气道壅滞,上不得降,下不得升,而成斯证。

【病状】四肢瘦削，肚腹胀大，按之则随手而起，俗名呼之为"气鼓"是也。

【治疗】上脘，气海，关元，委中，三里，太冲。

【助治】用鸡内金一个，沉香、砂仁各三钱，陈香橼五钱，共研细末，每服一钱五分，姜汤送下。或单用远志一味，姜汁炒过，乃以净水煎服亦可。或参阅"臌胀"条。

(六) 单腹胀

【病因】此乃由于脾阳衰弱，正气虚而不能运行谷食之精华，浊气因之滞塞中焦，致成此证。

【病状】此证单系腹部胀急，四肢并不肿胀。

【治疗】气海，三里，三阴交，公孙，内庭，隐白，行间。另多灸水分穴。

【助治】用虾蟆一个，去肚内肠杂，以熟附子一钱，装入口内，乃将虾蟆置猪肚内，包缝煮烂，至汤存半碗为度，便取出肚内虾蟆，将猪捣烂为丸，用汤一杯，送下丸药。

(七) 脾虚中满

【病因】由饮食不节而伤脾，脾气虚弱，不能运行水分，湿浊滞而不行，阻于胸腹所致。

【病状】胸腹作胀，饮食减少，二便不利。

【治疗】脾俞，阴交，绝骨，承满，公孙，三里，水分，关元，膀胱俞。

【助治】黄犍牛脑子一个，去净筋膜，擂烂，皮硝一斤，蒸饼六个，晒研和匀，糊丸如梧桐子大，每服二十丸，日三服酒下。

【附记】制蒸饼法，宜于寒食节日，以净白面粉，水和匀蒸熟，取出另和以等量之生面粉，仍用水调匀，制成饼状，晒干收贮听用。

(八) 胃痈

【病因】由饮食积聚,或好饮醇醪,或喜食煎煿,或七情久郁,热毒之气,累积于中,以致变化成痈。

【病状】胃中生痈,渐至成脓,身发寒热如疟,皮肤甲错,或兼咳嗽,呕吐腥臭脓血,其脉沉细。

【治疗】膈俞,胃俞,不容,腹结,中脘,神阙,三里,内庭。

【助治】用射干、栀子仁、赤茯苓、升麻、赤芍各一两,生白术五钱,研为粗末,每用五钱,清水煎服。

(九) 胃岩

【病因】此因饮食不节,过啖煎炒煿炙之物,致令胃中积火,酝酿而发,致成此证。

【病状】发于心胸之下,先作隐痛,日久坚硬慢肿,皮色不红不热,适当于任脉之中脘穴处。

【治疗】下脘,神阙,膈俞,肝俞,胃俞,不容,三里,公孙。另用隔蒜灸法灸阿是穴。

【助治】宜用大桑菌,刮取数分为末,服之。或参阅"痈疽"条。

【附记】凡中脘穴处生疽,名为"中脘疽",其一切治法,宜按照此证而施之。

(十) 大肠痈

【病因】多由饮食酒色不节,以致肠中湿浊,停滞不行,气血乖和,酝酿成积,而致斯证。

【病状】初起发热恶寒,或恶风自汗,身皮甲错,腹痛手不可按,右足屈而不伸,或虚人则微有寒热,腹中疠痛①,自汗盗汗,面

---

① 腹中疠痛:指腹中拘急,绵绵作痛。

色萎黄,其痈经久始成。

【治疗】章门,腹结,府舍,大肠俞,公孙,太白,三里,陷谷,照海,合谷,内关,气海,关元,天枢。

【助治】金银花三两,当归二两,地榆、麦冬、元参各一两,薏苡仁五钱,生甘草三钱,黄芩二钱,共煎服之。

(十一) 大肠痧

【病因】由感受时邪,袭于大肠所致。

【病状】少腹无端疼痛不止,大便闭塞不通,倘二便全闭者危。

【治疗】气海,天枢,中脘,大肠俞,小肠俞,曲池,尺泽,委中,阳交,太溪,三里,商阳。

【助治】用葱头捣烂,和食盐少许敷脐海,内服藿香正气丸。

(十二) 小肠痈

【病因】由饮食无度、起居不节、或食后暴奔急走,肠胃传送失其常度。或醉饱行房,过伤精力,以致气血乖违,肠胃痞塞,浊气不泻,妇人则瘀行未净,败血停积。均足以酿成此证。

【病状】小肠重胀,按之则痛,身皮甲错,小便如淋,转侧有声,腹皮肿急胀大,左足屈而不伸,或绕脐生疮,脓从脐出,或由大便而下,或小便流血。

【治疗】神阙,天枢,气海,小肠俞,太白,公孙,内庭,陷谷,照海,阴陵泉,三里,曲泉,曲池。

【助治】宜用红藤、皂荚二味,煎水频服,不论初起已溃,均有奇效。

【附记】此证若腹连阴痛,烦躁不止,色败无脓,时流污水者不治。如系大肠痈,脐中出脓者,亦属不治之证。但不拘其为大小肠痈,切不可使惊,惊则肠断。

(十三) 小肠痧

【病因】由于疫疠流行之气,从口鼻等窍而吸受,其邪袭入小肠所致。

【病状】当时痧发时,小腹紧胀而不痛,神志昏蒙。

【治疗】中封,然谷,内庭,大敦,三里,气海,少泽,合谷。

【助治】用豨莶草,枳壳,炒熟,绢包熨小腹上,内服藿香正气丸。

(十四) 肺痈

【病因】肺居五脏最高之位,内主气行,外候皮毛,体质娇柔,内储清空,最忌寒邪,亦恶热侵。人若劳伤气血,腠理不密,为风寒所乘,未得发越,停留肺中,蕴而为热,或入房过度,肾水亏损,虚火上炎,或醇酒煿灸,辛辣厚味,熏蒸于肺,以致湿热痰涎垢腻,久留肺窍,而酿成肺痈之证。

【病状】恶风咳嗽,鼻塞项强,胸胁胀满,呼吸不利,咽燥不渴,时吐浊沫,咳则胸中隐隐作痛,甚则四肢微肿,咳吐脓血。若吐痰臭浊,脓血腥秽,胸中隐隐微痛,右手寸口,脉数而实者,是为肺痈;吐涎沫而无脓,脉数而虚者,是为肺痿。

【治疗】膻中,天突,乳根,风门,肺俞,尺泽,列缺,太渊,内关,气海,关元,三里,三阴交。另灸患门①,腰眼,膏肓。

【助治】用白芨研细末,每用三钱,入莲藕粉内调服。或用薏苡仁、朱砂为末,糯米汤调服。或取薏苡根捣汁,顿热服之,下咽其臭即解。如病势垂危,急用鱼腥草煎汤,打鸡蛋兑入食之,不过数次即愈。或购芥菜露,常常服之,自有意想不到之效。

【附记】凡欲审断此证,须用棉花卷竹片上,蘸油点火,使患者

---

① 患门:经外奇穴,位于第五胸椎棘突旁开1.5寸。

观之,其火头为二个者,乃属肺痈之证,倘火头只一个者,即为肠痈。又如初起时,呼吸不利,鼻塞不闻香臭,饮食减少,恶风毛耸,或两脚痛,或舌下生如细豆一粒者,亦为肺痈之候。若用生大豆捣碎,绞汁饮之,不觉腥气者,亦属此证。又以甘草、桔梗各三钱煎服,服后觉稍安者,亦为此证。倘以手指触中府穴,而觉惊痛者,亦系肺痈之证也。(既知为肺痈,若久延不治,则肺叶溃烂,脓血倾囊吐出,则难治矣。其溃后腥秽,痛在左畔者,亦属难治。若喘鸣不休,脓血腥秽异常,唇反爪甲紫,面艴①颧红,声哑鼻搧者,概属不治之死证也。)

(十五) 脐中出脓

【病因】由风湿之邪,久留于脐中,寒凝血滞,以致历久不愈。

【病状】脐中先流臭水,久则出脓,不肿不痛,能延绵多年,久而不愈。

【治疗】曲泉,三阴交,丰隆,太溪,中脘,曲池,三里。

【助治】宜用韭菜叶,扁柏叶,共捣取汁,兑酒一杯,童便一杯,蒸热服之。外用炉甘石,以好醋泡一夜,瓦上焙干,研末掺之。

(十六) 中脘疽

【病因】此由饮食不节,过啖煎炒炙煿之热物,致令胃中积火日炽,酝酿而成斯证。

【病状】生于胸剑骨下,脐上四寸之中脘穴处。先潜伏而作隐痛,日久则坚硬漫肿,皮色不变,不红亦不热,此属阴证,不易溃脓。

【治疗】参阅"胃岩"及"痈疽"等条。

---

① 艴(fú):盛气色,发怒貌。《说文解字》引《论语》:"色艴如也。"《孟子·公孙丑(上)》:"曾西艴然不悦。"

【助治】参阅"胃岩"及"痈疽"等条。

（十七）子午痧

【病因】此乃疫疠之邪气，从口鼻吸受，深入经络，潜伏不出，体气稍衰，便爆发而成斯证。

【病状】忽然腹痛如绞，上吐下泻，四肢逆冷，转筋入腹，重者汗出如油，手足俱麻，往往子发午死，午发子死，当子午发者，其病最剧，故名为"子午痧"，此乃水亡血凝之故，与寒霍乱之证略同。

【治疗】十宣，尺泽，委中，曲池，间使，大陵，中脘，气海，承山，涌泉。

【助治】用宣木瓜，辣蓼草，同煎汤。或生艾叶，紫苏叶，加陈酒煎滚，乘热揩擦手足遍体。

（十八）少腹疽—名小腹痈

【病因】乃由七情不和，气血凝滞，致成此证。

【病状】每发于脐下气海、关元、石门等穴处。初起高肿红活，疼痛牵背，易溃脓稠者易治；漫肿坚硬，绵溃腐烂，脓稀如水者难治。

【治疗】肩髃，曲池，合谷，曲泉，阳陵泉，三里，涌泉，至阳。另灸阿是穴七壮以至三七壮。再参阅"痈疽"条。

【助治】参阅"痈疽"条。

（十九）水鼓痧

【病因】此乃水湿侵脾，经络壅滞，膀胱失于转输所致。

【病状】腹胀作痛，发热不退，皮肤膨胀，色亮如晶，手足头面皆肿，延久则死。

【治疗】委中，合阳，承山，承筋，飞扬，跗阳，昆仑，阳交，三里，临泣，水沟。

【助治】用陈葫芦一个，削去其顶，剜去其子，将童便灌满，仍以原顶盖上，置瓦钵内，水煮六小时，出童便饮之。次日于原葫芦中，再贮入藿香、槟榔、砂仁、红花、灯心、芦根、红枣，阴阳水煎至八分，服之。又次日，将葫芦切碎，炙黄，研为细末，水调服之。

(二十) 肚胀痧

【病因】因肠胃浊气弥漫，厥阴经郁滞不通所致。

【病状】中脘夹脐而痛，指甲变色，甚则神识昏沉。

【治疗】上脘，中脘，建里，间使，内关，大陵，气海，委中，三里，食关(此为经外奇穴，在上脘穴平开一寸处，乃任脉之募穴也)。

【助治】宜服食藿香正气丸。

(二十一) 肚翻痧

【病因】此因脾胃受邪，浊气郁滞于中焦所致。

【病状】腹中紧胀难堪，不进饮食，或痛引少腹。

【治疗】紫宫，膻中，中脘，建里，下脘，食关，内关[①]，少商，隐白，手足三里。

【助治】同前证。

(二十二) 厥心痛

【病因】此乃邪气直中于心，牵及肺、肝、脾、肾等脏所致。

【病状】心为君主，义不受邪。凡直中之证，均名心痛。实则各脏拱卫君主，代受其过，所以感邪有寒热之分，属经有脏腑之别，兹分述于后。

---

① 内关：底本为"关内"，当为倒文，故改。

(1) 厥心痛，与背相控善瘛，如从背后以触其心，则伛偻者，乃肾心痛也。

(2) 厥心痛，腹胀胸满，心腔尤痛甚者，乃胃心痛也。

(3) 厥心痛，其痛如针锥之刺其心，心痛特甚者，乃脾心痛也。

(4) 厥心痛，色苍苍如死状，终日不得太息者，乃肝心痛也。

(5) 厥心痛，卧若徒居，心痛，间动作，其痛益甚，色不变者，乃肺心痛也。

【治疗】此证既痛有别，治亦有异，兹再分列于后。

(1) 肾心痛：京骨，昆仑，然谷，公孙，上脘。

(2) 胃心痛：大都，太白，公孙，三里，上脘，中脘。

(3) 脾心痛：然谷，太溪，三阴交，三里，中脘。

(4) 肝心痛：行间，太冲，内关，上脘，气海。

(5) 肺心痛：鱼际，太渊，公孙，内关，三里，中脘。

【助治】宜用延胡索，香附，艾灰，归身，砂仁，生姜等药以治之。

【附记】此心痛之症，其来势急，其治亦不可稍缓。古人所以不立汤液之方者，盖因其缓而难以济急也，故专主金针施治，以其取效速且捷，建功宏且伟耳。凡痛甚手足冷过节者死不治。

(二十三) 钻心痧

【病因】由感受时邪，中于肝、肾、心包络三经之所致也。

【病状】心腹钻痛，或自上钻下，或自下钻上。其由上钻下者轻，由下钻上者重。

【治疗】中冲，少商，少冲，紫宫，膻中，章门，中脘，内关，三里，大敦，涌泉。

【助治】用新鲜鸡蛋一枚，顶上开一小孔，取蛋清涂擦前后心、两腰眼、尾闾骨等处，每擦三四次，每次用蛋清二三分，轻轻揉擦。

擦完后,如有胀痛,即于胀痛再擦之。倘擦后复胀,仍再擦至不胀为度。若擦出黑白毛,或如鸡毛管样时,不可拔动,宜用新棉花敷毛上,外用绸绢之类捆好,其毛自落棉上。此方治痧神效,并能通治七十二种痧症。

(二十四) 隔食痧

【病因】由先受寒邪,后停食滞,又挟浊秽之气,互结中宫,致成此证。

【病状】膈中饱满,汤水不下,呕吐酸水,腹中紧胀,疼痛拒按。

【治疗】紫宫,膻中,上脘,中脘,建里,食关,肺俞,内关[①],少商,三里,公孙。

【助治】先以盐汤一大碗,一气服下取吐。或用麻油和滑石粉,服下一盅。

(二十五) 盘脐痧

【病因】由于感触时邪,滞于脾经,以致邪据腹中,盘旋作痛,发为此痧。

【病状】痧发之时,脐上盘旋作痛。

【治疗】少商,中冲,下脘,天枢,气海,神阙,隐白,公孙,三里。

【助治】参阅"钻心痧"及各痧条而酌施之。

(二十六) 绞肠痧

【病因】此由饮食不慎,或为风寒暑湿之邪内侵所致。

【病状】突然腹中绞痛,汗淋面青,或腹中搅扰剧痛,若肠之被绞,欲吐不得,欲泻不能。

---

① 内关:底本为"关内",当为倒文,故改。

【治疗】十宣,金津,玉液,委中,大敦,膻中,中脘,气海,天枢,内关,三里。

【助治】宜用飞银硃点眼之两角,另以旱烟屎①涂擦脐中,内服两面针末少许。

---

① 旱烟屎:即烟油。

背脊门

一、肩背部

(一) 发背

【病因】此由于足太阳及督脉经之热毒酝酿而成。此症有上中下之分,有阴阳之别。其因于外感风热六淫之气者,乃属阳症。若因于内伤七情之郁者,乃属阴症。

【病状】每生于脊中,初起一头或两头,数日之后,或大如手掌,或大如碗面,焮赤高肿,疼痛发热,烦渴不宁,势若甚重,其脉洪数有力,能进饮食者为阳症,乃属于营热,慎勿伤其脾胃。若初起一头如栗,根盘散漫,不甚高肿,焮痛亦微,色不红活,紫滞无神,饮食不进,只觉闷痛烦躁,大渴便秘,睡语咬牙,脉微无力,四五日间,疮头不计其数,疮口各含黄浊,积日不溃,按之流血,至八九日,其头成片,所含之浊物悉出,通结一衣,揭去又结,其浮面共烂成一片,疮肉虽腐而不脱,其脓内攻,其色黑黯,此乃元气大虚,易为内陷之证,恒至神昏痉厥,手足逆冷,腹痛泄泻,此为阴症也。

【治疗】肩井,风门,肝俞,窍阴,束骨,曲池,委中。另灸天应穴及骑竹马穴。

【助治】初起宜用金银花,紫花地丁,茜草,白菊花,桔梗,天花粉,生甘草,贝母,黄柏,清水煎服之。或用头发一把,侵入真麻油一斤中,慢火将发熬枯,冷定后,令病人饮之,则毒气渐消,不致伤身。或用大狗牙炒焦黑,研为细末涂之。

【附记】凡痈疽满背,慢肿无头,可用湿纸贴之,于先干处,施以隔蒜灸法(此即天应穴也)。其不痛者灸至痛,痛者灸至不痛为止,并兼服五香连翘散数贴,毒即发出。又凡患背疮,切不可仰卧,如仰卧则疮陷,有致死之虞,慎之慎之。兹另将五香连翘散方,开列于后。

沉香、木香、麝香、丁香各一两;乳香二两;

连翘、射干、升麻、独活、桑寄生、炙甘草各一两;

大黄一两半;木通二两。

共为粗末,每用五钱,水一盏半,煎至七分温服。

(二) 瘿瘤

【病因】由于外感六淫之邪,或内伤七情怒气,以致痰湿停滞,气血凝聚,荣卫不和,遂成此证。

【病状】此证多生于肩、项二处,色红突出,皮宽而不急,蒂小而下垂。

【治疗】中府,络却,天窗,浮白,完骨,肩髃,天府,天容,气舍,丘墟,蠡沟。

【助治】宜用人参三钱,甘草一钱,硼砂、冰片各一分,轻粉五厘,各为细末,和匀掺上,即化为水。参阅头项部"五瘿"条。

(三) 肉龟疮

【病因】因血中伏热,心、肾二经受邪,致成此证。

【病状】生于背胸两胁等处,或生足背上,俨如龟形,头尾四足皆备,皮色不红,突起,高一二寸,其头向上者,毒攻心口;其头向下者,足痛如刀割;其头向左右者,则疼痛难忍。

【治疗】急针其头尾四足,再灸头尾各六壮,四足各四壮,然后另针大椎,肩髃,曲池,中冲,三里,三阴交,涌泉。

【助治】宜用荆防败毒散,加天花粉,乳香,没药,共煎服之。

(四) 肩井疔

【病因】由忿怒郁逆,气血凝滞,或因风热邪火上蒸,毒凝所致。

【病状】生于肩井穴处,其证象与诸疔略同。

【治疗】龙舌,窍阴,地合,缺盆,后溪,曲池,合谷,悬颅,印堂,长强。

【助治】以鲜地丁草,或白菊花梗叶,捣融涂敷患处。另参阅诸疔条。

(五) 痈疽发

【病因】由饮食厚味,醇酒炙煿,以及法酒丹石之毒,熏蒸于脏腑;或六淫侵袭,坐卧湿地,风寒湿邪,袭入经络,发散未尽,留滞为患;或受饥饱劳役所伤,天行湿气所袭,气血失调,荣卫不顺,凝滞肌肤,遂酿成斯证;或由七情郁结,房欲劳伤,元气亏损,邪毒内结:皆足以促其邪伏筋骨血肉之间,发动而为痈疽。

【病状】疮疡之大者,谓之"痈疽"。初起多发热,或先恶寒发热,乃渐发痈疽。或发于身内(如大肠痈、小肠痈、肺痈、胃痈之类),或发于身外(如背痈、乳痈、脐痈之类),或内发于骨,而外达皮肤(如附骨疽、咬骨疽、脱骨疽之类)。大抵初发身体壮热,随即高肿作痛者,是为阳证;初寒热往来不定,历久始见漫肿者,是为阴证。痈证作痛成脓,破溃收口皆易;疽证不易成脓,久则破溃,常流清稀之脓汁或血水。至于发生之处,头、面、手、足、身、背等,无一定所。轻者动息自宁,饮食知味,便利调匀,神采精明,语声清爽;重者烦躁渴甚,腹痛身重,泻利无度,小便如淋,脓血大泄,喘粗短气,恍惚嗜卧,目视不正,声嘶色败,四肢浮肿。凡由饮食之毒,壅滞而成者,或六淫侵袭,郁于经络而成者,邪气轻浅,多为易治。若由法酒丹石之毒,久郁火化而成者,则邪气炽旺,多属重证。如七情郁结,房欲劳伤,其来以渐,病根亦深,最为难治。

【治疗】肩井,风门,曲池,肝俞,膈俞,至阳,束骨,窍阴,阳陵泉,委中,行间,涌泉。另灸天应穴及骑竹马穴。此外参阅痈疽各条,酌其病情施取。

【助治】宜用乳香、没药各一两,麝香一钱五分,雄黄精五钱,先将没药、乳香、雄黄精三味,各研细末秤准,再和麝香共研,煮烂黄粟米饭一两,入上药末,捣合为丸,如莱葡子大,晒干,每服三钱,热陈酒送下,醉覆取汗,酒醒痈消,孕妇忌服。另参阅"痈疽"条。

(六) 背脊疔

【病因】因感受四时不正之气,或七情郁结,血气塞滞,或恣食煎炙厚味,或误中毒邪之气,蕴于五脏,流注经络,而蓄于督脉,或膀胱经内,致成此证。

【病状】生于背脊骨间,或生于背部脊骨外侧,多发于关节处,形小根深,初如小泡,或起疙瘩,始则或痒或麻木,后乃渐痛,亦有一起即痛者,亦有由痒而起者。其生背脊间者,属于阴经,乃九死一生,殊不易治;若生背部脊骨之外者,则多易治。

【治疗】凡生于脊骨间者,宜用大椎,灵台,长强,曲池,合谷,委中,三里。倘生于背部其他处者,宜用肩井,曲池,少海,合谷,通里,委中,三里,临泣,行间,束骨,太冲,大椎,灵台。

【助治】参阅"眉心疔"条。或服大剂之菊花、银花、紫花地丁等。

(七) 肩背红肿疼痛

【病因】此证皆因腠理不密,风邪窜入皮肤,寒邪相搏,血气凝滞而成。

【病状】乃肩端背脊等部位,忽然红肿疼痛。

【治疗】风门,大杼,肺俞,肩髃,曲池,中渚,关元,委中,三里,三阴交,复溜。

【助治】宜酌用活血驱风之剂。

(八) 龟背

【病因】因小儿生前禀赋不足,骨质柔弱,生后调护失宜,积渐以成。或大病之后,本元骤亏,起居不慎,骨节渐伤所致。或因跌扑受损,或坐立过早,漫不注意,致令骨质痿软,而成斯证。

【病状】脊柱骨弯折,背部突出,其形高尖,状如龟甲。

【治疗】大椎,大杼,肺俞,心俞,膈俞,曲池,关元,委中,三里。

【助治】取龟尿点骨节间,使其内透。或服松蕊①,枳壳,独活,防风,大黄,前胡,麻黄,桂心等药。另参阅"龟胸"条。

【附记】取龟尿之法,宜用三角竹架一个,顶起龟腹,令其足无着处,不得爬动,置于大盆中,以受其尿。若尿不出,则以麝香或冰片,研极细末,掺其鼻下,则尿自出矣。

(九) 背痛

【病因】由风湿痰湿,袭入太阳经络,或肾气不足,督脉虚弱所致。

【病状】或肩背作痛,或背连腰痛,或背痛思捶,或走注作痛,或大病后及房事后作痛。

【治疗】肩髃,天井,手三里,曲池,阳谷,委中,承山,绝骨,昆仑,人中,风府。

【助治】宜羌活,防风,独活,藁本,蔓荆子,川芎,炙草等药煎服之。

---

① 松蕊:即松花。味甘,性温,归肝、胃经,具有祛风、益气、收湿的功效。

二、腰脊部

(一) 佝偻

【病因】由于肾伤水亏所致。

【病状】背屈曲如弓,其曲之甚者,有若从后触其心。

【治疗】风池,风门,肺俞,肾俞,脊中,外丘,京骨,昆仑,然谷,阳陵泉。

【助治】宜用六味地黄丸常服之。

(二) 腰带痈

【病因】由风热流滞于膀胱经,以致不能渗利,壅于肌表,而成此证。

【病状】生于胁下,近腹束带之处,初起如桃,渐渐红肿,倘渐生至五六枚,沿腰如索之缠绕,先赤而肿,后乃溃烂,寒热交作,疼痛难忍,斯乃逆证也。

【治疗】曲池,腋门,内关,外关,十宣,委中,申脉,侠溪。另灸骑竹马穴。

【助治】用白芨、雄黄各一两,共研细末,以鸡子清调敷患处。

(三) 腰痛

【病因】由色欲伤肾,肾气先亏,复感风寒湿邪,以致带脉亦亏弱无力,而成此证。

【病状】腰中悠悠作痛,骱①骨如脱,四肢倦怠,不可俯仰,或则控引少腹,或则索连背脊。

【治疗】肾俞,命门,志室,委中,复溜,昆仑,行间,然谷。

【助治】用胡桃肉,不拘多少,频兑白酒服之。

---

① 骱:骨节间衔接的地方。

(四）脊痛

【病因】由太阳受邪，风寒侵入督脉，或因打损跌扑，受伤所致。

【病状】脊痛挟背，甚或腰似折、项似拔。

【治疗】大椎，大杼，肝俞，人中，承浆，风府，曲池，委中，阳陵泉。

【助治】宜用羌活，白芷，苍术，苡米之属以服之。

（五）下搭手—名连肾发

【病因】由过勤房事伤肾，以致水亏火旺，荣卫不和，凝结成毒，而致此证。

【病状】生于腰窝旁开三寸，肓门穴处。初发红活焮肿，令人寒热往来，口渴烦躁，百节疼痛，甚或溃脓透膜，腰间似折，不能俯仰。或虽溃而脓水清稀，腐烂腥秽，迷闷不醒，甚则厥逆。

【治疗】肾俞，肩髃，曲池，委中，三里，三阴交，复溜，然谷，关元。另灸骑竹马穴。

【助治】参阅"痈疽"条。

（六）中石疽

【病因】由于瘀血及寒气，交相凝滞，以致局部结核，发为此证。

【病状】生于腰胯之间，时觉木痛，不甚红肿，甚者则坚硬如石，色仍如常态，此属阴证，每难消难溃。

【治疗】大椎，肩髃，曲池，关元，委中，阳陵泉，三里，三阴交。另灸阿是穴。

【助治】用鲜商陆捣烂，涂敷患处。另参阅"痈疽"条。

【附记】此证之灸阿是穴，乃使寒邪渐散，瘀血渐行耳，如灸后疽软者易治，倘无若何变动，仍如原状者，则难治矣。

(七) 针腰痧

【病因】由感受时邪,以致血行壅滞,发为此证。

【病状】于时痧发时,腰间频觉闷痛,有如针刺,忽左忽右,痛则身侧。

【治疗】曲池,委中,阳陵泉,阳交,十宣,阿是穴。

【助治】参阅"钻心痧"条。

(八) 缠腰火丹

【病因】此证为心、肝二经之风邪蕴积,气血壅滞而成。

【病状】此证俗名"蛇串疮",有干湿不同,红黄之异,皆累累如珠形。干者色红赤,形如云片,上起风粟,作痒发热;湿者色黄白,有水泡大小不等,溃烂流水,较干者多疼。若不速治,倘其缠腰已遍,毒气入脐,则成逆证,令人臌胀闷呕。

【治疗】风门,肩髃,尺泽,曲池,内关,委中,三里,太冲。

【助治】宜用侧柏叶炒黄为末,韭菜地内蚯蚓粪、黄蘗、大黄各五钱,雄黄、赤小豆、轻粉各三钱,上梅片五分,和香油调擦患处。

(九) 肾俞发背

【病因】多因好酒贪色,或房劳过度,怒火湿热,蕴积而成。

【病状】此证有单有双,俱生于腰间肾俞穴处。单者由酒色湿热而成,双者由房劳怒火而发。若疮形红活高肿,十四日成脓者属顺;若疮形紫黑,干枯坚硬,应期无脓者属逆。或脓稀伤膜者,系真阳血气大亏也,患斯症者,切忌房事,犯之则不可救矣。

【治疗】关元,三里,昆仑,太溪,然谷。另参阅"发背"、"痈疽"等条。

【助治】宜常服八味丸,并参阅"发背"、"痈疽"等条。

四肢门

一、肘臂部

（一）手臂红肿疼痛

【病因】此乃血气壅滞，不能流散，以致关节阻塞，经络不通，或筋络失荣，致成此证。

【病状】手红肿而其痛连及指臂，亦有肿痛时并至脱骱者。

【治疗】肩髃，肘髎，曲池，通里，中渚，腕骨，液门，手三里，合谷，外关。

【助治】宜用酒洗当归，煨赤芍，黄芪，片子姜黄，羌活，甘草，生姜，大枣等药煎服之。

（二）手臂痛不能举

【病因】由风湿所侵，或痰饮所注，或风寒稽留，或挈重受伤，以致血气不运，滞而作痛，或血虚而不荣，筋络失养，而致此证。

【病状】臂部作痛，或臂痛难举，或酸痛连背。

【治疗】肩髃，手三里，尺泽，曲池，合谷，前谷，外关，液门。

【助治】参阅前证而酌用之，或参阅"臂痹"条。

（三）臂疽

【病因】由气血壅滞，皮肤瘙痒，倘延久不治，即成此证，或荣卫不和，感受风邪，逆滞于腠理之间而成。

【病状】此属于阴证,乃臂痈之平陷紫暗,坚硬木痛者。
【治疗】中渚,液门,曲池,合谷,上都。另参阅"痈疽"条。
【助治】参阅"痈疽"条。

(四)臂痈
【病因】与臂疽证同。
【病状】初起形如粟粒,憎寒壮热,继则焮痛高肿,或但木痛,不红不肿。
【治疗】参阅前证。
【助治】参阅前证。
【附记】以上二证,倘筋不能舒,疼痛彻骨者,乃毒深伤脉,属难治之证也。

(五)臂痹
【病因】由于风湿侵袭,血气虚弱,脉道不利所致。
【病状】手臂麻木不仁,或臂部作痛,痛甚者连及筋骨,上肢肩胛,举动难支。
【治疗】天井,曲池,外关,经渠,支沟,阳溪,腕骨,上廉,手三里。
【助治】用桑枝切碎炒香,煎汤服之,如挟湿者,则加以薏苡仁。

(六)臂厥
【病因】由血虚而肺、肾二经有热,侵袭于手太阴之脉所致。
【病状】肘臂拘挛无力,皮肤枯燥,或手指挛急不能屈伸,爪甲枯厥。
【治疗】肩髃,曲池,尺泽,手三里,外关,合谷,中渚。
【助治】宜服八味丸。

(七) 肘痈

【病因】此乃心肺风火之邪,伏于经络之间,凝于气血之内,流走至肘而成。

【病状】生于肘节,暴肿高发,焮热色赤疼痛,其形势小者为疖毒,其形势大者则为痈。

【治疗】天井,曲池,间使,阳溪,中渚,阳谷,太渊,腕骨,列缺,液门。

【助治】其为痈者,则参阅"痈疽"条。其为疖毒者,则用赤葛根皮,山布爪皮①,山苏木,山樟根皮,紫荆皮,赤牛藤,赤芍根,赤毛桃根,均取皮捣烂,和酒糟炒热,涂敷患处。

(八) 手臂风痹

【病因】由血脉亏损,腠理不固,风邪乘虚袭入,游走于肘臂筋脉之中,逗留于关节之内,成为此证。

【病状】手臂作痛,或关节不舒,或挛急冷痼,筋脉弛纵不收。

【治疗】肩井,肩髃,曲池,尺泽,手三里,下廉,外关,合谷,腕骨。

【助治】参阅"臂痹"条。

(九) 手臂背生疮

【病因】由于肺脏感受时邪风热,不能宣散所致。

【病状】手臂背面生疮,肿痛不已。

【治疗】天府,曲池,中渚,委中,申脉。另灸间使穴后一寸处三壮。

【助治】宜将患处略刺破其皮,用硼砂、冰片各一分,轻粉五

---

① 山布爪皮:存疑待考。

厘,为末,掺患处。

(十) 肘臂挛急酸重

【病因】此由经脉之血气亏耗,无以荣养,或被风寒邪气所乘而致,如寒乘则拘挛,风乘则酸重。

【病状】肘臂无端麻木,或觉酸重,甚则挛急,难以屈伸,筋肉短缩。

【治疗】肩髃,曲池,尺泽,小海,间使,支沟,大陵,后溪,鱼际,手三里。

【助治】以木瓜酒煮令烂,乃捣若粥浆状,裹敷患处。

(十一) 脉门红丝疔

【病因】由七情之火、膏粱饮食之毒,凝聚于脏腑、流散于血脉,以致发为此证。

【病状】生于太渊穴处。其在左者,乃毒聚于心肝;其在右者,乃毒聚于脾肺。另参阅疮疡部"红丝疔"条。

【治疗】龙舌,食指尖端,曲池,手三里。其余参阅"红丝疔"条。

【助治】用口嚼浮萍草根,敷于患处。其余参阅"红丝疔"条。

(十二) 腕痛痧

【病因】由于手阳明大肠经感受时邪所致。

【病状】痧症发时,手腕痛不能举,或如打折,动则大痛。

【治疗】间使,大陵,阳溪,支沟,曲池,手三里,十宣。

【助治】参阅"钻心痧"及各痧条。

二、指掌部

(一) 十指疔

【病因】由肺积热,脾胃之火毒蕴蓄血分,以致乘虚而发。

【病状】因中指生疔,连及旁指,故名"十指疔"。中指连五指,如在首节之大尖,渐溃渐愈者,或不旁及;若生中指或中指下节,毒之甚者,必窜入旁指。且男生左手,不但能旁及,甚或更能延及右手,女子生于右手者亦然。另参阅后列各指疔条。

【治疗】不论疔疮生于指之何节,俱宜将患指末节之根刺破,或已旁及他指,再刺所及之根指,俱须挤尽恶血,其毒自解。参阅各指疔条治之。

【助治】用雄黄二钱,轻粉五分,蟾酥二分,冰片一分,共研细末,新汲水调浓,重汤①炖温,敷于患处,薄纸盖之,日换三四次,脓熟则开之。

(二) 螺纹疔

【病因】此由脾经蕴积邪热火毒所致。

【病状】生于拇指,形若螺肉,深入肉里。另参阅"十指疔"条。

【治则】云门,龙舌,尺泽,曲池,大指根横纹上。

【助治】参阅"十指疔"条,或"小指疔"条。

(三) 食指疔

【病因】此因心火上炎也。参阅"十指疔"条。

【病状】生于食指之上。参阅"十指疔"条。

【治疗】合谷,大陵,曲池,肘尖,龙舌,面岩,食指根横纹上。

【助治】参阅"十指疔"条,或"小指疔"条。

(四) 中指疔

【病因】此亦心经火毒上炎也。参阅"十指疔"条。

---

① 重汤:隔水蒸煮。

【病状】生于中指节上。参阅"十指疗"条。

【治疗】曲泽,曲池,内关,龙舌,中指根横纹上。

【助治】参阅"十指疗"条,或"小指疗"条。

(五) 无名指疗

【病因】此乃三焦经之邪热火毒蕴积而成。参阅"十指疗"条。

【病状】生于无名指上。参阅"十指疗"条。

【治疗】关冲,外关,曲池,肩髎,无名指根横纹上。

【助治】参阅"十指疗"条,或"小指疗"条。

(六) 小指疗

【病因】此亦心经蕴积邪热所致。参阅"十指疗"条。

【病状】生于手小指上。参阅"十指疗"条。

【治疗】腕骨,后溪,前谷,曲池,小指根横纹上。

【助治】其初起时,宜用猪胆一枚,套指根上。或用黄连末、蜈蚣末调鸡蛋清,涂敷患处。参阅"十指疗"条。

(七) 擎珠疗—名掌心疗

【病因】由误服金石之药,或自死禽兽之肉,以致毒结于内,而发此证。

【病状】生于掌心之内,劳宫穴处,有如擎珠在手,故因而名之。

【治疗】腕骨,内关,中冲,曲泽,鹤顶,印堂,食指尖端。

【助治】宜用经霜老南蒂煅灰,加冰片少许,调麻油敷患处。或用溏鸡屎涂敷之。

（八）手背疗

【病因】由于三焦湿火之毒凝滞,而成斯证。

【病状】生于手背液门、中渚二穴处,麻痒异常。

【治疗】腕骨,外关,龙舌,曲池,阿是穴四周。

【助治】以雄黄末涂敷之。另参阅"十指疗""小指疗""擎珠疗"等条。

（九）手背生毒—名附筋发背,一名手发背

【病因】此乃因湿火凝滞,而成斯证。

【病状】生于手背之上,或高肿焮痛,或漫肿无头。

【治疗】液门,中渚,合谷,外关,申脉。另参阅"痈疽"条。

【助治】参阅"痈疽"条。

（十）手心热

【病因】多为脾、胃、心、肺诸经有邪,或兼痰湿积滞所致。

【病状】手掌心中发热,他处并不热,亦无别的异状。

【治疗】劳宫,内关,列缺,太渊,中冲,少冲,曲池。

【助治】宜酌用清解之剂为主。

（十一）手槽疗

【病因】此乃由于邪热火毒凝滞,而成斯证。

【病状】生于手背高骨（即手腕骨）威灵穴[①]处,其有顶者为疗,无顶者为痈。

【治疗】肩井,龙舌,曲池,肘尖,手三里。

---

① 威灵穴:经外奇穴,定位诸说不一,据文意此处当以"在腕背横纹尺侧端"之说为是。

【助治】参阅诸疗条,或"痛疸"条。

(十二) 手指节痛不能屈伸
【病因】由于血弱无以养筋,筋缩不舒所致。
【病状】手指之筋脉拘紧挛缩,甚或五指疼痛,不能屈伸。
【治疗】曲池,外关,阳谷,腕骨,合谷,中渚,五虎,尺泽。
【助治】宜用当归,白芍,苡仁,生地,玄参,柴胡等药煎服之。

(十三) 手腕肿大
【病因】此乃风火凝结于三阳之经所致。
【病状】手腕红活高肿,焮赤而痛。
【治疗】风门,肩髃,曲池,手三里,中渚,液门,五虎。另用绳一条,先就手腕环转量之,截断,再将此绳贴于中指末节横纹上,循掌向手腕上行,至绳尽处,用墨点记,另取口寸法,由前点记处,向上量之,寸尽处是穴,灸七壮。
【助治】宜酌服祛风之剂。

(十四) 两手颤振不能握物
【病因】此由血虚肝旺,脾土不足所致。或因心虚所致。
【病状】两手颤振,动摇不已,有如寒栗之状。
【治疗】曲泽,腕骨,合谷,少海,手三里,中渚,临泣。
【助治】宜人参,白术,南星,附子等药煎服之。

(十五) 手指拘挛筋紧
【病因】此由肝血虚损,邪客于筋所致。
【病状】筋肉紧缩,曲屈收引。
【治疗】肩髃,曲池,尺泽,合谷,阳谷,阳溪,中渚,五虎。

【助治】参阅肘臂部"肘臂挛急酸重"条。

（十六）手指疬
【病因】此乃感受时邪热毒之气蕴积所致。
【病状】时疬发时，指尖发冷，甲变青黑，或兼麻痛。
【治疗】十王，曲池，尺泽，委中，三里，肺俞，风门，关元。
【助治】参阅"钻心疬"及各疬条。

（十七）白线疬
【病因】由于肺经受邪，气分不舒，以致郁滞不通，发而为疬。
【病状】疬发而胸中作闷，手臂弯上下皮肉隐隐有白色一条如线状，故而名之。
【治疗】尺泽，曲池，少商，商阳，十宣，并刺断白线，令出恶血。
【助治】参阅"钻心疬"及各疬条。

（十八）红丝疮
【病因】由七情邪火、膏粱厚味，热毒凝聚脏腑，而流于手厥阴心包络，致成此证。
【病状】此疮多生于手中指节上，男左女右。其初起时，只一水泡，清莹光洁，大如芡实，其泡底有若细针孔数十个，泡有红丝一缕，隐在肤里，不痛不痒，其行甚速，循臂而上，过肘则危，至心则死。
【治疗】参阅疮毒部"红丝疔"条。
【助治】宜剜取耳垢，或嚼白梅肉封涂之。

（十九）脱骨疽—名脱疽，一名脱节疗
【病因】由多服膏粱药酒，或误用房术丹石热药，以致阳精煽惑，淫火猖狂，蕴蓄于脏腑，消烁阴液，而成此证。

【病状】此证多生于手足第四指之旁,未发之先,烦躁发热,颇类消渴,日久始成此患。初生如粟,黄泡一点,皮色紫黯,犹如煮红枣,黑气侵漫,腐烂裂开,五指相传,痛不可忍,渐至逐节脱落,甚者则攻于手足掌背,痛似汤泼火烧,其臭气虽异香难解,斯时血死心败,皮死肺败,筋死肝败,肉死脾败,骨死肾败,此五败之证也,虽有灵丹妙药,亦难获效,治疗宜早,切勿延缓致误。

【治疗】大椎,百劳,龙舌,尺泽,髌骨,三里。患指尖端,刺出恶血。另用隔蒜灸法,于阿是穴灸之,其不痛者,则明火灸之。

【助治】施灸之后,宜用大麦米煮饭,拌芙蓉花叶、白菊花叶各五钱,和捣贴患处。或用上蜂房煅末,以醋调擦患处。或以生甘草研末,和菜油调匀,厚敷患处,日易数次。内服用银花三两,当归二两,甘草一两,净水煎,连服十剂。

【附记】此证昔人以生于足大指者,名为"脱疽";生于各指者,名为"敦疽"。然无论其生于何指,治法均同,惟生于足大指者,尤为难治。倘病势甚者,必须施以割除之法,庶免延及他处。并宜参阅"痈疽"等条。

(二十) 腕骨痛

【病因】此乃肝经郁而不宣、结而不舒之所致也。

【病状】手腕起骨处,疼痛欲脱,动止艰难。

【治疗】太渊,腕骨,大陵,合谷,临泣,行间。

【助治】宜用马粪煎水洗之。

三、腿 膝 部

(一) 鹤膝风

【病因】由三阴亏损,或病后余邪流注,或立而交媾,被寒侵湿袭,均能致成此证。

【病状】膝部肿大,上下两腿渐见瘦削,形如鹤膝,故而名之。初起寒热交作,痛如虎咬,不能步履,日久溃烂,多缠绵难愈。若系风胜者,则走注作痛;寒胜者,则如锥刺痛;湿胜者,则肿屈无力。其病在筋,则伸而不能屈;其病在骨,则移动艰难。

【治疗】阴陵泉,阳陵泉,膝关,风市,三里,绝骨,昆仑,行间,临泣,合谷,耳尖。另多灸膝眼穴。

【助治】以大戟、甘遂二味,共研细末,白蜜调敷患处。或用乳香、没药各一两五钱,地骨皮、无名异①各五钱,麝香一分,共为细末,用车前草煎汁,和酒调敷患处。或用大何首乌煎酒服,其渣捣烂敷膝头。(但用此药后,永戒食鳅鱼、黑鱼二物。)

(二) 髌骨疔

【病因】由于脾、肝、肾三经,感受邪热火毒,下注于膝所致。

【病状】此证生于膝盖骨尖处,寒热疼痛,失治则踝头肿大,而成鹤膝风矣。

【治疗】厉兑,膝眼,委中,肘尖,龙舌,合谷,手足大指尖端。

【助治】用全蝎、羌虫、蝉脱②各二钱,共研细末,香油调擦患处。

(三) 环跳疽—名附骨疽,一名贴骨疽,一名缩脚疽

【病因】此证乃风寒湿邪凝结而成。或因露卧,风寒乘机深袭入骨者;或因形气伤损,不能挽发者;又有因服克伐之剂,亏损元气,毒滞于内者;又有因外敷寒药,血凝结于内者;亦有因患流注,发表未尽,余毒附骨而为疽者;亦有因久食厚味,及醉后涉水,寒入

---

① 无名异:为氧化物类矿物软锰矿的矿石,味甘,性平,归肝肾经,具有祛瘀止血,消肿止痛,生肌敛疮的功效。
② 蝉脱:即蝉衣。

髀枢者；或积痰瘀血，相搏而成者。

【病状】此证生于环跳穴处。初起不红不热，隐痛漫肿，久则乍寒乍热，甚则锥痛，或深痛入骨而不移，按之则痛不止，难以屈伸，转动不便，更甚则寒郁为热，热甚作脓而无头，皮色不变，脉数，发寒烦躁，时嗽，饮食少思，腹痛，泄泻无度，或小便如淋，若渐透红亮一点，则为内脓已成，溃后收功甚难。

【治疗】委中，承山，阳陵泉，太冲，申脉。另灸间使穴后一寸处三壮。又，阿是穴宜隔蒜灸多壮。另参阅"痈疽"条。

【助治】用白芥子研末，烧酒调敷患处。或照"鹤膝风"条之大戟、甘遂二味治法。另参阅"痈疽"条。

（四）脚气疮

【病因】由湿热相搏，滞于肤腠，外为风乘，血气不得宣通所致。或由寒热久滞，血气凝而不散，日久失治，遂成此证。

【病状】生于膝之下，足之上，红肿坚硬痛痒，破流黄水，上结黄痂，绝类黄水疮，惟身体壮热，心神烦躁，经久不瘥，斯与黄水疮稍异耳。

【治疗】照海，昆仑，京骨，申脉，委中，三里，阳陵泉，三阴交，绝骨。

【助治】用龙骨、牡蛎二味，等分研末，掺敷患处。

（五）脚气冲心

【病因】由于火气逆上所致。

【病状】此乃患脚气者体气素虚，偶被火气上逆，遂成心腹绞痛，作恶呕吐。

【治疗】关元，大敦，三里，太冲。另用附子研末，调口津敷涌泉穴。

【助治】用矾一两,酸浆①一斗五升,煎三五沸,浸脚良佳。另用正北芪五钱,煎水服一二剂。或以威灵末,每服二钱,酒下,痛减一分,则药亦减一分。或用吴茱萸末,调生姜汁服之。或以陈皮一斤,杏仁五两去皮尖,同熬,少加蜜捣和为丸,如梧桐子大,每日食前服三十丸,米饮送下。

(六) 牛头痛
【病因】此乃脾家受湿,痰饮流注而成。或因痢后,寒邪入于经络。或由伤寒流注,亦能致成此证。

【病状】两膝红肿疼痛,日久失治,则变而为痈。

【治疗】膝关,膝眼,阴市,委中,阳陵泉,三里,丰隆,行间,丘墟。

【助治】用连须葱头切碎,以糯米饭拌匀,乘热糊膝上②。

(七) 脚上红丝疔
【病因】参阅手臂部"脉门红丝疔"条,及疮毒部"红丝疔"条。

【病状】参阅手臂部"脉门红丝疔"条,及疮毒部"红丝疔"条。

【治疗】参阅手臂部"脉门红丝疔"条,及疮毒部"红丝疔"条。

【助治】参阅手臂部"脉门红丝疔"条,及疮毒部"红丝疔"条。

(八) 脚气
【病因】由于风湿、寒湿或湿热厥逆攻注所致,属痹症之类,其痛专在脚,故以名之,虽有干湿之别,实不外乎寒湿下注与阴热下炽耳。

【病状】猝起脚屈,弱不能动,或肿或不肿,或缓纵,或挛急。

---

① 酸浆:味酸、苦,性寒,具有清热利咽,通利二便的功效。
② 糊膝上:底本为"呼膝止",据文意改。

其发也，身痛壮热，大类伤寒，或两足枯细，或少腹顽痹不仁。若见呕吐者，为脚气冲心，每死于旦间。寻常红赤而痛者，为干脚气；浮肿者，为湿脚气，一名"壅疾"，又曰"缓风湿痹"。

【治疗】肩井，风市，膝眼，犊鼻，阳陵泉，三里，上巨虚，下巨虚，承山，三阴交，绝骨，伏兔，丘墟，行间，太冲。

【助治】用茅山苍术煎酒服，外用白槐一斤切碎，生盐三斤，同炒极热，分作数包，痛处裹一包，患脚踏一包，随冷随换，日夜用之，以脚心热透为度。或炒枳壳二两四钱，甘草六钱，共研为末，以木瓜煎汤，送服二钱。或用陈扁豆一升，愈陈久愈佳，新者忌用，通草一两，同煮烂，乃将豆与汁频饮食之。或用草乌头一两，以生姜一两同研，交感①一宿，又苍术一两，以葱白一两同研，交感一宿，各焙干为末，酒糊丸，如梧桐子大，每服五十丸，酒下之。或取白杨皮切片，浸酒常饮。

【附记】此乃脚气证之统治法也，不分其为干为湿，上法均可治之，盖因干、湿二证，已见于《中国针灸治疗学》②书内，兹恐重复，故不赘及。

（九）足寒如冰

【病因】因外感寒邪，冲卫不行于下，则足寒冷。或由外感挟积，胃气失其周转，不得下通，则足亦冷。或阴盛格阳于上，则身热足冷。又下焦卫气不温，足亦常冷。大概无论外感内伤，足冷之证，总由荣卫不调，上下气机失其通畅之所致也。

【病状】足时常寒冷，或入夜而不温，并无他疾者，多为虚证。身热足冷，头痛或腹痛者，多为外感，或外感而兼内伤之证者，亦恒见之。

【治疗】灸肾俞；针阳陵泉，厉兑。

---

① 交感：互相感应。
② 《中国针灸治疗学》：为承淡安所著，初版于1931年。

【助治】以生附子二钱，好酒曲三钱，共为细末，烧酒调敷足心涌泉穴。

（十）足麻痧

【病因】由感受时邪，中气不运，以致荣卫失调，气血与邪交凝于下，发为此痧。

【病状】痧发则两足麻木，腹中作痛，四肢冷重，甚则拘挛，自汗口渴，面青色白，指甲皆灰。

【治疗】手足十王，委中，阳交，三阴交，曲池，大椎，中脘，气海，天枢。

【助治】参阅"钻心痧"及各痧条。或急用热水洗足，烧酒浇足上。或用鲜艾叶与辣蓼[①]煎汤洗之。

（十一）足不收

【病因】因血不足，脾脏衰弱，无以灌注精华，以致足无力而软，盖因脾主四肢肌肉故也。

【病状】两足软弱，行走时收引乏力，举步艰难，又名之为"足缓"。

【治疗】阳陵泉，条口，绝骨，冲阳，丘墟，跗阳，太冲。

【助治】宜黄芪，白术，牛膝，鹿角，虎骨，附子，黄柏等药常服之。

（十二）足痿不能行

【病因】由肝肾不调，气血衰弱，气虚不足以引血下行而运用，以致足筋失荣，乃成为痿软不用之证。

【病状】足胫痿软，步履无力，甚则不能行走，直立艰难。

【治疗】阳陵泉，曲泉，三里，委中，三阴交，绝骨，阳辅，复溜，

---

① 辣蓼：别名辣蓼草。味辛，性温，具有行滞化湿、散瘀止血、祛风止痒、解毒的功效。

冲阳,然谷,申脉,行间,脾俞。

【助治】宜用杜仲一两切碎,水酒各半煎服,三日大效。或以牛膝煎服、丸服、酒浸服之。或黄柏、苍术二味,频煎服亦可。又或以萆薢十二两,杜仲四两,共研末,每旦酒下三钱,忌食牛肉。

(十三) 下石疽

【病因】由于体素亏虚,寒邪深袭,以致瘀血寒气,交相凝滞,而成此证。

【病状】生于膝间,或膝盖左右,坚硬如石,索筋疼痛,肿如鸡卵,皮色如常,盖以疽属阴证,故其难消难溃,并不焮热,且既溃难敛,最属顽固之证。

【治疗】宜于阿是穴灸之,使寒邪渐散,瘀血渐行。余参阅腰脊部"中石疽"条。

【助治】参阅"中石疽"及"痈疽"条。

(十四) 咬骨疽

【病因】由脾虚之人,露卧风冷、或沐后乘冷,致令寒邪湿气侵袭,或房欲之后,盖被单薄,以致寒邪乘虚入里,遂成斯证。

【病状】生于大腿之里侧,属足三阴经脉(附骨疽生于大腿之外侧,属足三阳经脉)。初觉寒热往来,如同感冒风邪,随后筋骨疼痛,不热不红,甚则痛若锥刺,筋骨不能屈伸动转,经久阴极生阳,寒郁为热,外形肿胖①无头,皮色如常,渐见透呈红亮一点者,为内脓已成熟之象。

【治疗】详见"环跳疽",参阅"环跳疽"条。

【助治】参阅"环跳疽"及"痈疽"条。

---

① 胖:底本为"拌",据1951年版改。

(十五) 足寒热

【病因】由血脉亏损,腠理不固,风邪乘虚袭入,滞于肌肉之间,而成此证。

【病状】关节不舒,足时若履冰,时若沃汤,寒热不定,或赤或肿,筋脉弛纵不收。

【治疗】三里,委中,阳陵泉,三阴交,复溜,然谷,行间,中封,大都,隐白,下髎。

【助治】宜从羌活,防风,当归,秦艽,葛根,肉桂,赤苓,甘草,威灵仙,苍术,白术,黄柏,苡仁,虎骨,木瓜等药中酌选用之。

(十六) 风痹脚胻麻木

【病因】由于气血亏损,腠理疏豁①,风、寒、湿三气杂受,致肌肉麻木,此乃血凝于肤,经脉受寒,阳气不能护持,致成此证。

【病状】此证有痛有不痛,或寒或热,或燥或湿,其麻木或着于一处,或流走无定。

【治疗】环跳,风市,阳陵泉,三里,复溜,丘墟,太溪,昆仑,申脉,厉兑。

【助治】以白蔹末二分,熟附末一分,每酒服半匙,日二次,以身中热行为候,忌猪肉冷水。或炒威灵仙五两,生川乌头四两,五灵脂四两,共研末,醋糊为丸,如梧桐子大,每服七丸,盐汤下,忌茶。

(十七) 膝腿酸痛

【病因】此证多属血脉亏损,腠理不固,风湿寒邪,乘虚袭入,血气为寒湿所阻,不能畅行,其邪便游走于筋脉之中,逗留于关节之内,或因风雨远行,涉水坐卧,或久着受湿衣履,致成此证。

---

① 豁:露出缺口,缺损。

【病状】腿股膝腑之间,时觉酸楚作痛,或日晡发热,或四时八节寒燠阴晴之候,则其痛每较平时为甚。

【治疗】环跳,风市,曲泉,阳陵泉,委中,三里,解溪,丘墟,昆仑,行间,商丘。

【助治】用山楂肉、白蒺藜二味,各等分,蒸晒为末,蜜丸如梧桐子大,每服三钱,白开水送下。

(十八) 脚肿

【病因】因湿邪流注于足部所致。

【病状】腿足肿痛,色赤如流火状,或筋脉弛缓,足部浮肿。

【治疗】承山,下巨虚,髋骨①,委中,风市,昆仑,然谷。

【助治】用凤仙花叶及枸杞叶二味,共煎浓汤熏洗,并生捣融敷患处。

(十九) 缩脚痧

【病因】此乃感受湿邪,或被臭秽之毒袭入肺胃所致。

【病状】痧发则周身经络收缩、手足拘挛,或左或右,或一手一足,或两吊起。

【治疗】十王,尺泽,曲池,手三里,阳交,涌泉,承山,委中。

【助治】宜用木瓜、陈艾、辣蓼,煎汤洗患处,内服藿香正气丸。

(二十) 足挛

【病因】此由体气亏虚,血无以养筋,以致挛缩不舒,或由湿热挟风,下注于腿所致。

---

① 髋骨:经外奇穴,定位诸说不一。《扁鹊神应针灸玉龙经》:"在膝盖上一寸,梁丘穴两旁各五分。"《类经图翼》:"在膝盖上,梁丘旁外开一寸。"《奇效良方》:"在梁丘两旁,各开一寸五分。"

【病状】两足筋紧拘挛,伸缩艰难,时或疼痛不止。
【治疗】肾俞,阴市,阳陵泉,阳辅,承山,绝骨,昆仑。
【助治】用威灵仙、牛膝二味,等分为末,酒糊为丸,每服十丸,空心开水送下。

(二十一) 膝胫酸痛

【病因】由下元之气不固,肝肾虚乏,以致风寒湿气内乘,阻滞血气,以致经络不利,而成为此证。另参阅"腿膝酸痛"条。
【病状】膝胫之经络抽掣,发生酸楚,伸屈不利。余参阅"腿膝酸痛"条。
【治疗】行间,临泣,太冲,绝骨,三阴交,三里,阳陵泉,膝眼。
【助治】参阅"腿膝酸痛"条。

(二十二) 两足颤掉不能移步

【病因】此乃因风湿之邪直中阴经,留着于足胻筋骨脉络之间,致成此证。
【病状】两足痿软无力,颤掉不已,缓纵软弱,不能移步。
【治疗】临泣,太冲,行间,昆仑,冲阳,绝骨,条口,承山,阳陵泉。
【助治】用杜仲一两,酒水各半煎服。或用牛膝、猪蹄筋二味,炖食。

(二十三) 腿寒痹痛

【病因】由风、寒、湿三气郁于经络之间,致令血气凝结,邪盛阳惫,而成此证。
【病状】腿股之间,痹结疼痛,或麻木不仁,有时流走不定,常觉寒冷,犹如水侵。
【治疗】四关,厉兑,临泣,三阴交,绝骨,阳陵泉,阴市,风市,环跳。

【助治】用生半夏为末,同广胶等分,先用姜汁,将胶煎化,乃调入半夏末,涂于患处。

(二十四)腿叉风

【病因】此乃血液被寒湿邪气阻滞,不能畅行,或风寒湿三气交感,其邪久滞不去,以致经络失荣,而成此证。

【病状】腿侧忽生剧痛,着于一处而不移易。其痛处,或皮现青色,或见赤肿。

【治疗】环跳,风市,委中,阳陵泉,行间,临泣。

【助治】用真茅山苍术(淘米水侵一昼夜,晒干盐水炒)五钱,黄柏(去粗皮,酒侵一昼夜,炙焦)五钱,净水煎,空心服。

(二十五)腓腨疽

【病因】此证多由肾虚,膀胱积热所致;或三阳经之湿热,下注于足所致。

【病状】凡小腿肚上,腨部肿大,腿弯酸楚,若其焮赤高肿疼痛,此乃将成腓腨疽之征象矣。

【治疗】阳陵泉,三里,承山,昆仑。余照痈疽治疗,参阅"痈疽"条。

【助治】宜用大田螺捣烂敷之。另参阅"痈疽"条。

(二十六)腿坚硬如石

【病因】此乃因风湿蕴于足部所致。

【病状】大腿肿痛,坚硬如石,痛楚异常。

【治疗】环跳,风市,阳陵泉,髋骨,委中,承山。

【助治】以生甘草一两,白芍三两,清水煎服。

(二十七) 膝痛不能屈伸

【病因】由下元之气不固,肝肾虚乏,以致风寒湿气内乘,遂成此证。

【病状】膝中作痛,或股胫足膝疼痛,筋络不舒,屈伸不利。

【治疗】公孙,昆仑,承山,条口,阳陵泉,膝关,梁丘,阴市。

【助治】参阅"腿膝酸痛"条。

(二十八) 大脚风

【病因】此由正气虚弱,血失所养,则浊气流滞于下,遂成斯证。

【病状】腿上忽然肿大,皮色如常,不作疼痛。

【治疗】行间,太冲,太溪,丘墟,临泣,昆仑,绝骨,三阴交,阳辅,阳交,三里。

【助治】参阅"腿叉风"条。或单用真茅山苍术煎酒服之亦效。

【附记】凡膝部以上诸患,宜多用环跳、风市二穴为主。若膝部以下诸患,宜多用犊鼻、膝关、阳陵泉、三里、绝骨等穴为主。

四、跗趾部

(一) 脚拐毒—名外踝疽,一名穿踝风

【病因】由于寒湿下注,阳气不伸,以致血涩气阻,而成此证。

【病状】生于两足外踝近腕之处,此属三阳经脉络,其状坚硬漫肿,皮色不变,时时隐痛,行动艰难。

【治疗】昆仑,丘墟,申脉,照海,临泣。另隔蒜灸阿是穴。

【助治】参阅"痈疽"条。

(二) 内踝疽—名鞋带疽,一名绕踝风

【病因】由于寒湿下注,阳气不伸,以致血涩气阻,而成斯证。

【病状】生于两足内踝近腕之处,此属三阴经脉络,其状坚硬漫肿,皮色不变,时时隐痛,行动艰难。

【治疗】太溪,丘墟,临泣,昆仑,大都。另隔蒜灸阿是穴。

【助治】参阅"痛疽"条。

(三) 足发背

【病因】由七情不和,气血郁结,或饮食炙煿,醇酒厚味,先伤于内,复挟六淫之邪,以致血气壅滞于下,结聚成毒。

【病状】生于足背,初起如粟粒,渐成白泡,或寒热呕恶,红紫坚痛作脓。

【治疗】申脉,内庭,侠溪,行间,委中,髋骨,合谷,足大趾尖。另隔蒜灸阿是穴多壮,并用银针施插花针法①,遍针患部四周,或用桑枝灸法亦可。

【助治】如溃后宜用炮甲七片,全蝎、蝉衣各七枚,僵蚕、炙蜈蚣各七条,五倍子、腰黄②各三钱,冰片、犀黄③各五分,麝香三分,公丁香、母丁香各一钱五分,共研极细末,掺患处。

(四) 足跟痛

【病因】由于肾虚,或湿痰流注所致。

【病状】足跟酸痛,或酸楚连及足胫。倘足胫时热,而足跟作痛者,乃肾虚也。若足胫痿弱,足跟作痛者,乃肾伤耗也。如忽发忽减,肥人多痰,而足跟重着作痛者,乃属痰湿流注也。

【治疗】绝骨,昆仑,丘墟,仆参,然谷,内庭,复溜。

【助治】用柳叶一把,杏仁三钱,枯矾二钱,共捣敷患处。

---

① 插花针法:据后文"遍针患部四周"之描述,此针法当为多针围刺。存疑待考。
② 腰黄:即雄黄。
③ 犀黄:即牛黄。

(五) 脚趾黑痧

【病因】此证由感受时气,肾经中邪所致。

【病状】痧发则腰先微痛,毒秽堕下,则趾甲尽黑,如小便出血块者,乃不治之证也。

【治疗】足十王,委中,阳交,承山,太冲,涌泉。

【助治】参阅各痧条而酌施之。

(六) 足趾痛

【病因】此乃血气不足,失其流利机能,以致湿热蕴滞于经络,着而为痛。

【病状】足趾痛甚,如被油煎,不能步履。昔缠足之妇女,每多患之。

【治疗】内庭,行间,太冲,昆仑,阳陵泉。

【助治】宜用桂枝,威灵仙,延胡索,生地,茯苓,半夏,枳壳,以水酒各半煎服。

(七) 足趾拘挛筋紧不开

【病因】由荣卫不调,血气衰弱,失其流利机能,致被寒邪之气,郁于两足,遂成斯证。

【病状】两足趾筋拘挛筋紧,或痛似抽割,屈伸不开。

【治疗】阳陵泉,阴市,丘墟,临泣。另足五虎每灸一壮。

【助治】先用生姜切片蘸香油擦患处。又随用生姜以火煨热,捣烂敷之。

(八) 足底发热

【病因】由于肝肾不调,寒热之邪,并注于足心,以致气血凝滞,遂成是证。

【病状】初起不红不肿,继则发热,甚则疼痛,日久失治,便红肿腐蚀,破流稠水。

【治疗】临泣,京骨,然谷,涌泉,阳陵泉,合谷。

【助治】用红芽大戟去心,以口嚼融,敷于患处。

(九)足跗发热五指尽痛

【病因】此证多因风湿寒热厥逆壅滞所致。

【病状】初起或肿或不肿,或缓纵,或挛急,继乃发热,五趾尽痛。

【治疗】临泣,冲阳,太冲,侠溪,太溪,足十宣。

【助治】用盐擦患处,少时以热汤洗之。

(十)涌泉疗—名断跷疗,一名涌泉疽

【病因】由肾经虚热,或湿热下注所致。

【病状】生于足底涌泉穴处,属足少阴经病,十四日即成脓而溃。另参阅"痈疽"及各疗条。

【治疗】大椎,百劳,合谷,阴谷,太溪,太冲,前后隐珠①。

【助治】参阅"痈疽"及各疗条。

(十一)涌泉痈

【病因】此乃肾经之实热火毒,或湿热下注所致。

【病状】此证即涌泉疽之脓浅者。余参阅"痈疽"条。

【治疗】按照上证取穴,另加灵台,然谷。

【助治】参阅"痈疽"条。

(十二)穿跟草鞋风—名足跟疽

【病因】由饮食之毒、七情之偏,令脏腑积热,流注于足,又复

---

① 前后隐珠:经外奇穴,位于足跖部,涌泉穴前后各 0.5 寸,左右计四穴。

汗出涉水,与湿相混,遂致凝结而成此证。或远行伤筋,气血凝滞于足,亦能致成此证。

【病状】生于足跟,属足太阳膀胱经之申脉穴处,即阳跷脉发源之所,又为肾经所过之径。初起红紫,肿而疼痛,溃破后脓水淋漓,毒深至骨,急宜治之,迟则为害不小。若疮口久溃不合,便能将足跟蚀穿,成为不治之证。

【治疗】昆仑,丘墟,商丘,仆参,照海,解溪,太冲。另用隔蒜灸阿是穴。

【助治】参阅"痛疽"条。

(十三)脚背红肿疼痛

【病因】此乃劳动过度,多用热汤泡洗,令气血凝而不散,以致红肿疼痛;或因湿热下注所致。

【病状】足背红赤焮肿,疼痛异常。

【治疗】太冲,临泣,行间,内庭,丘墟,昆仑,复溜。

【助治】宜以苍术煎酒服之。

(十四)足跗肿不消

【病因】此由好勇而劳甚,则肾汗出,肾汗出适触于风,内不得入于脏腑,外不得越于皮肤,乃客于血分,行于皮里,以致发为此证。

【病状】足部浮肿,其色红亮,按之如有水状,日久不消。

【治疗】复溜,临泣,行间,申脉,照海,八风。

【助治】宜用黄芪、附子、防己等药煎服之。

杂证门

一、浑身部

（一）肿身痧

【病因】由外感鼠疫恶厉之气，本身元气壮实，内不受邪，致令毒从肌肤发散，成为此证。

【病状】周身或肿或胀，若饮以热汤或酒，便昏迷不省。

【治疗】解溪，合谷，外关，曲池，大椎，三阴交，手足三里。

【助治】宜用郁金、荆芥、降香、广皮、雨前茶，共煎服之。

（二）五紧痧

【病因】因暑天热炎熏蒸，感受时邪秽气，由口鼻等窍侵入肺胃，以致邪正相抗，发为此痧。

【病状】突然头晕眼花，吐泻交作，或四肢瘛疭①，或身寒肢冷，或身热如烙，或寒热交作，手腕之间现青黑血筋。

【治疗】十王，尺泽，曲池，风门，风府，风池，上脘，中脘，天枢，气海，期门，委中，三阴交。

【助治】参阅"钻心痧"及各痧条。

---

① 瘛疭：即"瘛疭"。

（三）母猪痧

【病因】由感受天时不正之气，肠胃清浊混淆，以致昏沉难堪，发为此证。

【病状】当时痧发生之际，以头拱地，形如猪母，故因而名之。

【治疗】金津，玉液，少商，商阳，三里，十宣。

【助治】取猪食盆内剩余泔水一碗，灌之。

（四）血痧

【病因】由感受时邪，痧毒内冲五脏所致。

【病状】痧发而吐血，或血涌，或便血。若痧毒冲心，则昏迷不醒，冲肺则气喘痰涌，甚则鼻衄，冲肝则胸胁疼痛，不能转侧，流入大肠则便血，流入膀胱则尿血。

【治疗】须分别吐血、血涌、便血三种施治，兹分列于后。

吐血者宜用大椎，肺俞，尺泽，间使，列缺，太渊，鱼际。

血涌者宜用上星，曲泽，内关，神门，鱼际。另灸少商一壮。

便血者宜用关元，承山，太冲，太白。另参阅后阴部"便血"条。

【助治】参阅"钻心痧"及各痧，并"便血"条。

（五）夹梅痧

【病因】由怒气郁结，又感受秽恶之气，以致荣卫不通，邪正相搏，而成此证。

【病状】痧发则气促如喘，满身筋络作痛，或麻木而不知痛痒，时叹息，喜叫号。

【治疗】少商，商阳，三间，合谷，太渊，大陵，中脘，肺俞，灵台，昆仑，大敦。

【助治】参阅"钻心痧"及各痧条。

(六) 刺毛痧

【病因】由感受时邪,或天气炎热当风而卧,被风邪袭入皮肤所致。

【病状】骤然发痧,其遍身之皮肤,如被针刺,疼痛难堪。

【治疗】肩井,臂臑,曲池,尺泽,外关,大陵,委中,十宣。

【助治】参阅"钻心痧"及各痧条。

(七) 青筋痧

【病因】此因感受时邪,以致毒滞血脉之中,发为此证。

【病状】痧发则面青若靛,满身暴现青筋,其粗如筋,痛自小腹上攻胸胁。

【治疗】十宣,曲池,肩髃,尺泽,委中,曲泉,阳陵泉,太冲。

【助治】与"刺毛痧"同。

(八) 乌痧

【病因】由感受时邪,毒积脏腑,气滞血凝所致。

【病状】痧发时满身胀痛,四肢亦胀,面目黧黑,牙齿亦黑,身有黑斑,头痛难忍,过一日则不治矣。

【治疗】臂臑,尺泽,曲池,委中,承山,十井。

【助治】用丝瓜子四十九粒,滑石粉三钱,净水煎服。

(九) 偏枯痧

【病因】因伏天感受时邪溽暑,并挟风、寒、湿三气,流滞于筋络之间,致成此证。

【病状】痧发自头至足,半边举动不利,痛痒不知,口角流涎。此证与中风偏枯略异。

【治疗】风门,丝竹空,膏肓,魂门,胃俞,肾俞,肩井,曲池,环跳,委中,三里。

【助治】宜用红花、木香、旋覆花、延胡索、丹参、穿山甲、山楂炭、橘皮、姜黄、皂角刺等药煎水服之。

(十) 栀黄痧

【病因】由湿热内蕴,秽气外侵所致。

【病状】痧发则周身俱黄,四肢倦怠僵直,目光直视,六脉似有似无,大小便闭。

【治疗】十井,肩井,曲池,委中,冲阳,阳交,公孙。

【助治】参阅"钻心痧"及各痧条。

(十一) 闷痧又名疫喉

【病因】因邪毒伏于肝肺,上窍蒙塞,闷住难以发泄,致成此证。

【病状】咽喉腐烂,汤饮难下,壮热神烦,遍身紫赤,颗粒不分,肢凉脉伏,舌苔灰白,垢腻满布,面青目瞪,口紧流涎,指甲色青,胸满气粗,搐搦谵语,自利溲短。此证又名"疫喉",乃痧证之最剧者。

【治疗】少商,商阳,合谷,间使,曲池,大椎,委中,阳陵泉,手足三里。

【助治】宜先用通关散以通其关窍,然后用人中白、孙儿茶、梅片、牛黄、青黛、人指甲、象牙屑,或以犀黄、青黛、人指甲、珍珠、梅片、壁钱等药共研为细末,吹患处。再参阅各痧条。

(十二) 热痧

【病因】因感受湿邪,邪从热化,弥漫于气血之中,以致发为此证。

【病状】痧发而面红眼赤,大热狂躁,大渴冷饮。

【治疗】中冲,少冲,列缺,尺泽,委中,阳交,期门,大椎。
【助治】宜用绿豆粉、金银花露,调和服之。

(十三) 类疟痧
【病因】多由风邪、暑热、秽气,挟痰冲于两胁所致。
【病状】悠悠寒热,往来如疟,若投以发表之剂则愈甚。
【治疗】商阳,中冲,少冲,合谷,前谷,后溪,大陵,间使,曲池,大椎。
【助治】参阅各痧条。

(十四) 内疔
【病因】因被膏粱厚味之毒,中于肝、脾二经,日久凝结而成此证。
【病状】多生于体内,或肛门、阴户等处,目所不能见者。初起即牙关紧闭,寒热交作,数日之后,肌肤积聚肿起者,便是内疔生处。如初起形同伤寒,其疔寻觅不见,可取甑盖上气垢少许,纳于口中,则身上必有一处最痛者,乃疔之所在处也。
【治疗】先于痛处刺去恶血,见好血为止。然后另刺大椎、百劳、灵台、曲池、合谷、三里,其余则就其所在部位,及参阅该部诸疔条。
【助治】参阅"眉心疔"及各疔条。或用雄鸡冠血点患处,或以生蚬肉捣融敷之。另参阅"钻心痧"条。

(十五) 浑身浮肿
【病因】此乃饮食不化,痰积停滞,小水不利,血气不行,皆足以致此证。
【病状】遍身浮肿,不思饮食。
【治疗】水沟,曲池,合谷,三里,复溜,三阴交,内庭,行间,解溪,风门,胃俞,脾俞,肾俞。

【助治】用燥鸡屎炒黄一斤,加陈酒一斤,共煎之,澄去渣,取其清者饮之,饮下一刻,则腹鸣便下,渐消而愈。或取活虾蟆一只,以巴豆七粒,纳其口中,另用纸将其包好,用绳吊于有风无日之处阴干之,乃去纸剖开将其头足分为五起①(肝肠等亦分为五份),收入磁瓶,勿使泄气,临用取出,焙干研末,冲酒服之,如头肿先服头,手足肿则先服前后足,身肿服身,倘遍身肿者,则混和服之,此乃浮肿之第一秘方也。愈后永忌虾蟆,并忌盐酱一百二十日。

(十六) 四肢浮肿

【病因】此乃脾胃阻滞,邪入经络,或脾虚不运,水湿之气,流入四肢,致成此证。

【病状】四肢作肿,或单两手作肿,抑或单两足作肿。

【治疗】曲池,通里,合谷,中渚,液门,三里,复溜,三阴交,中都,临泣。

【助治】用白术煎水服之,或参照前证亦可。

(十七) 身痛

【病因】此乃风寒暑湿之邪,侵于经络皮肤,或血虚气弱,无以流利灌溉,以致周身荣卫失其调和,皆能致成此证。

【病状】分内因、外因二种。其属于外因者,多起于感冒风寒之后,或受袭暑湿之后。若由于感冒风寒者,则体痛头痛,或项背强;若由于受袭暑湿者,则汗出懒语,体重难以转侧。其属于内因者,多逐渐而成,或痰凝皮里膜外,则外皮作冷,身内奇痛,或血虚发热,骨蒸作痛。

---

① 起:量词,组,份。

【治疗】太渊,大陵,外关,曲池,三里,阳陵泉,申脉,太溪。

【助治】宜用白芥子研末,以甜酒糟和匀,蒸热,敷患处,片刻即去之。或以延胡索、当归、肉桂等分为末,温酒调服四钱,或加天麻亦可。

(十八)浑身筋骨痛

【病因】此证或因风湿,或因气滞,或因杨梅结毒,妇女则因月经不调,以致气血失其流利,筋脉为之不调,均能致成此证。

【病状】浑身筋骨疼痛,每逢天气阴湿,或四时八节气候变迁之际则发。

【治疗】肝俞,肾俞,承山,昆仑,临泣,行间,阳辅,阳陵泉,三里。

【助治】用干马齿苋一斤,生马齿苋二斤,五加皮八两,茅山苍术四两,共舂碎,煎汤洗之,洗后急用葱头、老姜捣烂,冲开水服三碗,避风睡卧取汗,立能止痛。

(十九)手足筋挛屈伸艰难

【病因】此乃血无以养筋,筋缩不舒所致。或因邪气客于筋,以致挛急。

【病状】手足筋脉拘挛,疼痛不止,屈伸艰难,收缩不利。

【治疗】曲池,肩髃,后溪,阳陵泉,三里,承山,行间。

【助治】参阅"肘臂挛急酸重"条。

(二十)浑身搔痒

【病因】此乃由于风邪或风热行于皮肤所致。

【病状】身体发痒,或见于一处,或遍及全身,奇痒难当,甚则抓破见血。

【治疗】百会,大椎,曲池,气海,阳陵泉,委中,血海,风市,绝骨,临泣。另刺太阳紫脉出血。

【助治】宜用食盐九钱,以开水分作三碗泡之,每饮一碗,以手抵住舌根,使自呕吐,三饮三吐自愈。或以苍耳子煎汤洗之。

(二十一) 四肢走注疼痛

【病因】此乃突为寒邪所袭,与气相搏,聚而不散,以致流走注痛不已。

【病状】身上忽然有一处如打扑之状,痛不可忍,走注不定,静时其患处冷如霜雪。

【治疗】外关,曲池,肩髃,命门,委中,阳陵泉,临泣,天应穴。

【助治】宜用白杨柳皮,酒煮布包,乘热熨之,如见有赤点处,则刺之出血。

(二十二) 百节酸痛

【病因】由于久处卑湿之地,或汗出当风,或引饮不节,以致湿邪内潜,凝聚于关节之间,与风相搏,遂成此证。

【病状】周身骨节酸痛,不能转侧,或身重,或一身尽痛,百节若解。

【治疗】魂门,命门,风门,曲池,外关,三里,三阴交,绝骨,临泣,行间。

【助治】以姜汁、葱汁各一两,陈米醋五钱,牛皮胶三两,另用陈皮、苍术各八钱,熬浓汁去渣,和入以上各药,慢火煮成膏,冷透火气,以青布摊贴患处。

(二十三) 手足麻痹不知疼痒

【病因】此乃血气两亏,湿痰滞于经络之间所致。或长夏当风乘凉,为风、寒、湿三气袭入肌肤所致。

【病状】手足皮色不变,惟肌肤麻木,不知痛痒。

【治疗】中渚,合谷,大陵,曲池,少海,阳陵泉,太溪,太冲,手足三里。

【助治】用生半夏为末,同广胶等分,先以姜汁将胶煎化,调入半夏末,频涂患处。

(二十四)颤振

【病因】此证由于血虚肝旺,脾土不足,有以致之。或因痰滞经络而致者,亦恒有之。

【病状】手足颤掉而微振动者,不能握物及步履,此乃手足同时俱病之证。

【治疗】后溪,腕骨,合谷,曲池,肩髃,阳溪,阳陵泉,绝骨,太冲,公孙。另参阅"两手颤振不能握物",及"两足颤掉不能移步"二条。

【助治】参阅"两手颤振不能握物"条,及"两足颤掉不能移步"条。

(二十五)风动如虫行

【病因】此由于风寒湿气,挟败痰、瘀血,留滞体中,阻碍而成。

【病状】浑身有如虫行一般,麻木不仁,皮肤之间,非痛非痒。

【治疗】迎香,风门,曲池,神门,合谷,风市,三里,三阴交,丰隆。

【助治】宜用桂枝、附子、威灵仙、苍术、川芎等药煎服之。

(二十六)浑身发红—名丹毒

【病因】此证由于热毒蕴结所致,或为风热恶毒所酿而成,然多属火症,小儿得之最忌。

【病状】遍身发红,如涂丹状,赤痒不已,片片如手掌大,或有痛有痒,而无定处。其名目虽多,其理则一。形如鸡冠者,名为"鸡冠丹";若皮涩起,如麻豆粒者,名"茱萸丹";又有水丹,遍身起水泡,其色白。此虽小疾,亦能致人于死,须当速治,不可忽略。小儿每多患之。

【治疗】百会,大椎,大杼,曲池,委中,阳陵泉,三里,太冲。

【助治】宜用桑白皮为末,以羊脂调涂患处。或用鲫鱼肉与赤豆末,并成膏状,和水敷患处。或以桑白皮、甘菊花、丹参、莽草①,共煮水浴之。又施针后,即以朴硝、大黄、青黛共为细末,调新汲水敷患处。或用芭蕉根捣汁涂之,干则再涂,以井泥涂敷亦可。或用大黄、马牙硝各一两,共研为末,水调涂之,亦可用黄芩为末,调水涂患处。或取青菜叶生捣,糊罨之。如上列诸药不应,则取伏龙肝研极细末,用熟鸡子黄熬油调敷。或用弥陀僧研末,调白蜜浓茶,涂敷患处。倘丹毒入腹,势危急者,宜速取马齿苋捣汁一盏饮之。

(二十七) 厉节风—名白虎风

【病因】由感受湿邪时气,或久居卧卑湿之地,腠理日虚,为风邪所乘,以致风湿着于肌肉经络之间,缠绵不去,遂成此证。或因饮酒后,汗出当风、汗出袭寒、汗出受湿,以致风寒湿邪入于经络,血气凝滞,着于关节,荣卫之气阻滞难行,遂成邪正相搏之势,而发为此证。

【病状】此证痛历遍身百节,多见短气自汗,头眩欲呕,手指弯曲,遍身瘦瘰,其肿如脱。或先自两踝骨起,逐次上行于膝,再上于股,以至于肩,复由肩流于肘,肘流于后湾,概由下而上,逐节疼痛,每

---

① 莽草:味辛、苦,性温,有毒,具有祛风、消肿之效。

至一骨节,则或如捶如钻,或如虫窜,痛不可忍,不能屈伸,日轻夜重。

【治疗】肩井,肩髃,曲池,合谷,长强,委中,行间,临泣,手足三里,天应穴。

【助治】用炭灰五斤、蚯蚓粪一斤、红花三钱,和醋炒热,分作两份,以布包之,轮流乘热熨于患处。

(二十八) 半肢风

【病因】由于气血偏虚,风邪留着脏腑,以致阻隔血脉,令其不能畅行,其偏于何处,即废于何处。

【病状】或上半身偏废,或下半身偏废,或左肢偏废,或右肢偏废,或手足枯瘦,骨节疼痛,不能举动,或胫小节大,痿弱无力。

【治疗】肩髃,曲池,环跳,阳陵泉,委中,下巨虚,条口,绝骨,昆仑,上髎。

【助治】用晚蚕砂数斗,蒸热分作数袋,随熨患处,冷则易之,再用羊肚、粳米、葱白、姜、椒、豆豉等煮烂,日食一具。或用草乌一斤,绿豆半升,同煮以豆熟为度,去豆,乃将草乌刮去皮,切片晒干为末,烧酒兑服,虽年老久病亦能愈之。

【附记】上列之治疗助治二法,并可施于半身不遂之证。

(二十九) 浑身浮肿生疮

【病因】此乃饮食不调,房劳过度,致令体气日亏,毒气湿邪,蕴蓄于肌肤之内,发为此证。

【病状】浑身浮肿生疮,浸淫成片,或溃烂不敛,疼痛不休,其发无定处,亦无定名。

【治疗】曲池,合谷,阳陵泉,三里,三阴交,绝骨,行间,内庭。

【助治】以白蜜擦敷患处。或用赤小豆研末,井水调敷患处。或用苍耳草,连子及根一并熬膏,擦敷患处。或内服当归、赤芍、土茯苓、蒺藜、地肤子、忍冬藤、甘草节之属。

（三十）虚损乏力
【病因】此乃大病或久病愈后，各脏久虚，元气未复所致。
【病状】四肢困惫无力，或时觉头晕、眼花、耳鸣，懒于劳动，饮食不思。
【治疗】百劳，膏肓，中脘，气海，关元，曲池，三里。
【助治】宜略服补益之品。

（三十一）流注
【病因】由暴风疾雨、寒湿暑热火邪诸毒，侵入腠理，流于肌肉筋骨之间所致。或因痰塞清道，血气虚寒凝结，或为湿积、或由瘀血、或因伤寒汗后余毒、或因淫欲之后受寒，诸邪稽留于肌肉之中，阻滞不能行，发为此证，随在可生，发无定处。
【病状】初发漫肿无头，如块如核，皮色不变。凝结日久，则微热渐痛，渐肿渐大，乃透出红色一点，方是脓熟之期。溃后则脓水浸渍，好肉破烂，日久不敛。此证多生于腿胫，流走不定。
【治疗】中府，天府，肩髃，曲池，络却，天窗，气舍，大椎，阳陵泉，三阴交。
【助治】宜用百草霜、乳香、窑煤各三分，没药、龙骨、血竭、轻粉各一分，生芝麻一撮，共捣融，以鸡子清调作膏，摊纸贴之。或用黄柏、乳香、潮脑①各二钱，为末干擦，如疮干，则以猪油调敷之。

（三十二）水肿
【病因】此乃脾、肺、肾三者之病。盖因脾主运化精微，肺主行

---

① 潮脑：即樟脑。

气治节,肾主分利行水,三者失职,则水壅而不流,气滞而不调,肿胀始成。若肠胃有滞,脾气壅塞而不能运,脾既不能上输于肺,则肺亦不能下注于肾,水行横决而四泛,外溢于皮肤,是肿之实者;肠胃薄弱,脾气衰败而不能运,或肺之治节有亏,或肾之行水无权,水道淤塞而四泛,外溢于皮肤,是肿之虚者。

【病状】凡目胞上下,微突如新卧起之状者,为肿病之先兆。肿之来势捷,而成于数日之间者,多属实属水,轻者头面四肢作肿,重者全身肿大,甚至阴囊阴茎亦肿大,而呈晶亮之状;肿之来势缓,而成于日积月累者,多属脾肺气虚,水湿深蓄,渐起浮肿,来势既缓,退亦不易。

【治疗】合谷,列缺,水沟,水分,水道,神阙,关元,肺俞,脾俞,肾俞,阴陵泉,阳陵泉,三里,复溜,临泣,公孙。

【助治】宜用大腹皮、冬瓜皮、茯苓皮、桑白皮、五加皮等药煎服,以消水逐湿。或用七星鱼(又名柴鱼),加葱,与冬瓜皮同煮食之亦可。

【附记】水肿与水臌不同,针治之法则同,盖因其目的,专在消水逐湿而已,故针灸治疗法之相同者以此。惟水臌之证,则腹部胀大,水声漉漉,面黄肌瘦,渴欲饮水,又与腹脐部臌胀之证略异。试辨之法,可用白盐四两炒热,绢包放脐上,其盐化水,或呈红色者,则为水臌;其盐变紫色者,则为血臌;若舌黑者,则为气臌;倘气虚中满,盐色不改,又以手指按之,下陷不起者,此水臌也;随手即起者,此气臌也;周身老黑色,皮内有紫白斑点者,此血臌也。凡诸臌症,其身大热如火者难治,身发寒热如疟者难治,四肢发黑者难治,唇口黑暗者难治,缺盆平者难治,手足心平者难治,周身有皮破者难治,先起于四肢,后散于腹者难治。故腹脐部臌胀证,亦因据此以为诊断。至于各种臌胀之助治法,除既表现难治之证象外,应将上列各针法,酌量增减。另以轻粉二钱,巴豆去油四钱,生硫磺一钱，共研成饼，先以新棉花一片，放脐上，次以药饼当脐中按之，外用布捆紧，约半点钟以后，即自能泻下，候其泻至三五次，乃将药饼除去，予以温粥食之。如久患者，隔日一治，愈后忌饮冷水。此法治水肿如神，若气、血两臌，则功力较为稍缓耳。

(三十三) 解㑊

【病因】解者骨节解散，㑊者筋不收束，此证多由肝、肾二经虚损。肝主筋，肝虚则筋缓软，无力以收束周身之肌肉，涣散而若解；肾主骨，肾虚则骨痿枯，而不能自强，以致通体百节，松懈而成解㑊。或因伤中受湿，或因风寒房劳，及女人经水不调，血气不和，皆能致成此证。

【病状】似热非热，似寒非寒，骨节解散，困怠烦满，腹中胀痛，饮食无味，呕吐酸水，㑊㑊①悒悒②，不知所苦。

【治疗】十井，十宣，尺泽，委中，太冲，然谷。另用清油灯照看身背等处，如见有红点，急于红点上灸之。

【助治】宜用茯神、赤石脂、川椒、乳香、朱砂各等分为末，以鸡蛋二个，由顶上开一小孔，去净清黄，纳药末入内，纸糊七重，青绢袋盛贮，怀于壮实女子肚上，四十九日，取出再研，和枣肉为丸服之。

(三十四) 五噎

【病因】五噎者，乃水、气、食、劳、思五种也。多由七情不和、饮食不调、脾胃之津液受伤，或病后失于调养、操劳过度、房事不节，以致气血耗损，脾胃不能行权，或食管无力，食物难下，或幽门

---

① 㑊㑊：形容因患病而精神疲乏。
② 悒悒：形容忧郁，愁闷。

无力,水谷难行,或疾浊多生,阻碍气道,遂使饮食阻碍,成为噎塞。

【病状】食物入咽,阻塞难下,久而纳食式微,食后辄觉苦闷不堪,且多吐出。或因冷积停滞,食物难化,常呕清水,大便不调,胸膈间或作满闷,或多微痛。

【治疗】膻中,中脘,气海,关元,中府,脾俞,胃俞,中魁①,内关,三里,公孙。

【助治】宜用干姜、蜀椒、吴茱萸、桂心、细辛各一两,人参、白术各二两,橘皮、茯苓各一两五钱,附子一枚,共研为细末,炼白蜜为丸,如梧桐子大,每服十五丸,逐渐加至三十丸。

二、疮毒部

(一) 痈疽

【病因】此证多由热毒积滞,郁结于肌肉之间,无从发泄,致成此证。另参阅"痈疽发"条。

【病状】此乃疮疡之最大,毒势之最重者。其发无定处,其疮无定名,每以其所患部位而呼之。阳证是为痈,阴证是为疽。有生于身内者,有生于身外者。另参阅"痈疽发"条。

【治疗】参阅"痈疽发"及各"痈疽"条。或以断肠草之叶,阴干为末,和艾绒,用隔姜或隔蒜法,灸阿是穴一壮(觉热即抽起,切不可太过为要)。

【助治】宜用仙方活命饮(穿山甲,白芷,防风,赤芍,贝母,乳香,没药,天花粉,皂角刺,金银花,广皮,甘草)煎酒温服,其不饮酒者,则以水、酒各半煎服。或以鱼腥草,黑墨菜②,加赤糖少许,捣敷患处。或用巴豆去皮膜三钱,明雄黄三钱,生大黄三钱,先各细

---

① 中魁:其指有二。一是阳溪穴别名,出自《甲乙》;二是经外奇穴,《扁鹊神应针灸玉龙经》:"中魁,在中指第二节尖。灸二七壮,泻之,禁针。"

② 黑墨菜:即墨旱莲。

研末,再和研至极细,加飞罗面和醋糊丸,如绿豆大,轻证服四五丸,重证服七八丸,白开水下,如至极重危证,可服十丸至十一二丸,务令患者酌泻数次(须量其体质之强弱盛衰),乃给与冷开水,或稀粥饮之,则泻可立止。(此方并可治疗,虽至走黄之危,亦可服之,盖因其泻,有能减轻病证之功效。)或参阅"痈疽发"条。

(二) 瘰疬

【病因】瘰疬之形名各异,其致病之原,虽不外痰湿、风热、寒气、毒结凝聚而成,然未有不兼恚怒、忿郁、幽滞,或谋虑不遂等因之所致而成也。

【病状】此证之小者为瘰,大者为疬,当分经络,如生于前项者,属阳明经,名为"痰瘰";项后属太阳①经,名为"湿疬";颈项之左右两侧,属少阳经,其形软,遇怒即肿,名为"气疬",坚硬筋缩者,名为"筋疬",若连绵如贯珠者,即为"瘰疬",或形长如蛤蜊,色赤而坚,痛如火烙,肿势甚猛,名为"马刀瘰疬",又有"子母疬",其形则大小不一,又有"重台瘰疬",其上堆磊三五枚,盘叠成攒;又有绕项而生者,名"蟠蛇疬",如黄豆结荚者,名"锁项疬";生于左耳根者,名"蜂窝疬";生于右耳根者,名"惠袋疬",其形小而多痒者,名为"风疬";颔红肿痛者,名"燕窝疬";延及胸腋者,名"瓜藤疬";生于乳旁,或两胁软肉等处者,名"痃疬疬";生于遍身,漫肿而软,囊内含硬核者,名"流注疬",一包生十数个者,名"莲子疬",坚硬如砖者,名"门闩疬",形如荔枝者,名为"石疬",如鼠形者,名为"鼠疬"。以上诸证,推之可移动者,是为无根,其证属阳,宜因其证象而酌施用针灸、敷贴、蚀腐等法;若推之不动者,是为有根,且深,其证属阴,皆不易治之证也,倘勉为治之,亦难收敛。又各证不论其为阴

---

① 阳:底本为"阴",据文意改。

阳深浅,其本皆在于脏,其末则上出颈项腋间。若浮于脉中,未着肌肉而为脓血者,虽均属易治。倘反其目而视之,如见赤脉贯于瞳人,见一脉则一岁死,见一脉半则一岁半死,二脉三脉,俱以此类推;倘不见赤脉,庶可治之。男子患此者,不宜太阳青筋暴露;女子则不宜眼内见红丝。凡以上各部瘰疬,俱应参阅此条,并应以此条为各部瘰疬证象之标准。

【治疗】少海,臂臑,五里,天井,天池,章门,临泣,支沟,手三里,另灸阳辅百壮,灸肩井随年壮。如瘰疬初起,宜治肩井,曲池,大迎,风池,另灸肩髃、肘尖二穴,左患灸右,右患灸左。以上各部瘰疬,俱应参阅此条。

【助治】宜用萆麻子①、没药、大枫子、松香、乳香、木鳖子各二钱,捣饼贴之。或用制川乌头、嫩黄蘗各等分研末,米醋调稠,温敷患处。或用海藻菜②(荞麦同炒过,去麦不用)、白僵蚕(微炒去丝)各等分,共为细末,以白梅肉泡汤为丸,如梧桐子大,饭后或临卧时每服六七十丸,米汤送下,忌食鱼腥厚味。或以牡蛎四两,元参三两,共研细末,面糊为丸,如梧桐子大,每服三钱,茶水任下。又或以蒸元参四两,煅牡蛎四两,象贝母四两,共研细末,炼蜜为丸,如梧桐子大,每服三钱,开水送下,日服二次。

(三) 瘰疬结核

【病因】此由饮食不洁、居处不宜、七情不和,以致肝经郁火,肺经邪热,煎熬成痰,滞于经络,遂使经络收缩,而结成核状。

【病状】多生于颈项,或生于腋下、胯下。初起如豆粒,后如梅李,累累连串而生,身体憎寒壮热,咽项强痛,或推之不移,或推之

---

① 萆麻子:为蓖麻子之别名。
② 海藻菜:即海藻。

可动。

【治疗】肩井,曲池,天井,阴陵泉,三阳络。如久患不愈者,则灸间使穴,左患灸右,右患灸左,各三七壮。另参阅上证。

【助治】以夏枯草熬成膏,开水冲服之。另参阅上证。

(四) 疮疡

【病因】血气怫郁,腠理不和,或七情之火,及膏粱厚味之毒,郁于肌肉,外达皮肤,皆能结滞成毒,发为疮疡。

【病状】疮疡简称曰"疮",即痈、疽、疖、疥之总名也,其状皮肤发肿红赤,或痛或痒,重者高肿而坚,继则化脓而渐软,终至破溃,或流脓流血,或脓血杂流,或仅流稀脓。

【治疗】凡疮疡须分经络部位,血气多少,腧穴远近而分别治之。兹列举于后。

如从背出者,当从太阳经五穴选用:至阴,通谷,束骨,昆仑,委中。

如从鬓出者,当从少阳经五穴选用:窍阴,侠溪,临泣,阳辅,阳陵泉。

如从髭出者,当从阳明经五穴选用:厉兑,内庭,陷谷,冲阳,解溪。

如从胸腹出者,宜取行间,绝骨,三阴交,三里,曲泉。

如从手足出者,宜取合谷,曲池,肘尖,环跳。

【助治】初起宜用旱烟屎涂之,或以人中白点之,或用灯芯蘸油,燃火灸疮顶一壮,或以麻火、艾火,均可。

(五) 红丝疔

【病因】由七情之火,或膏粱饮食厚味之毒,凝聚于脏腑,流散于血脉,以致发为此疔。

【病状】初起形如小疮,渐发红丝,流走甚速,手、足、头、面等处,皆能发生。

【治疗】中冲,商阳,龙舌,曲池,委中。(如生于手足两处者,宜急用头发离丝头一二寸处,紧紧扎住,即从红丝所延至之处,当头刺破,再逐寸挑近疔根,挤尽恶血。若头有白泡者,速即刺破,亦挤尽恶血,先用艾火于丝头灸之,其丝即散,不散再灸,以散尽为度。)

【助治】宜用浮萍捣烂敷之,或以旱烟屎涂之。另参阅"脉门红丝疔",及"脚上红丝疔",或"痈疽"等条。

【附记】此疔生于手者,其红丝至心;生于足者,红丝至脐;生于头面者,红丝至喉,皆属不治之证。方书云:红晕与红丝有别,红晕状若筋,他证毒盛者皆有之,见晕即非美证,一晕、二晕、三晕者已重,至四晕则不治矣。红丝疔亦然,如红丝疮,亦照此法挑治,切勿令其丝上行,至令偾①事也。

(六) 白癜风

【病因】由血虚不能输运经络,或由风邪伤肺,肺气不充于皮毛,以致风邪久留凝滞,遂成此证。

【病状】癜风之证,有白色、紫色之不同,多发于面部及颈项,皮色逐渐变白,状似斑点,不觉痛痒,依次蔓延,或遍达手足身体各部。

【治疗】支正,列缺,肺俞,膈俞,曲池,阳陵泉,三阴交。另灸中指节尖端宛宛中。

【助治】以白鳝鱼油擦之。或用土蒺藜子六两,生磨为末(忌犯铁器),每服二钱,一日二次,开水送下。另用小麦摊于石上燃烧,以铁器压榨出油,逐日擦之。或以羊蹄根草捣汁,研入硫磺及

---

① 偾:败坏,破坏。

醋与铁锈,和成浓汁涂之。或用老石灰加人言①少许,调涂患处。

(七)白驳风

【病因】由风邪袭于皮肤,久滞于内,气血失和,致令局部血液不能灌输以濡润经络,则皮肤日渐呈白色,而成斯证。

【病状】与白癜风同,参阅"白癜风"条。

【治疗】风门,余参阅"白癜风"条。

【助治】用苍耳草熬膏服之。或用巴豆一粒,平中截开,涂擦白处。草决明、生半夏、榉皮(烧研)各一两,蛇脱(烧研)一条,共为细末,以清漆调和,薄涂之。或参阅"白癜风"条。

(八)紫癜风 俗名汗斑

【病因】由风湿留于皮肤所致,余与白癜风,及白驳风二证同。

【病状】癜风证之色紫者,不论头、面、手、足、胸、背等部,俱可发生,其余病状,与白癜风同。参阅"白癜风"条。

【治疗】风府,曲池,支正,列缺,风市,三里,三阴交。

【助治】用硫磺、轻粉、陀僧、斑蝥(制存性)、樟脑各等分为末,俟汗出时,以老姜蘸擦患处。或以陀僧为末,黄瓜蒂蘸患处。或用宫粉五钱,硫磺二钱,和鸡子清调擦患处。又或以紫茄蒂蘸硫磺末擦患处。另参阅"白癜风"条。

(九)白游风

【病因】此乃血中伏热,发于肌表所致。

【病状】皮肤上发白色风块,游移往来。

【治疗】少商,合谷,海泉,百会,曲池,委中,阳陵泉。

---

① 人言:即砒石。

【助治】用瓜蒌根二两,伏龙肝五钱,共为细末,干则易之。或用生羊肝一具,捣烂敷之。另参阅"浑身发红"条。

(十) 赤游风

【病因】此由血分有毒,散于经络,以致随气游走。

【病状】皮肤赤肿,随处游走,其由胸腹而流向四肢者轻,若由四肢游走以入腹者危。

【治疗】曲泉,太冲,余与白游风同。参阅"白游风"条。

【助治】用大黄二两,护大草①五两,共捣烂涂之,干即易去。或用生猪切片敷之,干即易去。另参阅"浑身发红"条。

(十一) 风疹一名瘾疹

【病因】由于脾经蓄热,更兼风湿所致,或血液中蕴蓄风热,以致不时发动,成为此证。

【病状】隐隐发小红点粒,似肿非肿,多觉搔痒或不仁,其初起若蚊蚤所咬状,烦痒异常,搔之则随手而起。

【治疗】肩井,肩髃,曲池,曲泽,天井,合谷,环跳,涌泉,内庭。

【助治】宜用明矾煮汁拭之,或晚蚕砂煎汤洗之,或用盐蒲包煎汤洗之,或用生芝麻研碎擦之。若搔破成疮者,宜以卷柏研末掺之。或用苦参、茵陈各五两,清水一斗,煮汁五升,乘热以棉蘸拭之。

(十二) 粟疮

【病因】由火邪内郁,肌表复虚,以致风邪袭入皮肤,遇火化而成此证。

【病状】此证形如粟粒,红肿而痛,久而不瘥,能消耗血液,令

---

① 护大草:疑为护火草之误。护火草,又名景天。

人肤如蛇皮。

【治疗】肩髃,臂臑,五里,曲池,合谷,三里,三阴交,太冲。

【助治】用猪脂油二两,苦杏仁一两,共捣如泥状,涂于患处。

(十三) 浑身生疮—名瘠蚀

【病因】此乃因风寒所搏,气血凝滞之所致也。

【病状】遍身发生疮疖,大小不一,疼痛异常。

【治疗】曲池,合谷,三里,三阴交,膝眼,绝骨,内庭,行间。

【助治】用蚕茧多只,每一个内装入白矾五分,以火煅过之后,每矾一两,另加陀僧五钱,白芷一钱,共研为末,用蜜调敷。倘遍身溃烂难卧者,宜用苍术研末,筛于床上,而后卧之。

(十四) 赘瘤

【病因】由于瘀血、浊气、疾秽滞而不行,乃乘肌肤气虚之处,壅聚凝结,以致渐渐肿起,酿成此证。

【病状】初起如梅如李,渐大如杯卵,色白皮嫩,顶小根大。

【治疗】大椎,曲池,合谷,支正,阳陵泉,丰隆,三阴交。另灸中指节尖端,宛宛中三壮。

【助治】宜用硼砂、阿魏各等分,另加麝香少许,共研极细末,同大蒜捣烂,涂敷瘤上。

(十五) 癣疾

【病因】此证多由风热湿邪,侵袭于皮肤,久郁风盛,化生微生小虫,侵蚀血液,蔓延于皮肤之中,而致此证。

【病状】生于皮肤之上,随处皆可发生蔓延,胯间及颈际,尤为缠绵难愈,其状或为细点,皮肤起屑,或一片成圈状,或坚厚如牛皮,搔痒不已。

【治疗】曲池,支沟,阳谷,大陵,合谷,后溪,委中,三里,三阴交,行间,百虫窝。

【助治】宜用雄黄研末,伴熟猪脂,将癣搔破擦之。或以决明子一两,水银、轻粉各少许,和研至水银不见星为度,刮破癣皮敷之。或以狼毒一味生涂之。或以皂角熬膏,涂敷患处。或用斑蝥三十个,蟾酥三钱,土槿皮五钱,白附子三钱,胆矾三钱,陀僧三钱,共研极细末,高粱烧酒浸三日,乃以新笔蘸涂患处,日五七遍,微觉辣痒,数日断根。

(十六) 疥疮

【病因】由诸经蕴毒,酿成湿热,日久化虫,以致蔓延于皮肤之中,而为疥疮。

【病状】此疮痒极,或痛痒兼作,每先从手指丫中生起,渐次延及周身,搔痒无度,旋愈旋发,不易断根,或如疙瘩,或成脓窝,遍身溃烂。

【治疗】劳宫,合谷,阳谷,后溪,大陵,支正,支沟,曲池。

【助治】此证计有干疥、湿疥、虫疥、灰疥、脓疥五种之别,虽易传染,然以祛湿、除风、杀虫之药为主,自易治愈,而各方书对于此症之药,亦云多矣。每此用则效,彼用则不效,虽属古方,又奚取焉?余对此证,屡用古月①二钱,莱胡子二钱,大枫子二钱,甘草二钱,硫磺一钱六分,北细辛六分,共研细末,调茶油涂患处,任何疥癞,不消三日,便完全根治矣。

三、前 阴 部

(一) 阴痿不举

【病因】由于肾经衰弱,精气两亏所致,或为手淫过度,房劳失

---

① 古月:即胡椒。

节,亦能致成此证。

【病状】每临色而阴茎不举,或微举即痿,或虽举而不坚。

【治疗】肾俞,关元,中极,然谷,阴谷,照海。

【助治】用母猪腹内子肠,新瓦上焙干为末,每服一钱,烧酒送下。

【附记】此证之药颇多,若为求嗣计者,上列治法,以足供施用,倘视为娱乐,逞欲床笫,恣意妄为,取快于一时者,则祸不旋踵矣。故此证之针法药物,尚有多种,未敢尽行列出,兹虽聊备一格,凡用之者,尚须视生命为重,切宜谨慎,世之善保生者,谅不河汉斯言也。

(二) 阴茎易举

【病因】此由意淫太甚,或手淫过度,因之相火上炎,阴虚不能涵阳所致。

【病状】每一动念,则阴茎勃举,间或有精自流出,夜则遗精。

【治疗】心俞,神门,劳宫,然谷,太溪,涌泉。(然谷、太溪二穴,宜用泻法)

【助治】宜用元明粉研细,放于手心内,两手合住擦之,其粉自化。按:元明粉味咸,带盐性,盐能软物以泄相火,手心内有劳宫、少府,此二穴主相火,故其经盐性之刺激,则相火泄,相火既泄,其欲火自息矣。

(三) 阴精易泄

【病因】此证亦由手淫过度,肾气亏损,精关不固所致。

【病状】每交合之初,阳举而精即随之而泄。

【治疗】肾俞,精宫,关元,中极,俱先针而后灸。

【助治】宜用大蚯蚓(要韭菜地内者)十一条,破开,长流水洗净,另加韭菜汁捣融,温酒冲服,每日服一次。

(四) 阴缩

【病因】此由于行房事时受惊,或行房事后乘凉饮冷,或为寒邪直中三阴经所致。

【病状】阴卵或阴茎上缩入腹。如由夹阴者,则身热头痛,足冷阳缩;如由直中三阴经者,则烦躁面赤,阳缩入腹;如由肝经热极者,则囊缩入腹。

【治疗】关元,石门,归来,大赫,中封,大敦。

【助治】用生老姜四两捣融,兑入沸汤服之,温覆取汗。

(五) 偏坠

【病因】由于肝络不和,湿热下注所致。

【病状】睾丸或左或右,偏坠一边垂下。

【治疗】大敦,归来,阴交,三阴交,阑门①。另用草量两口角,所得之度,即折而为三,以尖角安脐中,灸左右二角,左患灸右,右患灸左。

【助治】用芙蓉花根,去心取皮,捣烂,加入大黄末和敷之。

(六) 木肾

【病因】有色欲过度,肾气虚空,为湿邪所袭,以致成为此证。

【病状】睾丸木硬而大,或肿而且痛。

【治疗】大敦,归来,中封,照海,三阴交,关元。

【助治】宜以苍术,黄柏,肉桂,吴茱萸,半夏,枳实,荆芥,朴硝,生姜,萝卜,葱头等物煎汤淋洗。

---

① 阑门:经外奇穴,位于腹正中线,脐上 1.5 寸。

(七) 偏大偏小

【病因】此乃因寒湿浊气,流滞于太阴经络所致。

【病状】睾丸牵连少腹作痛,偏大偏小,按之或痛或不痛。

【治疗】关元,石门,归来,大敦,中封,阑门。另参阅"偏坠"条。

【助治】用老丝瓜瓦上焙枯,研为细末,热酒冲服。

(八) 阴茎痛

【病因】此由不洁之交合,乃将成淋浊等证之前驱,或因手淫所伤,或因房事过度,或因久淋久浊伤中所致。

【病状】阴茎疼痛,或小便辣痛,或掐之则脆,痛如针刺。

【治疗】曲泉,阴陵泉,三阴交,行间,太冲,大敦,中极,肾俞。

【助治】宜用六一散兑少许牙硝入内,冲开水当茶饮之。

(九) 阴汗

【病因】此证由于湿热下注所致。

【病状】男女之少腹、前阴、阴囊等处,时有汗出,甚则两股有汗,沾湿不堪。

【治疗】大赫,气冲,中极,三阴交,昆仑,太溪,鱼际。

【助治】宜用蛇床子、龙胆草煎水洗之。另用炉甘石、蛤粉共为末扑之。

(十) 阴湿

【病因】因其人素体湿重,复感湿热所致。

【病状】阴囊湿烂,甚则痒麻难堪。

【治疗】中极,大赫,阴交,会阳,上髎,曲泉,三阴交。

【助治】宜先以吴茱萸煎水洗净,再用吴茱萸、樟脑、蛇床子各五钱,黄柏二钱五分,轻粉一钱,寒水石、白矾、白芷、槟榔各三钱,硫磺二钱,共研细末,掺于患处。

(十一) 阴卵肿大

【病因】此由肝肾寒气注于阴卵,或湿热下注,又老人肾脏虚寒,内肾结硬,均能致成此证。

【病状】阴卵肿大,甚或坚硬。

【治疗】肾俞,膀胱俞,中极,会阴,少府,少冲,昆仑,大敦。

【助治】宜以雄黄一两,白矾二两,甘草五钱,煎水先熏后洗。或用棉花子仁一两,煎水常洗。另用羊腰子一对,杜仲一片(须长二寸,阔一寸者),煮熟空腹食之,则自柔软而肿消矣。

(十二) 阴肿

【病因】此由肝火湿热下注,或月经阻塞,或白带过多,以致湿邪阻滞作肿。

【病状】妇女阴户肿大,阴唇突出,甚至连阴核亦肿大。

【治疗】膀胱俞,会阴,中极,志室,灵道,三阴交,昆仑。另灸百会。

【助治】宜用小麦、朴硝、白矾、五倍子、葱白,共煎汤洗之。另用葱入乳香末内,和捣成饼贴肿处。或以生地、当归、川芎、白芍、乳香各等分,共捣成饼,纳阴户中。或煎羌活、防风,汤熏。或用青鱼胆七个,丝绵三钱(烧灰存性),调胆汁涂患处,若阴核肿大,宜以蚌蛤肉塞入阴户中,日换数次。

【附记】阴核肿大,亦属阴挺之证,宜参阅"阴挺"条。

(十三) 阴户肿

【病因】由于寒邪之气,袭入阴户所致。

【病状】妇女之阴户中,肿痛而且硬。

【治疗】肾俞,膀胱俞,至阳,中极,会阴,阳陵泉,三阴交,公孙。

【助治】用食盐炒热,以青布包裹熨之。或以葱头加乳香捣敷之。或以枯矾、甘草各等分,共研细末,绵裹纳入阴户中。

(十四) 阴挺

【病因】由脾经虚弱,或产后过怒受风,或胞络损伤,或子脏虚冷,或房事违理,或意淫不遂,或坐卧卑湿之地,均能致成此证。

【病状】妇女阴户之中,有物挺出,如阴茎之状。

【治疗】太冲,少冲,少府,曲泉,交信,水泉,然谷,大敦。

【助治】宜先用淡竹叶煎汤洗之,后用五倍子为末干掺之。或用冰片末一钱,置生蚌壳内,待其涎出,以鹅翎蘸涂之。或用大蒜煎汤洗之,常饮以五加皮酒,其不饮酒者,则多食生薯蓣,或用五加煎水服之。又或以鲫鱼生煎,炼油擦之,或单用鲫鱼胆汁擦。或用茄根烧灰存性,为细末,油调于纸上,卷筒插入阴户内,一日一换。或以冰片五钱,铁粉一钱,水调涂之。或服黄芪、白术各五分,升麻二分,人参、当归各一钱,净水煎汁,连服三五剂。

(十五) 阴门红肿

【病因】因两性交感后气血乖违,百脉错乱,血不归经,积滞于阴门所致。

【病状】妇女阴门,忽然大红大肿,或胀或不胀。

【治疗】会阴,中极,曲泉,三里,三阴交,太溪,大敦。

【助治】参阅"阴肿"条。

(十六) 阴吹

【病因】此由谷气不能上升清道,复不能循经下走后阴,乃阴阳乖僻所致。亦有由产后食葱而致者。

【病状】胃气下泄,阴户中每有如吹螺之声,呜呜然而作响也,或如后阴放屁之声,故名之为阴吹。

【治疗】胃俞,胃仓,三里,三阴交,气户,气海,中极。

【助治】用猪板油八两,乱发三团(如鸡子大,用肥皂水洗净),同熬至发溶,取出油,分作两次服之,则病从小便而出。

(十七) 阴寒

【病因】由妇人交合过度,下部阳虚,命门火衰,白淫下流所致。

【病状】妇女阴户之中,常觉冷热难熬,或兼小便涩滞,饮食少思。

【治疗】中极,关元,胞门,子户,命门,肾俞,三阴交(各穴多用灸法为宜)。

【助治】用蛇床子研末,加白粉少许,和如枣大,棉裹纳入阴中。或用母丁香为末,以绢囊盛实,如大指稍大,纳阴户中。又或用五味子四两为末,浆水和丸,纳入阴中。或以川椒、吴茱萸为末,炼蜜为丸,如弹子大,棉裹纳入阴户中。或以干姜、牡蛎各一两,共为细末,火酒调稠,涂两手掌上,乃将两掌慢慢揉擦两乳。

【附记】男子亦有阴寒之证,如阴冷渐入阴囊,肿闷欲死,日夜不眠者,宜用布裹,内贮生川椒末,套于阳物上,须臾热气自通,或煮大蓟汁频服之。至于针治之法,亦与妇女阴寒证同。

(十八) 阴菌

【病因】此由肝郁脾虚,冲任之气下陷,湿热凝滞不化所致。

【病状】妇女阴户中,突出如菌状之物,四周肿硬,便数晡热,似痒似痛,小便坠重,其色红紫者可治,若色白者不治,流黄水者易愈,流白水者难愈,其心气和平者易愈,若刚悍性急者难愈。

【治疗】大敦,太冲,公孙,三阴交,关元,中极,肾俞。另灸百会三五壮。

【助治】用硫磺五分,海螵蛸二钱,共研细末,以鸭蛋清调擦患处。或用生枳壳研末,煎汤熏洗,洗后另以绢帛之类,包裹枳壳渣,纳入阴户中。或以茄树根烧灰为末,香油调敷。另参阅"阴挺"条。

(十九) 阴疮

【病因】此由妇女本体湿热素旺,交合未畅,不遂所欲,以致七情之气,郁结不散,而致成此证。

【病状】妇女前阴生疮,或内或外,阴中湿烂苦热,少阳之脉滑而数。

【治疗】关元,中极,会阳,上髎,下髎,肾俞,曲泉,三阴交,承山,大敦,少府。

【助治】宜用芦荟、黄柏、苦参、蛇床子、荆芥、防风、花椒、明矾各三钱,煎水先熏后洗。另用生猪肝一片(或鸡肝亦可),以针刺多孔,纳入阴户之中,引其虫出尽自愈。或用杏仁不拘多少,烧存性,加麝香少许,细细研匀,如疮口深者,用小绢袋盛药,系于疮口灸热,然后塞入阴户内。或以孩儿茶、鸡内金各一钱,轻粉五分,冰片三分,共研细末,干掺之。或以地骨皮、蛇床子各等分,煎水常洗。或将白果捣融,纳入阴户内。或用陈蚌壳煅末,加儿茶、轻粉、滑石、煅人中白各三钱,枯白矾、煅龙骨各一钱,冰片三分,共研细末,麻油调擦患处。

【附记】若阴疮由户内延户外,如豆如饼状,发痒结如蜡皮者,此为杨梅疮毒,甚者能延及遍身,须按照杨梅疮法治之。

(二十) 阴臭

【病因】此由风与湿之邪,注于下焦所致,或由于不洁而来。

【病状】妇女之阴户内,常有臊臭之气,或臭烂湿痒。

【治疗】少冲,然谷,交信,水道,阴交,中极。

【助治】宜用熟乳香、冰片、珍珠末、象牙屑、孩儿茶各三分,上宫粉一两,煅成鹅黄色,老土墙上之白螺蛳壳,煅净一两,共研细末,先用米泔水煎滚,加入雄黄末三钱,淋洗阴户,然后掺上药末。

(二十一) 阴痒

【病因】此证多由积想不遂,湿热蕴蓄化虫,或产后交骨未合,为风邪侵袭而成。

【病状】妇人阴户之中,奇痒难忍,肢体倦怠。

【治疗】风府,少府,上髎,会阳,阴交,中极,曲泉,三阴交。

【助治】宜先以蛇床子煎汤洗之,后用桃仁、雄黄、鸡肝,共捣成饼,纳入阴户中。或用紫霄花一两,胡椒五钱,煎汤温洗数次。或小蓟不拘多少,煎汤洗之。或以杏仁烧灰,乘热裹以新棉,纳入阴户内,日再易之。或以蛇床子一两,白矾二钱,煎汤洗之。或照"阴户疮"条,猪肝法治之。如痒极难忍者,即用食盐涂之。

(二十二) 吞珠疔

【病因】由七情郁火,损伤肝、脾二经所致。

【病状】此证生于妇女阴户中,或大阴唇内,其阴中挺出一物,形如蛇头,四面肿硬,或似鸡冠状。

【治疗】百会,肾俞,灵台,曲池,合谷,曲泉,大敦,中极。

【助治】参阅"阴挺"、"阴肿"、"阴疮",以及各疔证条。

(二十三) 含珠疔

【病因】此由于淫邪欲火,不能发泄,郁滞于内,而成此证。

【病状】生于男子之阴茎马口内,剧痛不已,甚则玉茎破烂。

【治疗】鹤顶,颊车,肾俞,曲池,关元,中极,照海,大指尖端。

【助治】宜用蟾酥、犀黄、银砵、梅片、麝香各等分,研为细末,次用黄连、细茶,共煎浓汁,俟冷定后,调药涂患处。

(二十四) 遗溺

【病因】此由肾与膀胱二经气虚,不能约束水道,或因肺虚,不能化气,或肝、督二经之脉不固,皆能致成此证。

【病状】睡眠中小便自遗,每不知不觉,不能禁固,患者以小儿为多。或因病中过用通利之剂,以致病后患此证者,亦间有之。

【治疗】神门,通里,内关,鱼际,关元,太冲,大敦。

【助治】宜用固脂①,以盐水泡一夜,晒干为末,于临睡时服五分,开水送下。

(二十五) 遗精

【病因】此因少年血气旺盛,满极而遗,或由意淫于中,所愿不遂,以致心旌摇摇,肾关不固,或因手淫斫伤,色欲过度,以致肾阴亏耗,相火日炽,或水火交亏,精关废弛,皆足以致成此证。

【病状】睡梦之中,精液自出。或数日一遗,精神如常;或连夜遗泄,精神短少;或有梦而遗,或无梦而遗;或所遗之精清冷;或精滑如漏。

【治疗】神门,内关,心俞,肾俞,精宫,气海,关元,中极,三阴交。

【助治】宜用薄荷叶研末,每日以酒调服三钱。或用白龙骨末一两,韭菜子炒一合,共研极细末,每日空心陈酒调服二钱。或用鸡子一个,以银簪钻一小孔,实胡椒少许于内,纸封其孔,俟饭将熟,乃将鸡子插入饭内蒸之,熟后取食,每日一个,连服七日,便可断根。

---

① 固脂:补骨脂之别名。

（二十六）溲血

【病因】由肾阴亏损，下焦结热，或内脏伤损，妄行之血，渗入胸中所致。

【病状】其血从溺管中出，若小便状，茎中作痛。

【治疗】腰俞，肾俞，脾俞，膈俞，三焦俞，内关，通里，列缺，章门，关元，大敦。

【助治】宜用发灰二钱，以茅根、车前，煎汤调服。或以海金砂末服之。或取萝卜叶捣汁，加好墨少许和饮之。

（二十七）小便不通

【病因】水道不通，膀胱闭塞，或由气虚，则水失升降，或由血虚，则水道枯涩，或由膀胱积热，或由痰闭气塞，皆足以使小便不通。

【病状】尿液已蓄于膀胱，而不能排泄外出，以致愈积愈满，小腹急痛，欲便不下，不便不得，浊气奔迫，烦苦万状，稍迟则逆而横决，上侵脾胃则为胀，外侵肌肉则为肿，泛及中焦而为呕，攻至上焦而为喘。

【治疗】膀胱俞，三焦俞，小肠俞，关元，阴陵泉，三里。

【助治】用食盐半斤，炒热以布包之，熨脐之上下。或用大田螺一个，食盐半匙，捣敷气海穴，另以帛束缚之。或用猪胆一个，以阴茎插入（妇女则以胆汁滴入阴中）。或用甘遂为末，以水调敷气海穴，内以甘草梢煎汤饮之。或用蜗牛七个捣烂，加麝香少许，贴于气海穴，频以手摩之。

（二十八）小便不禁

【病因】多由肾气亏弱所致，或因心脾虚弱，不能约束膀胱，或肺热肺虚，而不能摄水，皆足以致成此证，大抵悉属脬气不固。

【病状】小便过多,或入晚频频起溺,患此证者,以老人为多。

【治疗】肾俞,膀胱俞,脾俞,水道,关元,中极,三里。

【助治】宜用雄鸡翎烧研,以酒服一小匙。或用野蔷薇根,煮汁饮之,或研末兑酒服亦可。

(二十九) 小便黄赤

【病因】多由肾及膀胱有热所致,或为实热,或为虚热。

【病状】小便之色黄赤,身体或发寒热,或不作寒热。

【治疗】阴谷,太溪,肾俞,膀胱俞,小肠俞,气海,关元。

【助治】宜用黄柏、知母、肉桂各等分研末,炼蜜为丸服之。

(三十) 滑精

【病因】此由色欲过度,精窍屡开,以致下元虚惫,不能闭藏,时时滑流而出,遂成此证。

【病状】每遗泄无梦,甚至二三日一次,或一夜数次,或见色即自流出。

【治疗】气海,关元,中极,大赫,阴陵泉,三阴交,复溜。

【助治】参阅"遗精"条。

四、后 阴 部

(一) 脱肛

【病因】此证多因气虚所致。凡老人血气已衰,小儿血气未壮,及生产久痢,用力太过者,每多患之,盖大肠与肺相表里,肺蕴热,则多致肛闭,虚则多致肛脱。

【病状】乃肛门脱出不收也,若劳疾者患此,其颊不赤,脉不数,而有根蒂者生,若骨肉相失,声散呕血,阳事不禁,梦寐交侵,呼吸不相从,昼凉夜热者死。其唾脓血者,亦为死,不治之证。

【治疗】百会,尾翳①,大肠俞,长强,三里,独阴②,神阙。

【助治】宜用熊胆水点之。或以五倍子末煎汤,加白矾洗之。或用蝉蜕研末,调香油擦之。或用蜘蛛一个,去头足,瓦上焙枯研末,灯油调敷。或捣萆麻子仁,敷于百会穴,肛收上,即急去之。

(二) 痔疮

【病因】此由素有湿热,又复过食煎煿厚味,以致饮食热毒,积于肠中,或醉饱入房,筋脉横解,精气脱泄,热毒乘虚流注,或服壮阳之品,强固其精,筋脉怒张,气随下陷,或担负重物,竭力远行,气血纵横,经络交错,或阴虚火旺,及妇人临产努力挣伤,血逆肛门。总之,热毒之气注于大肠,常能致大小便不通,或通而不畅,蕴积日久,均足以酿成此证。

【病状】初起肛门外四旁忽生红瘰,先痒后痛,渐至长大成疮,其状种种不同,先小后大,或硬或软,其生于肛门之内者为内痔,粪由痔中出,痛苦最为难堪;其生于肛门之外者为外痔,距粪出之道稍偏,无甚痛楚。若适当粪出之道,每大便时,亦觉痛辣难忍。痔疮之轻者,圊③便尚可;痔疮之甚者,当便中夹血,又往往脱肛,久则成漏。

【治疗】二白④,精宫,长强,承山,复溜,命门,会阴。

【助治】用乌梅肉七个,阴阳瓦上焙干,入冰片三分,儿茶七分,共研细末,先以瓦松、皮硝二味,煎汤洗之,洗后掺上药末。或用白壳旱螺七个,杭粉一钱,共研一处,入冰片三分,以木鳖子同猪胆汁,磨浓调敷。或以生桐油频擦之。或以大蒜一片,另用头垢捻成饼子,先放痔上,后放蒜片,以艾炷灸之。或以虾蟆阴干,烧烟熏

---

① 尾翳:即"鸠尾穴"。
② 独阴:经外奇穴,位于足第二趾的跖侧远端,趾间关节的中点。
③ 圊:厕所。
④ 二白:经外奇穴,位于前臂掌侧,腕横纹上4寸,桡侧腕屈肌腱的两侧,一侧一穴,一臂两穴,左右两臂共四穴。

之。或用苍耳子、荆芥、黄芩、花椒、马齿苋、瓦松、皮硝、白矾、槐花各五钱,加葱白五根,煎汤熏洗。

(三) 痔漏

【病因】多因痔疮既溃之后,纯服苦寒之药,致令脾元日损,肌肉难生。或妄用刀、针、药线、铅丸、利剪,致良肉受伤。或逐日施用药绳,插入拔出,致将疮肉四旁新肉磨成硬管,愈插愈深,始犹淡红微肿,或生小核,久则上面槁白,内则黑烂,淫虫恶臭,污秽不堪,且终年破流血水,真阴由此而耗,往往变为痨瘵。

【病状】痔疮中结管成漏,脓水流出,年久不愈,或痛或不痛是也。

【治疗】承山、飞扬、阳辅、复溜、太冲、侠溪、气海、命门、长强、会阴、二白。

【助治】宜照前证之蒜片灸法。或用杭粉一两,入银罐内化开,俟成老金色,冷定研末,加入冰片三分,掺患处。或用露蜂房、白芷、苦参,共煎汤,于患①处先熏后洗,一日三次。

(四) 大便不通

【病因】此由饮食失节、酒色过度,或吸食鸦片,以致火盛水亏,肠中干燥,或年高气虚,无力畅达,或寒邪内结,不能运转,或血分衰少,难以滋润,均足以致此。

【病状】粪便不能按时排泄,或坚结难下,或多日不通。

【治疗】大肠俞、照海、公孙、承山、三里、支沟、外关、大陵、章门。

【助治】用苏子、芝麻各半斤,研极细末,再用水磨之,澄取浓

---

① 患:底本为"无",据文意改。

汁一碗，煮糊食之。或用芝麻一两，大黄二钱，好茶叶五钱，共研细末，温开水冲服。或用牵牛子为末，以皂荚熬膏，调和为丸，如梧桐子大，每服五丸或七丸，至多不得过十丸。或用当归、白芷各等分为末，米汤送下，每服二钱。或用番泻叶钱半，泡汤饮之，立通。

（五）大便泄泻

【病因】此由脾胃不和，或寒或热、或风或湿、或暑邪乘之，以致肠中传化失职，而为泄泻，或多食生冷寒凉之品，伤及内脏所致。

【病状】或腹痛作泻，或不痛而泻，或泻多臭秽，或泻多清水，或泻而涩滞，或滑泄不禁，或绞痛作泻，或隐痛作泻，或骤然而泻，或时时泄泻，或吐而且泻，或泻多泡沫，或五更泄泻，或酒食后泻。

【治疗】中脘、下脘、天枢、气海、大肠俞、三里、公孙、内庭、照海、水道。另以大蒜捣贴足心涌泉穴处。

【助治】宜用土木鳖半个、母丁香四粒、麝香一分，共为细末，以口津调成丸，如黄豆大，纳入脐中，取普通膏药盖之，即能立止。或用白术一两、车前子五钱，煎水服之，立止。

（六）便血

【病因】此由饮食不洁，或劳力太过，或感受寒热燥湿之邪，郁于肠中，或由热病犯于阳明，肠胃受火热熏蒸，或身体虚弱，阴寒滞于肠胃，遂致阳络受伤，或阴络受损，血液渗于大肠，而成此证。

【病状】大便有血，或见于便前，或见于便后，或粪中带血，或纯血无粪。其血色或鲜明或紫黯。

【治疗】中脘，气海，关元，命门，长强，三里，隐白。

【助治】用蚕豆叶一大把，捣融兑入热酒内，滤去渣，服一碗，日服一次。或用丝瓜藤烧枯研末，以淡酒冲服。

(七) 肛门生疮

【病因】此证由于肺经有热,肺与大肠相表里,其热下流,遂致聚于肛门,蕴蓄成疮。

【病状】形如风癣,时常作痒,破流黄水,甚者浸淫及于他处。

【治疗】合谷,列缺,支沟,天枢,委中,三阴交,丰隆,太白,行间。

【助治】用鸡内金烧灰存性,研为细末,干敷患处。

(八) 脏毒

【病因】由醇酒厚味、勤劳辛苦,或元气不足、阴阳并亏,以致湿毒下注,滞而不行,遂成为此证。

【病状】肛门肿突,形如桃李,大便秘结,小水短赤,肛门重坠,如锥刺痛,或内结作肿,肛内刺痛,大便虚闭,小水淋漓,寒热往来,遇夜尤甚。

【治疗】命门、大肠俞、章门、天枢、气海、三里、下巨虚、三阴交。

【助治】宜用熊胆三分,冰片三分,凉水十茶匙,调化涂擦患处。

五、损 伤 部

(一) 闪挫腰痛

【病因】此由跌扑损伤,闪挫经络,瘀血内蓄所致。

【病状】闪挫腰部,疼痛不可俯仰。

【治疗】脊中,腰俞,肾俞,委中,阳陵泉,临泣,尺泽。

【助治】用西瓜青皮阴干为末,盐水调服三钱。或用真硼砂研极细末,以灯芯蘸点眼睛四角,泪出即松,连点数次自愈。

（二）闪挫胁肋痛

【病因】由于跌扑斗殴,内伤乎血,积于肝分,则胁肋作痛矣。或由闪挫损伤经络所致。

【病状】腰脊被闪挫伤损,胁肋疼痛难当,或痛而不膨,或膨胀瘀紫作痛。

【治疗】尺泽,曲池,支沟,合谷,委中,阴陵泉,阴交,行间,气户,手足三里。

【助治】用葱白、酒糟、生姜,共捣烂融,罨①于患处。或用橙子核一钱五分,制香附一钱,炒研细末,酒调服之。

（三）跌扑腰痛

【病因】由于跌打损伤,伤及腰脊所致。

【病状】腰脊损伤,疼痛难忍。

【治疗】肩井,天井,委中,阳陵泉,三里,承山,昆仑。

【助治】先以葱白捣烂炒热,将痛处遍擦,随以大黄末、姜汁调敷,盖以粗纸,一日一换,另尽量饮以好酒,三日即愈。或参阅"闪挫腰痛"条。

（四）折伤手腕

【病因】此由特殊情形,或为斗殴,或为闪挫,而致成此证。

【病状】手腕关节脱臼,或肌肉青紫,瘀血内攻而肿痛。

【治疗】大椎,肩井,曲池,阳池,腕骨,手三里,大杼。

【助治】以五加皮、血余炭各一钱,研末兑酒服。或用生姜、葱白,共捣融,和灰面②炒热敷之。或用生大黄,和姜汁磨敷患处。

---

① 罨：覆盖。
② 灰面：四川方言,即面粉。

（五）跌打损伤

【病因】由特殊情形，或跌扑坠堕，或由被人器械物品打伤所致。

【病状】有内损、外伤之别。属外伤者，乃皮破流血之类；属内伤者，乃肌肤青肿，或紫块坚结。

【治疗】大椎，大杼，曲池，关冲，阳陵泉，然谷，冲阳，大敦，关元。

【助治】用白木耳四两（如无白者，即以白背之黑木耳亦可），焙干，研为细末，每服一两，以麻油拌匀，好酒送服，每日服二次。或饮之以童便一碗。

【附记】凡被跌打损伤心、胸、肩、背、头顶等部疼痛不止者，即取大椎穴，斜向风府穴飘针刺之，其疼痛立止。如系腰、腿、足胫等部疼痛不止者，即取大椎、阳陵泉、三里、阳辅、绝骨等穴刺之。

（六）破伤风

【病因】此证共有三因：第一，因卒然损伤皮肤，风邪骤袭入经络而发；第二，因疮口不合，贴膏留孔，风邪渐入而发；第三，因积热在内，遍身白痂，疮口闭塞，气难通泄，郁成内风，传播经络而发。虽其因各自不同，然皆属血衰不能滋养经络所致。

【病状】寒热兼作，甚则口噤目斜，身体强直，角弓反张，危在旦夕。

【治疗】阳陵泉，承山，大敦，风府，风门，曲池。另取耳垢炙黄，研末合艾绒，灸阿是穴三五壮。

【助治】取手指甲、脚趾甲各一钱，以香炒黄，研末热酒调服，汗出立愈。

【附记】凡诊视破伤风证时，宜先以自手三指合并，直插入病人口中，如可插入者易治，倘不能插入者难治，若只可插入二指者，其证必危。即妇人产后惊风,亦宜用此法诊验之,可知其生死。

六、花柳部

(一) 鱼口便毒 —名血疝,—名外疝

【病因】此由勉强入房,忍精不泄,或欲念不遂,精搏血流,或暴伤肝,气凝血滞,以致败精毒气壅遏于中途,或欲火淫炽,行不洁之交合,受传染之邪毒而成。

【病状】无论男女,皆可发生。每生于少腹之下,腿根之上,折纹缝中,古书云:在左为鱼口,在右者为便毒。其实即便毒也,并无左右之分,属于肝、肾二经。初起寒热交作,结肿如杏核,不红微热,渐如鹅卵,坚硬木痛,红赤焮热,举动艰辛,溃后脓稠。若溃后脓少血多,或脓汁清稀,孔深口大,如斯状者,乃可谓之鱼口,盖以其孔深口大,如鱼口然,故因而名之。

【治疗】承山,三阴交,大敦,然谷,昆仑,箕门。

【助治】用夏枯草五钱,苍耳子三钱,煎水常洗。或用老水仙花兜,和水在粗钵内磨成浓汁,涂于患处。或用五倍子炒黄研末,加入百草霜等分,以陈醋调涂患处。或以黄蘖一两,雄黄、乳香各二两,共为细末,取新汲水调敷之。如在初起未久之时,可照服"痈疽"条之仙方活命饮,或参阅"横痃"条。

(二) 下疳 —名阴蚀疮

【病因】此由邪火、淫欲郁滞而成。其致病之源有三:一由男子欲念萌动,阳物兴举,淫火猖狂而未能发泄,以致败精浊血,统滞中途,结而为肿;二由妇女阴器中之瘀精浊气未净,遽与交媾,以致淫精传袭而成;三由误用房术热药涂抹玉茎,洗擦阴器,兴助阳火,煽动阴精,侥侥不衰,久顿不泄,致令火郁未发,或强行房战,忍精不泄,皆能使毒发阴茎,腐烂成疳。

【病状】生于阴茎上端,初起小便淋涩,溲时刺痛,或皮肤红亮,色如水晶,继则流泄浊物。或初生坚硬之紫色疙瘩,渐成腐烂,破流腥水,久则全茎腐蚀溃烂。或先发时疮,误用熏涤擦药,致令结毒溃烂,甚至烂去阴茎一部,或蚀及全部者,俗名呼之为"卸蜡烛"。

【治疗】肾俞,膀胱俞,长强,关元,中极,少府,曲池,阳陵泉,三里,公孙。另参阅"横痃"条及"杨梅肉疳"条。

【助治】用陀僧、黄檗各一分半,腻粉①一钱,麝香少许,先将患部用金银花煎水洗净拭干,后乃将药末掺上,甚者三四次即愈。或用雄黄、矾石各二分,麝香五厘,研为细末,掺敷疮上。或以轻粉末掺之,即收口而愈。或取炉甘石(火煅醋淬五次)一两,孩儿茶三钱,共研为末,麻油调敷之。或常用大豆、甘草,煎水洗之。如阴茎溃烂过半,肉不能生者,先以苦丁茶洗净,再用黄连末掺三四日,待腐肉去尽,乃取黄犬阴茎,连肉火上炙黄,煅灰存性,每用少许,加入黄连末内,掺之,则肉自能渐生,但犬茎末须徐徐由少加多,切不可骤然多用,恐其收口过速,反易破裂。倘红肿痛甚者,可用鲤鱼胆汁涂之,并用土茯苓煎汤,代茶饮之;倘不易生肌者,则用凤凰衣(焙干)、橄榄核仁(去油)、人参各五分,煨儿茶二钱,珍珠末一分,金箔十张,共研末,掺之。

(三)横痃②

【病因】此由先天不足,或由七情郁滞,以致血气凝结,或因行不洁之交媾,以致为毒所乘,而成此证。

【病状】生于两腿夹缝折纹中,初起若有小核,渐长,形长如蛤,漫肿坚硬,痛索睾丸,上及少腹,有劳乏即发,体健即散者,则并

---

① 腻粉:即轻粉。
② 横痃:指各种性病引起的腹股沟淋巴结肿大。

不高肿,亦有成脓破溃者。腿足有创伤,上燃及此而高肿者,乃气血凝结所致,创愈则散,不足为患,惟因由不洁之交媾,致被传染得来者,则逐渐酿脓,或因而破溃者,最为缠绵难愈,此证俗名呼之为"疙瘩"。

【治疗】承山,箕门,横骨,四髎。另参阅"鱼口便毒"条。

【助治】用皂角刺六钱为末,布袋装好,同糯米二合①煮粥,时常食之。外用五倍子,置于新瓦上焙干研末,以好陈醋调匀,摊布贴之,即消。其余参阅"鱼口便毒"条。

(四) 杨梅疮——名广疮,又名棉花疮

【病因】此由肝、肾二经之湿热素重,或色欲过度,复因交媾不洁,传染所致,或由下疳蓄毒,缠绵不已而作。俱乃先从局部患起,然后遍及全身,但此证由气化传染者轻,精化传染者重。

【病状】形小而干,色红作痒,状似棉子,故俗名其为"棉子疮",久则实硬如杨梅子状,故又名之为"杨梅疮"。初起其疮干细者轻,如头面稀少,口角无疮,项下胸背虽多,肛门无疮者,亦属轻证。若成红紫色,手足遍生,形如汤泼泡状者,先湿而后烂,小便淋涩,筋骨疼痛,此乃毒气内入骨髓,外达皮肤,其证最重。

【治疗】心俞,四髎,曲池,合谷,阴市,血海,阳陵泉,三里,三阴交,下巨虚,绝骨,太溪,公孙。

【助治】用土茯苓、金银花,煎汤代茶饮之,外用轻粉、石膏、黄柏各等分,研末掺之。或用古土墙上之螺蛳壳、上辰砂,等分研末,加梅片少许擦之。或用槐花四两略炒,入酒二盏,煎十余沸,乘热饮之。或以轻粉、胡桃肉、槐花、(炒研)红枣肉,各二钱,共捣为丸,

---

① 合:旧时量粮食的器具,容量为一合,木或竹制,方形或圆筒形。

分作三服,第一日鸡汤送下,第二日陈酒送下,第三日清茶送下,至五日则疮干,七日疮痂尽矣。或用鸡蛋一个,去黄留白,加入轻粉一钱,搅匀,仍用纸糊好原蛋,饭上蒸熟食之。或用雄黄、雨前茶、生芝麻各四两,共为细末,另以黄粟米磨成细粉,煮糊为丸,如梧桐子大,每晨开水下三钱。或单用木瓜一味,研末为丸,每日以土茯苓汤下三钱。如在初起时,即用羊角、胡桃壳,俱烧存性,各等分研末,每用钱半,好酒调下,早晚各服一钱,四日毒从大便出,似血似脓,渐减作每日一服,至毒尽为止。或以轻粉、雄黄、石膏、黄柏,各等分研末,香油调敷。

【附记】凡侍候患杨梅疮之人,须用雄黄、川柏、杏仁各等分,研末为丸,早晚常服之,庶可免其为气化传染。又上列诸方,多用轻粉,如疮愈之后,急宜用川椒去目,以净水煎服之,其毒自解。或用生扁豆浸透,捣地和地浆①饮之。

(五) 杨梅结毒

【病因】此由不洁之交媾,以致感受精化传染之毒,或患梅毒方炽,误服水银升练劫药,虽疮痂落尽,一时侥幸而愈,其毒已深入骨髓经络之中,积久外攻,遂成此证。

【病状】其始先从筋骨疼痛,随处结肿,皮色如常,至将溃烂时,方呈紫红之色,腐臭难堪,或脑顶塌陷,腮、唇、鼻梁等部损坏,甚或穿喉蚀目,手足拘挛,致成终身痼疾。

【治疗】百会,风府,大椎,膏肓,四髎,尺泽,曲池,阳陵泉,三里,三阴交。另参阅"杨梅疮"条及"花柳入骨"条。

【助治】用松香、皂矾,煅赤研末,香油调,擦患处。或用橄榄

---

① 地浆:新掘黄土加水搅混或煎煮后澄取的上清液。味甘性寒,无毒,归肝肺经,清热解毒,和中。

核烧灰存性，加梅片少许，研末，麻油调，涂之。或用鸡骨炭一两五钱研末，宫粉五钱、银硃三钱，共研细末，分作九份，以棉纸卷成九条，将火燃着，以鼻嗅之，口中含冷水，水热则吐去，以净为度，每日熏三条，其在上者，食后熏之，若在下者，食前熏之。另用木香、沉香、乳香各五分，巴豆霜一钱半，共研细末，肥大枣肉一个半，捣烂为丸，如茨实大，每服一丸，细嚼白开水下，少刻复饮开水一口，即泻一次，饮二三口，则泻二三次，切不可太多，数日一泻，毒尽为止。或用银花、甘草、菊花、白矾、土茯苓、浮萍，各二两，煎洗。另参阅"杨梅疮"条及"花柳入骨"条。

（六）花柳入骨

【病因】多由于熏火收遏，疮毒沉入骨髓，或虽未经熏擦，即系内毒未尽，便用点药收敛，或服坠药，俱能令毒气郁遏于内，而成此证。

【病状】每觉筋骨中隐隐作痛，后乃渐肿或不肿，并无定处，惟多发于手足之关节中，每能损伤筋骨，纵愈亦曲伸不利，妨碍动作，甚或手足瘫痪，变成残废痼疾。

【治疗】须分手臂与腿足之治法，兹举列于后。

发于手臂者，宜取百会，大椎，陶道，身柱，气海，关元，肩髃，曲池，合谷，阳陵泉。发于腿足者，宜取四髎，环跳，风市，委中，承山，血海，三里，绝骨，阴谷，解溪，太冲。

【助治】用铅半斤，铜勺内化开，倾入水内，便将铅取起，再化再倾，如此百数十遍，以铅尽为度，候半日久，待其水澄清，乃倾去面上清水，取沉底之铅炭，复倾于三重纸上，下用干炭收净水气，然后晒干，与硫黄等分研末，磁罐收贮，每服一钱，温酒调下，至重不过三次即愈。或用红枣三斤，以杉木柴煮之，煮熟剥去枣之皮核，并用烧过之杉柴枯炭研末，和枣肉捣匀为丸，如弹子大，每日任意食之，不可间断。虽疮毒遍身，或曾服过丹石热药，致成结毒，多年不愈者，服之大有奇效。愈后再服一两月，便可断根。宜忌食酸辣，及一切发物半年。或参阅"杨梅结毒"条。

（七）杨梅肉疳

【病因】此由当患杨梅疮时，图速收功，乃误服坠劫等药，致成此证。

【病状】此证或呼之为"耻疮"。男子则生于龟头之上，初起形如粟粒，先赤肿，溃后则腐烂；女子则生于玉门之内，漏烂不堪。另参阅"下疳"、"阴疮"二条。

【治疗】气海，中极，横骨，毛际，三焦俞，膀胱俞，四髎，长强，曲池，三里，照海。另参阅"下疳"、"阴疮"、"阴痒"等条。

【助治】参阅"下疳"、"阴湿"、"阴疮"、"阴痒"等条。

（八）五淋

【病因】五淋者，乃气、石、劳、膏、血五种之淋证也。其源虽各不相同，大抵多由肾精先斫，欲火过旺，小肠膀胱之间，郁热不化，遂使下焦水道不清，清气与浊气相干犯，乃致成此证。

【病状】五淋之证象各有不同，兹将各淋所具有状态，列举于后。

气淋之证，乃小便涩滞，余沥不尽，脐腹满闷，甚者小便为之不通。石淋之证，乃膀胱蓄热，溺则茎中急痛，频下砂石，如汤瓶久受煎熬，底结白碱，亦有称之为"砂淋"者。血淋之证，乃血与溲齐下，遇热则发，溺必涩痛。膏淋之证，乃小便时随便溺出若脂膏状之物质，故又名之为"肉淋"。劳淋之证，乃小便淋漓不绝，如水滴流而不断绝之状。

【治疗】气海，石门，关元，脾俞，肾俞，小肠俞，膀胱俞，肓俞，横骨,间使,血海,中封。另用生盐炒热,填入脐内,于盐上艾灸七壮。

【助治】用滑石四两,茯苓、白术、贝母、通草、芍药各二两,共研为末,温酒调服,每日一次。或用雪白之朴硝,研为细末,每服二钱,血淋则用冷水送下,气淋则木通煎汤下,石淋(将硝炒研)温水送下。或用滑石一两,牙硝二钱,开水频频饮之。

(九)赤浊

【病因】由于色欲不节,欲火太甚,致使湿热之邪,入于阴分,与血液化合,或心经有热,下注于小肠,或因下元虚损,其浊由白转赤所致。

【病状】每小溲之后,有赤色浊液随之而出,或浊液时流,淋漓不绝,色赤而稠,或茎中作痛,或不作痛。

【治疗】气海,关元,中极,肾俞,膀胱俞,小肠俞,章门,水道,天枢,胞肓,阴谷,膏肓,曲泉,三阴交。

【助治】用干红莲子六两(连心衣并用),炙甘草一两,共为细末,每服一钱,灯芯汤下。或用石菖蒲、川萆薢、益智仁、乌药各一两,煎水服之。或以鸡蛋一个,顶上开一小孔,入生大黄末三分于内,纸糊煮熟,空心服之。

(十)白浊

【病因】此乃湿热下注,或因不洁之交媾,感染毒气所致,或心动于欲,肾伤于色,强忍不泄,败精流溢所致。

【病状】初起茎中热痛,溲溺虽清,而痛不可忍,继则茎口时有秽物流出,或如米泔,或似疮脓,淋漓不断,日久则茎中反不痛,惟浊汁时流不止。

【治疗】心俞,肾俞,膀胱俞,小肠俞,白环俞,气海,关元,中极,天枢,曲泉,三阴交,然谷,曲池,内关。

【助治】用瞿麦、牛膝、土茯苓、甘草梢,煎汤代茶饮之。或用炙桑螵蛸、白龙骨等分为末,每服二钱。或以生萝卜一个,剜空留盖,装入吴茱萸末,填令满,仍以原盖盖固,糯米饭上蒸熟,除去吴萸,将萝卜焙干,研末,糊丸如梧桐子大,每服五十丸,盐汤送下,日服三次。或以清明檐前所插之柳条,煎汤服之,神效无匹。如远年①之老白浊,可多食白木耳,自愈。

七、急救部

(一) 七窍出血

【病因】由于下虚上竭,血分沸腾,或中毒入血,激血妄行,或血管暴裂所致。

【病状】此乃口、鼻、耳、目等七孔窍中,同时一齐出血。

【治疗】上星,风府,攒竹,翳风,尺泽,合谷。另灸少商穴一壮,以大蒜头捣敷涌泉穴,并以冷醋侵透粗纸数层,贴于囟会穴上。

【助治】宜急用冷水噀②其面,或急以热童便灌之,或用刺猬皮煅存性为末,以酒调服三钱。

(二) 吐矢

【病因】因大肠突然收缩,迫矢上行,或由跌打伤腹,腹中清浊交乱,或由胃液空虚,幽门无权,肾火逼之,致令糟粕逆行而出。

【病状】气逆奔上行,粪便从口中吐出,危迫异常。

【治疗】鸠尾,中脘,下脘,关元,幽门,大肠俞,长强,委中,复溜,然谷。

【助治】宜用肉桂、牛膝、木香等以煎服之。

---

① 远年:即多年。
② 噀(xùn):含在口中而喷出。

(三) 伤死

【病因】 由于特殊情形而跌扑、坠压、踢打等伤以致死。

【病状】 此证须分内伤外伤、已破未破、瘀血亡血之别。若皮不破而内损者,则瘀血必结而多肿。金刀斫伤者、皮肉开裂而外伤者,则亡血必多而致亏。然不论其为内伤外伤,凡突然昏迷,非真死者,可用急救法,令其复苏,而后分别以救治之。

【治疗】 灸百会三壮,灸神阙五壮,灸气海五壮。另参阅损伤部各条,酌量施治。

【助治】 出血不止者,急用炮甲末敷上以止血。青肿者,宜用半夏末调水敷之。内伤者,急用白木耳(白背之黑木耳亦可)四两,焙干,研末,每服一两,麻油拌匀,好酒送下,日服二次。伤睛者,用生猪肉一片,以当归、赤石脂二味研末,掺猪肉上贴之,拔出瘀血自愈。手足关节伤者,用生老姜、葱白共捣融,和灰面炒敷之。破口伤者,用生松香、熟松香、生半夏等分研末敷之。突然昏迷、不省人事者,急以童便或马尿、或白砂糖,兑热酒灌之,另用生半夏研末,调水如黄豆大,塞于鼻孔,男左女右,倘醒后鼻痛,即用老姜汁涂之。上列概属急救之法。又,古方"玉真散",能专治跌打损伤已破口者,无论伤口大小,不省人事,或伤口溃烂进风,口眼转斜,手足扯动,形如弯弓,只要心前微温,急宜以此药涂敷伤口(如血液或脓汁多者,先用温茶洗净伤口),另用热酒冲服三钱,不饮酒者,则以开水冲服,亦能起死回生,惟呕吐者难治。药虽平淡,功效神奇,价亦颇廉,若能传方施药,功德更非浅鲜。其方用明天麻、川羌活、北防风、生南星(姜汁炒过)、香白芷各一两,白附子十二两,俱须明净者,同研细末,置瓶收贮,蜡封其口,不可泄气。倘湿烂不能收口者,另用熟石膏二钱、黄丹①二分,共研极细,加入敷之。

---

① 黄丹:即铅丹。

(四) 疯狗咬伤

【病因】由被误中邪毒,或误食邪毒,以致疯狂之犬所咬,中其剧毒所致。

【病状】患者烦躁口干,小便涩痛,久则发狂,状如疯狗,逢人则咬,见女人则嬲①,以扇搧②之则颤,闻锣声则惊。

【治疗】急寻各不同姓者三人,于外丘穴上,各人灸其一壮,阿是穴须挤尽恶血,再灸数十壮,如疮口干者,则用针刺出血,以角筒吸之,吸尽毒血为止。又细察其头顶上,如见有红发者,急为之拔去。

【助治】宜用糯米一撮,番木鳖半个切片,斑蝥七个去翅足,和共炒黄,除去斑蝥后,乃将米鳖二味研末,兑酒服之。或多饮姜汁,亦可解毒。或用豆豉研末,香油调为丸,常揩拭患处,凡拭之后,乃掏开其丸视之,内中若有狗毛茸茸然,此系毒气已出,乃易丸再行揩拭,迨至内无茸毛方止。或用人粪涂伤处。或用大黄三钱、桃仁七粒、地鳖虫七个(去足),共研为末,加白蜜三钱,酒一碗,煎至七分,连渣空腹食之,不饮酒者,以酒水兑煎,服药之后,须另设便桶,以验其大便,若大便下如恶物,或小便下如苏木汁者,此乃毒气下泄也,宜服至二便如常为止。或用当门子③二厘,真腰黄钱半,正梅片六厘,炒透石月④五分,提净牙硝三分,共研极细末,点入患者两眼角,男左女右,如伤势重者,则左右均点,点后闭目片时,其毒气能从伤口走出,此为治疯狗咬伤之秘方也。

(五) 溺死

【病因】因渡水失足,或厌世投河,呼吸器官为水闭塞所致。

---

① 嬲(niǎo):戏弄,纠缠。
② 搧:同"扇",作动词。
③ 当门子:呈颗粒状的麝香,俗称"当门子"。
④ 石月:即牛藤,又称"野木瓜"。具有祛风散瘀,止痛,利尿消肿之功效。

【治疗】十二经井穴,百会,水沟,承浆,会阴(用补法,刺一寸,屎尿直出即生。)另灸神阙五七壮。或炒生盐,布包熨气海、关元。

【助治】须将溺者倒拖出水面,乃撬开其口,横衔箸一条,俾令出水。另以竹管吹其两耳,用生半夏末吹其两鼻,皂角末吹其谷道①。并用大铁锅一双,覆于地上,将患者之脐,对正锅底突起处,俯卧于上,缓缓摇动之,水出自活。或用灶灰埋之,须露出七窍。或先以生姜汁灌之。

(六)缢死

【病因】此因怨愤轻生自缢,或为仇家绞勒,以致气管受迫,肺脏呼吸窒塞不通,气息断绝所致。

【病状】轻者身冷而心下尚温,身体微软;重者则身体僵直,目突舌伸。

【治疗】灸鬼哭穴七壮,涌泉穴三壮,气海穴五七壮。或炒生盐,用布包之,自结喉顺下至关元,循任脉顺序熨之,随冷随换。另按推迎人穴,针水沟、承浆、大椎、合谷。

【助治】令人对其口吹气以灌之,即可自活。惟患者须人抱住,缓缓解下,安置床上,头宜稍高,紧抵粪门或阴户,使不泄气,又以两人,用竹管吹其两耳,并用对口灌气法,可多吹之,无有不活者,切勿谓其已冷,忽略不救。或用皂角、细辛等分研末,吹两鼻孔。另以陈皮八分,川厚朴、制半夏各一钱,肉桂、干姜各五分,甘草三分,净水煎服之。或用真山羊血二三分,研为细末,以好酒调匀,灌下即活。或以生半夏为末,洒冷水作丸如豆大,纳入鼻孔中,即便苏醒,凡心头尚温者,均可治活,此法兼治五绝。

---

① 谷道:肛门。

(七) 中恶死

【病因】此乃元气不足,突感受秽恶邪祟之气,因而气道窒塞,而成此证。

【病状】病后或睡卧之中,无端呼吸断绝而死。

【治疗】灸鬼哭穴三五壮,神阙隔姜灸五七壮,中恶穴(在乳直下三寸处)灸三壮,大敦穴三壮,再另用针补会阴穴。

【助治】用韭黄心,直刺入鼻孔内数寸,目开出血即活。如唇内沿有如粟米粒者,急以针挑破之。或参阅"溺死"、"缢死"二证之吹鼻法亦可。

(八) 暴厥死

【病因】此由内气本虚,腹为时气秽恶之邪所骤中,蕴积于中,发为此证。

【病状】陡然风涎暴作,四肢厥逆,呼吸闭绝而死,如心腹及鼻尚温,阴卵不缩者,尚可以救治。

【治疗】手足诸井,十宣,百会,水沟,承浆,风府,合谷,颊车。另灸会阳五壮,关元七壮,神阙五壮,太白三壮。

【助治】用瓜蒂为末,每用一二钱,腻粉一钱七分,以水调灌之,良久涎出自愈。或急将患者置于暖室之中,扶其正坐,用火炭沃①醋,使醋气冲入鼻中,即能自苏。或捣韭汁灌入鼻中。或照上吹鼻法治之。

(九) 邪祟

【病因】此由心脑亏损不足,忽受刺触,以致印象深入,幻为邪祟。或由邪心起而招其类聚,或由畏惧而感性灵,以致心蔽吉凶

---

① 沃:浇,灌溉。

者，乃灵鬼摄之。若心蔽男女者，乃淫鬼摄之。其心蔽忧虑者，乃沉鬼摄之。如心蔽放逸者，乃狂鬼摄之。遂若明若昧，发而为邪祟之病。

【病状】多见面黄肌瘦，或奇梦惊心，或倦怠嗜卧，或语言错乱，或嗜好失常，或饮食久绝而神色不变，或危笃垂毙而忽而康强，或妄言祸福而明征不谬，或叫号震击而猛悍非常。

【治疗】针十三鬼穴，加间使、后溪、神门、心俞，另多灸鬼哭穴、鬼眼穴。

【助治】宜用熏气法，以明雄黄、苍术各一两，松香二两，先将松香烧化，以虎爪和各药末为丸，如弹子大，每夜烧于火笼中，令病者坐于其上，以被蒙住，惟露其头于外熏之，连熏三夜，鬼魅自去。

（十）花风死

【病因】因淫兴过盛，欲念太炽，以致发风而昏绝。

【病状】欲念勃发，有如风狂之状，顷之则自昏绝于床上，妇女多有患之。

【治疗】泻然谷，太溪，中极，另用麝香填满脐眼，隔姜灸三五壮，即苏。

【助治】检验肾俞穴处，如有红片者可治，黑片者不治，且此证无若何之相当助治法，如能达其目的者，则不治亦愈矣。

（十一）走阳——名脱阳，一名精脱

【病因】由男子常服春药，恣意纵淫，或久旷之后，兴奋过度，以致精关不闭，走泄不止。

【病状】男女交合之际，男子忽然精泄不止，如或脱出阴户，则阴茎挺纵，精液滑溢，瞬息气绝而死。

【治疗】长强穴用粗针先刺后灸，另针归来、大赫，灸神阙、气海、关元。

【助治】凡脱阳之时，宜仍由女人抱定，切不可推之使下，任其僵卧身上，下面阴茎不离阴户，乃频以暖气呵于男子口中，若系女脱，则男子亦频哺以暖气，一连十数口呵之，其必悠悠然阳气重回矣。（呵气之法，先须自闭其口，提起脐下丹田之气上升，然后尽力送气过口，使之下喉，此法可救垂危于俄顷。）急用黄芪（人参更妙）四两，当归二两，附子五钱，煎汤灌服。倘脱后已离女体者，即急令人抱起坐之，仍须令人以口气呵哺，若恐其不能入喉，则以竹管插入患者喉间，使女子尽力呵之，得童女以口吻接气更妙，但男须女气，女须男气。

（十二）夹阴伤寒 又名夹色伤寒

【病因】此由操劳或好色之人，精气不固，为寒邪所伤，或行房之后，感冒寒邪，或感寒之后，复犯房事，以致热邪乘虚直入阴分，深入难出，而成斯证。

【病状】发热头痛，胸膈痞满，或面赤而足胫逆冷，腰胀而烦渴躁乱不宁，甚则阳道痿缩，妇女则乳头内缩，或手足弯曲紫黑，牙紧气绝，呈此象者，又谓之"阴症伤寒"。

【治疗】灸命门、肾俞、长强、四髎，又神阙内填麝香，隔姜灸之，或置大附子一片于上，而后灸之，气海、关元，亦宜姜灸。

【助治】凡男妇交合后，阳物缩入腹内绞痛欲死者，急取本妇人阴毛烧灰，调水令服之，并用洗阴户之水饮之，此乃救急良方也，切不可嫌秽自误，以速为妙，迟则难救。或用胡椒四十九粒，连须葱头四十九个，共捣成泥状，另加百草霜一撮，再捣匀之，分作二份，以布摊开，一贴神阙，一包龟头，用线捆住，少顷即愈。如患者将死而气未绝，宜取纹银一块，锤扁烧红，或烧至极热，放于脐上，再用鸡一双，连毛破开，不去肠杂，包于银上，以布缚住，将手紧按之，即愈。若人已死，揭鸡看视，如鸡青银黑，可另换鸡银包扎，倘无纹银，用鸡亦可。或用鸽一只，生剖去肠杂，先纳麝香少许于脐眼内，然后将鸽乘热罨①脐间。又或用胡椒四十九粒、飞矾一钱、黄丹一钱，共研细末，以好酒和为丸，男置左手心，女置右手心，乃将其手移对阴孔合之，紧紧按定，少顷腹内燥热，切不可令其摇动，即愈，女人尤为有效。或急使小儿溺小便于床前，令人用足（男左女右）将尿所浸湿之泥推搓成团，为饼，敷脐上，再用滚水一罐，在泥饼上熨之。或急用鸟枪火药二钱，研碎冲滚水服之，热酒更妙，得吐即可回生，此证乃寒中三阴，非用此猛烈之药以驱寒回阳，即不能急救，此方甚验，不可迟疑误事。又或用枯矾、火硝、胡椒、黄丹各一钱，公丁香五分，共为细末，陈醋调成一团，握在手心（男左女右），以绢扎紧，久候自能发汗。以上俱属外治之单方也，至于内服单方，继列于后。

　　内服者，宜用白术三两，肉桂三钱，丁香、茱萸各一钱，净水煎服，一剂则阴消阳回。或用生姜一块，约二三两重者，切之成片，大黑豆三合炒热，以水三碗，煎煮数沸，取汁饮之，汗出即愈。或用人参（无人参则以高丽参代之，或用上党参一两亦可）五钱，白术三两，附子一两，干姜五钱，肉桂六钱，急煎水灌之。或用蜻蜓虫②（俗名"偷油婆"）七个，捣烂滚水冲融，去渣温服，有起死回生之效。或用大黑豆炒干，投酒热饮，或灌之使吐，复饮取汗为度。

　　【附记】以上所列内外治单方，概属夹阴伤寒证之用。此外尚有普通伤寒之外治法，列举于后，以备临时取用。盖因此症之死于病者少，而死于医或者药者多。凡患之者，惟宜密室避风，勿食粥饭米粒，谨静自守，只以姜汁热酒，或多饮姜茶，待七日传遍经络，

---

① 罨：覆盖，遮盖。
② 蜻蜓虫：即蟑螂。

虽不服药,亦能自然痊愈。古云:伤寒不药得中医,正谓此也。倘审证不清,药物误投是自速其死耳,可不慎欤? 外治诸法列后。

点眼法:用大粉甘草六分,顶上梅花冰片四分,共捣极细末。凡伤寒病,尚在六日之内者,可用此药点眼之内角(男左女右),汗出即愈。若已过七日,则不分男女,两眼内眦角,并皆点之,神效之至。

姜葱熨法:可治伤寒胸膈不宽作痛,并一切寒结、热结、食结、痰结、痞结、水结等证,及中气虚弱,不堪攻击内消者,须以此法熨之,则滞行邪散,其效如神。宜以连须葱头一大把,老生姜二大块,生萝卜四五个(若无生萝卜,则以其子一合代之),共同捣烂,乃加酒炒热,用布包作两包,轮流以罨熨心胸胁下,痛处自能豁然散开,汗出而愈,干则加酒,若大便结者,则兼熨腹脐,或脐之四周。

葱熨法:寒中于三阴,口噤失音,四肢强直,挛急强痛,两手无脉,似乎中风,或厥逆唇青,男子肾囊缩入,妇人乳头缩入,或男妇交合后气绝等证,俱用葱白一斤,微捣炒热,分作两包,轮流换熨脐下,暖气透入自愈,再另用葱白三寸,捣烂煎酒灌之,阳气即回,此乃华佗先师之救急方也。或以罐装炎火,或盛开水,置于葱包上熨之,更为有效。

巴豆灸法:取巴豆十粒捣烂,入面粉一钱,和捻作饼状,安于脐上,以艾火连灸五壮,气达即愈。

验伤寒法:以野芋头切片,摩擦背脊第三椎身柱穴上,如觉痛痒者,即非伤寒,若不知痛痒便是。如确属伤寒证时,乃仍用野芋头片,将周身骨节用力擦拭,并另以野芋片炒熟,煎成浓汁,服二三次,即能自愈,暂忌荤腥饭食。

(十三) 疔疮走黄

【病因】因疔疮既发之后,不戒饮食,或房劳梦遗,或失于调治,以致毒气走窜,四散经络,成为走黄,毒成攻心。

【病状】肿势蔓延,疮顶塌陷,渐至心内烦躁,神昏闷乱,甚至眼目发黄,周身发黄,若其身面漫肿,干呕心烦,或作渴,遍身起泡抽搐者,病势已危,难于挽救矣。

【治疗】急宜随走黄之处,按经寻觅,遇有芒刺直竖者,即为疔苗,急刺出恶血,再灸三壮,然后乃刺合谷、灵台、大椎、百劳。

【助治】急取芭蕉根捣汁,连服二三碗。或用苍耳头、野菊花、豨莶草、地丁草①、半枝莲各三钱,蚤休二钱,麻黄一钱,好酒一斤,煎至一碗,澄去渣滓,热服取汗。

八、妇女产育部

（一）经漏下不止

【病因】此由经来行房,或积劳损伤,冲任气虚,不能摄血所致。

【病状】经来不断,淋漓无时,少腹疼痛,脉来沉细。

【治疗】隐白,太冲,三阴交,阴谷,天枢,通里。

【助治】用白鸡冠花连子,煎水代茶频服。或炒木贼三钱,水一盏,煎至七分,温服之。或用赤石脂、破故纸各一两,共研为末,每服二钱,米汤调下。或以白芍药,香附子,熟艾叶各一钱半,净水煎服。或用牡蛎煅研,米醋捏成团,再煅研末,用米醋调艾叶末熬膏,和匀作丸,如梧桐子大,醋汤下四五十丸。或以五灵脂,炒至烟尽,研为细末,每用二钱,加当归二片,酒一盏,和煎至六分,乘热服之。或用陈莲蓬壳,烧灰存性,研为细末,每服二钱,温酒调下。

（二）月水断绝

【病因】此由脾经湿盛,不能生血,以致郁结伤脾而血损,或因

---

① 地丁草：又名"苦地丁"、"紫花地丁"。

胃火蒸熬血液，气耗血枯而成，或为积怒伤肝，及忧思恼恨，致令气血郁滞，或阴虚血耗，或由肺虚不能统血，俱能致成此证。

【病状】经水闭而不行，肌肉消瘦，倘或失治，能足以致成痨瘵之证。

【治疗】中极，关元，水道，肾俞，合谷，血海，曲泉，三里，三阴交，交信。

【助治】以姜汁炒厚朴，煎浓汁服之。或用蚕砂四两，炒半黄色，以甜酒半斤，盛入瓦罐内，和蚕砂煎滚，澄清温服一二杯。或用茜草一两，煎绍酒服之，一日即通。

（三）经无定期

【病因】此由于肝、肾二经，俱郁滞所致。

【病状】经来或先或后，或断或续，无一定期。

【治疗】中极，气海，天枢，肾俞，三阴交，交信，水泉。

【助治】参阅"月经不调"条。

（四）经来色淡

【病因】此乃体气虚弱所致。

【病状】经水来时，色不鲜红而黯淡，或清薄。

【治疗】内关，阴陵泉，曲泉，三阴交，太冲，水泉，关元。

【助治】宜常服六味丸。

（五）经来成块

【病因】此多由于血热气凝，阻滞子宫所致。

【病状】经水多凝结成块，作紫红色，其来时常觉痛不可忍。

【治疗】曲池，通里，内关，气海，中极，曲泉，阳陵泉，三阴交，太冲。

【助治】宜用延胡索四钱，血余灰三钱，共研为末，调酒服之。

(六) 月经不调

【病因】此由妇女气血不调，或寒客胞中，或热伤血海，或疝瘕积聚，或病后失调，或七情郁结，隐曲不得而申，或浊血不行，或新血不生，或血行失常，遂成此月经不调之证。

【病状】或月经过少，或月经过多，或趋前而至，或落后而来，或少腹结胀，或绕脐疝痛，或少腹两旁作痛，或经前疼痛，或经行作痛，或下稀水，其证象不一，故统名之曰"不调"。

【治疗】气海，中极，带脉，天枢，水道，合谷，阳陵泉，三阴交，交信，太冲。另参阅上列诸证。

【助治】宜用香附研末，以醋调服。或用全当归五两切片，远志肉五两，先以甘草汤洗，后以稀夏布①盛之，侵入好酒十斤内，封固之，七日后，每晚随量饮之。另参阅上列诸证。

(七) 血崩

【病因】此由妇女生育过多，或操劳失调，元气大虚，不能摄血，或瘀血内阻，新血不能归经，或相火旺盛，热在下焦，以致血弛。无论其为寒为热，为虚为实，凡冲任失调，皆能致成此证。

【病状】妇女前阴下血如崩，或为血块，或为血水，或由小产而血崩下，或由产后而下血不止。

【治疗】气海，中极，子宫，肾俞，血海，三阴交，阴谷，然谷，太冲，大敦，隐白。

【助治】用新丝棉烧灰为末，空腹兑酒服之。或用生香附二两，莲房五枚（炒焦），共研细末，调酒服之，或以米醋泛丸，每服三钱，温酒送下，崩漏立止。或取陈莲壳，烧灰存性五钱，棉花子烧灰

---

① 稀夏布：质地比较稀松粗糙的夏布。夏布是以未经脱胶或轻度脱胶的苎麻韧皮为原料，用土法手工拈绩成纱而织成的布，是中国古老的传统纺织品。

存性三钱,共研为末,冲酒服之。又或以木耳煅炭,研末一钱,崩证之轻者,即以热酒兑服之;倘崩证之重者,以秤砣烧红,投入酒内,俟酒热后,内调炭末服之,立效。或以陈棕烧存性,空心淡酒冲服三钱。或用盖墙头之破缸,打碎如豆大,于砂锅内炒热,加醋淬入,取醋饮之。或以百草霜①三钱,冲热酒服之。或用黑鱼头一个,火煅成炭,研为细末,和赤沙糖等分,以陈酒炖温冲服之。

(八) 转胞

【病因】由水气上逆,溺胞屈戾,以致不得舒张,溺无从出。凡妇女强忍小便,或溲急疾走,或忍溲入房,或胎气下压,皆足以致此证。

【病状】溲溺闭不得出,胀满迫促欲死,或小水淋漓而下。

【治疗】关元,中极,水道,小肠俞,膀胱俞,阴陵泉,三里,三阴交,水泉。

【助治】用鲜车前草、鲜莲藕节,共捣取汁,炖温服之,则热清水利,自无不通。或用杏仁去皮尖,捣融为丸,如绿豆大,每以灯心汤吞服七丸,立利。

(九) 带下

【病因】此由下焦肾气虚损,或用喜、怒、忧、思过度,或为产育房劳,荣卫气滞,湿热下注于膀胱所致。

【病状】妇女之阴户中,流出黏液滑浊之物,如痰如涕,绵绵不绝似带,故名"带下",其色有白、赤、青、黄、黑等之差异,甚则臭秽难堪。

【治疗】中极,关元,天枢,曲骨,带脉,肾俞,命门,白环俞,三

---

① 百草霜:为稻草、麦秸、杂草燃烧后附于锅底或烟囱内的黑色烟灰。

阴交,三里,复溜,太冲。

【助治】用白鸡冠花晒干为末,空心调酒服之。或以白蜀葵花炒枯为末,亦空心酒调下之。或用陈冬仁炒研末,空心米汤下。或酒煲艾叶、鸡蛋二味,逐日食之。或莲蓬壳炙灰研末,以煮熟之鸡蛋去黄,裹末食之。或土灶冬术五钱,云苓三钱,车前子钱半,红鸡冠花三钱,共煎水服之。或用新鲜苎麻根,捣汁冲服之。或以生白果肉捣汁,冲服亦效。

(十) 交骨不开

【病因】此由产妇气虚,或临产用力过早,或因生理上之特殊情形,交骨狭窄,以致临产之际,交骨不能张开。

【病状】产妇临产,交骨不开,虽胞浆已破,血水已下,但胎儿难出,以致儿逼产门,困苦不堪,甚至胎死腹中,或产妇因之而晕绝者。

【治疗】肩井,合谷,三阴交,太冲。另灸右足小趾尖端三五壮。

【助治】用酥炙龟板一钱,火麻仁七粒,麝香一分,共捣为膏,贴于气海穴上,甚效。或炙龟板一钱,血余炭一钱,煎水服之。

(十一) 难产

【病因】此由少妇心怯,或气血亏虚,或临盆太早所致。

【病状】产妇临产,沥胞而儿不下,险象环生。

【治疗】合谷,三阴交,昆仑。另灸至阴、独阴。

【助治】用真乳香研末,酒泛为丸,每服一钱五分,温开水送下。或用蓖麻仁七粒,捣融贴敷产妇两足心,少刻即下。或以蝉蜕烧灰,水调服一钱,即下。或以云母粉五钱,温酒调服,入口即产,不顺者自顺,万无一失。

(十二) 逆产

【病因】由于产妇气血不足,或临产慌迫,过于用力挣产,致令胎儿受迫,不能顺适自下。如儿手先出者,名曰"横产";如儿脚先出者,名曰"倒产"。

【病状】临产之时,胎儿一手先下,或一足先下。

【治疗】先将胎儿之手或足,轻轻送入扶正,待其转身定后,即灸至阴三壮,独阴三壮。

【助治】用灶心土研细末,酒调服三钱,并以少许擦产妇脐中。或用蜂蜜、真香麻油各半盅,和煎至半盅,服之至立下。或以人参、北芪、当归、童便之类煎服。或用菟丝子末,酒服二钱。或用黑豆一合,水与童便和煎服之。

(十三) 死胎不下

【病因】此由产妇曾患大热之证,伤及胎元,或被跌扑颠坠,触犯禁忌,以致内伤及胎,或胎气薄弱,不成而殒,或临盆太早,胞浆先破,胎血干涸,致令胎儿死于腹中,不能产下。

【病状】胎儿死于母腹之中,不能产下,反致上逆,儿头已抵产门者,推之不动,或面赤舌青,或面舌俱青,或冷坠胀痛,或发为呕恶。

【治疗】曲池,阴交,关元,中极,三阴交,公孙,照海,昆仑。另灸独阴三五壮。

【助治】用当归一两,厚朴、陈皮各二钱,酒水各半和煎,加朴硝一钱化服。或刺杀生羊,取其热血饮一杯,甚佳。或用朴硝五钱,以温童便调下。或醋炒黄牛粪,乘热敷肚腹上,用布捆好,即下如神。或以生半夏、白敛各等分为末,水丸如梧桐子大,榆白皮煎汤,下五十丸。或以猪脂、白蜜各一升,醇酒二升,合煎,取二升,温服二次即下。

【附记】大凡死胎不下之证,产妇面赤舌青者,乃母活子死之象,或下紫黑血块血缕者,尤为确实;若面青舌赤,口中沫出者,乃母亡子活之象;若面舌俱青,口边沫出者,子亡母亦难救,倘爪甲俱青,口出秽气者,尤为恶象。

(十四) 胞衣不下

【病因】此由产妇临盆太早,交骨不待其开而强开之,致令胎出而骨眼随闭,胞不得出,或因败血流入胞中,胞即胀不得出,或气血疲弱,不能传送,以致胞衣无力自下。

【病状】腹中胀痛,或胞衣上攻,或但觉乏力,别无他证,或心烦意躁,时欲晕昏。

【治疗】中极,阴交,公孙,照海,昆仑,内关,三阴交。

【助治】用蓖麻仁捣融,涂产妇两足心,胞下即急洗去,缓则肠亦出矣。或取路旁破草鞋前截,连鞋鼻烧灰,以童便和酒服之。或用茨实叶,或荷叶一张,扯作二三块,煎水服之,胞衣即破作二三块而下,务使产妇切勿惊慌,此方极有奇验。或以新汲水磨京墨服之。或用鹿骨屑三分为末,姜汤调下。

(十五) 产后血晕

【病因】此由产后气不摄血,血室空虚,心无所养,遂致昏晕,或感气受惊,袭风伤寒,以致血行失常,成为此证。

【病状】产后一日至七日之间,忽然眼目昏花,呕恶欲吐,心中无主,神魂外越(此乃两脱之兆也,宜急使清气上升,瘀血下降,其壅滞既无,则气血归经,立能回生也)。

【治疗】印堂,水沟,神门,内关,支沟,阴交,三里,三阴交。另灸关元三壮,神道三壮。

【助治】宜用荆芥穗五钱,炒焦煎水服之,或研末调童便服之。又或急用热童便,不要头尾,乘热饮之,无不立醒。或以神曲炒为末,水服一钱。或用人参一两,紫苏五钱,以童便水酒各等分,和煎服之。或用生姜、香附子二味,去毛为末,每用二钱,姜枣水煎服之。

(十六) 产后阴户不闭

【病因】由于临产时,劳力努挣太过,以致产后血气虚损,不能收敛,甚至肿痛不已。

【病状】生产之后,阴户不能自行收闭,小便淋漓不禁,坐卧不安。

【治疗】气海,关元,曲池,阳陵泉,三里,三阴交。另灸脐下横纹中六七壮。

【助治】用蛇床子炒热,绢裹熨之,或以温水洗软,用雄鼠屎(两头尖者便是),烧烟熏之。

(十七) 产后恶露不止

【病因】此因气血两虚,不能收摄,或因肝热不能生血,或因脾虚不能统血,以致产后恶露淋漓不净。

【病状】瘀露以畅行为顺,大抵血旺者,以一月为期,血少者半月,如逾期而淋漓不断,甚或腹痛,此即谓之"恶露不止"。

【治疗】阴交,水分,关元,气海,三阴交,中都,至阴。

【助治】以益母草煎汤,兑童便服之。或用乱发如鸡蛋大一团,以灰水洗净垢腻,烧存性,研为末,酒调服二钱。或用菖蒲一两半,酒二盏煎取一盏,去渣滓,分三次服完。或用蒲黄二两,水二升,煎至八合,一顿服完。

(十八) 产后恶露不行

【病因】由于产后当风取凉,致使瘀血壅滞不下,或感受气郁,以致气不行血,或体弱气血不足,无以下行。

【病状】腹中凝滞作痛,瘀露少而不畅,或竟滞而不行。

【治疗】关元,中极,四满,曲池,三阴交,曲泉,太冲。

【助治】用大黑豆炒令烟绝,淬以酒,乘热服之下(此方兼能治产后中风)。或以山楂煎汤,调沙糖服之。或生藕捣汁,炖温服之。或用红曲侵酒煮服之。或锅底墨烟,以热酒冲服二钱。

(十九)产后血块痛

【病因】此由产前聚血,产后气虚,恶露未尽,新血与旧血相搏所致,此即血瘕之类也。

【病状】少腹滞痛,有若子宫下坠之象。

【治疗】气海,肝俞,曲泉,三里,三阴交,复溜,太冲。

【助治】用山楂肉一两,水一盏煎之,加入红砂糖五六钱,好酒一二小杯,空心热服,催下败血即安。

(二十)产后烦热

【病因】由于产后饮食过多,脾胃不运,外感风寒,腠理不密,瘀血停留,荣卫不偕,亡血阴虚,相火内旺,或产后劳乏,脾胃蒸热,或三日乳蒸,肝热外达,均足致此。

【病状】肌肤灼热,五心烦躁,或形寒头痛①,或头目昏沉。

【治疗】大椎,百劳,心俞,曲池,合谷,三里,三阴交,太冲,涌泉。

【助治】宜用益母草煎汤频服之。

(二十一)倒经瘀

【病因】因行经之际,复感时邪,致成此证。

---

① 痛:底本为"头",据1951年版改。

【病状】当痧发之际,经水适来,其经水被痧气阻滞,逆行而上,或吐气,或衄血,此皆经水从上窍而出也,故名之为"倒经痧",甚或腹胀而痛。

【治疗】肩井,尺泽,委中,三阴交,少商,手足三里,太冲。

【助治】宜用桃仁、红花、山楂、青皮、独活、香附等净水煎煮,兑入童便服之。

(二十二) 锁经痧

【病因】由妇女感受时邪,复因伤于郁怒,而经水适至,以致邪闭血分,成为此证。

【病状】发痧之际,经忽停而食顿减,乃渐渐面黄形瘦,寒热往来,满身作胀。

【治疗】大椎,风门,肾俞,曲池,支沟,合谷,气海,三里,三阴交,隐白。

【助治】宜用柴胡、牛蒡子、干姜、京三棱、桃仁、淡豆豉、归尾、益母草、红花、陈皮等药煎水温服之。

九、小 儿 部

(一) 脐风

【病因】此由婴儿初下,断脐之时,失于谨慎,以致水湿寒气,自脐侵入,或收生之手术不洁,被污秽菌毒混入血液之中,或断脐之后,包扎不慎,或脐带脱落过早,带口受伤感邪,邪势内侵,其结果足以致成此证。

【病状】患者多为初生旬内之婴儿。初起时无端啼叫,显不安之状,急宜验视其腹部,如略有鼓胀,斯时眼之两角及鼻准头,乃略呈黄色,其证尚轻易治。倘黄色延至人中、承浆,则难治矣。倘若吮乳不紧,则其势转亟,至其变象之来,亦有涎痰壅盛,气高喘急者,亦有身体壮热,面赤口干者,亦有曲腰而啼,面青呕吐者,甚至撮口噤口,手足抽搐,且脐旁少腹,必见青筋一道,自肚腹发生两丫叉,直透心胸。凡脐边青黑者,多属危急难治。

【治疗】囟会、印堂、水沟、承浆、少商,俱用灸法,另灸脐轮六壮(如 图),又脐带一壮,然谷针刺三分,灸三壮。倘至危急时,可捣融蒜头,掏成饼形,安于脐上,以艾火隔蒜灸之,直待至口中有蒜气方止,并仍以蒜汁滴入鼻中。或用灯芯火,直接灸之,凡初起者,可免发生危险,危证即可以回生。如其口内有小白泡,急须以手指裹净布(或用药棉更妙),拭破之。

【助治】腹上现青筋直上时,急取艾绒掏如小麦大,燃火于青筋末端灸之(或用灯心火亦可),此筋即缩下寸许,再灸再下,灸至消尽,则病自愈矣,屡试屡验,惟此筋已达心口,则难以救治。如灸后,其病已有转机,即宜以艾叶烧灰,略存性,填于脐上,以帛缚定,或以苏叶、防风、羌炒①厚朴、麸炒枳壳、煨木香、炒僵蚕、钩藤钩、生甘草各等分,以生姜为引,水煎服之。

附脐风预防法:凡婴儿于剪断脐带之后,宜以枯矾、硼砂各二钱五分,朱砂二分,梅片、麝香各五厘,共研极细末,每日频掺脐上,可保无虞。但此宜于未产之前制出待用为要。

(二) 天钓—名胎癫

【病因】此乃小儿心膈之间,壅滞邪热,痰热蕴积,不得宣通,或由乳母饮酒饮肉,燔毒之气,流入乳中,令儿宿滞不消,邪热毒气,每乘虚而发,遂致此证。

【病状】发时头目仰视,惊悸壮热,两目反张,泪出不流,手足搐逆,不时悲笑,状若鬼祟,甚者爪甲青紫,发生厥痉,急惊风证,每

---

① 羌炒:疑为姜炒之误。

现此状。

【治疗】鬼哭、鬼眼、神道、膻中，俱用灸法，另针昆仑、太冲、三里。

【助治】用芸台子①、生乌头各二钱，研为细末，每用一钱，以新汲水调匀，敷于百会穴上。

(三) 夜啼不止

【病因】此乃小儿吸食有热之乳汁，或心、肝二经蓄热，或血有虚热，或肾气不足，神魂性弱所致。

【病状】小儿入夜则啼哭不眠，或须终夜提抱，方能稍安，或睡中不时惊醒，紧抱乳母。

【治疗】心俞、神门、内关、太冲，俱用推拿法，另灸百会三壮，又另用吴茱萸末，调敷两涌泉穴。

【助治】以蝉脱下半截，不拘多少，研为细末，调薄荷汤送下。

(四) 元焦

【病因】因小儿脾虚，虚而生热，虚热上攻，致令口中臭烂，而成此证。

【病状】小儿口中无故臭烂，并不成疮，久而不愈。

【治疗】人中、合谷、大陵、脾俞、三阴交，俱用推拿法，另灸劳宫三壮。

【助治】宜用硼砂、龙脑、雄黄、朴硝各五分，研为细末，干掺患处。或以黄柏用生蜜润透、大粉甘草，各一两，研末点溃烂处。或用硼砂、元明粉各五钱，青黛一钱，朱砂六分，上梅片五分，人中白

---

① 芸台子：为十字花科植物油菜的种子，又称"油菜子"。具有行气祛瘀，消肿散结之功效。

一钱,共研极末,掺于患处。

(五) 马牙疳

【病因】此因饮食不节,或吸食热体乳母之乳,以致胃中蓄火,或由肥甘酿痰,以致蕴热上蒸,或因痘疹发出之后,余毒留于血分,聚于脾胃,均能化毒上蒸于口,邪毒窜伏,发为此证。

【病状】此证患者多属小儿。口中发臭,牙床出血,继则龈内腐烂,齿牙脱落,甚则龈肉发黑,齿牙疏卸,唇缺腮穿。"走马牙疳"与此证同,不过其来势甚速,有若走马,故因而名之,此则稍缓耳。

【治疗】灸地仓、承浆,针合谷、劳宫、龈交。另参阅齿舌部"牙疳龈蚀烂"条。

【助治】以葱根捣烂,加醋浸贴(男左女右)足心涌泉穴。或用煅人中白一钱,铜绿二分,麝香二厘,共研细末,先以清茶洗净患处,再以药末擦之,每日三次。或以白狗屎、青黛、冰片,共研末,擦牙患处。

(六) 胎毒

【病因】此由小儿在母腹中,禀受胎热,或欲火之毒,或饮食之毒,以致生下之后,遂发泄出外,成为胎毒。

【病状】小儿生下后,头上生疮,或如干癣,或脓水淋漓,或结靥成片,或皮肤赤肿,而转成丹毒。

【治疗】曲池、列缺、合谷、三里、绝骨、膝眼,俱针之。如成丹毒,则参阅"浑身发红"条。

【助治】用陈久老石灰、黄柏、滑石各五钱,研为细末,桐油调擦患处。或用紫皮甘蔗皮焙干一两,儿茶五钱,血竭二钱,梅片四分,共研为末,猪胆汁调擦患处。又或取热鸡蛋黄三枚,加乱发一团如蛋大,于铜器中干煎取油,和苦参末擦患处。或以黄连、黄柏、黄芩各等分研末,湿则干掺,干则调麻油涂之。倘胎毒皮肤赤肿,发成丹毒者,急令人随患处吮之,使毒血聚于一处,乃用三棱针砭刺,令出恶血,然后以药治之。另参阅"浑身发红"条。

(七) 遗毒

【病因】由婴儿于受胎之前,其父母先患梅毒,致令婴儿禀赋有毒,生后则遗毒外发,又或由婴儿于受胎之后,其父母忽感染梅毒,以致婴儿亦染受其毒,生后遗毒外发,致成此证。

【病状】重者婴儿生后周身色赤无皮,毒攻九窍,斑烂结毒;轻者头上坑凹,肌肤先出红点,次发斑烂,或口角眼鼻,前阴谷道,俱有破烂。

【治疗】心俞,曲池,合谷,三里。另参阅"胎毒"及"杨梅疮",与"杨梅结毒"等条。

【助治】用人中黄五分研细,以土茯苓煎汤调稠,日进三服。如破烂者,以黄柏蜜炙为末掺之,干则用香油调擦。另以牛黄七分,胡黄连、山慈菇各二钱,生甘草一钱五分,共研细末,每服三分,蜜汤调下。

(八) 小儿脱肛

【病因】此证多因小儿气血未壮,或久痢之后所致。

【病状】肛门于解便之时,脱出不收。

【治疗】灸百会,针长强、大肠俞、鸠尾。或参阅"脱肛"条。

【助治】用鳖头烧灰敷之。另参阅"脱肛"条。

(九) 小儿疳眼 俗名疳疾上眼

【病因】此由小儿肝脏风热壅滞,不得宣通,或食乳过多,胸膈痰结,邪热上攻于目,肝旺脑热,致成此证。

【病状】眼目赤烂生疮，或因患疳疾而致成翳障，渐渐遮睛。

【治疗】先刺太阳出血，灸合谷三壮，其后另针睛明、攒竹、瞳子髎、太冲、至阴、临泣，或参阅"雀目"条。

【助治】用草决明（晒干不见火）研末四两，生鸡肝（不可落水）一具，和酒于饭上蒸熟食之，腹胀者加武夷茶一钱，腹大者加鸡内金或火硝一两，朱砂五分，共为细末，每用四分。以不落水之生鸡肝一具，剖开将药扎住，和酒蒸熟，空腹食之，轻者一料，重者二三料可愈。或用石决明、乳香各一分，龙胆草二分，煨大黄五钱，共为细末，每服二钱，薄荷煎水调下。

（十）小儿陡然卒死

【病因】此因小儿元气不足，突然感受秽恶邪气，以致气道为之窒塞不通，呼吸停息而卒死。

【病状】凡病后或睡眠之中，咽喉陡然为痰浊所闭，或因中恶，或气窒不通，因而无呼吸，断绝致死。

【治疗】水沟，承浆，中冲，少商，合谷。另灸神阙、关元，各三五壮。

【助治】参阅急救部"中恶死"条。